康复治疗师临床工作指南

——言语障碍康复治疗技术

主　编　席艳玲　黄昭鸣

副主编　尹　恒　万　萍

主　审　杜晓新　王　刚

顾　问　孙喜斌　褚立希

人民卫生出版社

图书在版编目（CIP）数据

康复治疗师临床工作指南.言语障碍康复治疗技术/
席艳玲,黄昭鸣主编.—北京:人民卫生出版社,2020
　　ISBN 978-7-117-29440-9

　　Ⅰ.①康…　Ⅱ.①席…②黄…　Ⅲ.①言语障碍-康
复　Ⅳ.①R49②R767.920.9

　　中国版本图书馆 CIP 数据核字（2019）第 300239 号

人卫智网	www.ipmph.com	医学教育、学术、考试、健康,
		购书智慧智能综合服务平台
人卫官网	www.pmph.com	人卫官方资讯发布平台

康复治疗师临床工作指南——言语障碍康复治疗技术

主　　编:席艳玲　　黄昭鸣
出版发行:人民卫生出版社(中继线 010-59780011)
地　　址:北京市朝阳区潘家园南里 19 号
邮　　编:100021
E - mail:pmph @ pmph.com
购书热线:010-59787592　010-59787584　010-65264830
印　　刷:人卫印务（北京）有限公司
经　　销:新华书店
开　　本:787×1092　1/16　印张:29
字　　数:724 千字
版　　次:2020 年 2 月第 1 版　2022 年 7 月第 1 版第 2 次印刷
标准书号:ISBN 978-7-117-29440-9
定　　价:172.00 元
打击盗版举报电话:010-59787491　E-mail:WQ @ pmph.com
质量问题联系电话:010-59787234　E-mail:zhiliang @ pmph.com

编者（以姓氏笔画为序）

万　萍（上海中医药大学）

王　玲（四川大学华西医院）

王　峤（佳木斯大学康复医学院）

尹　恒（四川大学华西口腔医院）

杨　峰（深圳市儿童医院）

张文婧（首都医科大学附属北京口腔医院）

张伟锋（南京特殊教育师范学院）

张梓琴（滨州医学院）

尚　清（河南省儿童医院）

金　星（上海中医药大学）

周秋敏（江苏省人民医院）

郑　钦（上海市残疾人康复职业培训中心）

胡瑞萍（复旦大学附属华山医院）

郭春丽（四川大学华西口腔医院）

席艳玲（新疆医科大学第一附属医院）

黄昭鸣（华东师范大学）

薛　勇（中日友好医院）

秘　书

邵绮凡（上海交通大学医学院附属新华医院）

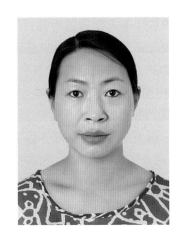

席艳玲,副主任治疗师、副教授、博士、硕士生导师,新疆医科大学第一附属医院康复医学教研室副主任。

担任中华医学会物理医学与康复学分会言语语言康复学组副组长,中国康复医学会康复治疗专业委员会言语治疗学组副主任委员,中国康复医学会脑功能检测与调控康复专业委员会常务委员,中国康复医学会吞咽障碍康复专业委员会常务委员,国家卫生计生委脑卒中防治工程专家委员会脑卒中康复专业委员会委员,中国康复医学会康复医学教育专业委员会委员,中国康复医学会技术转化与产业促进专业委员会委员,新疆医学会物理医学与康复学专业委员会治疗学组组长。国家自然科学基金项目评审专家。《中国康复》杂志审稿专家。

主持国家自然科学基金 2 项、新疆维吾尔自治区自然科学青年基金 1 项和新疆维吾尔自治区人才专项 1 项,参与多项研究。以第一作者和通信作者身份在 SCI、EI、MEDLINE 和中文核心期刊发表论文 30 余篇。副主编"十三五"规划教材《言语治疗学》2 部、《语言康复学》1 部;副主编专著《吞咽障碍康复治疗技术》和《脑卒中社区康复指导手册》,参编专著 3 部。获新疆维吾尔自治区科技进步二等奖 2 项。被评为新疆维吾尔自治区"天山英才"培养人,新疆维吾尔自治区优秀青年科技人才。主要研究方向是失语症及脑语言功能研究,尤其是少数民族失语症的研究。

主编简介

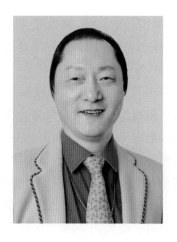

黄昭鸣,华东师范大学言语听觉科学专业博士生导师、教育康复学系教授,美国华盛顿大学(The University of Washington)言语病理与听力学博士,华东师范大学中国言语听觉康复科学与ICF应用研究院院长。美国西雅图嗓音言语和听力基金会主席,《中国听力语言康复科学杂志》常务编委,《临床耳鼻咽喉头颈外科杂志》编委,南京医科大学耳鼻咽喉头颈外科兼职教授,吉林大学文学院兼职教授,上海泰亿格康复医疗科技股份有限公司董事长。

2004年在中国大陆首创"言语听觉康复科学"本科专业,2013年首创"教育康复科学"本科专业。主持的"言语听觉障碍儿童康复技术及其示范应用"项目获2013年上海市科技进步奖二等奖,"基于残障儿童综合康复理论的康复云平台的开发与示范应用"项目获2015年上海市科技进步奖二等奖。

2004年教育部哲学社会科学研究重大课题攻关项目"人工耳蜗术后汉语言康复教育的机理和方法研究"首席专家,2005年上海市浦江人才计划"特殊儿童言语矫治的理论与方法研究"项目责任人,2006年教育部新世纪优秀人才支持计划项目"多重障碍儿童多重干预的理论与方法研究"项目责任人,2008年国家科技支撑计划"聋儿康复多媒体课件编辑平台及训练设备研发"首席专家。出版了《言语障碍的评估与矫治》《言语功能评估标准及方法》《聋儿康复教育的原理与方法——HSL理论与1+X+Y模式的构建与实践》等多部专著;拥有11项发明专利。

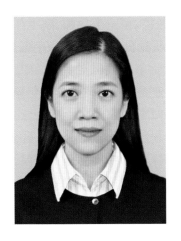

尹恒,副教授、口腔医学硕士,四川大学华西口腔医院言语治疗师。担任中华口腔医学会唇腭裂专业委员会常务委员,中国医疗保健国际交流促进会咽喉嗓音言语分会常务委员,中国康复医学会吞咽障碍康复专业委员会常务委员,中国康复医学会康复治疗专业委员会言语治疗学组委员,四川省康复医学会听力与言语康复专业委员会委员,全国腭裂语音治疗师培训讲师。美国得克萨斯大学奥斯汀分校交流科学与障碍系(The Department of Communication Sciences and Disorders)访问学者,曾于2003年及2005年在台湾地区长庚医院颅颜中心进修学习。专注于唇腭裂语音、儿童言语语言障碍等病理性语音的治疗与研究。

获四川省科技进步奖二等奖,华夏医学科技奖三等奖。主持省级等科研项目3项,联合申请获得国家自然科学基金项目1项,以第一作者和通信作者身份在 SCI、EI、MEDLINE 和中文核心期刊发表论文30余篇。主编《腭裂语音评估与治疗》,副主编本科教材《言语康复学》和《唇腭裂与面裂就医指南》《康复治疗师临床工作指南——言语障碍康复治疗技术》等专著。参编口腔研究生教材及口腔精品课程"口腔颌面外科学"和专著多部。

副主编简介

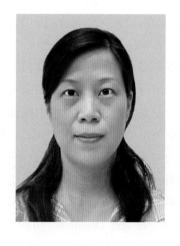

万萍,副教授、硕士生导师、副主任医师、华东师范大学言语听觉科学博士,上海中医药大学康复医学院言语听觉康复教研室主任。中国康复医学会康复治疗专业委员会言语治疗学组副主任委员,上海市医学会听觉与前庭医学专科分会副主任委员,上海市医学会言语康复专业委员会副主任委员,主编《嗓音保健》,主编高等中医院校康复治疗专业"十二五"和"十三五"规划教材《言语治疗学》、"十三五"规划教材《言语语言康复实训教程》,主持国家自然科学基金面上项目1项、国家体育总局科研项目1项,曾参与国家级、省部级科研项目3项,主持上海市教委科研项目2项、浦东新区卫生局重点学科群子项目1项,在国内相关核心刊物中发表论文30余篇,SCI论文4篇。擅长诊治嗓音障碍、吞咽障碍、失语症、脑外伤发声障碍、构音障碍、聋儿康复、儿童语言发育迟缓、腭裂、口吃等,已取得较好的社会效益。

出版说明

2016 年 10 月发布的《"健康中国 2030"规划纲要》将"强化早诊断、早治疗、早康复"作为实现全面健康的路径,在康复相关领域提出了"加强康复医疗机构建设、健全治疗—康复—长期护理服务链"等一系列举措。

康复医疗水平的提升离不开高素质的康复团队,其中,康复治疗师在整个康复环节起着十分关键的作用,而我国康复治疗的专业化教育起步晚,从业人员普遍年轻、缺少经验,水平参差不齐。为了规范、提升康复治疗师的临床工作水平,进而助推康复医疗学科发展,人民卫生出版社与中国康复医学会康复治疗专业委员会及康复专科医院联盟的主要专家一起,在全面调研、深入论证的基础上,组织国内顶尖的康复治疗师、康复医师编写了这套康复治疗师临床工作指南。

该套丛书包括 16 个分册,在编写委员会的统一部署下,由相关领域的 300 多位国内权威康复治疗师与康复医师执笔完成,为了进一步保障内容的权威性,在编写过程中还特邀了一大批业界资深专家担任主审及顾问。

该套丛书强调理论与实践相结合,注重吸纳最新的康复实用技术,突出实践操作以解决临床实际问题。具体编写过程中以临床工作为核心,对操作要点、临床常见问题、治疗注意事项进行重点讲述,特别是对治疗中容易发生的错误进行了详细的阐述,同时通过案例分析,给出相应科学的、安全的治疗方案,以促进康复治疗师对康复治疗技术有更好的认识和临床运用的能力。

本套丛书有助于满足康复治疗师、康复医师的需求,对康复相关从业人员也有重要的指导意义。

康复治疗师临床工作指南编委会

主任委员

　　燕铁斌　　席家宁

委　　员（以姓氏笔画为序）

　　万　勤　　万桂芳　　卫冬洁　　王于领　　公维军　　朱　毅　　朱利月　　刘巧云
　　刘晓丹　　刘惠林　　闫彦宁　　米立新　　江钟立　　肖　农　　沈　滢　　张庆苏
　　张志强　　陈文华　　武继祥　　赵正全　　胡昔权　　姜志梅　　贾　杰　　候　梅
　　徐　文　　徐开寿　　高晓平　　席艳玲　　黄　杰　　黄昭鸣　　黄俊民　　梁　崎

编委会秘书

　　吴　伟　　郄淑燕

特邀审稿专家及顾问（以姓氏笔画为序）

　　丁绍青　　丁荣晶　　于　萍　　万　萍　　马　明　　马丙祥　　王　刚　　王　彤
　　王　琳　　王　磊　　王人卫　　王乐民　　王宁华　　王丽萍　　王伯忠　　王国祥
　　王惠芳　　卜卫国　　亢世勇　　方　新　　叶红华　　丘卫红　　冯　珍　　冯晓东
　　朱　庆　　朱登纳　　任爱华　　华桂茹　　刘　浩　　刘　慧　　闫　燕　　闫彦宁
　　关雄熹　　许光旭　　孙启良　　孙喜斌　　麦坚凝　　严　静　　杜　青　　杜晓新
　　李　奎　　李奎成　　李胜利　　李晓捷　　杨亚丽　　励建安　　吴　毅　　吴卫红
　　何成奇　　何兆邦　　沈玉芹　　宋为群　　宋宗帅　　张　通　　张　婧　　张　锐
　　张长杰　　张玉梅　　张晓玉　　陆　晓　　陈　翔　　陈丽霞　　陈卓铭　　陈艳妮
　　陈福建　　林　坚　　林国徽　　欧阳财金　岳寿伟　　周　涛　　周士枋　　周贤丽
　　周惠嫦　　郑宏良　　单春雷　　赵　澍　　赵振彪　　郝会芳　　胡大一　　胡继红
　　姜志梅　　敖丽娟　　贾　杰　　贾子善　　顾　新　　徐　静　　徐洁洁　　高　颖
　　郭　兰　　郭凤宜　　郭红生　　郭险峰　　唐久来　　黄昭鸣　　黄晓琳　　黄锦文
　　常冬梅　　梁　兵　　梁兆麟　　韩在柱　　韩丽艳　　韩德民　　喻传兵　　喻洪流
　　谢　青　　谢欲晓　　窦祖林　　褚立希　　蔡永裕　　燕铁斌　　魏　全　　魏国荣

康复治疗师临床工作指南目录

1	运动治疗技术	主 编	黄 杰 公维军
		副主编	南海鸥 杨 霖 张志杰 常有军
2	手法治疗技术	主 编	王于领 高晓平
		副主编	万 里 叶祥明 马全胜
3	物理因子治疗技术	主 编	沈 滢 张志强
		副主编	刘朝晖 谭同才 张伟明
4	贴扎治疗技术	主 编	黄俊民 陈文华
		副主编	高 强 王 刚 卞 荣
5	矫形器与假肢治疗技术	主 编	赵正全 武继祥
		副主编	何建华 刘夕东
6	作业治疗技术	主 编	闫彦宁 贾 杰
		副主编	陈作兵 李奎成 尹 昱
7	神经疾患康复治疗技术	主 编	刘惠林 胡昔权
		副主编	朱玉连 姜永梅 陈慧娟
8	肌骨疾患康复治疗技术	主 编	朱 毅 米立新
		副主编	马 超 胡文清
9	心肺疾患康复治疗技术	主 编	朱利月 梁 崎
		副主编	王 俊 王 翔
10	言语障碍康复治疗技术	主 编	席艳玲 黄昭鸣
		副主编	尹 恒 万 萍
11	嗓音障碍康复治疗技术	主 编	万 勤 徐 文
12	吞咽障碍康复治疗技术	主 编	万桂芳 张庆苏
		副主编	张 健 杨海芳 周惠嫦
13	儿童疾患物理治疗技术	主 编	徐开寿 肖 农
		副主编	黄 真 范艳萍 林秋兰
14	儿童语言康复治疗技术	主 编	刘巧云 候 梅
		副主编	王丽燕 马冬梅
15	儿童发育障碍作业治疗技术	主 编	刘晓丹 姜志梅
		副主编	曹建国 许梦雅
16	失语症康复治疗技术	主 编	卫冬洁 江钟立
		副主编	董继革 常静玲

    《康复治疗师临床工作指南——言语障碍康复治疗技术》是"康复治疗师临床工作指南系列丛书"之一,本书主要采用案例示范的形式,围绕运动性言语障碍、器质性构音障碍、功能性构音障碍、音韵障碍和言语流畅性障碍的评估和治疗来展开阐述,主要致力于康复治疗师的临床指导和继续教育,帮助康复治疗师更好地开展临床言语治疗工作。

    《康复治疗师临床工作指南——言语障碍康复治疗技术》包括九章,分为两部分。前四章为第一部分,概括讲解言语障碍相关的基础知识以及常用评估和治疗方法。第一章为概论,主要阐述言语产生机制、构音器官的解剖和生理以及语音学基础等相关基础知识;第二章主要讲解言语障碍的评估,具体描述构音能力主观评估、客观测量和呼吸、发声、共鸣功能评估的方法和技术以及评估报告的撰写;第三章则是讲述言语障碍的治疗,主要围绕言语障碍的治疗原则、治疗方法和常用设备辅具进行讲解;第四章主要从意义和方法两个方面来讲解治疗效果控制与检测。后五章为第二部分,分别针对运动性言语障碍、器质性构音障碍、功能性构音障碍、音韵障碍和言语流畅性障碍的评估和治疗进行具体讲述。第五章首先讲述运动性言语障碍的定义、分类、病理机制和言语特征,然后介绍运动性言语障碍的治疗流程和技术,最后通过案例示范的形式阐述各类运动性言语障碍评估和治疗的具体过程;第六章首先介绍器质性构音障碍的定义和相关疾病,然后分别针对各类障碍的临床表现、治疗原则和方法展开讲解,并采用案例来具体阐述各类器质性构音障碍评估、治疗的过程;第七章首先介绍功能性构音障碍的定义和临床表现,其次讲述其治疗流程与技术,最后通过案例来示范各类功能性构音障碍评估和治疗的过程;第八章首先阐述音韵障碍的定义和临床表现,然后讲解其评估流程与方法以及治疗流程与技术,最后通过具体阐述音韵障碍的案例来剖析评估、治疗的具体过程;第九章首先介绍口吃的临床表现和诊断,然后分别讲解口吃评估和治疗的流程与方法,并以案例示范的形式讲述口吃评估、治疗的过程,最后简单介绍迅吃的治疗。

各编委分工如下所述。第一章:黄昭鸣、尚清、张梓琴;第二章:黄昭鸣、席艳玲、胡瑞萍、张梓琴;第三章:黄昭鸣、万萍、席艳玲、张梓琴;第四章:黄昭鸣、尚清、席艳玲、张梓琴;第五章:席艳玲、王玲、王峤、周秋敏、薛勇、胡瑞萍;第六章:尹恒、郭春丽、张伟锋、张文婧;第七章:郑钦、张梓琴、王峤;第八章:尹恒、金星、郭春丽、张伟锋;第九章:杨峰。本书可供康复医师、康复治疗师、临床医师(儿科、儿童保健科等)、护士等进行临床参考和继续教育,还可作为康复治疗学、听力与言语康复学等专业的教学用书。

本书即将付梓之际,我们首先感谢本套丛书主任委员燕铁斌教授,以及人民卫生出版社有关领导与同志的支持及厚爱;同时感谢《康复治疗师临床工作指南——言语障碍康复治疗技术》各位编委辛勤不懈的努力。由于编者水平有限,本书的不当之处,还望有关专家、同仁多提宝贵意见!

编者

2019 年 10 月

目 录

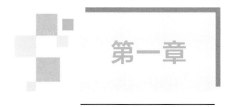

第一章

概　　论

本书主要阐述的言语障碍包括运动性言语障碍（motor speech disorder）、器质性构音障碍（organic articulation disorder）、功能性构音障碍（functional articulation disorder）、音韵障碍（phonology disorder）和言语流畅性障碍（fluency disorder）。上述言语障碍不仅仅只是在构音方面存在功能障碍，在言语产生的呼吸、发声、共鸣或语音（韵律）方面也可能存在功能障碍。本书着重围绕如何针对这些言语障碍所存在的构音问题展开康复治疗进行讲述。因此本章首先对言语的概念和言语产生的机制进行界定，接着对构音器官、发声器官的解剖生理进行阐述，最后介绍语音学的相关基础知识。

第一节　言语产生的机制

言语的产生是在中枢神经系统控制下，通过外周发音器官复杂而精确的运动从而产生语音来实现的。因此，充分了解发音的原理，能为有效地选择不同的方法对言语语言障碍患者进行全面的评估、诊断和治疗奠定基础。在此之前，还必须明确两个概念：言语（speech）和语言（language）。在人们的日常生活中，言语和语言两个词往往被混用，但从言语病理学的角度来说，两者是有区别的，正确地区分"言语"和"语言"，可以帮助言语治疗人员正确地理解各种言语语言障碍，并进行有效的康复治疗。

一、言语和语言

语言是人类社会中约定俗成的符号系统，它是一个以语音或字形为物质外壳（形态），以词汇为建筑构建材料，以语法为结构规律而构成的体系。在人出生以后，经过各个言语器官长期综合的协调，有声语言（语音）逐渐形成，人们通过应用语音达到口语交流的目的。

形成语言的关键是语言中枢。按照分工不同，语言中枢可分为四类：运动性语言中枢（言语中枢）、感觉性语言中枢、视运动性语言中枢（书写中枢）和视感觉性语言中枢（阅读中枢）。外界各种信号或刺激经过眼、耳等器官传递到大脑的语言中枢；语言中枢对传入的信号或刺激进行综合分析后，经由神经系统，将分析的结果传递到语言表达器官（主要指发音器官）。语言能力包括对符号的接受（理解）和运用（表达）的能力，其接受和表达的方式包括口语、书写、阅读、肢体语言和哑语等。代表性的语言障碍为失语症（aphasia）和语言发育迟缓（delayed language development）。

言语是有声语言（口语）形成的机械过程，是人类沟通的主要途径之一，为使口语表达时声音响亮、发音清晰，需要有与言语产生相关的神经和肌肉参与活动。

按照功能定位，可将大脑皮层划分成47个区，称之为布罗德曼区（Brodmann areas），如图1-1-1所示。与言语运动密切相关的是布罗卡区（Broca area，44区与45区），它作为运动性语言中枢之一，主要功能是负责言语的产生，并且控制、协调下颌、唇、舌、软腭等构音器官的肌肉运动，为言语构音做准备。说话和唱歌时，人脑的高级指令中心（包括大脑皮层的言语区），首先确定形成言语特征序列的指令，这些指令被传送到位于大脑额叶中央前回的运动皮质中，运动皮质再发出一系列指令到位于脑干内的运动

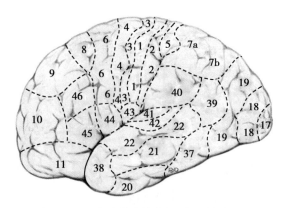

图 1-1-1　大脑的功能定位（布罗德曼区）

神经核和脊髓，然后传送到呼吸、发声和构音系统的肌肉。当这些相关的神经或肌肉发生病变时，就会出现说话费力或发音不清等现象。代表性的言语障碍为运动性言语障碍（motor speech disorder）、嗓音障碍（voice disorder）和口吃（stutter）。

可以说，言语是有声语言的第一步，它是说话时动态的机械过程，产生的结果即为语音；而语音必须按照一定的语法结构和词汇等构成有意义符号时，才能被称为语言，且这种语言是有声语言，除此之外语言还包括肢体语言、书面语言和内部语言等。

二、言语的产生与感知

言语的产生是一个非常复杂的过程，需要各言语器官的协调运动，其中任何一个环节出现问题，言语都难以准确形成。图1-1-2显示了人类言语感知（speech perception）和产生

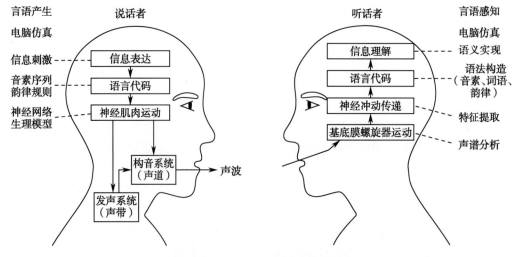

图 1-1-2　言语产生和感知过程

(speech production)的过程。

当言语信号以声波的形式传递给听话者时,言语的感知过程就开始了。首先,言语信号在听话者内耳基底膜的螺旋器上进行声学信号处理,这是对输入言语信号进行的初步声学分析。然后,将基底膜输出的声音信号转变成听觉神经传递的电信号,这相当于一个特征提取的过程。听觉神经冲动(即:神经电信号)传递到大脑高级听觉中枢后,将以一种十分抽象的方式转变成一种语言代码(相当于电脑的仿真程序中的句子构造),进而最终实现对言语信号的理解(相当于电脑的仿真程序中的语义实现)。

说话者在向听话者传递言语信息之前,首先将该信息在大脑中进行加工处理,这时言语产生的过程就开始了(相当于电脑仿真程序中的建立表达信息含义的刺激)。下一步是将该信息转变成语言代码(在电脑仿真程序中,这相当于把信息源转变成一系列的音素序列,并以韵律的方式标定其响度、音调、音长等特征)。选定了语言代码(语音特征)后,说话者的神经系统就发出一系列神经肌肉的运动指令(神经冲动的传递及其受支配肌肉的运动),促使声带发生振动,进而声道形状发生变化。这些指令必须能够同时控制呼吸系统、发声系统和构音系统中各器官的运动(构音过程表现),其中包括控制膈肌、声带、唇、下颌、舌部和软腭等结构的运动,这样就产生了一系列有序的言语声,最后由说话者发出。言语声最终是以声波的形式输出(声学表现)。

每一种言语声都能用抽象复杂的语音特征表现出来,即语音能力。语音能力可以从不同的角度来进行分析和考察。从心理学的角度分析,语音是语言符号的标记,是语言中唯一具有物质特性的部分。从生理学的角度分析,语音的构成(不包括机器合成)是指通过人类相关发音器官的运动来影响喉腔、咽腔、口腔或鼻腔内空气的流动,从而产生声波并形成语音的过程。所谓的发音器官,如肺、声带、舌等,在解剖和生理学中,它们原本分属于呼吸器官和消化器官,但是由于语言在人类现代文明社会生活中的作用越来越重要,所以,我们从发音功能的角度将这些器官归为一类,并从思维科学、通讯科学、社会学、人类学等现代学科对发音器官的机制和功能进行了科学研究。

语音能力还可以从计算机处理的角度(输入-输出机制)加以考察,即语音的收发能力。将语音看作一种语言代码,语音输入就是对语言代码进行信息理解,这是一个从由表层向深层过渡的过程,称为语音解码(phonetic decode);而语音输出则是将信息以语言代码的形式表达出来,是一个由深层向表层过渡的过程,其最后一个程序则是语音编码(phonetic code)。可见输入和输出则是一组逆向的过程,而语音能力恰好分属于听觉功能和言语技能的最表层。但是,从语言获得和语言发展的角度来看,语音输入的能力与语音输出的能力一般是不平衡的。在时间上,语音"输入"能力的获得大大早于"输出"能力的获得,并且"输入"的容量也远远大于"输出"的容量。

在日常生活和工作中,人们运用言语进行交往和传递信息,而产生和运用言语的过程常常是无意识的,人们意识不到有哪些言语器官参与了此过程,以及它们是如何运动的。实际上,言语处理的过程是相当复杂的。为了便于理解,可将言语的产生(说话者)和感知(听话者)过程分为三个水平,如图 1-1-3 所示。

（一）言语学水平（speech level）

言语学水平阶段是在大脑内完成的。无论是汉语、英语,还是其他语种,都是以规定的符号为基础,用语言学概念将所要表达的内容组合起来,例如,小单位由一个个的音排列成单词,大单位依语法结构排列成词组、句子和文章等。

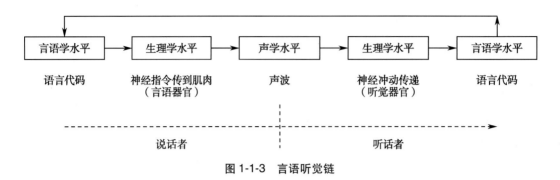

图 1-1-3　言语听觉链

（二）生理学水平（physiological level）

决定了要表达的内容后,呼吸器官、发声器官和构音器官就开始工作。通过这些器官的协调运动,说出单词、词组、句子和文章。例如,表达"苹果"这个词时,要在大脑和神经的支配下,通过言语肌群(呼吸肌群、发声肌群和构音肌群)的协调运动来实现;在说出这个词后,其声音通过听话者的外耳、中耳、内耳、听神经传到听觉中枢;同时,也通过同样途径传到说话者的听觉中枢。由此,说话者可以调节和控制自己说话的音调及音量。

（三）声学水平（acoustic level）

通过言语肌群的协调运动产生的单词或语句,是以声音的形式传递的。这种形式包括三方面的因素:声音的大小(强度)、声音的高低(音调)和声音的长短(时长)。

在言语处理过程中,每一水平都很复杂,而且要表达的意图、内容的组合、发音器官(呼吸器官、发声器官和构音器官)的协调运动等都随着年龄的变化而变化,所以,言语功能与大脑的发育有关。如果存在先天性因素导致的大脑发育不全,便会不同程度地影响言语学水平的处理过程。在后天性因素中,如脑梗死或脑外伤等损伤了大脑的语言中枢,也会影响言语学水平和生理学水平的处理过程,进而影响声学水平。如在言语发育完成之前发生听力障碍,言语产生和感知的三个水平都会受到影响。

第二节　构音器官的解剖与生理

构音器官包括下颌、唇、舌、软腭等,其中下颌、唇、舌的运动将直接影响到构音。下颌运动直接影响唇和舌的运动以及舌和上腭的相对位置,下颌运动受限或下颌运动过度均会影响到构音的清晰度。唇的圆展、双唇闭合、唇齿接触等运动会直接影响韵母和/b、p、m、f/等声母构音的准确性。舌是最重要的构音器官,舌的前后运动和高低运动,以及舌与上腭不同部位形成的阻塞直接影响大部分韵母和声母构音的准确性。软腭的运动功能直接决定鼻音和非鼻音构音的准确性。以下内容分别对下颌、唇、舌和软腭的解剖生理作简要的介绍。

一、下颌

（一）下颌的位置及功能

下颌骨是一块质密、坚硬的 U 形骨,它主要由下颌骨体和两个下颌支组成,并在颞骨两侧通过颞颌关节与颅骨相连接,参与构音运动。下颌骨体用于容纳下排牙齿,并作为舌部肌群的附着点,两边的下颌支是两组下颌肌群的附着点。

（二）下颌骨运动相关周围肌肉的组成及作用

1. 下颌提肌群的组成及作用　下颌提肌群由四块肌肉组成,分别是:①颞肌(temporalis muscle):形状宽如扇形,起点位于颞骨,止点附着在下颌前支上;②咬肌(masseter muscle):厚的扁平肌,覆盖在下颌支的侧表面;③翼内肌(medial pterygoid muscle):起点在上齿内侧颅骨前下部位,并产生向下、向后的收缩运动,止于下颌支之间的凹面;④翼外肌(lateral ptery-goid muscle):在颞下窝内,翼外肌有上、下两头,上头起于蝶骨大翼的颞下面和颞下嵴;下头起于翼外板的外侧面,纤维行向后外,止于髁突颈部的关节翼肌窝、关节囊和关节盘(图 1-2-1)。

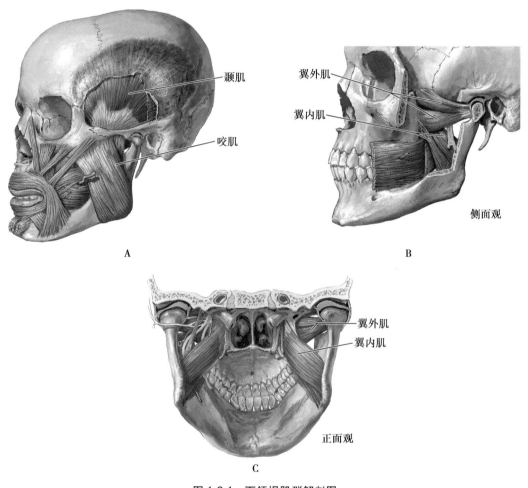

图 1-2-1　下颌提肌群解剖图
A. 颞肌、咬肌解剖图(侧面观);B. 翼内肌、翼外肌解剖图(侧面观);C. 翼内肌、翼外肌解剖图(正面观)

咬肌、颞肌和翼内肌收缩能上提下颌骨,完成闭口动作,因此,咬肌、颞肌和翼内肌是闭口肌;两侧翼外肌同时收缩,使下颌骨向前,并参与张口,因此,翼外肌是张口肌。由于闭口肌的力量大于张口肌的力量,所以,下颌关节的自然姿势是闭口的。

2. 下颌牵肌群作用及组成　下颌牵肌群自下颌骨向后、向下止于舌骨。这些肌群协调运动,将喉腔向上提起,但是当舌骨位置固定,或被胸骨舌骨肌向下拉动时,所有的四组肌群则作为下颌牵肌进行收缩运动。包括四块肌肉:①下颌舌骨肌(mylohyoid muscle):起于下颌骨两侧,止于舌骨体,与对侧下颌舌骨肌会合于正中线,共同构成口腔底部;②颏舌骨肌(ge-

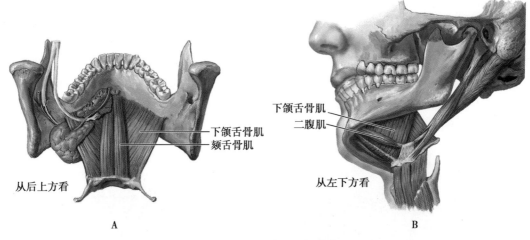

图 1-2-2　下颌牵肌群解剖图
A.下颌舌骨肌、颏舌骨肌；B.下颌舌骨肌、二腹肌

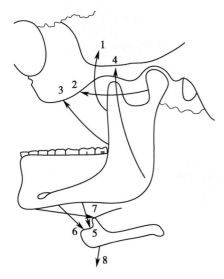

图 1-2-3　下颌肌运动图解
1.颞肌　2.翼外肌　3.翼内肌　4.咬肌
5.下颌舌骨肌　6.颏舌骨肌　7.二腹肌
8.胸骨舌骨肌

niohyoid muscle）：位于下颌舌骨肌上方，自下颌骨的中线内表面向后延伸，止于舌骨的上表面；③二腹肌（digastricus muscle）：二腹肌前腹起于下颌骨的中线内表面，通过舌骨小角处的腱环，延续为二腹肌后腹（附着于颞骨的乳突）；④胸骨舌骨肌（stemohyoid muscle）：为窄带状肌，位于颈部前面正中线的两侧，起自胸骨柄和锁骨胸骨端后面，抵止于舌骨体内侧部，有下降舌骨和喉的作用（图 1-2-2）。

图 1-2-3 是下颌骨、下颌提肌群和下颌牵肌群的运动图解。下颌和舌部的运动可以对口腔入口处的大小和声道前部的大小进行调整，在言语产生的过程中担任重要的角色。

二、唇

（一）唇的位置及功能

唇是口腔的开口端。嘴唇的生理功能是防止食物和唾液流出，并参与面部表情的形成和构音运动。

（二）唇部肌肉组成及作用

1. 口轮匝肌　是位于口唇内的环形肌，由围绕口裂数层不同方向的肌纤维组成，是唇部最重要的一块肌肉（图 1-2-4）。主要作用是闭唇，并使唇部皱缩、参与咀嚼、发音等。

2. 唇横肌群　将唇角向两侧外拉，因此将唇部抵在牙背上。包括笑肌（risorius）和颊肌（buccinator）。

3. 唇角肌群　将上唇向上提，将下唇向外下方牵拉。包括提上唇肌（levator labii superioris）、颧大肌（zygomaticus major）、颧小肌（zygomaticus minor）和降下唇肌（depressor labii inferioris）。

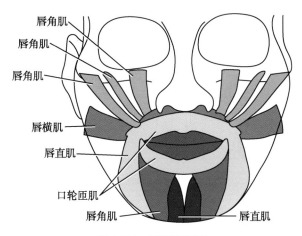

图 1-2-4　唇肌解剖图

4. 唇直肌群　使嘴角收缩。包括提口角肌（levator anguli oris）、降口角肌（depressor anguli oris）和颏肌（mentalis）。

5. 平行肌群　将口角向两侧拉开。包括唇裂下切口（incisivus labii inferioris）和唇裂上切口（incisivus labii inferioris）。

唇肌的运动图解见图 1-2-5。这些肌肉的功能是使唇部产生运动，将唇部的形状和大小改变至理想水平。

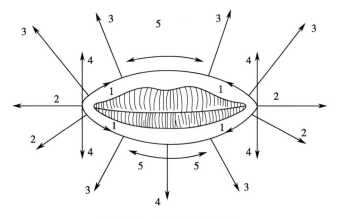

图 1-2-5　唇肌的运动图解
1. 口轮匝肌　2. 唇横肌　3. 唇角肌　4. 唇直肌　5. 平行肌

三、舌

（一）舌的位置及功能

舌是从口腔下面到咽中部的肌肉块，由舌外肌和舌内肌构成。舌是最重要的构音器官，舌体能够向口腔的任意方向移动，并且能够灵活地改变形状和大小，能以较快的速度向四周转动，它的生理功能是发音、咀嚼和吞咽。

（二）舌肌群组成及作用

舌部肌群可分为成对的舌内肌群和舌外肌群。

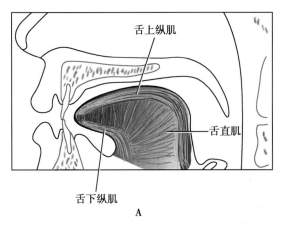

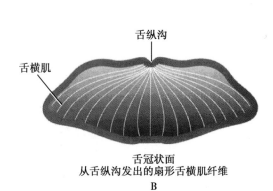

图 1-2-6　舌内肌群解剖图
A.舌上纵肌、舌下纵肌、舌直肌;B.舌横肌

1. **舌内肌群**　负责改变舌部的形状和大小。舌内肌群位于相互垂直的三个水平面上(图 1-2-6),包括:

(1) 舌上纵肌(lingualis longitudinalis superior):能够将舌尖向上拉伸。

(2) 舌下纵肌(lingualis longitudinalis inferior):将舌尖拉向下方。舌上纵肌和舌下纵肌协助收缩,使舌体缩短。

(3) 舌横肌(lingualis transversus):当舌横肌收缩时,使舌体两侧向中间收缩,从而使舌体拉长。

(4) 舌直肌(lingualis externus perpendicularis):当舌直肌收缩时,舌体则变薄。

2. **舌外肌群**　负责移动舌部,改变舌部与声道或颅骨的相对位置(图 1-2-7)。

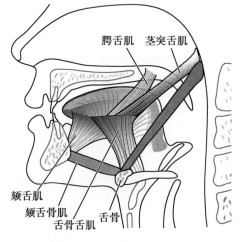

图 1-2-7　舌外肌群解剖图

(1) 颏舌肌(genioglossus):前束肌纤维收缩,使得舌体回缩束肌纤维收缩,向前拉伸舌。

(2) 舌骨舌肌(hyoglossus):舌骨舌肌收缩可向下拉伸舌边缘。

(3) 腭舌肌(palatoglossus):腭舌肌收缩可上抬舌后部。

(4) 茎突舌肌(styloglossus):茎突舌肌收缩可上抬并回缩舌。

舌内肌群和舌外肌群的运动图解见图 1-2-8。这些肌肉的功能是使唇部产生运动,将唇部的形状和大小改变至理想水平。

四、软腭

(一)软腭的位置及功能

软腭位于口腔和鼻腔之间,像瓣膜组织,使鼻腔和口咽腔的声学耦合得到调整。在元音产生的过程中,鼻咽通道关闭,这样元音听起来就不带鼻音。

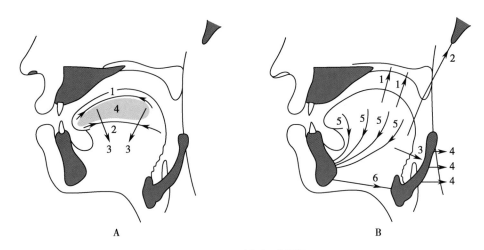

图 1-2-8 舌肌运动图解

A. 舌内肌群运动图解(1. 舌上纵肌 2. 舌下纵肌 3. 舌直肌 4. 舌横肌);B. 舌外肌群运动图解(1. 腭舌肌 2. 茎突舌肌 3. 舌骨舌肌 4. 咽中缩肌 5. 颏舌肌 6. 颏舌骨肌)

(二)软腭肌群组成及作用

软腭包括五组肌肉(图 1-2-9):

1. 腭帆提肌(levator veli palatini) 负责软腭的上提。

2. 悬雍垂肌(musculus uvuli) 负责上抬软腭,使软腭缩短。

3. 腭咽肌(palatopharyngeus) 负责收缩咽腔以及降低软腭位置。

4. 腭舌肌(palatoglossus) 负责下降软腭以及上抬舌。

5. 腭帆张肌(tensor veli palatini) 主要负责维持软腭张力以及打开咽鼓管。

软腭肌群的运动图解见图 1-2-10。

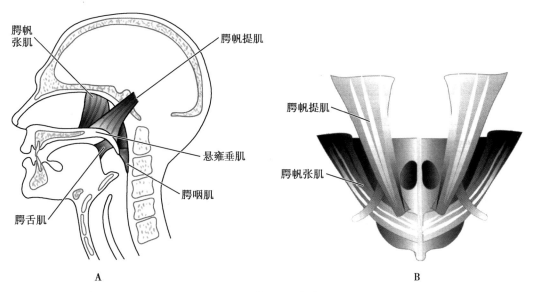

图 1-2-9 软腭肌群解剖图

A. 软腭肌群解剖图(侧面观);B. 软腭肌群解剖图(后面观)

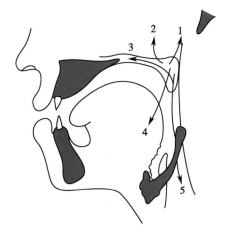

图 1-2-10　软腭的运动功能示意图
1. 腭帆提肌　2. 腭帆张肌　3. 悬雍垂肌　4. 腭舌肌　5. 腭咽肌

五、喉

（一）喉的位置及功能

喉位于舌骨之下、胸骨之上。喉由软骨、肌肉和韧带相互连接所组成。整个喉腔通过韧带和肌肉附着在气管之上，软骨通过肌肉收缩产生运动。喉是发声系统的主要组成部分，功能包括：①可以为共鸣系统提供必需的声学能量；②气流形成的声门下压作用于声带，使两侧声带边缘在靠近到一定程度时产生振动，发出浊音；③开启声带，发出清音。

（二）喉部肌群组成及作用

喉部肌群可分为喉内肌群和喉外肌群。喉外肌群将喉软骨连接在其他结构，喉内肌群则使喉软骨之间产生相对运动，从而对发声功能产生影响。

1. 喉外肌群　主要包括舌骨上肌群和舌骨下肌群。当舌骨上肌群收缩时，可以抬起舌骨，进而将整个喉腔向上牵拉，并减小喉腔气道的阻力。而当舌骨下肌群收缩时，可以降低舌骨，进而将整个喉腔向下牵拉，并增加喉腔气道的阻力。

（1）舌骨上肌群包括：①二腹肌（digastric muscles）；②茎突舌骨肌（stylohyoid muscles）；③下颌舌骨肌（mylohyoid muscles）；④颏舌骨肌（mylohyoid muscle）；⑤舌骨舌肌（hyoglossus muscle）。

（2）舌骨下肌群包括：①肩胛舌骨肌（musculus omohyoideus）；②胸骨舌骨肌（musculus sternohyoideus）；③甲状舌骨肌（thyrohyoid muscle）。

2. 喉内肌群　主要包括五块肌肉，这些肌肉的起止点均位于喉腔内。在这五块喉内肌中，有两块是声门关肌，一块是声门开肌，一块是声门张肌，一块构成了声带的主体。喉内肌的作用包括：①开闭声门；②改变喉软骨的相对位置；③改变声带的物理特性（如长度、紧张度、每单位长度的质量、顺应性、弹性等）；④改变声门裂的大小，克服声门的阻力。

（1）声门开肌：环杓后肌（posterior cricoarytenoid muscles，PCA）是唯一一对声门开肌。环杓后肌收缩时，肌突向后、下方移动，相应地使声带突向两侧后、上方移动，左右声突分离，继而声门被打开。

（2）声门关肌

1）环杓侧肌（lateral cricoarytenoid muscles，LCA）：当环杓侧肌收缩时，肌突向前移动，这使得两侧声突向内下方移动、靠近，而附着于声突的声带也相互靠近，并使膜间部声门裂得以关闭。环杓侧肌与环杓后肌的作用方向相反，因而产生相反的效果——使杓状软骨靠拢，在两侧声带向中间靠拢的同时，将声突前端紧紧地靠在一起。

2）杓间肌（interarytenoid muscles，IA）：当杓间肌收缩时，使两侧的杓状软骨向中线移动，并关闭后部的声门。包括杓横肌和杓斜肌，两侧肌束相互交叉呈"X"形。杓横肌收缩将杓状软骨互相拉近。杓斜肌收缩运动将杓状软骨的顶端互相拉拢。

（3）声门张肌

1）环甲肌（cricothyroid muscles，CT）：当它收缩时，甲状软骨与环状软骨靠拢，因此增加了甲状软骨前连合与杓状软骨之间的距离。因为声带向前附着于前连合,向后附着于杓状软骨的声突,这两点间距离的增加使声带得到伸展,并降低了单位长度声带的质量,纵向增加了声带表面的紧张度。因此声带振动的速率增加,产生高频率嗓音(可能被感知为高音调)。换句话说,环甲肌主要用于增加声带的长度,以控制音调。

2) 甲杓肌(thyroarytenoid muscles,TA):是声带的主要构成部分。这部分在包膜层-体层模型中被称为体层。甲杓肌可被其他喉内肌群的收缩运动所带动而产生自身的开闭运动,并得以紧张或放松。它也能够由自身的收缩而产生内部紧张力,使声带变硬,这有助于增加声带振动的速率。甲杓肌包括内外两部分:内侧的甲杓内肌和外侧的甲杓外肌。

甲杓内肌(也称声带肌,vocalis muscle)是声带的振动部分,此肌肉收缩时,会将其附着于声突的部分拉向甲状软骨的切迹(起点),使声带拉直。当声门位于张开位置,甲杓内肌的运动则使声带缩短,并使声门关闭,另外,这种运动将使声带质地变硬。

甲杓外肌究竟作为张肌还是松弛肌起作用,这取决于其他特定肌群的收缩程度。

喉内肌群如图 1-2-11 所示。

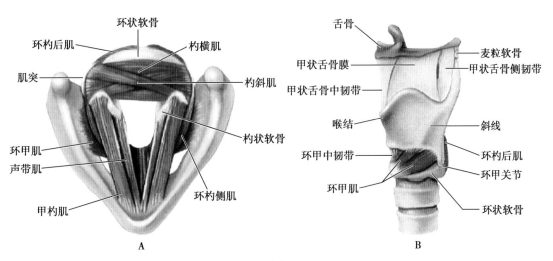

图 1-2-11 喉内肌群解剖图
A.喉内肌群解剖图(上面观);B.喉内肌群解剖图(侧面观)

第三节 语音学基础

语音学是研究人类言语声音的学科,内容包括语音的产生、语音的接收以及语音是如何携带意义的。

语音学可分为三个分支,即生理语音学、声学语音学和感知语音学。语音是人类发音器官所发出的代表一定意义的声音。声音是一种机械振动波,是一种物质,因而语音可谓语言的物质基础。但是,语音和它所代表的意义是互相依存的统一体,即便是由人类发音器官发出的声音,如不表示任何思想意义、不起社会交际作用也不能称之为语音,如打鼾、咳嗽等只是人类本能的一种生理反应。

音位是人类任一种语言中能够区别意义的最小语音单位。音位是根据语言学而非声学来定义的,它是一组具有相同语言学意义的声音。一个音位并不是孤立不变的,它会随着周围语音的发音位置不同而变化,因此,我们把属于同一音位的不同个体称为音素,属于同一音位的两个音素互称为音位变体。

一、元音与韵母

(一)元音

1. 元音的定义　是指发音时声带振动,呼出的气流通过口腔时不受阻碍,这样形成的语音称为元音。

2. 元音的产生　元音是发音时共鸣腔的不同形状造成的,最重要的共鸣腔是口腔,此外,舌的高低、前后和嘴唇的圆展也参与共鸣并决定着每个元音的音质(图 1-3-1)。

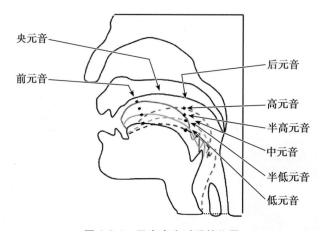

图 1-3-1　元音产生时舌的位置

(二)韵母

1. 韵母的定义　在汉语音节中,声母后面的部分称为韵母。

2. 韵母的组成　由韵头、韵腹、韵尾三部分组成。普通话共有 39 个韵母:其中单韵母 10 个,复韵母 13 个,鼻韵母 16 个。

由一个元音构成的韵母叫单韵母。单韵母发音的特点是自始至终口形不变,舌位不移动。共有十个:/ɑ、o、e、ê、i、u、ü、-i(前)、-i(后)、er/。

由两个或三个元音结合而成的韵母叫复韵母。共有十三个:/ɑi、ei、ɑo、ou、iɑ、ie、uɑ、uo、üe、iɑo、iou、uɑi、uei/。根据主要元音所处的位置,复韵母可分为前响复韵母、中响复韵母和后响复韵母。双韵母是复韵母的特殊形式。

由一个或两个元音后面带上鼻辅音构成的韵母叫鼻韵母。共有十六个:/ɑn、iɑn、uɑn、üɑn、en、in、uen、ün、ɑng、iɑng、uɑng、eng、ing、ueng、ong、iong/。

二、辅音与声母

(一)辅音

1. 辅音的定义　是指发音时气流在一定部位受到阻碍,并冲破阻碍而发出的音。

2. 辅音的发音过程　辅音发音时,各部位阻碍的形成和消失有一个过程,这个过程分为三个阶段:

(1)成阻阶段:发辅音过程的开始阶段,即发音部位构成阻碍的阶段。如发/b/时,软腭上升,双唇紧闭,形成双唇阻碍气流的状态。

（2）持阻阶段:发辅音过程的中间阶段,即气流被阻碍的持续阶段。如发/b/时,仍然紧闭双唇,气流加强,充满口腔,准备突破双唇发音,有一种憋气的感觉。

（3）除阻阶段:发辅音过程的最后阶段。即气流冲出阻碍的解除阶段。如发/b/时,气流冲出双唇爆破而形成爆破音。

成阻、持阻、除阻是任何辅音发音时必须经过的三个基本阶段,但由于各个辅音的性质不同,发音情况也不完全一样。

3. 辅音的分类　辅音的音质是由发音部位和发音方法决定的,因此传统语音学一向按照发音部位和发音方法两个标准对辅音进行分类。

（1）发音部位:普通话有22个辅音,根据发音部位不同可归纳为7类:①双唇音:/b、p、m/;②唇齿音:/f/;③舌尖前音:/z、c、s/;④舌尖中音:/d、t、n、l/;⑤舌尖后音:/zh、ch、sh、r/;⑥舌面音:/j、q、x/;⑦舌根音:/g、k、h、ng/。

（2）发音方法:辅音的发音方法,可以从阻碍方式、气流强弱、声带振动三个方面来观察。

1）阻碍方式:根据形成阻碍和解除阻碍的方式不同,辅音可分为5类:①塞音:/b、p、d、t、g、k/;②擦音:/f、h、x、sh、s、r/;③塞擦音:/j、q、zh、ch、z、c/;④鼻音:/m、n、ng/;⑤边音:/l/。

2）气流强弱:根据发音时气流强弱的不同,塞音和塞擦音可分为送气音和不送气音。①送气音:/p、t、k、q、ch、c/,发音时气流较强,较显著;②不送气音:/b、d、g、j、zh、z/,发音时气流较弱,较缓和。

3）声带振动:根据发音时声带是否振动可将辅音分为清音和浊音2类。①清音:/b、p、f、d、t、g、k、h、j、q、x、zh、ch、sh、z、c、s/;②浊音:/m、n、l、r、ng/。

（二）声母

1. 声母的定义　是指汉语音节中开头的辅音。

2. 声母的组成　每个音节中的声母只由一个辅音充当。例如:"中国"（zhongguo）中的/zh/和/g/,就是这两个音节中的声母。普通话中独立的声母共有21个（不包括零声母/w/和/y/）,按照辅音的分类方式（发音部位、发音方式、送气和清浊与否）进行划分,如图1-3-2所示。

三、声调与音调

（一）声调

1. 声调的定义　在汉语的发音过程中,贯穿整个音节的声音的高低、升降、曲直变化就是声调。汉语声调有四个的调类,即阴平、阳平、上声、去声,也叫一声、二声、三声、四声,简称为"四声"。

2. 声调的作用　声调是汉语音节中不可缺少的组成部分,也是汉语区别于其他语言的又一个显著特点。声调在音节中所起的作用与声母和韵母同等重要,声调能区别音节意义。普通话的/ma/是由声母和韵母组成的音节,如果不考虑声调,就很难确定它究竟代表什么意义。不同声调代表不同的意义,如/mā/（妈）、/má/（麻）、/mǎ/（马）、/mà/（骂）,四种不同的声调区别了四个字的不同含义。

发音方式 \ 发音部位		唇音		舌尖音			舌面音	舌根音
		双唇音	唇齿音	舌尖前音	舌尖中音	舌尖后音	舌面音	舌根音
鼻音	清音							
	浊音	/m/			/n/			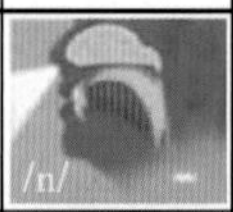 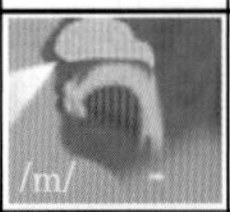 (ng)
塞音	清音 不送气	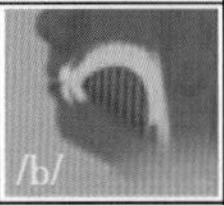 /b/			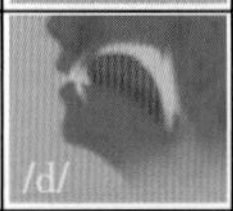 /d/			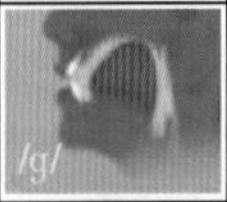 /g/
	清音 送气	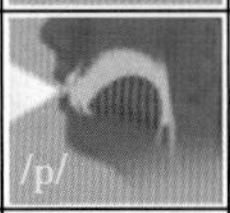 /p/			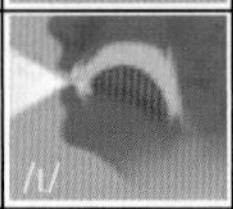 /t/			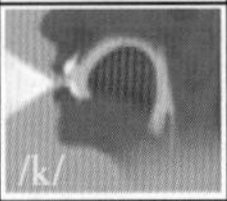 /k/
	浊音							
塞擦音	清音 不送气			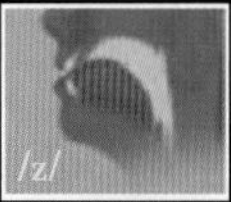 /z/		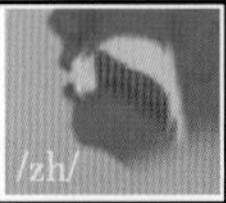 /zh/	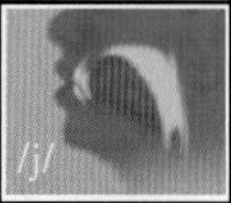 /j/	
	清音 送气			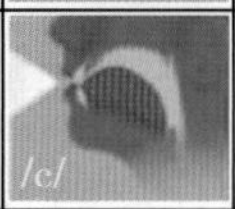 /c/		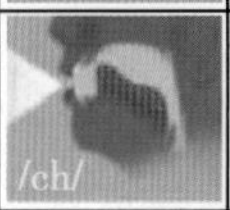 /ch/	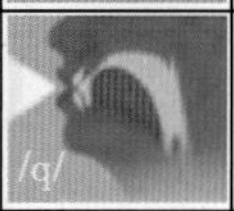 /q/	
	浊音							
擦音	清音 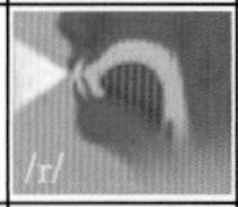 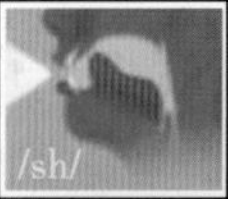 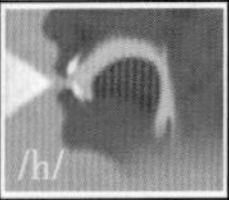 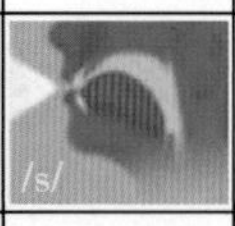 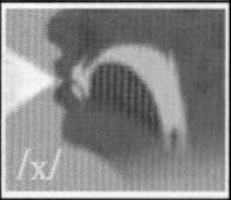		/f/	/s/		/sh/	/x/	/h/
	浊音					/r/		
边音	清音							
	浊音				/l/			

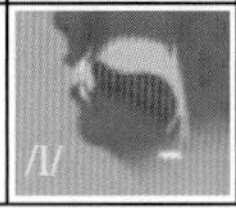

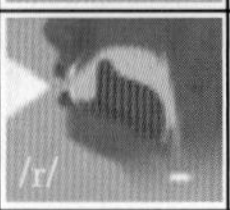

图 1-3-2　普通话声母构音表

（二）音调

语音同其他声音一样,具有音调(音高)、响度(音强)、时长(音长)、音质(音色)四种声学属性。其中,音调(pitch)指的是声音的高低,是一种听觉的主观心理量,其大小取决于发音体振动的频率,发音体在一定时间内振动的次数叫做频率。语音的发音体是声带,因此在单位时间内声带振动次数多,频率就高,声音也就高,反之则低。

音调主要由声音的频率决定,同时也与声音的强度有关。对一定强度的纯音,音调随频率的升降而升降;对一定频率的纯音、低频纯音的音调随强度增加而下降,高频纯音的音调却随强度增加而上升。

四、国际音标

1. 国际音标的定义　音标是记录音素的标写符号。国际音标，又称国际语音字母（international phonetic alphabet，IPA），是由国际语音学会制定的记录语音的一种符号体系，以人类发音器官能发出的语音为生理基础，以拉丁字母为符号，作为口语声音的标准化标示方法，是可以用来记录人类所有语言的语音系统。

2. 国际音标的特点　国际音标具有准确性、通用性、实用性、开放性四个特点。

（1）准确性：一个音素只用一个符号表示，一个符号只能代表一个固定的音素。

（2）通用性：国际音标采用世界上最通行的 26 个拉丁字母作为符号基础。

（3）实用性：国际音标包括了人类发音器官所能发出的所有语音，人们可以利用它学习任何一种语言的语音。

（4）开放性：国际音标表上的符号是有限的，记录一些音素较为特殊的语言时，可以根据国际语音学会会员的实际需要，增加或修改原有的符号。

3. 国际音标标注法　国际音标标注法有严式标音法和宽式标音法两种。

（1）严式标音法：只要一个音素有区别就要使用不同的符号记录，实际上记录的是音素，也叫做"音素标音法"。如"天"tiɑn 里的 ɑ 记录为[æ]，"汤"tɑng 里的 ɑ 记录为[ɑ]。用严式标音法，普通话里的元音 ɑ 必须分别记录为[ɑ]、[ɑ]、[A]、[æ]等各种具体形态。严式标音法用来记录"音素"，音标写在方括号"[　]"之间。

（2）宽式标音法：对于没有意义区别的几个音素使用一个符号记录，实际上记录的是音位，也叫做"音位标音法"。可以用/ɑ/代表[a]、[ɑ]、[A]、[æ]四个音素。

一般而言，如果是注音、记音，可采用宽式标音法；如果是分析、比较语音的差别，就要采用严式标音法。

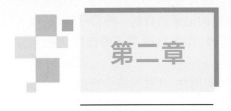

第二章

言语障碍的评估

本章主要介绍言语障碍的基本评估方法,首先重点讲述构音能力主观评估和客观测量的方法和技术,然后对言语呼吸、发声、共鸣功能的评估内容和方法进行阐述,最后讲解将上述各功能评估有机整合起来的言语障碍诊疗规范化流程的组成以及评估报告的撰写内容和要求。

第一节　构音能力主观评估

一、构音器官评估

下颌、唇、舌、软腭是主要的构音器官,其运动异常会直接影响言语的清晰度和可懂度,因此对下颌、唇、舌和软腭的运动功能进行评估十分必要。构音器官主观评估的目的是评估下颌、唇、舌和软腭在自然放松状态下、模仿口部运动状态下、言语状态下的生理运动是否正确,判断运动异常的类型,分析导致运动异常的原因,为治疗提供依据。

1. 下颌运动功能的评估　包括下颌在自然状态下形态的评估、下颌在模仿口部运动状态下的运动功能评估和下颌在言语状态下的运动功能评估,完整的评估表及分级标准见附录 2-2 或附录 2-7。

(1) 下颌在自然状态下形态的评估:是指在患者不讲话、不进食、不做口部运动时观察下颌的结构、位置和口腔开合度,从而判断下颌在放松状态下的位置和结构、颞颌关节的紧张程度、咬肌的肌张力、下颌的控制能力情况等。

(2) 下颌在模仿口部运动状态下的评估:共有 8 个项目,包括咬肌肌力检查、下颌向下运动、下颌向上运动、下颌向左运动、下颌向右运动、下颌前伸运动、下颌上下连续运动以及下颌左右连续运动等。前 6 项是检测下颌的单一运动能力,后 2 项是检测下颌的连续运动能力。评估时由检测者给出指导语,并做示范动作,由患者模仿。

(3) 下颌在言语状态下的运动功能评估:即下颌的构音运动功能评估,用来评价下颌在言语状态下的生理运动。共有 6 个子项目,包括上位构音运动、下位构音运动、半开位构音运动、上下转换构音运动、下上转换构音运动、上下上转换构音运动。评估目的是检查下颌的各种构音运动模式是否习得,下颌的运动是否达到了特定音位所需要的动作技能水平,从而为制订构音计划提供依据。每一项目中均由同一构音运动模式的单音节词、双音节词和三音节词以及 4~5 个字组成的句子作为目标词、词语或短句。通过这些词的发音来判断该患者是否掌握该构音运动模式，下颌还存在哪些运动问题，下颌的控制能力、运动速度是否正常等。评估标准及计分是根据下颌运动障碍程度不同，每个评估的子项目按障碍程度由重到轻的顺序分成 0~4 级，具体分级标准具体参见附录 2-3。以半开位构音运动为例，指导语是让患者模仿或看图片发出"喝、可乐、哥哥喝可乐"然后观察患者下颌的运动状态。

2. **唇运动功能的评估** 包括唇在自然状态下形态的评估、唇在模仿口部运动状态下的运动功能评估和唇在言语状态下的运动功能评估，完整的评估表及分级标准见附录 2-2 或附录 2-7。

（1）唇在自然状态下形态的评估：是指在患者不讲话、不进食、不做口部运动时观察唇的结构、位置和形状，有无口水流出，从而判断唇在放松状态下唇的位置和结构、唇和面部的肌张力情况，以及唇的控制能力。

（2）唇在模仿口部运动状态下的运动功能评估：共有 6 个项目，包括唇面部肌力检测、展唇运动、圆唇运动、唇闭合运动、圆展交替运动、唇齿接触运动。评估时由检查者给出指导语，并做示范动作，患者模仿。

（3）唇在言语状态下的运动功能评估：即唇构音运动功能评估，共有 7 个评估项目，包括圆唇构音运动、展唇构音运动、圆展转换构音运动、唇闭合与圆唇构音运动、唇闭合与展唇构音运动、唇闭合与展圆构音运动以及唇齿接触构音运动。评估目的是检查唇运动是否达到了汉语普通话语音构音所需要的动作技能水平，从而为制订构音计划提供依据。每一项目中均由同一构音运动模式的单音节词、双音节词和三音节词以及 4~5 个字组成的短句作为目标词、词语或短句。通过这些词的发音来判断唇运动是否达到了该构音运动模式所需要的技能水平，还存在哪些运动问题，唇的精细分级控制能力如何、运动速度是否正常等运动状况。评估时由评估人员给出指导语，并做示范动作，被评者模仿。

3. **舌运动功能的评估** 包括舌在自然状态下形态的评估、舌在模仿口部运动状态下的运动功能评估和舌在言语状态下的运动功能评估，完整的评估表及分级标准见附录 2-2 或附录 2-7。

（1）舌在自然状态下形态的评估：是指在患者不讲话、不进食、不做口部运动时观察舌的结构、位置和形状，从而判断舌在放松状态下肌张力的情况、舌的控制能力。

（2）舌在模仿口部运动状态下的运动功能评估：共有 15 个项目，包括检测舌肌肌力、舌尖前伸、舌尖下舔颌、舌尖上舔唇、舌尖上舔齿龈、舌尖左舔嘴角、舌尖右舔嘴角、舌尖上舔硬腭、舌尖前后交替、舌尖左右交替、舌尖上下交替。马蹄形上抬、舌两侧缘上抬、舌前部上抬、舌后部上抬等。评估时由检查者给出指导语，并做示范动作，患者模仿。

（3）舌在言语状态下的运动功能评估：即舌构音运动功能，包含舌韵母、舌声母构音运动功能评估两个部分。舌韵母构音运动功能评估共有 6 项，包括舌前位构音运动、舌后位构音运动、舌前后转换构音运动、舌尖鼻韵母构音运动、舌根鼻韵母构音运动、鼻韵母转换构音运动。舌声母构音运动功能评估共有 6 项，包括马蹄形上抬构音运动、舌根部上抬构音运动、舌尖上抬下降构音运动、舌前部上抬构音运动、舌两侧缘上抬构音运动、舌叶轻微上抬构音运动。评估目的是通过让患者模仿或自主发音每一评估项目中的单音节词、双音节词和三音节词以及短句来判断舌的精细分化运动和精细分级控制能力，判断舌的运动是否达到了汉语普通话中舌声母构音所需要的基本运动技能和模式。

4. **软腭运动功能的评估** 包括软腭在静息状态下的形态学评估与软腭在言语状态下

的运动功能评估,详细的分级标准见附录 2-13。

（1）软腭在静息状态下的形态学评估:是指在患者不讲话、不进食、不做口部运动时观察软腭的形态,从而判断软腭在放松状态肌张力的情况。

（2）软腭在言语状态下的运动功能评估:是指通过让患者重复发/α/音 4~5 次,每两次发音之间要有短的停顿,以便使得软腭可以回复到自然状态下的位置,从而观察软腭在言语状态下运动的全过程。在发声前即刻观察软腭是否达到足够的上升幅度、是否有适当的上升速度,悬雍垂被拉动的方向等。

二、普通话构音语音能力评估

（一）评估材料

华东师范大学黄昭鸣等在 2004 年研发了一套构音语音能力评估词表,由 50 个单音节词组成(表 2-1-1),包含了 21 个声母、13 个常用韵母和 4 个声调。同时,根据最小音位对原则,组成 9 项声母音位对比、6 项韵母音位对比和 3 项声调对比,考察患者的音位习得情况、音位对比情况和构音清晰度得分,为制定构音障碍的矫治方案提供科学依据。该词表儿童与成人患者均适用,完整评估表见附录 2-3 或附录 2-8。

表 2-1-1　"构音语音能力评估表"记录表

序号	词	目标音	序号	词	目标音	序号	词	目标音	序号	词	目标音
S1	桌 zhuō	Zh √	12	鸡 jī	j	25	菇 gū	g	38	拔 bá	α
S2	象 xiàng	iang	13	七 qī	q	26	哭 kū	k	39	鹅 é	e
1	包 bāo	b	14	吸 xī	x	27	壳 ké	k	40	一 yī	i
2	抛 pāo	p	15	猪 zhū	zh	28	纸 zhǐ	zh	41	家 jiā	ia
3	猫 māo	m	16	出 chū	ch	29	室 shì	sh	42	浇 jiāo	iao
4	飞 fēi	f	17	书 shū	sh	30	字 zì	z	43	乌 wū	u
5	刀 dāo	d	18	肉 ròu	r	31	刺 cì	c	44	雨 yǔ	ü
6	套 tào	t	19	紫 zǐ	z	32	蓝 Lán	an	45	椅 yǐ	i
7	闹 nào	n	20	粗 cū	c	33	狼 láng	ang	46	鼻 bí	i
8	鹿 lù	l	21	四 sì	s	34	心 xīn	in	47	蛙 wā	1
9	高 gāo	g	22	杯 bēi	b	35	星 xīng	ing	48	娃 wá	2
10	铐 kào	k	23	泡 pào	p	36	船 chuán	uan	49	瓦 wǎ	3
11	河 hé	h	24	稻 dào	d	37	床 chuáng	uang	50	袜 wà	4

（二）评估方法

评估需要通过三种方式诱导患者发出目标语音：提问、提示和模仿。50 个词的提问、提示见附录 2-3 或附录 2-8。模仿是指让患者模仿评估者的发音。就构音能力而言，只要能模仿，任务就完成了。一般来说，为了保证分析结果的准确性，要求患者每个字发音 3 遍，每个音的发音时间以及音与音之间的间隔时间均约 1s。

（三）评估结果的记录和分析

1. 音位习得情况 在获得患者的语音后，应对其进行主观分析。主观分析法主要是通过评估者的听觉感知来判断患者构音的正误，记录 3 次发音中较为稳定的听觉感知结果。记录时有四种情况：正确"√"，歪曲"⊗"，遗漏"⊖"，替代（记录实际的发音）。

对于儿童患者而言，将患儿的年龄和音位习得结果与声母音位习得顺序表（表 2-1-2）进

表 2-1-2 正常儿童声母音位习得顺序表

声母	声母音位习得与否	错误走向	年龄/（岁:月）				
			2:7~2:12	3:1~3:6	3:7~3:12	4:1~5:12	6:1~6:6
b							
m							
d							
h							
p							
t							
g							
k							
n							
f							
j							
q							
x							
l							
z							
s							
r							
c							
zh							<90%
ch							
sh							

/c/ /zh/ /ch/ /sh/ 6:1~6:6

/l/ /z/ /s/ /r/ 4:1~5:12

/f/ /j/ /q/ /x/ 3:7~3:12

/p/ /t/ /g/ /k/ /n/ 3:1~3:6

/b/ /m/ /d/ /h/ 2:7~2:12

行对比,可以观察出患者当前本应习得却未习得的音位。正常儿童声母音位习得顺序,可大约分为五个阶段。表中的纵轴为 21 个声母音位,横轴为该音位的习得年龄,彩色底纹表示所有正常儿童中 90%能正确发出目标音的年龄。该音位习得顺序表包含儿童正常发育顺序过程中各声母音位习得的年龄段、错误走向等。在儿童患者的康复过程中,强调遵循发育顺序的原则,即遵循正常儿童声母音位习得的顺序,同时该音位习得顺序也是对习得各声母音位的难易程度的排序。

对于成人患者而言,该声母音位习得顺序是对患者发出目标音难易程度的排序(表 2-1-3),成人患者不需要强调遵循发育顺序的原则,无需进行音位习得阶段与年龄的匹配,但要求遵循由易至难的训练原则,依据发出目标音的难易程度制定构音语音训练的目标和训练方案,成人版音位习得能力评估表详见附录 2-8。

表 2-1-3　成人声母音位习得顺序

声母	声母音位 习得与否	错误走向
b		
m		
d		
h		
p		
t		
g		
k		
n		
f		
j		
q		
x		
l		
z		
s		
r		
c		
zh		
ch		
sh		

表 2-1-4 是构音语音能力评估表的填表示例,示例为一名 43 岁男性患者的评估结果。由该表可知该患者已经习得的有声母音位/b、m、d、p、t、g、n、f、x、l、r/、韵母音位/a、u、e、ia/

和四个声调音位。根据成人声母音位习得顺序,该名患者现阶段未习得的声母音位有/h、k、j、q/,这应作为该名患者进行构音语音训练的主要目标。

表 2-1-4 "构音语音能力评估表"填表示例

序号	词	目标音	序号	词	目标音	序号	词	目标音	序号	词	目标音
例1	桌 zhuō	zh √	12	鸡 jī	j ⊗	25	菇 gū	g √	38	拔 bá	a √
例2	象 xiàng	iang ⊖	13	七 qī	q ⊗	26	哭 kū	k h	39	鹅 é	e √
1	包 bāo	b √	14	吸 xī	x √	27	壳 ké	k k	40	一 yī	i r
2	抛 pāo	p √	15	猪 zhū	zh √	28	纸 zhǐ	zh j	41	家 jiā	ia √
3	猫 māo	m √	16	出 chū	ch t	29	室 shì	sh ⊗	42	浇 jiāo	iao ia
4	飞 fēi	f √	17	书 shū	sh g	30	字 zì	z zh	43	乌 wū	u √
5	刀 dāo	d √	18	肉 ròu	r √	31	刺 cì	c zh	44	雨 yǔ	ü ⊗
6	套 tào	t √	19	紫 zǐ	z ⊗	32	蓝 Lán	an ang	45	椅 yǐ	i ⊗
7	闹 nào	n √	20	粗 cū	c k	33	狼 láng	ang √	46	鼻 bí	i √
8	鹿 lù	l √	21	四 sì	s ⊗	34	心 xīn	in ⊗	47	蛙 wā	1 √
9	高 gāo	g √	22	杯 bēi	b √	35	星 xīng	ing ⊗	48	娃 wá	2 √
10	铐 kào	k t	23	泡 pào	p √	36	船 chuán	uan √	49	瓦 wǎ	3 √
11	河 hé	h ⊗	24	稻 dào	d √	37	床 chuáng	uang uan	50	袜 wà	4 √

2. 音位对比情况 根据音位习得的评判结果,可以完成音位对比能力评估记录表(附录2-3或附录2-8),进一步考察汉语中18项音位对比、36对最小音位对(包括23对声母音位对、10对韵母音位对和3对声调音位对)的习得情况。表2-1-5~表2-1-7分别描述了这23对声母音位对、10对韵母音位对和3对声调音位对的临床含义。

表 2-1-5 声母音位对的临床含义

	对比项目	陪衬项目	最小语音对	临床含义
1	不送气与送气塞音	双唇音 舌尖中音 舌根音	b/p d/t g/k	发音部位闭合后短时释放气流及较长时间释放气流能力的比较
2	不送气与送气塞擦音	舌面音 舌尖后音 舌尖前音	j/q zh/ch z/c	发音部位闭合后短时释放气流及较长时间释放气流能力的比较

续表

	对比项目	陪衬项目	最小语音对	临 床 含 义
3	塞音与擦音	舌根音 唇音	k/h b/f	形成阻塞及窄缝能力的比较
4	塞擦音与擦音	舌面音 舌尖后音 舌尖前音	j/x zh/sh z/s	暂时和持续控制能力的比较
5	塞音与鼻音	双唇音 舌尖中音	b/m d/n	软腭升降能力的比较
6	擦音与无擦音	舌根音	h/-	喉部形成窄缝的能力
7	送气塞音的构音部位	双唇音/舌尖中音 双唇音/舌根音 舌尖中音/舌根音	p/t p/k t/k	不同发音部位闭合后较长时间释放气流的能力比较
8	不送气塞音的构音部位	双唇音/舌尖中音 双唇音/舌根音 舌尖中音/舌根音	b/d b/g d/g	不同发音部位闭合后短时释放气流的能力比较
9	舌尖后音与舌尖前音	不送气塞擦音 送气塞擦音 擦音	zh/z ch/c sh/s	舌尖卷起与平放能力的比较

表 2-1-6   韵母音位对的临床含义

	对比项目	陪衬项目	最小语音对	临 床 含 义
10	前鼻音与后鼻音	开口呼 齐齿呼 合口呼	an/ang in/ing uan/uang	软腭开放,舌尖上抬与舌后部上抬能力的比较
11	鼻韵母与无鼻韵母	前鼻韵母 后鼻韵母	in/i ing/i	软腭开放与闭合的比较
12	三元音、双元音与单元音	三与双 双与单	iao/ia ia/i	舌位两次滑动、一次滑动的控制能力
13	前与后元音	高元音	i/u	舌向前与向后运动能力的比较
14	高与低元音	前元音	i/a	下颌开合能力的比较
15	圆唇与非圆唇	前高元音	i/ü	唇部的圆唇与展唇能力的比较

表 2-1-7   声调音位对的临床含义

	对比项目	最小语音对	临 床 含 义
16	一声与二声	uā/uá	声带持续平稳振动与逐渐加速振动能力的比较
17	一声与三声	uā/uǎ	声带持续平稳振动与先减速后加速振动能力的比较
18	一声与四声	uā/uà	声带平稳振动与快速减速振动能力的比较

若同一音位对中的两个音位发音均正确,则认为该音位对已经习得,记为 1 分;若同一音位对的两个音位中有一个音位发音错误,则认为该音位对未习得,记为 0 分,将该结果填入音位对比表中(表 2-1-8、表 2-1-9)。

对于儿童患者而言,需将音位对比结果与最小音位对比习得表(表 2-1-8)进行比较,得出患儿当前年龄段本应习得却未习得的音位对。该表也提示了音位对比习得过程中的难易顺序,在进行训练的过程中应遵循由易至难的原则,设置合理的康复目标和训练内容。

表 2-1-8　最小音位对比习得表——儿童版

音位对	最小音位对 习得与否	错误走向	年龄/(岁:月)				
			2:7~ 2:12	3:1~ 3:6	3:7~ 3:12	4:1~ 5:12	6:1~ 6:6
C6	擦音与无擦音						
V4	前元音与后元音						
V5	高元音与低元音						
V6	圆唇音与非圆唇音						
T1	一声与二声						
T3	一声与四声						
V3	三、双、单元音						
C7	不同构音部位的送气塞音						
C1	送气塞音与不送气塞音*						
C3	塞音与擦音						
C5	塞音与鼻音						
C8	不同构音部位的不送气塞音						
C2	送气塞擦音与不送气塞擦音*						
V1	前鼻韵母与后鼻韵母*						
V2	鼻韵母与无鼻韵母						
C4	塞擦音与擦音*						
T2	一声与三声						
C9	舌尖前音与舌尖后音*						

注意:①阴影部分从 50% 的正常儿童能正确发出的最小音位对开始,到 90% 的正常儿童能正确发出结束;②年龄:如 2:7 代表 2 岁 7 个月;③"*"为核心音位对比。

对于成人患者而言,将音位对比结果与表 2-1-8 进行比较时,无需进行年龄阶段的匹配,但需要在表 2-1-9 中记录患者最小音位对的习得情况与错误走向,这为确定目标音矫治方案提供了重要的补充依据。同时该表体现了音位对习得的难易顺序,可根据该表制定合理的康复方案及阶段训练目标,成人版音位对比能力评估表详见附录 2-8。

表 2-1-9 最小音位对比习得表——成人版

音位对习得与否		最小音位对	错误走向
C6		擦音与无擦音	
V4		前元音与后元音	
V5		高元音与低元音	
V6		圆唇音与非圆唇音	
T1		一声与二声	
T3		一声与四声	
V3		三、双、单元音	
C7		不同构音部位的送气塞音	
C1		送气塞音与不送气塞音*	
C3		塞音与擦音	
C5		塞音与鼻音	
C8		不同构音部位的不送气塞音	
C2		送气塞擦音与不送气塞擦音*	
V1		前鼻韵母与后鼻韵母*	
V2		鼻韵母与无鼻韵母	
C4		塞擦音与擦音*	
T2		一声与三声	
C9		舌尖前音与舌尖后音*	

表 2-1-10 是音位对比能力评估记录表的填表示例,该示例仍采用上文提到的 43 岁男性患者的结果示例。该名患者构音语音能力评估卡片编号 1 和 2 的目标音/b/和/p/均发音正确(见表 2-1-4),因此第一对声母音位对"b/p"的对比结果为 1,认为已经习得;构音语音能力评估编号 6 和 24 的目标音/d/和/t/均发音正确(见表 2-1-4),因此第二对声母音位对"d/t"的对比结果为 1,认为已经习得;构音语音能力评估卡片编号 25 的目标音/g/发音正确(见表 2-1-4),编号 26 的目标音/k/发成了/h/(见表 2-1-4),因此第三对声母音位对"g/k"的对比结果为 0,认为未习得。以此类推,完成 36 对核心音位对的对比分析。

表 2-1-10 音位对比能力评估记录表填表示例

语音对序号	最小音位对比	卡片编号	目标音	实发音	对比结果
1	送气	2	p	√	1
双唇音	不送气	1	b	√	
2	送气	6	t	√	1
舌尖中音	不送气	24	d	√	
3	送气	26	k	h	0
舌根音	不送气	25	g	√	

3. 构音清晰度得分　将声母、韵母、声调音位对比的得分进行计算,即可得到构音清晰度得分,将计算结果填入构音清晰度表中(附录2-3或附录2-8)。

对于儿童患者而言,需与正常儿童构音清晰度参考标准(表2-1-11)进行比较,如果发现患者整体构音清晰度低于同龄正常儿童水平,则说明存在构音障碍,需要及时进行干预。

表 2-1-11　构音清晰度参考标准(分数的平均值和标准差)

年龄	平均值/%	标准差/%
3 岁	81.58	18.23
4 岁	85.88	19.44
5 岁	92.34	9.90
6 岁	88.55	5.84

对于成人患者而言,得出构音清晰度得分即可,作为言语构音训练的监控指标,反映训练前后患者构音清晰度的改善情况,无需与构音清晰度参考标准进行对比。

表 2-1-12 是一名年龄为 4 岁 3 个月的男性患儿的构音清晰度表填表示例。通过音位对比表的结果,可以看出该患儿在 36 对核心音位对中仅有 9 对声母音位对、1 对韵母音位对和 3 对声调音位对已经习得,构音清晰度得分为 30.56%,该得分在患儿的年龄组处于粉色区域,说明该名患儿应立即进行有针对性的构音语音训练。

表 2-1-12　构音清晰度表填表示例

声母音位对比		韵母音位对比		声调音位对比	
语音对序号	最小音位对比得分	语音对序号	最小音位对比得分	语音对序号	最小音位对比得分
1 不送气塞音与送气塞音	2/(3 对)	10 前鼻韵母与后鼻韵母	0/(3 对)	16 一声与二声	1/(1 对)
2 送气塞擦音与不送气塞擦音	0/(3 对)	11 鼻韵母与无鼻韵母	0/(2 对)	17 一声与三声	1/(1 对)
3 塞音与擦音	1/(2 对)	12 三元音、双元音与单元音	0/(2 对)	18 一声与四声	1/(1 对)
4 塞擦音与擦音	0/(3 对)	13 前元音与后元音	0/(1 对)		
5 塞音与鼻音	2/(2 对)	14 高元音与低元音	1/(1 对)		
6 擦音与无擦音	0/(1 对)	15 圆唇音与非圆唇音	0/(1 对)		
7 不同构音部位的送气塞音	1/(3 对)				
8 不同构音部位的不送气塞音	3/(3 对)				
9 舌尖前音与舌尖后音	0/(3 对)				
合计	9/(23 对)	合计	1/(10 对)	合计	1/(3 对)
构音清晰度(%):　11/(36 对)=30.56(%)				相对年龄:　小于 3 岁	

三、国内常用的评估量表

1. 改良 Frenchay 构音障碍评估量表　Frenchay 构音障碍评估量表通过解剖、生理和感觉特征的检查达到多方面描述神经性言语障碍的目的。评定内容包括反射、呼吸、舌、唇、下颌、软腭、喉、言语可懂度 8 大项目,29 个分测验,每个分测验都设立了 5 个级别的评分标准,用于评价神经性言语障碍的严重程度。评价完成后,患者的障碍类型清楚可见,易于发现哪些功能未受损、哪些功能受损严重,易于横向比较和进行疗效分析。

该评价的不足之处在于评价的描述和测定简易、粗略,不能观察到各言语子系统中具体的功能异常。为了有效地、有针对性地开展构音障碍的康复,还需要进行更有指导意义的主观评估和客观测量,为康复治疗提供依据,具体针对性的评估请参见本章第一节"构音能力主观评估"与第二节"构音能力客观测量"。

河北省人民医院康复中心于 1988 年对该评价法中的言语可懂度分测验进行了适当的修改,目前在国内得到了较为广泛的应用,详见附录 2-13。

2. 中国康复研究中心构音障碍检测法　李胜利等依据日本构音障碍检查法和其他发达国家构音障碍评定方法的理论,按照汉语普通话语音的发音特点,结合汉语普通话特点于 1991 年研制了该检测法。包括两大项目:构音器官检查和构音检查。此方法可用于神经性言语障碍、器质性构音障碍和功能性构音障碍等言语障碍的评定。

第二节　构音能力客观测量

在临床实践工作中,对构音障碍的评估大多数使用的方法是定性的主观评估,缺乏统一的评估标准,而且评价的描述和测定简易、粗略,并不能反映出患者构音中具体的功能异常。构音障碍的客观测量,是通过言语声学分析对构音器官的运动能力以及各构音器官相互之间的协调运动能力进行定量测量,从而分析导致构音运动异常的原因,为制定治疗方案提供依据;同时监控治疗效果,对及时调整治疗方案起导向作用。以下将介绍构音障碍客观测量的常用指标。

一、口腔轮替运动速率

目前常用的检测构音器官间交替运动灵活性的参数为口腔轮替运动速率(diadochokinetic rate,DR),即每 4s 最多能发出特定音节的总数。这个概念最初由新西兰言语语言病理学家 Fletcher(1978)提出。口腔轮替运动速率反映了舌的运动状态、口部肌群运动的协调水平,它是衡量言语清晰度的一个重要指标,例如:每 4s 最多能发出/pa/音节的总数就是口腔轮替运动/pa/的速率,这里记为:DR(pa)。在汉语普通话中,口腔轮替运动速率包括七个指标,即 DR(pa)、DR(ta)、DR(ka)、DR(pataka)、DR(pata)、DR(paka)以及 DR(kata)。发/pa/音时,双唇紧闭,然后口腔张开;发/ta/音时,舌尖抵住齿龈,然后口腔张开;发/ka/音时,舌根隆起与软腭接触,随后口腔张开;其他四项是这三个音节组合的组合,主要考察发音时唇、舌以及下颌交替运动的灵活性。

测试时,首先要求被试者深吸气,然后尽可能快地一口气连续发出指定的音节,音调与响度适中,各个音节必须完整,记录患者每 4s 发/pa/√/ta/√/ka/√/pataka/√/pata/√/paka/

及/kata/的数量。

每一个特定音节均测试两次,取其中较大的值作为此次的测试结果,并将该结果填入表 2-2-1 所示的结果记录表中。将测试的结果与中国人口腔轮替运动速率参考标准(表 2-2-2)进行比较(此参考标准儿童与成人患者均适用,其中包括了 4～40 岁年龄段的参考标准,40 岁以上暂无),如果测试结果低于对应性别和年龄段的参考标准,则说明下颌、舌、唇的交替运动灵活度差,反之亦然。

表 2-2-1　口腔轮替运动速率结果记录表

日期	DR(pa)	DR(ta)	DR(ka)	DR(pata)	DR(paka)	DR(kata)	DR(pataka)

表 2-2-2　口腔轮替运动速率参考标准　　　　　　　单位:次/4s

年龄	口腔轮替运动速率 DR 的最小要求						
	DR(pa)	DR(ta)	DR(ka)	DR(pataka)	DR(pata)	DR(paka)	DR(kata)
4 岁	12	12	12	2	5	4	5
5 岁	13	13	13	2	5	4	5
6 岁	14	14	14	3	7	6	7
7 岁	15	15	15	3	7	6	7
8 岁	16	16	16	3	10	8	7
9 岁	17	17	17	4	10	8	7
10 岁	18	18	18	4	11	10	10
11 岁	18	18	18	4	11	10	11
12 岁	18	18	18	4			
13 岁	19	19	19	5			
14 岁	19	19	19	5			
15 岁	19	19	19	5			
16 岁	20	20	20	6			
17 岁	20	20	20	6			
18～40 岁	20	20	20	6			

在进行这项测试时,仅需一只秒表或手表即可获得一个粗略的结果,并将该结果记录在表 2-2-1 中,但通过人耳听来判断发声次数的方式容易出现计算错误。若要获得精确的评估结果,则需要使用专业的言语声学分析设备进行精确测量。

使用“言语障碍测量仪”进行该项测试时,可以通过录音记录患者的发声,得到波形图,更为精准地判断患者每秒发声的次数,有助于准确计算患者口腔轮替运动速率。图 2-2-1 是使用“言语障碍测量仪”测试的 4s 发/pa/的次数,结果显示该患者的 DR(pa)为 18 次;图 2-2-2 是使用“言语障碍测量仪”测试的 4s 发/pataka/的次数,结果显示该患者的 DR(pataka)为 6 次。

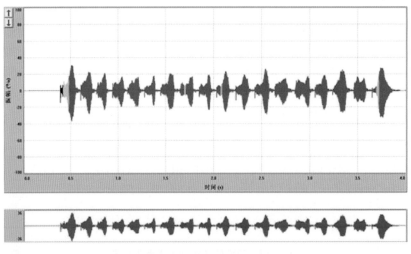

图 2-2-1   DR/pɑ/的测试

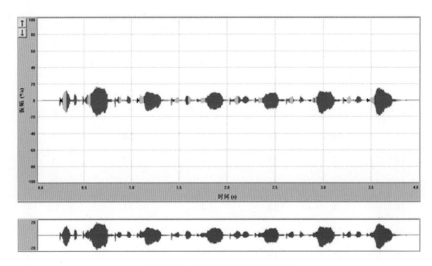

图 2-2-2   DR/pataka/的测试

　　表 2-2-3 是一个填表示例,假设这是一个 36 岁的男性患者进行两次口腔轮替运动速率测试的结果,根据取较大值的分析原则,该患者 DR(pa)为 8 次,DR(ta)为 7 次,DR(ka)为 5 次,DR(pata)为 4 次,DR(paka)为 4 次,DR(kata)为 3 次,DR(pataka)为 2 次。与参考标准相比较,该患者各项口腔轮替运动速率均低于同年龄段 DR 正常值的最小要求,说明该患者发音时唇、舌以及下颌交替运动的灵活性较差,需结合口部运动主观评估,制定针对性的治疗方案。

表 2-2-3   口腔轮替运动速率结果记录表填表示例

日期	DR(pa)	DR(ta)	DR(ka)	DR(pata)	DR(paka)	DR(kata)	DR(pataka)
3.18	8	7	5	4	4	3	2
3.18	6	6	5	3	3	3	2

二、频谱图与语谱图

(一)频谱图

频谱图(spectrum)是采用快速傅里叶变换(FFT)和线性预测技术(LPC)获得的。频谱图能显示声音能量随频率而变化的特性,即可实现强度和频率的二维显示。另外,可借助言语障碍测量仪中的线性预测谱来观察元音的共振峰模式,并测量共振峰的参数。元音共振峰代表的是声道共鸣特征,共振峰的分布状态反映的是声道传递特性,前 3 个共振峰对元音音色有质的规定性(图 2-2-3)。

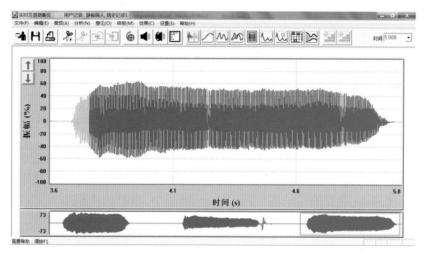

图 2-2-3　声波/u、i、a/

(二)语谱图

语谱图(spectrogram)是一种三维频谱,它是表示语音频谱随时间变化的图形,其纵轴为频率,横轴为时间,任一给定频率成分在给定时刻的强弱用相应点的灰度或色调的浓淡来表示。用语谱图分析语音又称为语谱分析。语谱图中显示了大量与语音的语句特性有关的信息,它综合了频谱图和时域波形的特点,明显地显示出语音频谱随时间变化的情况,或者说是一种动态的频谱。可借助言语障碍测量仪来记录语谱图(图 2-2-4)。

带通滤波有几种带宽选择:窄带为 60Hz,中带为 120Hz,宽带为 240Hz。窄带语谱图有良好的频率分辨率,有利于显示基音频率及其各次谐波,但它的时间分辨率较差,不利于观察共振峰的变化;而宽带语谱图能给出语音的共振峰频率及清辅音的能量汇集区,在语谱图中呈现为黑色的条纹。

三、下颌距、舌距、舌域图

影响构音运动的主要器官是下颌、唇以及舌的运动。下颌运动直接影响唇和舌的运动以及舌和上腭间的构音位移,下颌运动受限或运动过度会严重影响构音的准确性。舌是最重要的构音器官,舌前后位之间的运动转换能力直接影响元音的构音。唇的圆展运动直接影响双唇音、唇齿音和后元音等构音的准确性。若下颌、舌、唇的运动功能异常,则不能形成清晰的发音,会出现替代、歪曲、遗漏等现象。因此,从生理学和病理学角度出发,选择参数对下颌、唇及舌的运动能力进行定量测量,可借助构音障碍测量仪通过共振峰的变化来测量

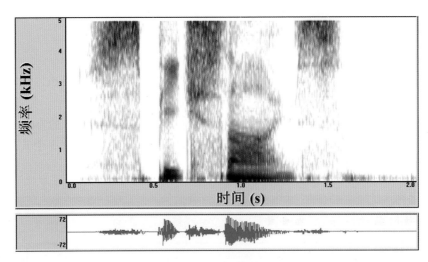

图 2-2-4　语谱图

下颌距、舌距、舌域图等参数,对定量评估和监控构音器官的运动能力具有重要的意义。

（一）下颌距

下颌距的定量测量可以反映产生言语过程中下颌的运动范围,反映言语中下颌的运动能力。它的测量对构音异常的定量评估起重要作用。下颌的开合运动直接影响咽腔的大小。下颌张开度越大,咽腔的体积越小;下颌张开度越小,咽腔的体积越大。第一共振峰 F_1 是反映咽腔大小和咽腔共鸣状态的声学参数,其主要揭示下颌的开合运动情况。F_1 值越大,说明咽腔的体积越小,下颌张开度越大;F_1 值越小,说明咽腔的体积越大,下颌张开度越小。

在汉语普通话中,核心韵母/ɑ/是最低位元音,发此音时下颌张开度最大,咽腔的体积最小,F_1 值最大;核心韵母/i/是最高位闭元音,发此音时下颌张开度最小,咽腔的体积最大,F_1 值最小。而对其余韵母运动以及所有声韵组合的运动,下颌的运动范围都在/ɑ/和/i/之间。所以,用 $F_1(ɑ)$ 和 $F_1(i)$ 两者的差值反映下颌的开合范围,即下颌距 $\Delta F_1 = F_1(ɑ) - F_1(i)$,单位为 Hz。可借助言语障碍测量仪来记录下颌距,如图 2-2-5、图 2-2-6 所示,$\Delta F_1 = 320Hz$。根据测量结果来分析下颌开合运动是否正常。

对于儿童患者而言,如果 ΔF_1 值小于相应年龄段的参考标准,说明下颌运动受限;如果 ΔF_1 值大于相应年龄段的参考标准,说明下颌运动过度;如果 ΔF_1 的标准差偏大,说明下颌

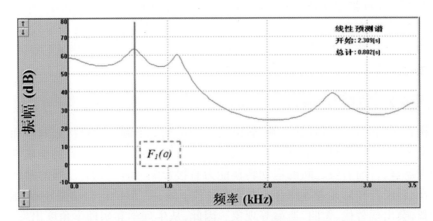

图 2-2-5　单韵母/ɑ/的线性预测谱($F_1 = 660Hz$,$F_2 = 1\ 100Hz$)

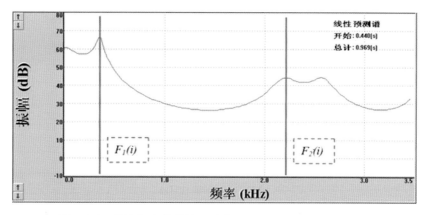

图 2-2-6　单韵母/i/的线性预测谱(F_1=340Hz，F_2=2 220Hz)

运动有急动现象,下颌的自主控制运动能力差。将测得的下颌距与同年龄、同性别组的参考标准(见表 2-2-5)进行比较(该参考标准适用于 3~6 岁年龄段的儿童患者),同时结合下颌运动主观评估的结果,以确定下颌运动异常的性质与程度。

对于成人患者而言,将测得的下颌距与同性别组的参考值(见表 2-2-8)进行比较(该参考值适用于成人患者),如果 ΔF_1 值小于相应性别组的参考值 20%,患者可能存在下颌运动受限的情况;如果 ΔF_1 值大于相应性别组的参考值 20% 以上,患者可能存在下颌运动过度的情况;同时结合主观评估的结果,以确定下颌运动异常的性质与程度。

（二）舌距

舌距的定量测量可以反映言语产生过程中舌的运动范围,反映言语中舌的运动能力。舌是最重要的构音器官,能够向各个方向做运动,在言语中,舌的前后运动能改变声道的形状和共振峰频率,是影响言语清晰度最重要的因素。舌向前运动时,口腔的体积减小;舌向后运动时,口腔的体积增大。第二共振峰 F_2 反映口腔的大小和口腔共鸣状态,主要解释舌前后运动的情况。舌向前运动时,口腔体积减小,F_2 值增加;舌向后运动时,口腔体积增大,F_2 减小。

在汉语普通话中,核心韵母/i/是最高位闭元音,发此音时舌位最靠前,口腔的体积最小,F_2 值最大;核心韵母/u/是最高位舌后音,发此音时舌位最靠后,口腔的体积最大,F_2 值最小。所以,用 $F_2(i)$ 和 $F_2(u)$ 两者的差值来反映舌运动能力,用公式表示为 $\Delta F_2 = F_2(i) - F_2(u)$,单位为 Hz。可借助言语障碍测量仪来记录舌距,如图 2-2-6、图 2-2-7 所示,$\Delta F_2 = 1\ 520Hz$。根据测量结果来分析舌的前后运动功能是否正常。

对于儿童患者而言,如果 ΔF_2 值小于相应年龄段的常模,说明舌运动受限;如果 ΔF_2 值大于相应年龄段的常模,说明舌运动过度;如果 ΔF_2 的标准差偏大,说明舌运动有急动现象,舌的自主控制运动能力差。将测得的舌距与同年龄、同性别组的参考标准(见表 2-2-6)进行比较(该参考标准适用于 3~6 岁年龄段的儿童患者),同时结合舌运动主观评估的结果,以确定舌运动异常的性质与程度。

对于成人患者而言,将测得的下颌距与同性别组的参考值(见表 2-2-8)进行比较(该参考值适用于成人患者)。如果 ΔF_2 值小于相应性别组的参考值 20% 以上,患者可能存在舌运动受限的情况,如果 ΔF_2 值大于相应性别组的参考值 20% 以上,患者可能存在舌运动过度的情况;同时结合舌运动主观评估的结果,以确定舌运动异常的性质与程度。

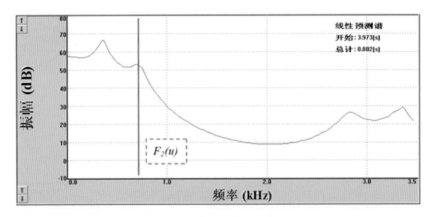

图 2-2-7　单韵母/u/的线性预测谱(F₁ = 360Hz,F₂ = 700Hz)

（三）舌域图

舌域图的测量可以反映构音协调运动能力。通过连续发三个核心韵母,即最前上位的/i/、最下位的舌中音/α/、最后上位的/u/,三者共振峰所在点构成的面积作为舌域图的测量指标,单位为 Hz²(图 2-2-8)。在临床中可使用言语障碍测量仪以求得舌域图。

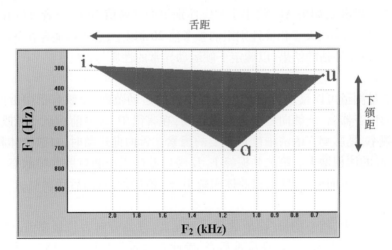

图 2-2-8　舌域图测试示意图

表 2-2-4 是构音运动功能客观测量的结果记录表,上述下颌距、舌距和舌域图的测量结果都填入此表格中,将测得的结果与下颌距、舌距和舌域图的参考标准(表 2-2-5 ~ 表 2-2-7,用于 3~6 岁儿童)或参考值(表 2-2-8,用于成人)相比较,如果测试结果低于对应性别和年龄段的参考标准或对应性别的参考值,则说明患者可能存在下颌、舌、唇的运动灵活度差等情况,反之亦然。

表 2-2-4　构音运动功能的客观测量结果记录表

日期	下颌距	舌距	舌域图	解释

表 2-2-5　学龄前儿童下颌距参考标准（m±σ）　　　　　　　单位：Hz

年龄	男					女				
	m−2σ	m−σ	m	m+σ	m+2σ	m−2σ	m−σ	m	m+σ	m+2σ
3 岁	437	620	802	984	1 167	498	694	891	1 088	1 284
4 岁	988	1 082	1 176	1 270	1 364	949	1 095	1 240	1 386	1 531
5 岁	612	755	897	1 040	1 182	645	793	940	1 087	1 234
6 岁	689	812	936	1 059	1 182	622	806	989	1 173	1 356

表 2-2-6　学龄前儿童舌距参考标准（m±σ）　　　　　　　单位：Hz

年龄	男					女				
	m−2σ	m−σ	m	m+σ	m+2σ	m−2σ	m−σ	m	m+σ	m+2σ
3 岁	1 262	1 730	2 197	2 664	3 132	1 498	1 990	2 482	2 974	3 466
4 岁	1 872	2 183	2 494	2 806	3 117	2 041	2 411	2 781	3 152	3 522
5 岁	1 708	2 138	2 569	3 000	3 431	2 113	2 429	2 745	3 060	3 376
6 岁	1 988	2 343	2 699	3 055	3 411	2 058	2 335	2 612	2 889	3 166

表 2-2-7　学龄前儿童舌域图参考标准（m±σ）　　　　　　　单位：Hz

年龄	男					女				
	m−2σ	m−σ	m	m+σ	m+2σ	m−2σ	m−σ	m	m+σ	m+2σ
3 岁	14	50	85	121	157	26	66	106	146	186
4 岁	61	81	101	121	141	64	94	123	152	181
5 岁	60	86	112	137	163	68	96	123	151	178
6 岁	66	95	123	151	179	52	87	122	156	191

表 2-2-8　正常成人下颌距、舌距、舌域图参考值

组别	男	女
下颌距/Hz	437	620
舌距/Hz	988	1 082

　　表 2-2-9 是下颌距、舌距和舌域图测量记录表的填表示例，假设这是一名 6 岁的男性患儿，根据单韵母/ɑ/、/i/、/u/的线性预测谱测试结果，得出该患儿的下颌距为 324.5Hz，舌距为 1 526.7Hz，与表 2-2-5 和表 2-2-6 中的参考标准进行比较，发现该患儿的下颌距和舌距均低于该年龄正常值的两个标准差，提示该患儿下颌运动受限和舌运动受限。根据元音舌位图的测试，得出该患儿的舌域图为 65.78Hz，与表 2-2-7 中的参考标准进行比较，该患儿的舌域图低于该年龄正常值的两个标准差，提示该患儿存在口部运动受限。

表 2-2-9　构音运动功能的客观测量结果记录表填表示例

日期	下颌距/Hz	舌距/Hz	舌域图/Hz	解　释
3.18	324.5	1 526.7	65.78	下颌运动受限 舌运动受限 口部协调运动受限

第三节　呼吸、发声、共鸣功能评估

一、呼吸功能评估

(一)呼吸功能的主观评估

观察患儿在平静状态和言语状态下呼吸时胸腹动情况,判断患儿属于胸式呼吸、腹式呼吸,还是胸腹联动式方式。

(二)呼吸功能的客观评估

1. 最长声时(maximum phonation time,MPT)　是指一个人在深吸气后,持续发单韵母/ɑ/的最长时间。它反映了人在深吸气后的最大发声能力,是衡量言语呼吸能力的最佳指标之一。

最长声时可借助言语障碍测量仪进行测量(图 2-3-1),具体测量步骤如下:

(1) 患者先深吸气,然后尽可能长地发单韵母/ɑ/音,记录发声时间。最长声时的测量要求是:①发声时间尽可能长;②气息均匀;③响度均匀;④音调必须在正确的频率范围之内。只有在满足这些条件下的测量,才能获得正确的结果。以同样的测试方法再测试一次,并记录发声时间。

(2) 从两次记录中选择一个满足测试条件的较大的测试数值作为最长声时的最终测量结果。测量结果记录于"言语呼吸功能诊断评估"(见附录 2-1 或附录 2-6)。

(3) 将最长声时的测量结果与患者相应年龄和性别组的最长声时最小要求和最长声时参考标准(见附录 2-1 或附录 2-6)进行比较,判断患者的最长声时是否在正常值范围内(此参考标准儿童和成人患者均适用,其中包括了 4~40 岁年龄段的参考标准,40 岁以上暂无)。

若临床中不具备使用该设备进行精准测量的条件,可使用秒表计时的方式进行替代,测量步骤如上。但由于秒表只能记录发声总时长,无法确定响度是否均匀,音调是否在正常频率范围,会存在较大的误差。因此在条件允许的情况下,借助言语障碍测量仪进行测量,数据更为精准。

表 2-3-1 为一名 7 岁男孩的最长声时测量填表示例,第一次测量的最长声时为 3.2s,第二次为 3.7s,取其中的较大值,则该患者的最长声时测量结果为 3.7s,根据最长声时的参考标准可以得知,7 岁男孩最长声时的最小要求为 8s,因此该男孩的最长声时未达到同性别、同年龄健听儿童的水平,相对年龄为 4 岁。

2. 最大数数能力(maximum counting ability,MCA)　是指一个人在深吸气后,一口气连续说 1 或 5 的最长时间。人在数数时,需要喉内肌进行有序的收缩和舒张运动,还需要呼气运动配合喉内肌的运动。用于反映呼吸与发声的协调性。

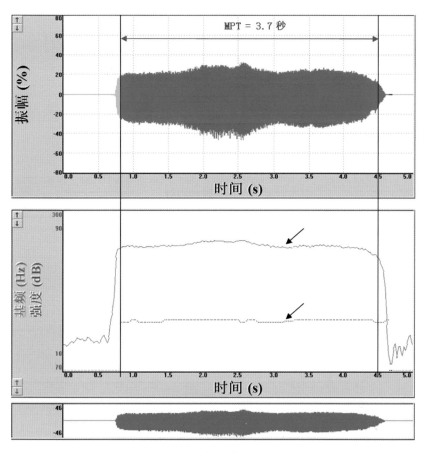

图 2-3-1 最长声时测量

表 2-3-1 最长声时测量填表示例

日期	第 1 次测 MPT₁	第 2 次测 MPT₂	MPT	MPT 最小要求	MPT 训练目标	相对年龄	腹式呼吸吗?
3. 10	3.2s	3.7s	3.7s	8s	10s	4 岁	不是

最大数数能力可借助言语障碍测量仪进行测量(图 2-3-2),具体测量步骤如下:

(1) 先深吸气,呼气时开始连续数数 1 或 5,记录数数时间。最大数数能力的测量要求:①一口气连续数数;②数数时速度均匀;③基础频率(简称"基频")和强度变化连贯;④数数时间尽可能长。

(2) 测完一次后,按要求再测一次,并记录数数时间。从两次结果中选择一个满足测试要求的较大的数值作为最终的测量结果。测量结果记录于"言语呼吸功能诊断评估"(见附录 2-1 或附录 2-6)。

(3) 将最大数数能力的测量结果与相应年龄和性别组的最大数数能力最小要求和最长声时参考标准(见附录 2-1 或附录 2-6)进行比较,判断患者的最大数数能力是否在正常值范围内(此参考标准儿童和成人患者均适用,其中包括了 4~40 岁年龄段的参考标准,40 岁以上暂无)。

若临床中不具备使用该设备进行精准测量的条件,可使用秒表计时的方式进行替

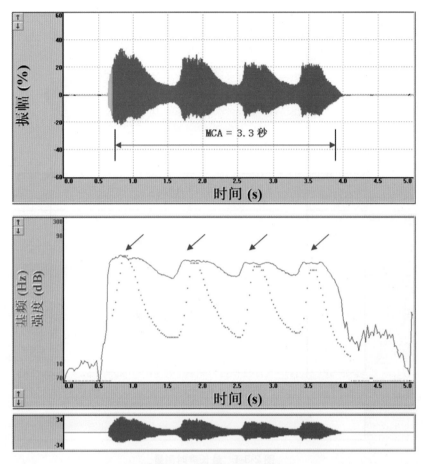

图 2-3-2 最大数数能力测量

代,测量步骤如上。但由于秒表只能记录数数总时长,无法确定基频和强度变化连贯,会存在较大的误差。因此在条件允许的情况下,借助言语障碍测量仪进行测量,数据更为精准。

表 2-3-2 是一个填表示例,假设这张表格显示的患儿是一个 7 岁的女孩,该患者第一次测量的最大数数能力为 2.1s,第二次为 3.3s,取其中的较大值,则该患儿的最大数数能力测量结果为 3.3s,根据最大数数能力参考标准,可以知道 7 岁女孩最大数数能力的最小要求为 5s,因此该女孩的最大数数能力未达到同性别、同年龄儿童的水平。

表 2-3-2 最大数数能力测量填表示例

日期	第 1 次测 MCA₁	第 2 次测 MCA₂	MCA	MCA 最小要求	MCA 训练目标	吸气和呼气 协调吗?
3.10	2.1s	3.3s	3.3s	5s	8s	不协调

二、发声功能评估

(一)发声功能的主观评估

1. 音调的主观评估 主要采用乐调匹配法,要求有一台电脑(或者录音机)和一种乐器

（钢琴或电子琴）。评估时，评估者首先选择一个琴键，此键的音调必须对应于患者年龄和性别的正常音调水平，然后由言语治疗师或患者来弹奏这个琴键，将其发出的音作为示范音，要求患者进行模仿，判定患者声音的音调能否与这个音的音调相匹配。如果不能匹配，则应判断患者的音调是高于示范音音调，还是低于示范音音调。前者提示该患者可能存在音调过高的问题，后者提示可能存在音调过低的问题。建议结合客观测量的结果，更精准地诊断患者是否存在音调水平异常。

2. 响度的主观评估　响度等级评定尺度包含五个响度等级（表 2-3-3），言语治疗师在与患者交谈的过程中，根据与患者交谈情况，大致确定患者的习惯响度水平处于五个响度等级中的哪一级。

表 2-3-3　响度等级表

序号	等级	描　　述
1	耳语声	用耳语声与周围人交流时，只有相互说话的两者能够听见，此时声带是不振动的
2	轻声	这类响度水平不会吵醒周围休息的人
3	交谈声	这种响度水平适合与他人进行正常交流
4	大声	适合在大众面前演讲使用（没有麦克风），或者想引起他人注意时使用
5	喊叫声	生气时，或者运动场上的拉拉队成员加油时使用的响度水平

3. 音质的主观评估　言语治疗师根据自己的主观听感，对患者嗓音的嘶哑声、粗糙声、气息声、虚弱程度和紧张程度进行描述，0 为正常，1 为轻度，2 为中度，3 为重度。

测试方式：让患者用正常的发音方式，尽可能"响"地发 /æ/ 音（英文）。言语治疗师将结果描述记录于表 2-3-4。

表 2-3-4　GRBAS 描述

日期	嘶哑声 G	粗糙声 R	气息声 B	虚弱程度 A	紧张程度 S

表 2-3-5 是一个填表示例，该患者嘶哑声、粗糙声和紧张程度均为正常，气息声和虚弱程度为中级。建议结合客观测量的结果，更精准地诊断患者是否存在发声功能异常。

表 2-3-5　GRBAS 描述填表示例

日期	嘶哑声 G	粗糙声 R	气息声 B	虚弱程度 A	紧张程度 S
5.2	0	0	2	2	0

（二）发声功能的客观评估

1. 基频测量　主要用于音调水平的客观评估。基频（F_0）是声带做周期性振动的频率，单位是赫兹（Hz），指 1s 内声带振动的次数，一般来说，正常男性的基频在 130Hz 左右，正常女性的基频在 250Hz 左右，正常儿童的基频在 340Hz 左右。

基频测量可借助言语障碍测量仪进行测量（图 2-3-3），具体测量步骤如下：

（1）基频的测量主要通过交谈的方式来完成，比较常用的方法是要求患者回答"姓名及年龄"等问题完成测量。若患者无法完成交谈的过程,可以采用模仿发音的方式完成,阅读或跟读:"妈妈爱宝宝,宝宝爱妈妈。"等句子完成。

（2）记录下患者的声波文件,并对声波和声波的基频特征进行实时分析。测量结果记录于"言语发声功能诊断评估"(见附录 2-1 或附录 2-6)。

（3）主要记录项目为平均言语基频和言语基频标准差。将测量结果与相应年龄和性别组的参考标准(见附录 2-1 或附录 2-6)进行比较("言语基频 F_0"参考标准儿童和成人患者均适用,其中包括了 4~40 岁年龄段的参考标准,40 岁以上暂无;"平均言语基频"参考标准儿童与成人患者均适用,其中涵盖全部年龄段的平均言语基频参考标准),判断患者的平均言语基频和言语基频标准差是否在正常值范围内,以及记录相应的言语基频范围训练目标、实际年龄和相对年龄。基频标准差(F_0SD)是基频偏差量的测定值,单位也是赫兹(Hz),一般来说,基频标准差的正常值介于 20~35Hz。

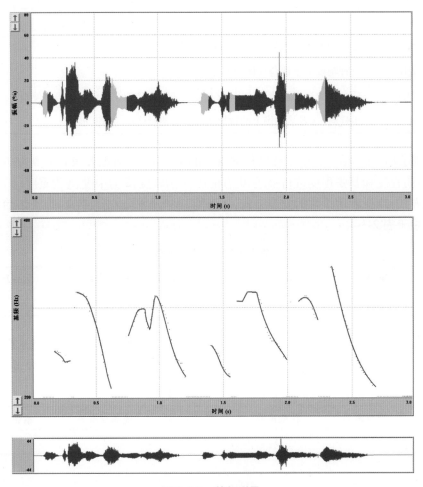

图 2-3-3　基频测量

表 2-3-6 是一个填表示例,假设这张表格显示的是一个 45 岁男性患者,该患者交谈时的平均言语基频为 292Hz,言语基频标准差为 40Hz,根据参考标准,45 岁男性患者的平均言语基频标准为 110Hz,可知该患者的平均言语基频偏高,言语基频变化偏大,平均言语基频的相对年龄为 8 岁。

表 2-3-6　言语基频测量填表示例　　　　　　　　　　　　　　单位:Hz

日期	平均言语基频 F_0	m-2σ	m-σ	F_0	m+σ	m+2σ	言语基频标准差 F_0SD	F_0SD 状况(偏小、正常、偏大)	言语基频范围训练目标	实际年龄	相对年龄
	292↑	85	98	110	122	135	40	偏大	100	45 岁	8 岁

2. 嗓音声学测量　主要用于音质的客观评估。嗓音声学测量是无损伤性的,能对声音提供定量分析,评估发声功能。现在,已有许多嗓音声学参数被广泛应用,目的是要准确反映声音的特性,继而推断出喉部的发声功能。

嗓音声学测量可借助嗓音功能检测仪进行测量(图 2-3-4),是指通过让患者用舒适的发音方式,尽可能响地发/æ/音来进行评估。

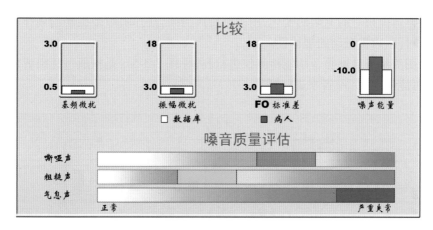

图 2-3-4　嗓音声学测量

主要记录的参数为:

(1) 基频:基频(F_0)是声带作周期性振动的频率,单位是赫兹(Hz),指 1s 内声带振动的次数。

(2) 基频标准差:基频标准差(F_0SD)是基频偏差量的测定值,单位是赫兹(Hz)。正常值小于 3Hz。

(3) 基频微扰(jitter):是指基音频率的变化率,基频微扰的单位是%,正常值一般小于 0.5%。若患者的基频微扰值大于 0.5%,则表示该患者可能存在一定程度的粗糙声及嘶哑声。

(4) 振幅微扰(shimmer):是指声波振幅的变化率,振幅微扰的单位是%,正常值一般小于 3%。若患者的振幅微扰值大于 3%,则表示该患者可能存在一定程度的嘶哑声。

(5) 噪声能量(NNE):指在发音过程中声门漏气所产生的扰动噪声的程度。噪声能量的单位是 dB,正常值小于-10dB。噪声能量主要反映气息声程度,其次反映嘶哑声程度。

(6) 能量比率(ratio):衡量声音信号在高频区域和低频区域强度差异的指标,即低频区能量和高频区能量之比,单位是%。在汉语体系中,声母的能量比率主要集中在中低频区。因此,说话时声母的发音时间越长,能量比率就越高。

记录下患者的声波文件,并对声波和声波的噪音特征进行实时分析。测量结果记录于"言语发声功能诊断评估"(见附录 2-1 或附录 2-6)。

表 2-3-7 是一个填表示例,假设这张表格显示的患儿是一位 12 岁的女孩,该患者基频为 368Hz,言语基频标准差为 25.8Hz,基频微扰为 0.13%,振幅微扰为 1.31%,声门噪声能量为 −22.38dB,能量比率为 35%。声学分析结果表明,该患者存在轻度的嘶哑声,中度的粗糙声,无明显的气息声。

表 2-3-7　嗓音声学测量填表示例

日期	基频/Hz	标准差	基频微扰/%	振幅微扰/%	噪声能量/dB	能量比率/%	嘶哑声	粗糙声	气息声
5.16	368	25.8	0.13	1.31	−22.38	35	轻度	中度	正常

3. 电声门图测量　是指通过颈部电极直接记录被试者发/æ/时的电信号时,电流通过声带接触面整体面积时的电阻的变化,用于分析声门闭合时间、声带振动的规律性。用于分析声门闭合时间、声带振动的规律性。

电声门图测量可借助嗓音功能检测仪进行测量(图 2-3-5),是指通过让患者用舒适的发音方式,尽可能响地发/æ/音来进行评估。

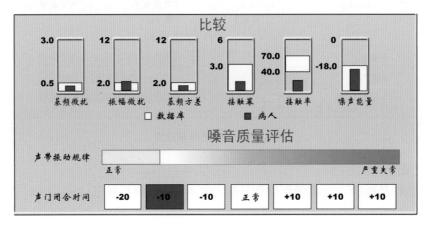

图 2-3-5　电声门图测量

主要记录的参数为:

(1) 电声门图信号的基频($EGG\text{-}F_0$)和电声门图信号的基频标准差($EGG\text{-}F_0SD$):基频标准差应小于 2Hz。

(2) 接触率(CQ)和接触率微扰:接触率是测量声带振动时声门的闭合程度。主要用来描述声带的接触程度(闭合程度),主要反映声带水平方向上的开闭,正常范围为 50% ~ 70%。接触率微扰主要描述相邻周期间 CQ 的变化,应小于 3Hz。

(3) 接触幂(CI)和接触幂微扰:接触幂是测量声带振动时渐闭相与渐开相的对称度。主要用来测量声带振动时的渐闭相和渐开相的对称性,在一定程度上体现声带开闭运动在垂直面上的相位差,对声带麻痹非常敏感。而接触幂微扰主要测量相邻周期间 CI 的扰动。

将测量结果记录于"言语发声功能诊断评估"(见附录 2-1 或附录 2-6),并与正常范围进行比较。

表 2-3-8 是一个填表示例,假设这张表格显示的是一位 38 岁的女性患者,该患者的该患者基频为 213Hz,言语基频标准差为 1.4Hz,接触率为 40.5%,接触率微扰 2.6%,接触幂为−0.59%,接触幂微扰为 2.37%。这些参数的综合测量结果提示该患者声带振动规律性无异常现象存在,但声门闭合时间中度偏短。

表 2-3-8　电声门图测量填表示例

日期	基频/Hz	基频标准差	接触率/%	接触率微扰/%	接触幂/%	接触幂微扰/%	声门关闭程度	声带振动规律性
6.7	213	1.4	40.5	2.6	−0.59	2.37	−10	正常

若临床中不具备使用该设备进行精准测量的条件,可采用发声功能主观评估的方式进行替代。但由于主观听感评估可能存在误差,因此在条件允许的情况下,可借助言语障碍测量仪和嗓音功能检测仪进行测量,数据更为精准。

三、共鸣功能评估

(一)共鸣功能主观评估

1. 口腔共鸣功能　由于/ɑ/、/i/、/u/三个核心单韵母,分别处于口腔中的三个极点位置(前上、中下、后上),因此让患者分别发这三个韵母,就可以大致了解患者的口腔共鸣功能,判断其是否存在口腔聚焦异常及其类型。

(1)由于/ɑ/的舌位最低,处于水平轴的中央位置,若发音时感觉舌位过于靠下,声音像埋在喉咙里,则说明患者可能存在喉位聚焦问题。

(2)由于/i/的舌位最高、最靠前,若发这个音的时候,仍能感觉舌位靠后,说明患者可能存在后位聚焦问题。

(3)由于/u/的舌位也是最高的,但其最靠后,若发这个音的时候,仍能感觉舌位靠前、声音单薄,说明患者可能存在前位聚焦问题。

言语治疗师对患儿的发音进行描述:①0 代表正常,即不存在相应的聚焦问题存在;②1 代表轻度聚焦异常;③2 代表中度聚焦异常;④3 代表重度聚焦异常。将结果描述记录于表 2-3-9。

表 2-3-9　韵母音位的聚焦评估

	前位	后位	鼻位	喉位
/ɑ/				
/i/				
/u/				

表 2-3-10 是一个填表示例,该患者发三个核心韵母时,均不存在后位和喉位聚焦问题,但存在前位聚焦问题,其中以/ɑ/和/u/的听觉感知最明显,特别是发/u/的时候,可以明显感觉有发成/e/的现象,建议结合客观测量的结果,更精准地诊断患者是否存在口腔共鸣异常。

表 2-3-10　韵母音位的聚焦评估填表示例

	前位	后位	鼻位	喉位
/ɑ/	2	0	0	0
/i/	0	0	0	0
/u/	2	0	0	0

2. 鼻腔共鸣功能　通过堵鼻和非堵鼻状态下发/ɑ/和/m/对患儿鼻腔共鸣功能进行主观听感评估。判断其是否存在鼻腔共鸣异常及其类型。

（1）正常情况下发/ɑ/音时，是口腔共鸣；当堵鼻与非堵鼻时的发音"有"明显差异时，即为鼻音功能亢进。

（2）正常情况下发/m/音时，是鼻腔共鸣；当堵鼻与非堵鼻时的发音"无"明显差异时，即为鼻音功能低下。

将结果描述记录于言语共鸣功能诊断评估表中（见附录 2-1 或附录 2-6）。

表 2-3-11 是一个填表示例，该患者发/ɑ/时，存在明显的鼻音，提示患者可能存在鼻音功能亢进，第二共振峰为 2 789Hz，低于正常范围，提示儿童存在后位聚焦。建议结合客观测量的结果，更精准地诊断患者是否存在鼻腔共鸣异常。

表 2-3-11　鼻腔共鸣填表示例

日期	发/ɑ/音时的鼻腔共鸣	发/m/音时的鼻腔共鸣	鼻腔共鸣结果解释
6.3	有	正常	鼻音功能亢进

（二）共鸣功能客观评估

1. 共振峰测量　是一项重要的评价口腔共鸣功能的客观测量方法。线性预测分析是测量共振峰的常用方法。通过分别测量/ɑ、i、u/三个核心韵母的第一共振峰频率 F_1 和第二共振峰频率 F_2，可以定量分析聚焦问题及其程度，还可以对共鸣障碍的治疗过程进行实时监控。

共振峰测量可借助言语障碍测量仪进行，让患者用舒适的方式发音，将采集的声波文件导入并进行线性预测谱分析，得到三个元音的共振峰数值（图 2-3-6）。将测量结果记录于言

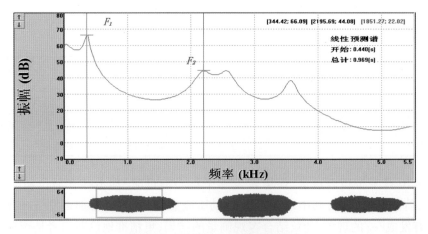

图 2-3-6　单韵母/i/共振峰的测量

语共鸣功能诊断评估表。(见附录2-1或附录2-6)。

对于儿童患者而言,将共振峰数值的测量结果与相应年龄和性别组的参考标准(表2-3-12~表2-3-14)进行比较(该参考标准适用于3~6岁年龄段的儿童患者),判断患者是否存在口腔聚焦异常及其类型,儿童患者常见聚焦异常类型如下:

(1)如/ɑ/的 F_1 值大于参考标准值的上限(m+2σ),即为喉位聚焦;

(2)如/u/的 F_2 值大于参考标准值的上限(m+2σ),即为前位聚焦;

(3)如/i/的 F_2 值小于参考标准值的下限(m-2σ),即为后位聚焦。

表2-3-12　儿童核心韵母/ɑ/共振峰参考标准(m±σ)

年龄/岁	第一共振峰 F_1/Hz					第二共振峰 F_2/Hz				
男	m-2σ	m-σ	m	m+σ	m+2σ	m-2σ	m-σ	m	m+σ	m+2σ
3	956	1 086	1 216	1 346	1 476	1 524	1 669	1 814	1 959	2 104
4	988	1 082	1 176	1 270	1 364	1 505	1 633	1 761	1 889	2 017
5	913	1 053	1 193	1 333	1 473	1 372	1 563	1 754	1 945	2 136
6	965	1 091	1 217	1 343	1 469	1 377	1 561	1 745	1 929	2 113
女	第一共振峰 F_1/Hz					第二共振峰 F_2/Hz				
3	935	1 096	1 257	1 418	1 579	1 598	1 742	1 886	2 030	2 174
4	950	1 095	1 240	1 385	1 530	1 461	1 653	1 845	2 037	2 229
5	967	1 095	1 223	1 351	1 479	1 562	1 694	1 826	1 958	2 090
6	913	1 090	1 267	1 444	1 621	1 335	1 620	1 905	2 190	2 475

表2-3-13　儿童核心韵母/i/共振峰参考标准(m±σ)

年龄/岁	第一共振峰 F_1/Hz					第二共振峰 F_2/Hz				
男	m-2σ	m-σ	m	m+σ	m+2σ	m-2σ	m-σ	m	m+σ	m+2σ
3	170	292	414	536	658	2 796	3 052	3 308	3 564	3 820
4	174	260	346	432	518	2 767	3 035	3 303	3 571	3 839
5	210	253	296	339	382	2 723	3 033	3 343	3 653	3 963
6	229	255	281	307	333	2 807	3 097	3 387	3 677	3 967
女	第一共振峰 F_1/Hz					第二共振峰 F_2/Hz				
3	132	249	366	483	600	2 397	2 901	3 405	3 909	4 413
4	200	259	318	377	436	3 013	3 318	3 623	3 928	4 233
5	242	268	294	320	346	2 951	3 214	3 477	3 740	4 003
6	232	255	278	301	324	2 975	3 207	3 439	3 671	3 903

表 2-3-14　儿童核心韵母/u/共振峰参考标准（m±σ）

年龄/岁	第一共振峰 F₁/Hz					第二共振峰 F₂/Hz				
男	m-2σ	m-σ	m	m+σ	m+2σ	m-2σ	m-σ	m	m+σ	m+2σ
3	178	325	472	619	766	337	724	1 111	1 498	1 885
4	199	286	373	460	547	378	593	808	1 023	1 238
5	170	251	332	413	494	224	499	774	1 049	1 324
6	166	244	322	400	478	418	553	688	823	958
女	第一共振峰 F₁/Hz					第二共振峰 F₂/Hz				
3	191	312	433	554	675	429	677	925	1 173	1 421
4	179	277	375	473	571	356	599	842	1 085	1 328
5	166	255	344	433	522	0	338	834	1 330	1 826
6	166	275	384	493	602	479	653	827	1 001	1 175

对于成人患者而言，将共振峰数值的测量结果与相应性别组的参考值（表 2-3-15）进行比较（该参考值适用于成人患者），如果/a/的 F_1 值大于相应性别组的参考值 20% 以上，说明患者可能存在喉位聚焦；如果/u/的 F_2 值大于相应性别组的参考值 20% 以上，说明患者可能存在前位聚焦；如果/i/的 F_2 值小于相应性别组的参考值 20% 以上，说明患者可能存在后位聚焦；同时结合舌运动主观评估的结果，以确定舌运动异常的性质与程度。

表 2-3-15　正常成人/a、i、u/的共振峰参考值　　　　单位：Hz

组别	男		女	
	F₁	F₂	F₁	F₂
/a/	696	1 137	979	1 534
/i/	278	2 182	302	2 809
/u/	329	660	313	673

表 2-3-16 是一个填表示例，假设患儿是一名 6 岁的儿童，该患儿发/i/的第二共振峰为 2 789Hz，低于正常范围，提示儿童存在后位聚焦。

表 2-3-16　/i/的共振峰测量填表示例　　　　单位：Hz

日期	F₂	m-2σ	m-σ	m	m+σ	m+2σ	错误走向
3.10	2 789	2 807	3 097	3 387	3 677	3 967	后位聚焦

若临床中不具备使用该设备进行精准测量的条件，可采用口腔共鸣功能主观评估的方式进行替代。但由于主观听感评估可能存在误差，如临床中，主观听感较难分辨后位聚焦和喉位聚焦。因此在条件允许的情况下，可借助言语障碍测量仪进行测量，数据更为精准。

2. 鼻流量测量　是一种无损伤、简单实用的鼻音功能监控方法。若鼻音功能主观评估结果提示患者存在鼻音功能异常，就可结合鼻流量测量来监控训练过程中患者鼻音功能的改善情况。

鼻流量测量可借助鼻音功能评估与训练仪进行测量(图2-3-7),具体操作步骤如下:

(1) 正式评估前,首先为患者正确佩戴专业的头套和隔板(图2-3-8),隔板的作用是分隔鼻腔和口腔两个通道,以便分别对两个通道的信号进行测量。

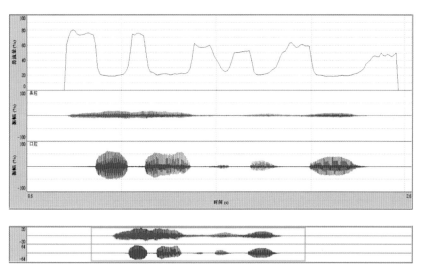

图 2-3-7　鼻流量的测量

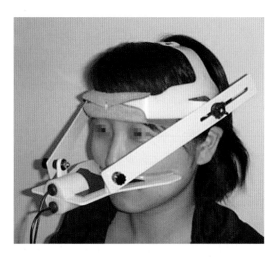

图 2-3-8　佩戴示范

(2) 让患者朗读一组短句和词(表2-3-17),它们分别含有不同比例的鼻辅音。

(3) 测量结束后,记录测试材料的平均鼻流量值,将测量结果记录于表2-3-18中。通过训练前后的测量,监控患者的鼻音功能是否改善。

表2-3-19是一个填表示例,假设患儿是一名4岁的男孩,主观评估提示该儿童存在明显的鼻音功能亢进。在训练前后通过让儿童说"我和爸爸吃西瓜"进行鼻流量前后测。该儿童在前后测中平均鼻流量数值有一定降低,提示该儿童的鼻音功能亢进问题得到一定改善。

表 2-3-17   鼻流量测量材料

材料(句子)	备　　注
妈妈你忙吗？	本句子中含有大量的鼻辅音,可用于监控鼻音功能低下或鼻音同化问题是否改善
我和妈妈喝热牛奶。	存在鼻音功能低下或鼻音同化的患者在朗读(或跟读)的过程中会出现较少的鼻音
我和爸爸吃西瓜。	本句子中不含鼻辅音。可用于监控鼻音功能亢进问题是否改善 存在鼻音功能亢进的患者在朗读(或跟读)的过程中会出现大量的鼻音

材料(音节,鼻音)	材料(音节,非鼻音)	
/in/	/u/	/bu/
/ing/	/du/	/gu/
/mi/	/pu/	/tu/
/ni/	/ku/	/bubu/
/mimi/	/dudu/	/gugu/

表 2-3-18   鼻流量测量填表示例

日期	平均 鼻流量 前测	平均 鼻流量 后测	达到 训练目标 (5%以上)	鼻腔共鸣评估

表 2-3-19   鼻流量测量填表示例

日期	平均 鼻流量 前测	平均 鼻流量 后测	达到 训练目标 (5%以上)	鼻腔共鸣评估 (鼻音功能亢进或鼻音同化)
5.3	82	69	是	改善

第四节　诊疗规范化流程与评估报告的撰写

　　言语障碍诊疗规范化流程包括患者基本信息采集、言语障碍诊断评估与言语障碍精准评估三部分,前者作为阶段性评估,1~3 个月为一个训练阶段,每个阶段的训练之后进行该评估,对比每个阶段性评估的结果,监控每个阶段的治疗效果;后者作为每次训练的前后测,跟踪训练的效果。

一、患者基本信息采集

　　患者的基本信息需要采集以下材料:患者的姓名、年龄、临床诊断、障碍类型、家庭信息、孕产史、既往病史、过敏史、康复史、用药史、主要言语症状等。

二、言语障碍诊断评估

包括言语嗓音功能(呼吸、发声、共鸣功能)诊断评估、口部运动功能评估、构音语音能力评估。

1. 言语嗓音功能(呼吸、发声、共鸣功能)诊断评估　包括对呼吸、发声、共鸣功能的评估,完整评估表见附录 2-1 或附录 2-6。

(1) 言语呼吸功能诊断评估:包括呼吸方式的判断、最长声时测试与最大数数能力测试,具体操作详见本章第三节"呼吸功能评估"。

(2) 言语发声功能诊断评估:包括平均言语基频测试、嗓音声学测量以及电声门图测量,具体操作详见本章第三节"发声功能的客观评估"。

(3) 言语共鸣功能诊断评估:包括堵鼻测试、共振峰测量。其中堵鼻测试为主观评估,具体操作详见附录 2-1 或附录 2-6;共振峰测量为客观评估,具体操作详见本章第三节"共鸣功能评估"。

2. 口部运动功能评估　包括对下颌运动功能、唇运动功能、舌运动功能的评估,具体操作详见本章第一节"构音器官评估"。

3. 构音语音能力评估　包括音位习得能力评估与音位对比能力评估,具体操作步骤详见本章第一节中的"普通话构音语音能力评估"。

三、言语障碍诊断评估报告的撰写

包括患者的目前情况、评估结果、分析诊断、康复建议四个部分,完整报告单见附录 2-4 或附录 2-9,言语障碍诊断评估报告示例详见附录 2-11。

1. 目前情况　首先要收集患者的一般信息,描述包括患者的年龄、性别、既往病史、康复史、目前各项言语相关功能等情况。

2. 评估结果　这是诊断评估报告的主要组成部分,总结了呼吸、发声、共鸣、构音四大系统的主观评估与客观评估结果。

3. 分析诊断　结合患者的个人信息及主要言语症状,对患者的呼吸、发声、共鸣、构音四大系统的主观评估与客观评估结果进行分析。其中呼吸、发声、共鸣功能评估能有效地反映出言语嗓音功能的情况,口部运动功能评估能有效地反映出构音器官下颌、唇、舌在自然及模仿状态下的运动情况,构音运动功能评估能有效地反映出构音器官在自然语音状态下的运动情况,构音语音能力评估能反映构音语音清晰度、声母构音清晰度、韵母构音清晰度、声调构音清晰度。结合对患者言语表现的主观评估与言语客观参数的测量,判断言语功能障碍的性质以及严重程度。

4. 康复建议　根据评估结果给予相应的康复建议,制定个别化训练、小组康复训练、家庭康复训练的方案、训练目标与训练进度。

四、言语障碍精准评估

相较于言语障碍诊断评估(1~3 个月进行一次评估),言语障碍精准评估(每次训练前后都进行一次精准评估)的基本信息更加详细、更标准量化。言语障碍精准评估包括音位习得精准评估、音位对比精准评估、言语支持精准评估、构音运动功能精准评估,完整的言语障码精准评估表见附录 2-5 或附录 2-10,示例见附录 2-12。

1. 音位习得精准评估　主要用于跟踪观察患者日常训练的音位习得情况。

（1）语料选择:每个声母训练时首次前后测应选择目标声母与核心韵母/ɑ、i、u/组成的声韵组合;后续前测根据患者能力情况选择目标声母与开口呼、齐齿呼、合口呼、撮口呼韵母组成的有代表性的单音节词、双音节词和三音节词;每次前后测选择 3~5 个词语进行测试。

（2）记录说明:每个声韵组合或单、双、三音节词测三次,正确记为 1,错误记为 0;错误走向——正确"√";歪曲"⊗";遗漏"⊖";替代:实发音。

（3）评估参数与跳转条件:当精准评估的正确率大于 66.7% 时可以跳转进行下一部分的训练。

（4）评估时要求患者连续发目标词 3 遍,注意目标词间的停顿,在结果记录表中填写数据。

该项评估可以使用纸质材料进行测试与记录,但评估材料需要言语治疗师自行编制,且纸质版评估结果记录表不便于存档。因此也可借助构音障碍康复训练仪进行评估(图 2-4-1),便于从词库中选取测试材料,且评估完成后保存评估结果有助于进行多次训练效果的追踪与比较。

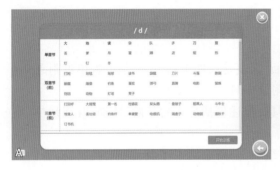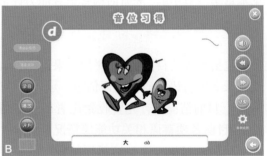

图 2-4-1　音位习得精准评估
A. 选择评估内容;B. 评估界面

表 2-4-1 是一名 54 岁女性患者的填表示例,该患者构音能力处于声母习得第一阶段,正在进行/d/的构音训练。本周音位习得训练已经从/d/的单音节词过渡到双音节(前),双音节(前)词语的正确率已经到了 67%。

2. 音位对比精准评估　主要用于跟踪观察对患者日常训练的音位对比情况。

（1）语料选择:选择与目标声母存在音位混淆的音位对。

（2）记录说明:每次最多测两对声母音位对比,每对测 3 次,音位对中 2 个音位同时正确,记为 1 分,若有一个错误则记为 0 分。在音位对比精准评估表中需要对音位对的特征进行描述,详见附录 2-5 或附录 2-10。音位对的特征包括送气与不送气塞音(aspirated or unaspirated stop,AUS)、送气与不送气塞擦音(aspirated or unaspirated affricate,AUA)、塞音与擦音(stop or fricative,SF)、塞擦音与擦音(affricate or fricative,AF)、塞音与鼻音(stop or nasal,SN)、擦音与无擦音(fricative or null,FN)、送气塞音的构音部位(articulation part of aspirated stop,ASP)、不送气塞音的构音部位(articulation part of unaspirated stop,USP)、舌尖后音与舌尖前音(retroflex or unretroflex,RU)。记录音位对的特征有助于判断患者音位混淆的原因,

表 2-4-1　音位习得精准评估记录表填表示例

日期	阶段	音位	声韵组合	音位习得情况					
				前测	错误走向	正确率	后测	错误走向	正确率
6.5	—	/d/	大/da/	111		40%	111		66.7%
			地/di/	001	⊖		011		
			读/du/	010	/b/		011	/b/	
			刀/dao/	000	⊗		100	⊗	
			豆/dou/	010	⊗		110	/b/	
6.6	—	/d/	大/da/				111		80%
			地/di/				111		
			读/du/				101	/b/	
			蛋/dan/				011	⊗	
			灯/deng/				110	/b/	
6.7	—	/d/	蛋糕/dan gao/	100	⊖	40%	110	/b/	66.7%
			钓鱼/diao yu/	110	/b/		111		
			动物/dong wu/	011	/b/		101	/b/	
			跌倒/die dao/	001	/b/		101	/b/	
			地球/di qiu/	000	⊗		010	⊖	
6.8	—	/d/	蛋糕/dan gao/				111		86.7%
			钓鱼/diao yu/				111		
			动物/dong wu/				111		
			大猩猩				011	/b/	
			堆雪人				011	/b/	

如表 2-4-2 中患者声母/d/易被/t/替代,音位对比/d-t/的特征为"送气与不送气塞音(AUS)",代表了患者混淆音位的原因是未掌握声母/d/的送气特征,因此在进行治疗的过程中应着重进行送气与不送气特征的对比,区分不送气声母/d/与送气声母/t/;同时在表格中需要标注音位对的序号,每对音位对的序号如图 2-4-2 所示。

（3）评估参数与跳转条件:当精准评估的正确率大于 66.7%时可以跳转进行下一部分的训练。

（4）该项评估要求患者连续发目标词 3 遍,注意目标词间的停顿,在结果记录表中填写数据。

该项评估可以使用纸质材料进行测试与记录,也可借助构音障碍康复训练仪进行评估（图 2-4-3）。

表 2-4-2 是一名 60 岁女性患者的填表示例,该患者构音能力处于声母习得第一阶段,正在进行/d/的构音训练。本周音位对比训练主要围绕/d-b/这一音位对开展,已经能较好地进行区分,正确率达到 100%。

表 2-4-2 音位对比精准评估记录表填表示例

日期	音位对	音位对比	目标音	实发音	音位对比情况			
					前测	正确率	后测	正确率
6.5	/da-ta/	特征:AUS 序号:2	/d/	/t/	001	33%	100	33%
			/t/	/t/				
		特征: 序号:						
6.6	/da-ta/	特征:AUS 序号:2	/d/	/t/			010	33%
			/t/	/t/				
		特征: 序号:						
6.7	/da-ta/	特征:USP 序号:2	/d/	/d/			111	100%
			/t/	/t/				
		特征: 序号:						

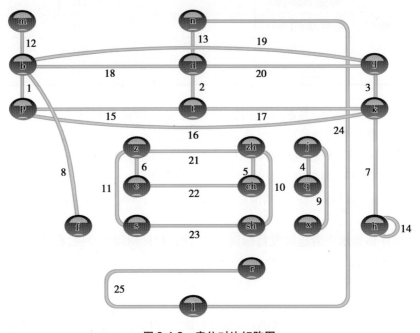

图 2-4-2 音位对比矩阵图

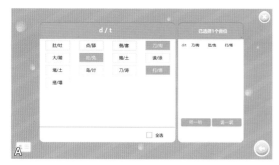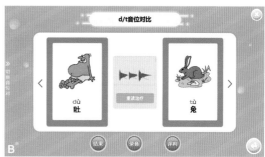

图 2-4-3　音位对比精准评估
A. 选择评估内容；B. 评估界面

3. 言语支持精准评估　　主要用于跟踪观察患者言语支持能力训练的情况。言语支持能力是指在言语构音训练的同时增强对呼吸、发声、共鸣三大言语支持系统的控制，提高患者的言语支持能力，为后续形成自然的连续语音能力奠定基础。言语支持精准评估从停顿起音、音节时长、音调变化三方面入手进行言语支持能力的精准评估。

（1）停顿起音能力的精准评估：主要用于跟踪观察患者停顿、起音能力的情况，可反映患者呼吸与发声的协调性。以目标声母开头的单音节或双音节词作为语料；分为两组进行发声，第一组发声中两次起音之间进行一次正常呼吸（该正常呼吸的时长作为这一组发声的起音间隔时间），第二组发声中两次起音间进行一次缓慢的深呼吸，两组发声的起音间隔时间有明显差异（两次起音间隔时间的差异大于 10%），即可跳转进行下一部分的训练。

可借助言语障碍测量仪进行评估（图 2-4-4），精确记录两组发声的起音间隔时间。

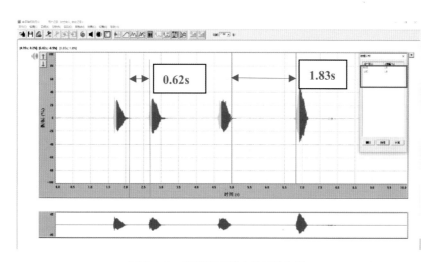

图 2-4-4　停顿起音能力的精准评估

（2）音节时长能力的精准评估：主要用于跟踪观察患者对音节时长的控制能力，可反映患者的呼吸支持能力与对呼吸的控制能力。以目标声母开头的单音节或双音节词作为语料；分为两组进行发声，第一组以习惯发声发目标词，第二组发声时延长目标词的韵母部分，每组的发声时长即为音节时长，两组音节时长有明显差异（两组音节时长的差异大于10%），即可跳转进行下一部分训练。

可借助言语障碍测量仪进行评估（图 2-4-5），精确记录两组发声的音节时长。

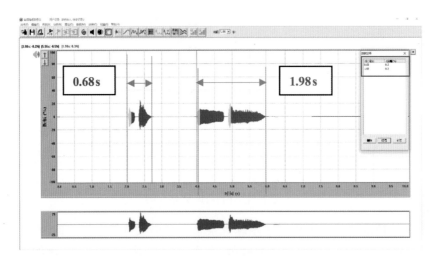

图 2-4-5   音节时长能力的精准评估

（3）音调变化能力的精准评估：主要用于跟踪观察患者的音调变化能力，可反映患者对音调的控制能力。以目标声母开头的单音节或双音节词作为语料；进行两次发声，若患者的习惯基频为高音调，则第一次发声时以习惯音调发目标词，第二次发声时以较低的音调发目标词；若患者的习惯基频为正常音调或低音调，则第一次发声时以习惯音调发目标词，第二次发声时以较高的音调发目标词。分别记录两次发声的平均言语基频，两次发声的言语基频有明显差异（两次平均言语基频的差异大于10%），即可跳转进行下一部分训练。

可借助言语障碍测量仪进行评估（图 2-4-6），精确记录两次发声的平均言语基频。

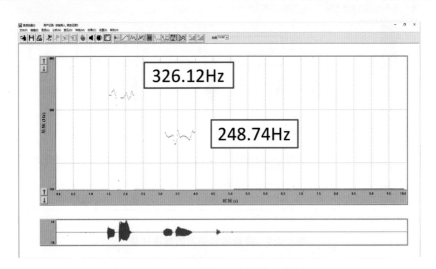

图 2-4-6   音调变化能力的精准评估

在言语支持精准评估过程中，先进行各项目的主观评估，有明显主观差异后进行客观评估，若客观测量差异明显可不再进行训练和后测，详细表格与记录说明见附录 2-10 或附录 2-11。为提高每次训练的效率，除了首次精准评估的前测不可省略外，每次训练时，上一次精准评估的后测都可作为后一次精准评估的前测。

表 2-4-3 是一个填表示例,该患者言语支持能力经过 4 次训练后有明显提高。

表 2-4-3　言语支持精准评估记录表填表示例

日期	发音状态	语料	前测	差异	后测		差异
6.5	停顿起音 (适中-缓慢)	大/dɑ/		N			N
	音节时长 (习惯-延长)	地/di/		N	0.6s	0.9s	Y
	音调变化 (习惯-☑高/□低)	读/du/		N			N
6.6	停顿起音 (适中-缓慢)	大		N	1.2s	1.5s	Y
	音节时长 (习惯-延长)	地					
	音调变化 (习惯-☑高/□低)	读		N	140Hz	176Hz	Y
6.7	停顿起音 (适中-缓慢)	蛋糕		N	0.9s	1.2s	Y
	音节时长 (习惯-延长)	钓鱼		N	0.8s	1.1s	Y
	音调变化 (习惯-☑高/□低)	动物		N			N
6.8	停顿起音 (适中-缓慢)	蛋糕					
	音节时长 (习惯-延长)	钓鱼					
	音调变化 (习惯-☑高/□低)	动物			136Hz	168Hz	Y

4. 构音运动功能精准评估　　主要用于跟踪观察患者下颌、舌的运动能力,反映下颌、舌的运动范围,以及在构音过程中下颌、舌运动的稳定性。

(1) 下颌构音运动评估:在模仿下颌运动的同时分别采用"慢板节奏Ⅱ"和"行板节奏Ⅰ"进行发音,"慢板节奏Ⅱ"以/i-A-i/为语料,"行板节奏Ⅰ"以/i-A-I-A/为语料;如图 2-4-7 所示,截取基频曲线中起始段的最低值与最高值,计算基频有效范围,即起始段的最高值与最低值的差值(ΔF_0);前、后测的基频有效范围(ΔF_0)有明显差异(前、后测差异男性至少 5Hz、女性至少 10Hz、儿童至少 15Hz),则认为该次训练后下颌运动能力有所提高。有关"慢板节奏Ⅱ"和"行板节奏Ⅰ"的介绍详见第三章第二节"重读治疗法"。

(2) 舌构音运动评估:在模仿舌运动的同时分别采用"慢板节奏Ⅱ"和"行板节奏Ⅰ"进行发音,"慢板节奏Ⅱ"以/i-U-i/为语料,"行板节奏Ⅰ"以/i-U-I-U/为语料;如图 2-4-8 所示,截取基频曲线中起始段的最低值与最高值,计算基频有效范围,详细评估方式同"下颌构音运动评估"。

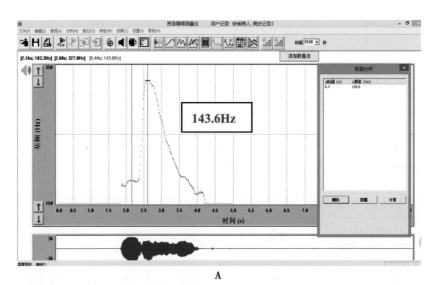

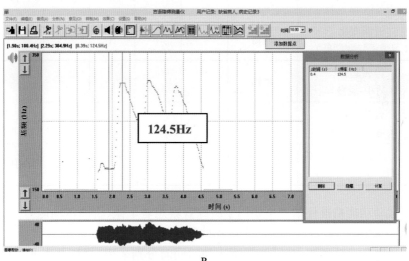

图 2-4-7　下颌构音运动评估
A. 慢板节奏Ⅱ——/i-A-i/；B. 行板节奏Ⅰ——/i-A-I-A/

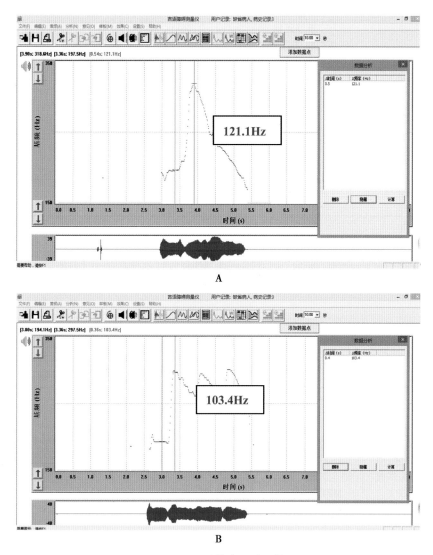

图 2-4-8 舌构音运动评估
A. 慢板节奏Ⅱ——/i-U-i/；B. 行板节奏Ⅰ——/i-U-I-U/

表 2-4-4、表 2-4-5 是一组填表示例，该患者经训练后有效基频范围的前后测结果有明显差异，下颌运动与舌运动能力有显著提高。

表 2-4-4 构音运动功能精准评估记录表"慢板节奏Ⅱ"填表示例

日期	下颌运动 慢板节奏Ⅱ,/i-A-i/			舌运动 慢板节奏Ⅱ,/i-U-i/		
	前测 ΔF_0	后测 ΔF_0	差异	前测 ΔF_0	后测 ΔF_0	差异
6.5			N			N
6.6	109Hz	146Hz	Y			N
6.7				119Hz	158Hz	Y

表 2-4-5　构音运动功能精准评估记录表"行板节奏Ⅰ"填表示例

日期	下颌运动 行板节奏Ⅰ,/i-A-I-A/			舌运动 行板节奏Ⅰ,/i-U-I-U/		
	前测 ΔF_0	后测 ΔF_0	差异	前测 ΔF_0	后测 ΔF_0	差异
6.7			N			N
6.8	127Hz	166Hz	Y	118Hz	159Hz	Y

附录 2-1　言语嗓音功能诊断评估(儿童版)

姓名＿＿＿＿＿＿＿＿＿＿　出生日期＿＿＿＿＿＿＿＿＿＿　性别:□ 男　□ 女

检查者＿＿＿＿＿＿＿＿＿＿　评估日期＿＿＿＿＿＿＿＿＿＿　编号＿＿＿＿＿＿＿＿＿＿

障碍类型:□ 智力障碍　□ 听力障碍　□ 脑瘫　□ 自闭症　□ 发育迟缓　□ 其他

听力状况:□ 正常　□ 异常　听力设备:□人工耳蜗　□助听器　补偿效果

进食状况:

言语状况:

口部触觉感知状况:

言语呼吸功能诊断评估

深吸气后,尽可能长地发/ɑ/音,共测两次,取其中较大值即为最长声时(MPT)。

日期	第 1 次测 MPT_1	第 2 次测 MPT_2	MPT	MPT 最小要求	MPT 训练目标	相对年龄	腹式呼吸吗?

深吸气后,持续说"1"或"5"的最长时间,共测两次,取其中的较大值即为最大数数能力(MCA)。

日期	第 1 次测 MCA_1	第 2 次测 MCA_2	MCA	MCA 最小要求	MCA 训练目标	吸气和呼气 协调吗?

言语发声功能诊断评估

标准测试:交谈时询问"姓名及年龄"等。

备选测试:阅读(或跟读)"妈妈爱宝宝,宝宝爱妈妈"。

日期	平均言语基频 F_0/Hz	$m-2\sigma$/Hz	$m-\sigma$/Hz	F_0/Hz	$m+\sigma$/Hz	$m+2\sigma$/Hz	言语基频标准差 F_0SD/Hz	F_0SD 状况(偏小、正常、偏大)/Hz	言语基频范围训练目标/Hz	实际年龄	相对年龄

　　言语基频标准差 F_0SD:代表基频变化状况,其中 F_0SD<20Hz 偏小、正常、F_0SD>35Hz 偏大。

　　言语基频范围训练目标 F_0(max-min):代表基频有效范围。

嗓音声学测量:用舒适的发音方式,尽可能响地发/æ/音(类似英文发音)。

日期	基频/Hz	基频标准差/Hz	基频微扰/%	幅度微扰/%	声门噪声/dB	能量比率/%	嘶哑声	粗糙声	气息声
参考标准:基频微扰:<0.5%;幅度微扰:<3%;基频标准差:<3Hz;声门噪声:<−10dB									

电声门图测量:用舒适的发音方式,尽可能响地发/æ/音(类似英文发音)。

日期	基频/Hz	基频标准差/Hz	CQ接触率/%	接触率微扰/%	CI接触幂/%	接触幂微扰/%	声门关闭程度	声带振动规律性
参考标准:接触率 CQ:50%~70%;接触率微扰 CQP:<3%;基频标准差:<2Hz								

言语共鸣功能诊断评估

堵鼻测试:在堵鼻和非堵鼻状态下分别发/ɑ/音和/m/音,判断有无明显差异以确定鼻腔共鸣是否正常。

日期	发/ɑ/音时的鼻腔共鸣	发/m/音时的鼻腔共鸣	鼻腔共鸣结果解释

　　1. 正常情况下发/ɑ/音时,是口腔共鸣;当堵鼻与非堵鼻时的发音"有"明显差异时,即为鼻音功能亢进。

　　2. 正常情况下发/m/音时,是鼻腔共鸣;当堵鼻与非堵鼻时的发音"无"明显差异时,即为鼻音功能低下。

共振峰测量:让患者说出/i/(或模仿发音),通过测量/i/的 F_2 是否减小来判定后位聚焦。

日期	F_2/Hz	m−2σ/Hz	m−σ/Hz	m/Hz	m+σ/Hz	m+2σ/Hz	错误走向

若/i/的 F_2 值小于参考标准值的下限(m−2σ),即为后位聚焦。

评价:

检查者: 日期:

最长声时(MPT)、最大数数能力(MCA)参考标准   单位:s

年龄	最长声时的最小要求 [m−2σ]		最长声时的训练目标 [m−σ,m+σ]		最大数数能力的最小要求		最大数数能力的训练目标	
	男	女	男	女	男	女	男	女
4 岁	2	2	2.8~5.0	2.5~4.9	2	2	4	2
5 岁	4	4	4.7~5.9	4.6~5.6	3	3	5	3
6 岁	6	6	6.9~7.9	6.4~7.4	3	3	6	3
7 岁	8	8	8.5~10.1	8.3~9.5	5	5	7	5
8 岁	8	8	8.9~11.9	8.7~10.7	5	5	8	5
9 岁	9	9	9.8~12.6	9.9~11.7	6	6	9	6
10 岁	9	9	10.5~13.9	9.9~12.9	7	7	10	7
11 岁	10	10	10.7~12.3	10.9~13.5	7	7	11	7
12 岁	10	10	11.8~13.8	10.9~13.5	7	7	12	7
13 岁	11	11	12.9~16.1	12.2~15.4	8	8	13	8
14 岁	12	12	13.7~19.7	13.4~17.2	8	8	14	8
15 岁	12	12	14.8~20.8	13.3~19.5	8	8	15	8
16 岁	20	15	22.0~25.6	15.7~17.9	12	10	16	12
17 岁	21	15	23.4~27.8	15.6~17.8	13	10	17	13
18~40 岁	22	15	23.6	15.7	14	10	18	12

中国人平均言语基频的参考标准（m±σ） 单位：Hz

年龄	男					女				
	m−2σ	m−σ	m	m+σ	m+2σ	m−2σ	m−σ	m	m+σ	m+2σ
1 岁	259	420	580	741	901	167	383	600	817	1 033
2 岁	272	411	550	689	828	193	357	520	683	847
3 岁	356	378	400	422	444	324	352	380	408	436
4 岁	326	353	380	407	434	294	324	355	386	416
5 岁	306	330	355	380	404	301	328	335	382	409
6 岁	268	297	325	353	382	254	275	295	315	336
7 岁	241	268	295	322	349	236	259	282	305	328
8 岁	248	272	295	318	342	239	257	275	293	311
9 岁	205	232	260	288	315	235	252	270	288	305
10 岁	200	223	245	267	290	233	249	265	281	297
11 岁	168	196	225	254	282	232	248	265	282	298
12 岁	157	184	210	236	263	232	246	260	274	288
13 岁	144	170	195	220	246	211	228	245	262	279
14 岁	124	152	180	208	236	200	218	235	253	270
15 岁	102	136	170	204	238	182	201	220	239	258
16 岁	106	128	150	172	194	179	197	215	233	251
17 岁	96	118	140	162	184	178	194	210	226	242
18~40 岁	83	104	125	146	167	182	206	230	254	278
41~50 岁	85	98	110	122	135	178	189	200	211	222
51~60 岁	95	110	125	140	155	150	170	190	210	230
61~70 岁	86	98	110	122	134	135	163	190	217	245
71~80 岁	109	122	135	148	161	134	154	175	196	216
81~90 岁	104	127	150	173	196	132	154	175	196	218

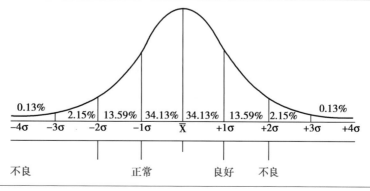

中国人核心韵母/i/的共振峰参考标准(m±σ)   单位:Hz

年龄	第一共振峰 F_1					第二共振峰 F_2				
男	m-2σ	m-σ	m	m+σ	m+2σ	m-2σ	m-σ	m	m+σ	m+2σ
3 岁	170	292	414	536	658	2 796	3 052	3 308	3 564	3 820
4 岁	174	260	346	432	518	2 767	3 035	3 303	3 571	3 839
5 岁	210	253	296	339	382	2 723	3 033	3 343	3 653	3 963
6 岁	229	255	281	307	333	2 807	3 097	3 387	3 677	3 967
女	第一共振峰 F_1					第二共振峰 F_2				
3 岁	132	249	366	483	600	2 397	2 901	3 405	3 909	4 413
4 岁	200	259	318	377	436	3 013	3 318	3 623	3 928	4 233
5 岁	242	268	294	320	346	2 951	3 214	3 477	3 740	4 003
6 岁	232	255	278	301	324	2 975	3 207	3 439	3 671	3 903

附录2-2   口部运动功能评估(儿童版)

下颌运动功能		唇口部运动功能		舌口部运动功能			
项目	得分	项目	得分	项目	得分	项目	得分
自然状态	/4	自然状态	/4	自然状态	/4	舌尖左右交替	/4
咬肌肌力	/4	流涎	/4	舌肌力检查	/4	舌尖前后交替	/4
向下运动	/4	唇面部肌群肌力	/4	舌尖前伸	/4	舌尖上下交替	/4
向上运动	/4	展唇运动	/4	舌尖下舔颌	/4	马蹄形上抬模式	/4
向左运动	/4	圆唇运动	/4	舌尖上舔唇	/4	舌两侧缘上抬模式	/4
向右运动	/4	唇闭合运动	/4	舌尖上舔齿龈	/4	舌前部上抬模式	/4
前伸运动	/4	圆展交替运动	/4	舌尖左舔嘴角	/4	舌后部上抬模式	/4
上下连续运动	/4	唇齿接触运动	/4	舌尖右舔嘴角	/4		
左右连续运动	/4			舌尖上舔硬腭	/4		
下颌总分	/36	唇总分	/36	舌总分		/36	
口部运动功能总分				%(/132)			

注意:有五个不同等级(0、1、2、3、4)。

评价:

检查者: 日期:

下颌口部运动功能评估分级标准

评估项目	指导语	0级(0分)	1级(1分)	2级(2分)	3级(3分)	4级(4分)
下颌在自然状态下的形状及位置	在自然放松状态下,静观1min。记录下颌的位置及运动。	全开位或上下牙紧密接触,不会动。	处于全开位或上下牙紧密接触,偶能瞬间向上或向下运动。	下颌处于半开位,但下颌在水平位上左右歪斜,或前突或后缩。	下颌处于水平正中,上下牙无接触,有楔形缝隙,但不能保持3s。	下颌处于姿势位,水平正中,上下牙无接触,有楔形缝隙,能保持3s。
咬肌肌力	治疗师示范,"咬紧牙关,让咬肌凸起来,坚持到我数3下。"	无反应。	有意识做,但无法做到,用眼睛、头或肩代替。	仅能咬住单侧,或咬时无力。	能紧紧咬住,但不能保持3s。	能紧紧咬住,并保持3s。
下颌向下运动	治疗师示范,"嘴巴尽可能张大,坚持到我数3下。"	无反应。	有意识做,但无法做到,用眼睛、头或肩代替	下颌不能完全打开,伴有左或右歪斜。	能充分打开下颌,但不能保持3s。	下颌轻松、充分打开,并能保持3s
下颌向上运动	治疗师示范,"闭紧下颌,坚持到我数3下。"	无反应。	有意识做,但无法做到,用眼睛、头或肩代替。	下颌不能完全闭合,有急动,或伴有左或右歪斜。	下颌能充分紧闭,但不能保持3s。	下颌轻松、充分紧闭,并能保持3s。
下颌向左运动	治疗师示范,"下颌向左运动,坚持到我数3下。"	无反应。	有意识做,但无法做到,用眼睛、头或肩代替。	下颌能向左侧运动,但运动幅度小或无力。	下颌能充分向左运动,但不能保持3s。	下颌轻松、充分向左运动,并能保持3s。
下颌向右运动	治疗师示范,"下颌向右运动,坚持到我数3下。"	无反应。	有意识做,但无法做到,用眼睛、头或肩代替。	下颌能向右侧运动,但运动幅度较小或无力。	下颌能充分向右运动,但不能保持3s。	下颌轻松、充分向右运动,并能保持3s
下颌前伸运动	治疗师示范,"下颌向前运动,坚持到我数3下。"	无反应。	有意识做,但无法做到,用眼睛、头或肩代替。	下颌能向前运动,但运动幅度小或无力	下颌充分向前运动,但不能保持3s。	下颌轻松、充分向前运动,并能保持3s。
下颌上下连续运动	治疗师示范,"连续打开和闭合下颌,重复3次。"	无反应。	有意识做,但无法做到,用眼睛、头或肩代替。	只能做向上或向下运动,不能连续做3次。	能连续上下运动3次,但运动不充分,缺乏力度。	下颌轻松、充分连续打开闭合3次。
下颌左右连续运动	治疗师示范,"下颌连续向左向右运动,重复3次。"	无反应。	有意识做,但无法做到,用眼睛、头或肩代替。	只能连续向一侧运动;或不能连续做3次运动;或用唇运动代替。	能连续左右运动3次,但运动不充分,缺乏力度。	下颌轻松、充分连续左右运动3次。

唇口部运动功能评估分级标准

评估项目	指导语	0级(0分)	1级(1分)	2级(2分)	3级(3分)	4级(4分)
唇在自然状态时的形态结构及位置	在自然放松状态下,静观1min。	双唇严重不对称,位置几乎无变化。	上唇回缩或下唇回缩严重,上唇或下唇有抖动,但患者不知复位。	上唇或下唇有轻微抖动,但患者偶尔试图复位;或双唇不对称。	上唇或下唇轻微回缩,或轻微不对称,不易观察。	唇自然地处于水平正中位,左右对称,微微闭合。
流涎		无法控制。	身体前倾或分散注意力时流涎,有控制意识,但不能控制。	嘴角流涎,略微能控制。	嘴角偶有潮湿、喝水或咀嚼时轻微流涎。	没有流涎。
唇面部肌力	让我摸摸你的脸,你给我做个"鬼脸",好吗?	拒绝做。	脸颊肌肉摸上去又紧又硬或长期保持笑的样子,做鬼脸时困难;或摸上去很松软,无弹性	脸颊肌肉较松软或较硬,做鬼脸时较容易。	脸颊肌肉摸上去有弹性,但上唇或下唇有轻微回缩。	脸颊摸上去有弹性,肌力正常。
展唇运动	跟我做笑的动作,把牙齿都露出来,坚持到我数3下。	无反应。	努力向外展但不能,用眼睛、头或肩代替或辅助。	双唇外展时需努力,嘴角不能上提;或外展幅度小,或外展时僵硬或无力。	双唇能咧开笑,但不能持续3s。	双唇轻松、充分地外展并上提,咧嘴笑,并保持3s。
圆唇运动	跟我做圆唇的动作,坚持到我数3下。	无反应。	努力圆唇却不能,用眼睛、头或肩代替或辅助。	双唇圆唇时需努力;圆唇幅度小;或圆唇时僵硬或无力。	双唇能充分紧紧地圆起来,但不能保持3s。	双唇轻松紧紧地圆起来,并保持3s。
唇闭合运动	用双唇把压舌板夹住,坚持到我数3下。	无反应。	能做闭唇动作,努力夹但夹不住压舌板,用牙齿咬。	双唇紧闭时需努力,能夹住1s就掉下来。	双唇紧紧夹住压舌板,不能保持3s。	双唇紧紧夹住压舌板,并保持3s。
圆展交替运动	跟我做笑的动作,再做圆唇动作,连续3次。	无反应。	努力做圆或展动作,但无法完成,用眼睛、头或肩代替或辅助。	只能做一项;双唇连续做圆展交替运动,但运动幅度小,速度慢或无力,或不能按顺序做3次。	双唇可以连续做圆展交替运动,但不能连续做3次。	双唇轻松、充分地做圆展交替运动,连续做3次。

续表

评估项目	指导语	0级(0分)	1级(1分)	2级(2分)	3级(3分)	4级(4分)
唇齿接触运动	跟我做上齿接触下唇的动作,坚持到我数3下。	无反应。	努力做唇齿接触动作,但无法完成,用眼睛、下颌、头或肩代替。	上齿不能咬住下唇内侧,但能咬住下唇。	上齿可以接触下唇内侧,但不能保持3s。	上齿能轻松、自如地接触到下唇内侧,并保持3s。

舌口部运动功能评估分级标准

评估项目	指导语	0级(0分)	1级(1分)	2级(2分)	3级(3分)	4级(4分)
舌的形状和位置	微张嘴,静观1min,张嘴困难,用压舌板辅助。	舌瘫软无力伸出口外或瘫软无力充满整个口腔;或舌体挛缩成球状后缩下陷到咽部。	舌体偏离明显,或舌一直在抖动,舌沿中线隆起,舌两侧松软。	舌伴有不随意运动或舌尖回缩,舌叶隆起,但舌中后部还未挛缩。	舌呈碗状,偶尔伴有不随意运动或微小的偏离。	舌能保持静止不动,呈碗状。
舌尖前伸	治疗师示范,"将舌尖前伸,坚持到我数3下。"	无反应。	舌尖努力伸,未成功,用唇、头、眼、下巴或肩膀运动来代替或辅助。	舌能独立伸出,但舌尖回缩,能将舌体变成束状,但看起来有点松软或呈球状。	舌尖能充分向前伸,但不能保持3s,出现轻微抖动或偏离。	舌尖能独立充分向前伸,并保持3s。
舌尖下舔下颌	治疗师示范,"舌尖向下舔下颌,坚持到我数3下。"	无反应。	舌尖试图伸出口外,但未成功,用头、眼、下巴或肩膀运动来代替。	舌体能向下舔到唇下缘,但舌尖回缩呈W形,能将舌体变成束,但有点松软或呈球状。	舌尖和两侧能下舔到下颌中部,但不能保持3s,出现抖动或偏离。	舌尖和两侧能充分舔到下颌中部,并保持3s。
舌尖上舔上唇	治疗师示范,"舌尖向上舔上唇,坚持到我数3下。"	无反应。	舌尖试图伸出口外,但未成功,用头、眼、下巴或肩膀运动来代替。	舌体能向上舔到唇边缘,但舌尖回缩,能将舌体变成束状,但看起来有点松软或呈球状。	舌尖能充分向上舔到唇中部,呈尖状,但不能保持3s。	舌尖能独立充分向上舔到唇中部,呈尖状,并保持3s。
舌尖上舔齿龈	治疗师示范,"舌尖上舔齿龈,坚持到我数3下。"	无反应。	舌尖试图向上舔,但未成功,用头、眼、下巴或肩膀运动来代替。	用舌叶代替舌尖向上舔到齿龈,或舌尖卷在牙齿下,舌尖无力或抖动。	舌尖能轻松上舔齿龈,但不能保持3s。	舌尖能轻松上舔齿龈,并保持3s。

续表

评估项目	指导语	0级(0分)	1级(1分)	2级(2分)	3级(3分)	4级(4分)
舌尖左舔嘴角	治疗师示范,"舌尖用力向左舔嘴角,并保持3s。"	无反应。	舌尖试图去舔,但未成功,用头、眼、下巴或肩膀运动来代替。	舌尖回缩或无力,用舌叶代替舌尖向左舔嘴角,能将舌体变成束状,有点抖动,松软。	舌尖能充分向左舔到嘴角,但不能保持3s。	舌尖能充分向左舔到左唇角,并保持3s。
舌尖右舔嘴角	治疗师示范,"舌尖用力向右舔嘴角,并保持3s。"	无反应。	舌尖试图去舔,但未成功,用头、眼下巴或肩膀运动代替。	舌尖回缩或无力,用舌叶代替舌尖向右舔嘴角,能将舌体变成束状,有点抖动,松软。	舌尖能充分向右舔到唇角,但不能保持3s。	舌尖能充分向右舔到右唇角,保持3s。
舌尖上舔硬腭	治疗师示范,"舌尖从上齿龈正中位向后沿硬腭中线扫到软硬腭交界处。"	无反应。	舌尖试图去舔,但未成功,用头、眼、下巴或肩膀运动来代替。	舌尖回缩或无力,用舌叶代替舌尖去做,或舌尖从后向前做上述运动。	舌尖可以做该动作,但运动慢,力量稍差,有轻微抖动。	舌尖能轻松自如地从上齿龈扫到软硬腭交界处。
舌尖左右交替运动	治疗师示范,"舌尖左右交替运动,来回3次。"	无反应。	舌尖试图做,但根本不会做侧向运动,用头、眼、下巴或肩膀运动来代替。	舌尖回缩或无力,用舌叶代替舌尖做左右交替运动,运动不规则,无节律。	舌尖能完成这种交替模式,但不能持续3次,运动慢,力量稍差,有轻微抖动。	舌尖能轻松自如地左右交替运动3次。
舌尖前后交替运动	治疗师示范,"舌尖前后交替运动,来回3次。"	无反应。	舌太僵硬了,不能伸出口外,或舌瘫在口外不能将其缩进口内,或由头、肩膀代替其交替运动。	舌尖回缩或无力,用舌叶代替舌尖做交替运动,运动不规则,无节律。	舌尖能完成这种交替模式,但不能持续3次,运动慢,力量稍差,有轻微抖动。	舌尖能轻松自如地伸出口外又缩进口内,来回交替3次。
舌尖上下交替运动	治疗师示范,"舌尖上下交替运动,来回3次。"	无反应。	舌尖试图做,但根本不会做侧向运动,用头、眼、下巴或肩膀运动来代替。	舌尖回缩或无力,用舌叶代替舌尖做上下交替运动,运动不规则,无节律。	舌尖能完成这种交替模式,但不能持续3次,运动慢,力量稍差,有轻微抖动。	舌尖能轻松自如地舔到上下齿龈中位,并交替运动3次。

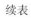

续表

评估项目	指导语	0级(0分)	1级(1分)	2级(2分)	3级(3分)	4级(4分)
马蹄形上抬模式	治疗师示范，治疗师用压舌板沿中线刺激患者舌前1/3，观察患者的反应。	无反应。	舌有主动意识，舌瘫软，压下无反应。	舌尖与舌叶未分离，多次刺激后舌两侧缘上抬，仅舌尖上抬或仅舌两侧缘上抬，马蹄形模式未形成。	多次给予刺激才出现舌碗反射，马蹄形模式才形成。	只要给予刺激就立即出现舌碗反射，马蹄形模式形成。
舌两侧缘上抬模式	治疗师示范，"嘴张开，舌两侧缘上抬，紧贴在上牙齿上。"	无反应。	舌努力做了，但舌两侧缘不能做到与上牙接触。	努力做了，但只能舌尖与上齿接触，两侧缘不能与上齿接触。或借助外力能短暂接触。	舌两侧缘可以与上齿接触，但保持时间短暂，只有1s。	嘴张开，舌两侧缘能轻松与上齿紧密接触，并保持3s。
舌前部上抬模式	治疗师示范，"舌前部向上抬起，与硬腭接触。"	无反应。	舌前部努力上抬，但不能，用头、眼、下巴或肩膀运动来代替。	舌前部不能完全自主上抬，必须借助外力辅助。	舌前部可以上抬，但持续时间只有1s。	舌后部轻松上抬，并能持续3s。
舌后部上抬模式	治疗师示范，"舌后部向上抬起，与软腭接触。"	无反应。	舌后部努力上抬，但不能，用头、眼、下巴或肩膀运动来代替。	舌后部不能完全自主上抬，必须借助外力辅助。	舌后部可以上抬，但持续时间只有1s。	舌后部轻松上抬，并能持续3s。
舌肌肌力检测	治疗师示范，"将舌尖伸出来，我用压舌板用力向里顶，你用力向外顶。"	拒绝做。	舌瘫软无力或挛缩，需要伸进口内进行检测，有意识做抵抗运动，但不能，用头、眼、下巴或肩膀运动来代替。	舌能伸出口外，舌尖与舌叶未分离，用舌叶向外顶压舌板，但肌力弱，很容易将舌顶进口内，持续时间短暂，不到1s。	舌能伸出口外，舌能努力向外用力抵抗，并能随着外力大小的变化而变化，但相持不到3s。	舌能根据外力随意调整肌力抵抗，相持时间保持3s。

附录2-3 构音语音能力评估(儿童版)

黄昭鸣-韩知娟"构音50词"汉语构音能力评估表

记录说明:正确"√";歪曲"⊗";遗漏"⊖";替代:实发音

序号	词	目标音	序号	词	目标音	序号	词	目标音	序号	词	目标音
S1	桌	Zh	12	鸡	j	25	菇	g	38	拔	a
	zhūo	√		jī			gū			bá	
S2	象	iang	13	七	q	26	哭	k	39	鹅	e
	xiàng			qī			kū			é	
1	包	b	14	吸	x	27	壳	k	40	一	i
	bāo			xī			ké			yī	
2	抛	p	15	猪	zh	28	纸	zh	41	家	ia
	pāo			zhū			zhǐ			jiā	
3	猫	m	16	出	ch	29	室	sh	42	浇	iao
	māo			chū			shì			jiāo	
4	飞	f	17	书	sh	30	字	z	43	乌	u
	fēi			shū			zì			wū	
5	刀	d	18	肉	r	31	刺	c	44	雨	ü
	dāo			ròu			cì			yǔ	
6	套	t	19	紫	z	32	蓝	an	45	椅	i
	tào			zǐ			Lán			yǐ	
7	闹	n	20	粗	c	33	狼	ang	46	鼻	i
	nào			cū			láng			bí	
8	鹿	l	21	四	s	34	心	in	47	蛙	1
	lù			sì			xīn			wā	
9	高	g	22	杯	b	35	星	ing	48	娃	2
	gāo			bēi			xīng			wá	
10	铐	k	23	泡	p	36	船	uan	49	瓦	3
	kào			pào			chuán			wǎ	
11	河	h	24	稻	d	37	床	uang	50	袜	4
	hé			dào			chuáng			wà	

音位习得能力评估分表 1

(阴影:正常儿童声母音位习得顺序)

声母	声母音位习得与否	错误走向	年龄/(岁:月)				
			2:7~2:12	3:1~3:6	3:7~3:12	4:1~5:12	6:1~6:6
b							<90%
m							
d							
h							
p							
t							
g							
k							
n							
f							
j							
q							
x							
l							
z							
s							
r							
c							
zh							
ch							
sh							

音位对比能力评估分表2

记录说明:通过最小语音对的比较,给出对比结果。例如,语音对序号 1 中,/b/和/p/若同时正确,则记为 1 分,若有一个错误则记为 0 分。注意:符号"*"代表常见问题。

一、声母音位对比(9 项)

C1. 送气塞音与不送气塞音(替代)(aspirating or not)

语音对序号	最小音位对比	卡片编号	目标音	实发音	对比结果	错误走向
1	送气	2	p			• 送气化:送气音替代不送气音
双唇音	不送气	1	b			• 替代送气*:不送气音替代送气音
2	送气	6	t			
舌尖中音	不送气	24	d			
3	送气	26	k			
舌根音	不送气	25	g			

C2. 送气塞擦音与不送气塞擦音(替代)(aspirating or not)

语音对序号	最小音位对比	卡片编号	目标音	实发音	对比结果	错误走向
4	送气	13	q			• 送气化:送气音替代不送气音
舌面音	不送气	12	j			• 替代送气*:不送气音替代送气音
5	送气	16	ch			
舌尖后音	不送气	15	zh			
6	送气	31	c			
舌尖前音	不送气	30	z			

C3. 塞音与擦音(替代)(stopping or not)

语音对序号	最小音位对比	卡片编号	目标音	实发音	对比结果	错误走向
7	塞音	27	k			• 塞音化*:塞音替代擦音
舌根音	擦音	11	h			• 替代塞音:擦音替代塞音
8	塞音	22	b			
唇音	擦音	4	f			

C4. 塞擦音与擦音(替代)(affricate or not)

语音对序号	最小音位对比	卡片编号	目标音	实发音	对比结果	错误走向
9	塞擦音	12	j			• 塞擦音化:塞擦音替代擦音
舌面音	擦音	14	x			• 替代塞擦音:擦音替代塞擦音
10	塞擦音	15	zh			
舌尖后音	擦音	17	sh			
11	塞擦音	30	z			
舌尖前音	擦音	21	s			

C5. 塞音与鼻音（替代）(nasalization or not)

语音对序号	最小音位对比	卡片编号	目标音	实发音	对比结果	错误走向
12	塞音	1	b			• 鼻音化：鼻音替代塞音
双唇音	鼻音	3	m			• 替代鼻音：塞音替代鼻音
13	塞音	24	d			
舌尖中音	鼻音	7	n			

C6. 擦音与无擦音（遗漏）(/h/deletion)

语音对序号	最小音位对比	卡片编号	目标音	实发音	对比结果	错误走向
14	擦音	11	h			• 声母/h/遗漏*
舌根音	无擦音	39	无擦音			

C7. 不同构音部位的送气塞音（替代）(fronting or backward)

语音对序号	最小音位对比	卡片编号	目标音	实发音	对比结果	错误走向
15	双唇音	23	p			• 前进化*：舌尖中音前进化,舌根音前进化
送气塞音	舌尖中音	6	t			• 退后化：舌尖中音退后化,双唇音退后化
16	双唇音	23	p			
送气塞音	舌根音	10	k			
17	舌尖中音	6	t			
送气塞音	舌根音	10	k			

C8. 不同构音部位的不送气塞音（替代）(fronting or backward)

语音对序号	最小音位对比	卡片编号	目标音	实发音	对比结果	错误走向
18	双唇音	1	b			• 前进化*：舌尖中音前进化,舌根音前进化
不送气塞音	舌尖中音	5	d			• 退后化：舌尖中音退后化,双唇音退后化
19	双唇音	1	b			
不送气塞音	舌根音	9	g			
20	舌尖中音	5	d			
不送气塞音	舌根音	9	g			

C9. 舌尖前音与舌尖后音（替代）（retroflex or not）

语音对序号	最小音位对比	卡片编号	目标音	实发音	对比结果	错误走向
21	舌尖后音	28	zh			• 卷舌化:舌尖后音替代舌尖前音
不送气塞擦音	舌尖前音	19	z			• 替代卷舌*:舌尖前音替代舌尖后音
22	舌尖后音	16	ch			
送气塞擦音	舌尖前音	20	c			
23	舌尖后音	29	sh			
擦音	舌尖前音	21	s			

二、韵母音位对比(6项)

V1. 前鼻韵母与后鼻韵母（替代）（fronting or backward）

语音对序号	最小音位对比	卡片编号	目标音	实发音	对比结果	错误走向
24	前鼻韵母	32	an			• 鼻韵母前进化*:后鼻韵母前进化
开口呼	后鼻韵母	33	ang			• 鼻韵母退后化:前鼻韵母退后化
25	前鼻韵母	34	in			• 监控:**鼻流量**
齐齿呼	后鼻韵母	35	ing			
26	前鼻韵母	36	uan			
合口呼	后鼻韵母	37	uang			

V2. 鼻韵母与无鼻韵母（遗漏）（nasal deletion）

语音对序号	最小音位对比	卡片编号	目标音	实发音	对比结果	错误走向
27	前鼻韵母	34	in			• 鼻韵母遗漏*
齐齿呼	无鼻韵母	14	i			• 监控:**鼻流量**
28	后鼻韵母	35	ing			
齐齿呼	无鼻韵母	14	i			

V3. 三元音、双元音与单元音（遗漏）（vowel deletion）

语音对序号	最小音位对比	卡片编号	目标音	实发音	对比结果	错误走向
29	三元音	42	iao			• 韵母遗漏*
双元音	双元音	41	ia			• 监控:F_1、F_2
30	双元音	41	ia			
单元音	单元音	12	i			

V4. 前元音与后元音（替代）（fronting or backward）

语音对序号	最小音位对比	卡片编号	目标音	实发音	对比结果	错误走向
31 高元音	前元音 后元音	40 43	i u			• 单元音前进化*：后元音前进化 • 单元音退后化：前元音退后化 • 监控：F_1、F_2

V5. 高元音与低元音（替代）（upward or downward）

语音对序号	最小音位对比	卡片编号	目标音	实发音	对比结果	错误走向
32 低元音	高元音 低元音	46 38	i ɑ			• 单元音升高化*：低元音升高化 • 单元音下降化：高元音下降化 • 监控：F_1、F_2

V6. 圆唇音与非圆唇音（替代）（retroflex or not）

语音对序号	最小音位对比	卡片编号	目标音	实发音	对比结果	错误走向
33 前高元音	圆唇音 非圆唇音	44 45	yu yi			• 圆唇化：圆唇音替代非圆唇音 • 替代圆唇*：非圆唇音替代圆唇音 • 监控：F_1、F_2

三、声调音位对比（3项）

T1. 一声与二声（替代）（the second tone or not）

语音对序号	最小音位对比	卡片编号	目标音	实发音	对比结果	错误走向
34 一、二声	一声 二声	47 48	1 2			• 二声化：二声替代一声 • 替代二声*：一声替代二声

T2. 一声与三声（替代）（the third tone or not）

语音对序号	最小音位对比	卡片编号	目标音	实发音	对比结果	错误走向
35 一、三声	一声 三声	47 49	1 3			• 三声化：三声替代一声 • 替代三声*：一声替代三声

T3. 一声与四声（替代）（the fourth tone or not）

语音对序号	最小音位对比	卡片编号	目标音	实发音	对比结果	错误走向
36 一、四声	一声 四声	47 50	1 4			• 四声化：四声替代一声 替代四声*：一声替代四声

音位对比能力评估分表 3

（阴影：正常儿童声母音位习得顺序）

音位对习得与否		最小音位对	错误走向	年龄/（岁:月）				
				2:7~2:12	3:1~3:6	3:7~3:12	4:1~5:12	6:1~6:6
C6		擦音与无擦音						
V4		前元音与后元音						
V5		高元音与低元音						
V6		圆唇音与非圆唇音						
T1		一声与二声						
T3		一声与四声						
V3		三、双、单元音						
C7		不同构音部位的送气塞音						
C1		送气塞音与不送气塞音*						
C3		塞音与擦音						
C5		塞音与鼻音						
C8		不同构音部位的不送气塞音						
C2		送气塞擦音与不送气塞擦音*						
V1		前鼻韵母与后鼻韵母*						
V2		鼻韵母与无鼻韵母						
C4		塞擦音与擦音*						
T2		一声与三声						
C9		舌尖前音与舌尖后音*						

注意：1. 阴影部分从 50% 的正常儿童能正确发出的最小音位对比开始，到 90% 的正常儿童正确发出结束。

2. "*"为核心音位对比。

构音清晰度评估分表 4

声母音位对比		韵母音位对比		声调音位对比	
语音对序号	最小音位对比得分	语音对序号	最小音位对比得分	语音对序号	最小音位对比得分
1 不送气塞音与送气塞音	/(3 对)	10 前鼻韵母与后鼻韵母	/(3 对)	16 一声与二声	/(1 对)
2 送气塞擦音与不送气塞擦音	/(3 对)	11 鼻韵母与无鼻韵母	/(2 对)	17 一声与三声	/(1 对)
3 塞音与擦音	/(2 对)	12 三元音、双元音与单元音	/(2 对)	18 一声与四声	/(1 对)
4 塞擦音与擦音	/(3 对)	13 前元音与后元音	/(1 对)		
5 塞音与鼻音	/(2 对)	14 高元音与低元音	/(1 对)		
6 擦音与无擦音	/(1 对)	15 圆唇音与非圆唇音	/(1 对)		
7 不同构音部位的送气塞音	/(3 对)				
8 不同构音部位的不送气塞音	/(3 对)				
9 舌尖前音与舌尖后音	/(3 对)				
合计	/(23 对)	合计	/(10 对)	合计	/(3 对)
构音清晰度(%)：	/(36 对)= （%）			相对年龄：	

评价：

检查者： 日期：

构音语音能力评估记录表
使用指南

该表主要用于评估儿童清晰发音的能力,可评价 21 个声母及 36 个最小语音对的构音情况。测验材料包含 50 个单音节词,每一个词都有配套的图片。

要求儿童每个音发 3 遍。整个音节的发音时间及音节之间的间隔都约为 1s。为诱导出自发语音,主试可以提问、提示或模仿的形式,要求儿童说出该图片所表达的词。

构音语音能力诊断评估指导语
（黄昭鸣-韩知娟"构音 50 词"汉语构音能力评估表）

编号	词	拼音	提问	提示
例 1	桌	zhuō	这是什么?	老师指向桌子问:"这是什么?"
例 2	象	xiàng	这是什么?	什么动物的鼻子是长长的?
1	包	bāo	这是什么?	小朋友背什么上学?
2	抛	pāo	他做什么?	他把球怎么样?
3	猫	māo	这是什么?	什么"喵喵"叫?
4	飞	fēi	它做什么?	蝴蝶做什么?
5	刀	dāo	这是什么?	拿什么切东西?
6	套	tào	这是什么?	天冷了,手戴什么?
7	闹	nào	这是什么钟?	什么钟叫你起床?
8	鹿	lù	这是什么?	什么动物的脖子长长的?
9	高	gāo	哥哥的个子比妹妹怎么样?	妹妹个子矮,哥哥比妹妹_____。
10	铐	kào	这是什么?	他的手被警察怎么了?
11	河	hé	这是什么?	这是一条小_____。
12	鸡	jī	这是什么?	什么动物会喔喔叫?
13	七	qī	这是几?	图上有几个苹果?
14	吸	xī	这是什么?	小朋友用什么喝牛奶?
15	猪	zhū	这是什么?	什么动物的耳朵很大?
16	出	chū	她在做什么?	她不是进去,是 去。
17	书	shū	这是什么?	小朋友看什么?
18	肉	ròu	这是什么?	老虎爱吃什么?
19	紫	zǐ	这是什么颜色?	球是什么颜色的?
20	粗	cū	这根黄瓜怎么样?	那根黄瓜细,这根怎么样?
21	四	sì	这是几?	图上有几个苹果?
22	杯	bēi	这是什么?	用什么喝水?
23	泡	pào	这是什么?	小朋友吹什么?
24	倒	dào	做什么?	怎样让开水进杯子?

续表

编号	词	拼音	提问	提示
25	菇	gū	这是什么？	这是蘑_____。
26	哭	kū	小朋友怎么了？	找不到妈妈,他会怎么样？
27	壳	ké	这是什么？	这是贝_____。
28	纸	zhǐ	这是什么？	老师在哪里写字？
29	室	shì	这是什么？	老师在哪里上课？
30	字	zì	他在做什么？	老师拿笔做什么？
31	刺	cì	花上有什么？	_____碰在手上会流血。
32	蓝	lán	这是什么颜色？	天空是什么颜色的？
33	狼	láng	这是什么？	什么动物长得像狗？
34	心	xīn	这是什么？	指着自己的心问:"这里有什么？"
35	星	xīng	这是什么？	夜晚天上什么会一闪一闪的？
36	船	chuán	这是什么？	可以乘什么过海？
37	床	chuáng	这是什么？	你晚上睡在什么上面？
38	拔	bá	做什么？	怎样让萝卜出来？
39	鹅	é	这是什么？	这不是鸭,这是_____？
40	一	yī	这是几？	图上有几只苹果？
41	家	jiā	这是哪里？	你放学后回哪里？
42	浇	jiāo	做什么？	阿姨拿水壶做什么？
43	乌	wū	这是什么云？	快下雨了,天上飘什么云？
44	雨	yǔ	天上在下什么？	小朋友身上穿的是什么衣服？
45	椅	yǐ	这是什么？	老师指向旁边的椅子问:"这是什么？"
46	鼻	bí	这是什么？	老师指自己的鼻子问:"这是什么？"
47	蛙	wā	这是什么？	它是青_____。
48	娃	wá	这是什么？	你喜欢抱什么？
49	瓦	wǎ	这是什么？	屋顶上有什么？
50	袜	wà	这是什么？	指着小朋友的袜子问:"这是什么？"

构音清晰度参考标准[分数(%)的平均值和标准差]

年龄	平均值	标准差
3 岁	81.58	18.23
4 岁	85.88	19.44
5 岁	92.34	9.90
6 岁	88.55	5.84

附录2-4　言语障碍诊断评估报告(儿童版)

姓名＿＿＿＿＿＿＿＿＿＿＿＿＿出生日期＿＿＿＿＿＿＿＿＿＿＿＿＿＿＿＿性别:□ 男　□ 女

姓名＿＿＿＿＿＿＿＿＿＿＿　出生日期＿＿＿＿＿＿＿＿＿＿＿＿　性别:□ 男　□ 女

检查者＿＿＿＿＿＿＿＿＿＿＿　评估日期＿＿＿＿＿＿＿＿＿＿＿＿　编号＿＿＿＿＿＿＿＿

障碍类型:□ 智力障碍　□ 听力障碍　□ 脑瘫　□ 自闭症　□ 发育迟缓　□ 其他

一、目前情况

二、评估结果

呼吸系统	呼吸方式	自然状态	□ 胸式 □ 腹式 □ 胸腹连动	□ 显著 □ 不显著
		言语状态	□ 胸式 □ 腹式 □ 胸腹连动	□ 显著 □ 不显著
	最长声时	MPT(s)=		
	最大数数能力	MCA(s)=		
发声系统	言语基频	平均基频(Hz)		基频标准差	
	嗓音功能	嘶哑声 G		粗糙声 R	
				气息声 B	
		声门关闭程度		声带振动规律性	
共鸣系统	共振峰测量	/i/的第二共振峰 F₂(Hz)		后位聚焦	
	主观评估	鼻腔共鸣 /ɑ/		鼻腔共鸣 /m/	
构音系统	构音运动功能评估	下颌			
		唇			
		舌			
	构音语音能力评估	汉语构音语音清晰度(%)		声母构音清晰度(%)	
		声调构音清晰度(%)		韵母构音清晰度(%)	

续表

三、评估结果分析

1. 呼吸方面

2. 发声方面

3. 共鸣方面

4. 构音方面

（1）口部运动方面：

（2）构音语音方面：

四、康复建议

1. 个别化训练

2. 小组康复训练

附录 2-5　言语障碍精准评估表(儿童版)

姓名＿＿＿＿＿＿＿＿＿＿＿＿＿　出生日期＿＿＿＿＿＿＿＿＿＿＿＿　性别:□ 男　　□ 女

检查者＿＿＿＿＿＿＿＿＿＿＿＿＿　评估日期＿＿＿＿＿＿＿＿＿＿＿＿　编号＿＿＿＿＿＿＿＿＿＿

障碍类型:□ 智力障碍　□ 听力障碍　□ 脑瘫　□ 自闭症　□ 发育迟缓　□ 其他

听力状况:□ 正常　□ 异常　听力设备:□人工耳蜗　□助听器　补偿效果

进食状况:

言语状况:

口部触觉感知状况:

音位习得精准评估

音位习得记录、走向(记录一个)。

1. 记录说明:每个声韵组合或单、双、三音节词测 3 次,正确记为 1,错误记为 0;错误走向——**正确"√";歪曲"⊗";遗漏"⊖";替代:实发音。**

2. 语料选择:前测词语 3~5 个。每个声母训练时首次前后测选择目标声母与核心韵母/ɑ、i、u/组成的声韵组合,后续前后测根据儿童能力情况选择目标声母与开口呼、齐齿呼、合口呼、撮口呼韵母组成的有代表性的单音节词、双音节词和三音节词。

日期	阶段	音位	声韵组合	音位习得情况					
				前测	错误走向	正确率	后测	错误走向	正确率

音位对比精准评估

音位对比记录、走向。音位对两个音位同时正确，记为 1 分，若有一个错误则记为 0 分。

1. 记录说明：声母音位对比，每次最多测两对，每对测 3 次，正确 1，不正确 0。

2. 特征：送气与不送气塞音（AUS）、送气与不送气塞擦音（AUA）、塞音与擦音（SF）、塞擦音与擦音（AF）、塞音与鼻音（SN）、擦音与无擦音（FN）、送气塞音的构音部位（ASP）、不送气塞音的构音部位（USP）、舌尖后音与舌尖前音（RU）。

日期	音位对	音位对比	目标音	实发音	音位对比情况			
					前测	正确率	后测	正确率
		特征：						
		序号：						
		特征：						
		序号：						
		特征：						
		序号：						
		特征：						
		序号：						
		特征：						
		序号：						
		特征：						
		序号：						
		特征：						
		序号：						
		特征：						
		序号：						
		特征：						
		序号：						
		特征：						
		序号：						

言语支持精准评估

日期	发音状态	语料	前测		差异	后测		差异
	停顿起音 (适中-缓慢)							
	音节时长 (习惯-延长)							
	音调变化 (习惯-□高/□低)							
	停顿起音 (适中-缓慢)							
	音节时长 (习惯-延长)							
	音调变化 (习惯-□高/□低)							
	停顿起音 (适中-缓慢)							
	音节时长 (习惯-延长)							
	音调变化 (习惯-□高/□低)							
	停顿起音 (适中-缓慢)							
	音节时长 (习惯-延长)							
	音调变化 (习惯-□高/□低)							
	停顿起音 (适中-缓慢)							
	音节时长 (习惯-延长)							
	音调变化 (习惯-□高/□低)							

1. 记录说明：差异明显 Y，差异不明显 N。**先主观评估,有明显主观差异后进行客观评估**。若客观测量差异明显可不再进行训练和后测。

2. 高音调者：记录(习惯-低)；低音调者、正常音调者：记录(习惯-高)。

3. 差异明显是指 2 次测量差异至少在 10%～20%。

4. "停顿起音"前后测的记录单位是"s"；"音节时长"前后测的记录单位是"s"；音调变化前后测的记录单位是"Hz"。

构音运动功能精准评估

模仿下颌、舌运动,然后在模仿下颌、舌运动的同时采用"慢板节奏Ⅱ"进行发音。

日期	下颌运动 慢板节奏Ⅱ,/i-A-i/			舌运动 慢板节奏Ⅱ,/i-U-i/		
	前测 ΔF_0	后测 ΔF_0	差异	前测 ΔF_0	后测 ΔF_0	差异

模仿下颌、舌的运动,然后在模仿下颌、舌的运动的同时采用"行板节奏Ⅰ"进行发音。

日期	下颌运动 行板节奏Ⅰ,/i-A-I-A/			舌运动 行板节奏Ⅰ,/i-U-I-U/		
	前测 ΔF_0	后测 ΔF_0	差异	前测 ΔF_0	后测 ΔF_0	差异

1. ΔF_0 是指基频有效范围(**手动选取**)。
2. ΔF_0 明显变化是指前、后测差异男性至少 5Hz、女性至少 10Hz、儿童至少 15Hz。
3. 记录说明:差异 Y,无差异 N。

评价:

检查者: 日期:

附录 2-6 言语嗓音功能诊断评估(成人版)

姓名_____ 出生日期_____ 性别:□ 男　□ 女

检查者_____ 评估日期_____ 编号_____

疾病类型:□ 脑外伤　□ 脑血管病变　□ 神经病变　□ 神经退化性疾病　□ 其他

障碍类型:□ 弛缓型　□ 痉挛型　□ 运动失调型　□ 运动不及型　□ 运动过度型
　　　　　□ 综合型　□ 单侧上运动神经元型

进食状况:

言语状况:

口部触觉感知状况:

言语呼吸功能诊断评估

深吸气后,尽可能长地发/α/音,共测两次,取其中较大值即为最长声时(MPT)。

日期	第1次测 MPT$_1$	第2次测 MPT$_2$	MPT	MPT 最小要求	MPT 训练目标	腹式呼吸吗?

深吸气后,持续说"1"或"5"的最长时间,共测两次,取其中的较大值即为最大数数能力(MCA)。

日期	第1次测 MCA$_1$	第2次测 MCA$_2$	MCA	MCA 最小要求	MCA 训练目标	吸气和呼气 协调吗?

* MPT 与 MCA 的参考标准儿童和成人患者均适用,其中包括了 4~40 岁年龄段的参考标准,40 岁以上暂无。

言语发声功能诊断评估

交谈时询问"姓名及年龄"等。

日期	平均言语基频 F$_0$/Hz	m−2σ/ Hz	m−σ/ Hz	F$_0$/Hz	m+σ/ Hz	m+2σ/ Hz	言语基频标准差 F$_0$SD/Hz	F$_0$SD 状况 (偏小、正常、偏大)/Hz	言语基频范围训练目标/Hz	实际年龄	相对年龄

言语基频标准差 F$_0$SD:代表基频变化状况,其中 F$_0$SD<20Hz 偏小、正常、F$_0$SD>35Hz 偏大。
言语基频范围训练目标 F$_0$(max-min):代表基频有效范围。

噪音声学测量:用舒适的发音方式,尽可能响地发/æ/音(类似英文发音)。

日期	基频/Hz	基频标准差/Hz	基频微扰/%	幅度微扰/%	声门噪声/dB	能量比率/%	嘶哑声	粗糙声	气息声

参考标准:基频微扰:<0.5%;幅度微扰:<3%;基频标准差:<3Hz;声门噪声:<−10dB

电声门图测量:用舒适的发音方式,尽可能响地发/æ/音(类似英文发音)。

日期	基频/Hz	基频标准差/Hz	CQ接触率/%	接触率微扰/%	CI接触幂/%	接触幂微扰/%	声门关闭程度	声带振动规律性
参考标准:接触率 CQ:50%~70%;接触率微扰 CQP:<3%;基频标准差:<2Hz								

* "言语基频 F_0"参考标准儿童和成人患者均适用,其中包括了 4~40 岁年龄段的参考标准,40 岁以上暂无。

* "平均言语基频"参考标准儿童与成人患者均适用,其中涵盖全部年龄段的平均言语基频参考标准。

言语共鸣功能诊断评估

堵鼻测试:堵鼻和非堵鼻状态下分别发/ɑ/音和/m/音,判断有无明显差异以确定鼻腔共鸣是否正常。

日期	发/ɑ/音时的鼻腔共鸣	发/m/音时的鼻腔共鸣	鼻腔共鸣结果解释

1. 正常情况下发/ɑ/音时,是口腔共鸣;当堵鼻与非堵鼻时的发音"有"明显差异时,即为鼻音功能亢进。

2. 正常情况下发/m/音时,是鼻腔共鸣;当堵鼻与非堵鼻时的发音"无"明显差异时,即为鼻音功能低下。

共振峰测量:让患者分别说出/ɑ/、/i/、/u/(或模仿发音),通过测量/ɑ/的 F_1、/i/和/u/的 F_2 是否减小来判定患者聚焦障碍的情况。

	F_1	F_2	错误走向
/ɑ/			
/i/			
/u/			

1. 如果/ɑ/的 F_1 值大于相应性别组的参考值 20%以上,说明患者可能存在喉位聚焦。

2. 如果/u/的 F_2 值大于相应性别组的参考值 20%以上,说明患者可能存在前位聚焦。

3. 如果/u/的 F_2 值小于相应性别组的参考值 20%以上,说明患者可能存在后位聚焦。

评价:

检查者: 日期:

最长声时（MPT）、最大数数能力（MCA）参考标准　　　　　　　　单位：s

年龄	最长声时的最小要求 [m-2σ]		最长声时的训练目标 [m-σ，m+σ]		最大数数能力的最小要求		最大数数能力的训练目标	
	男	女	男	女	男	女	男	女
4 岁	2	2	2.8~5.0	2.5~4.9	2	2	4	2
5 岁	4	4	4.7~5.9	4.6~5.6	3	3	5	3
6 岁	6	6	6.9~7.9	6.4~7.4	3	3	6	3
7 岁	8	8	8.5~10.1	8.3~9.5	5	5	7	5
8 岁	8	8	8.9~11.9	8.7~10.7	5	5	8	5
9 岁	9	9	9.8~12.6	9.9~11.7	6	6	9	6
10 岁	9	9	10.5~13.9	9.9~12.9	7	7	10	7
11 岁	10	10	10.7~12.3	10.9~13.5	7	7	11	7
12 岁	10	10	11.8~13.8	10.9~13.5	7	7	12	7
13 岁	11	11	12.9~16.1	12.2~15.4	8	8	13	8
14 岁	12	12	13.7~19.7	13.4~17.2	8	8	14	8
15 岁	12	12	14.8~20.8	13.3~19.5	8	8	15	8
16 岁	20	15	22.0~25.6	15.7~17.9	12	10	16	12
17 岁	21	15	23.4~27.8	15.6~17.8	13	10	17	13
18~40 岁	22	15	23.6	15.7	14	10	18	12

中国人言语基频 F_0 参考标准　　　　　　　　单位：Hz

年龄	言语基频训练目标 m		言语基频变化状况 [m-σ，m+σ]		言语基频范围训练目标 F_0（max-min）	
	男	女	男	女	男	女
3 岁	400/g¹	380/#f¹	378~422	352~408	240	223
4 岁	380/#f¹	355/f¹	353~407	324~386	200	200
5 岁	355/f¹	335/e¹	330~380	328~382	200	200
6 岁	325/e¹	295/d¹	297~353	275~315	200	200
7 岁	295/d¹	282/#c¹	268~322	259~305	150	175
8 岁	295/d¹	275/#c¹	272~318	257~293	150	175
9 岁	260/c¹	270/c¹	232~288	252~288	150	175
10 岁	245/b	265/c¹	223~267	249~281	150	175
11 岁	225/a	265/c¹	196~254	248~282	150	175
12 岁	210/#g	260/c¹	184~236	246~274	150	175
13 岁	195/g	245/b	170~220	228~262	100	150
14 岁	180/f	235/#a	152~208	218~253	100	150
15 岁	170/e	220/a	136~204	201~239	100	150
16 岁	150/d	215/a	128~172	197~233	100	125
17 岁	140/#c	210/#g	118~162	194~226	100	125
18~40 岁	125/B	230/#a	104~146	206~254	100	125

中国人平均言语基频的参考标准（m±σ） 单位：Hz

年龄	男					女				
	m−2σ	m−σ	m	m+σ	m+2σ	m−2σ	m−σ	m	m+σ	m+2σ
1 岁	259	420	580	741	901	167	383	600	817	1033
2 岁	272	411	550	689	828	193	357	520	683	847
3 岁	356	378	400	422	444	324	352	380	408	436
4 岁	326	353	380	407	434	294	324	355	386	416
5 岁	306	330	355	380	404	301	328	335	382	409
6 岁	268	297	325	353	382	254	275	295	315	336
7 岁	241	268	295	322	349	236	259	282	305	328
8 岁	248	272	295	318	342	239	257	275	293	311
9 岁	205	232	260	288	315	235	252	270	288	305
10 岁	200	223	245	267	290	233	249	265	281	297
11 岁	168	196	225	254	282	232	248	265	282	298
12 岁	157	184	210	236	263	232	246	260	274	288
13 岁	144	170	195	220	246	211	228	245	262	279
14 岁	124	152	180	208	236	200	218	235	253	270
15 岁	102	136	170	204	238	182	201	220	239	258
16 岁	106	128	150	172	194	179	197	215	233	251
17 岁	96	118	140	162	184	178	194	210	226	242
18~40 岁	83	104	125	146	167	182	206	230	254	278
41~50 岁	85	98	110	122	135	178	189	200	211	222
51~60 岁	95	110	125	140	155	150	170	190	210	230
61~70 岁	86	98	110	122	134	135	163	190	217	245
71~80 岁	109	122	135	148	161	134	154	175	196	216
81~90 岁	104	127	150	173	196	132	154	175	196	218

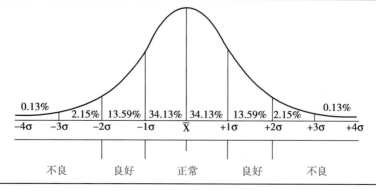

正常成人/ɑ/、i、u/的共振峰参考值　　　　　　　　　　　　　单位:Hz

组别	男		女	
	F_1	F_2	F_1	F_2
/ɑ/	696	1 137	979	1 534
/i/	278	2 182	302	2 809
/u/	329	660	313	673

附录 2-7　口部运动功能评估(成人版)

下颌运动功能		唇运动功能		舌运动功能			
项目	得分	项目	得分	项目	得分	项目	得分
自然状态	/4	自然状态	/4	自然状态	/4	舌尖左右交替	/4
咬肌肌力	/4	流涎	/4	舌肌力检查	/4	舌尖前后交替	/4
向下运动	/4	唇面部肌群肌力	/4	舌尖前伸	/4	舌尖上下交替	/4
向上运动	/4	展唇运动	/4	舌尖下舔颌	/4	马蹄形上抬模式	/4
向左运动	/4	圆唇运动	/4	舌尖上舔唇	/4	舌两侧缘上抬模式	/4
向右运动	/4	唇闭合运动	/4	舌尖上舔齿龈	/4	舌前部上抬模式	/4
前伸运动	/4	圆展交替运动	/4	舌尖左舔嘴角	/4	舌后部上抬模式	/4
上下连续运动	/4	唇齿接触运动	/4	舌尖右舔嘴角	/4		
左右连续运动	/4			舌尖上舔硬腭	/4		
下颌总分	/36	唇总分	/36	舌总分		/36	
口部运动功能总分				%(/132)			

注意:有五个不同等级(0、1、2、3、4)。

构音运动功能客观测量记录表

日期	下颌距/Hz	舌距/Hz	舌域图	解释

评价:

检查者:　　　　　　　日期:

下颌口部运动功能评估分级标准

评估项目	指导语	0级(0分)	1级(1分)	2级(2分)	3级(3分)	4级(4分)
下颌在自然状态下的形状及位置	在自然放松状态下,静观1min。记录下颌的位置及运动。	全开位或上下牙紧密接触,不会动。	处于全开位或上下牙紧密接触,偶能瞬间向上或向下运动。	下颌处于半开位,但下颌在水平位上左右歪斜,或前突或后缩。	下颌处于水平正中,上下牙无接触,有楔形缝隙,但不能保持3s。	下颌处于姿势位,水平正中,上下牙无接触,有楔形缝隙,能保持3s。
咬肌肌力	治疗师示范,"咬紧牙关,让咬肌凸起来,坚持到我数3下。"	无反应。	有意识做,但无法做到,用眼睛、头或肩代替。	仅能咬住单侧,或咬时无力。	能紧紧咬住,但不能保持3s。	能紧紧咬住,并保持3s。
下颌向下运动	治疗师示范,"嘴巴尽可能张大,坚持到我数3下。"	无反应。	有意识做,但无法做到,用眼睛、头或肩代替	下颌不能完全打开,伴有左或右歪斜。	能充分打开下颌,但不能保持3s。	下颌轻松、充分打开,并能保持3s。
下颌向上运动	治疗师示范,"闭紧下颌,坚持到我数3下。"	无反应。	有意识做,但无法做到,用眼睛、头或肩代替。	下颌不能完全闭合,有急动,或伴有左或右歪斜。	下颌能充分紧闭,但不能保持3s。	下颌轻松、充分紧闭,并能保持3s。
下颌向左运动	治疗师示范,"下颌向左运动,坚持到我数3下。"	无反应。	有意识做,但无法做到,用眼睛、头或肩代替。	下颌能向左侧运动,但运动幅度小或无力。	下颌能充分向左运动,但不能保持3s。	下颌轻松、充分向左运动,并能保持3s。
下颌向右运动	治疗师示范,"下颌向右运动,坚持到我数3下。"	无反应。	有意识做,但无法做到,用眼睛、头或肩代替。	下颌能向右侧运动,但运动幅度较小或无力。	下颌能充分向右运动,但不能保持3s。	下颌轻松、充分向右运动,并能保持3s。
下颌前伸运动	治疗师示范,"下颌向前运动,坚持到我数3下。"	无反应。	有意识做,但无法做到,用眼睛、头或肩代替。	下颌能向前运动,但运动幅度小或无力	下颌充分向前运动,但不能保持3s。	下颌轻松、充分向前运动,并能保持3s。
下颌上下连续运动	治疗师示范,"连续打开和闭合下颌,重复3次。"	无反应。	有意识做,但无法做到,用眼睛、头或肩代替。	只能做向上或向下运动,不能连续做3次。	能连续上下运动3次,但运动不充分,缺乏力度。	下颌轻松、充分连续打开闭合3次。
下颌左右连续运动	治疗师示范,"下颌连续向左向右运动,重复3次。"	无反应。	有意识做,但无法做到,用眼睛、头或肩代替。	只能连续向一侧运动;或不能连续做3次运动;或用唇运动代替。	能连续左右运动3次,但运动不充分,缺乏力度。	下颌轻松、充分连续左右运动3次。

唇口部运动功能评估分级标准

评估项目	指导语	0级(0分)	1级(1分)	2级(2分)	3级(3分)	4级(4分)
唇在自然状态时的形态结构及位置	在自然放松状态下,静观1min。	双唇严重不对称,位置几乎无变化。	上唇回缩或下唇回缩严重,上唇或下唇有抖动,但患者不知复位。	上唇或下唇轻微抖动,但患者偶尔试图复位;或双唇不对称。	上唇或下唇轻微回缩,或轻微不对称,不易观察。	唇自然地处于水平正中位,左右对称,微微闭合。
流涎		无法控制。	身体前倾或分散注意力时流涎,有控制意识,但不能。	嘴角流涎,略微能控制。	嘴角偶有潮湿、喝水或咀嚼时轻微流涎。	没有流涎。
唇面部肌力	让我摸摸你的脸,你给我做个"鬼脸",好吗?	拒绝做。	脸颊肌肉摸上去又紧又硬或长期保持笑的样子,做鬼脸时困难;或摸上去很松软,无弹性。	脸颊肌肉较松软或较硬,做鬼脸时较容易。	脸颊肌肉摸上去有弹性,但上唇或下唇有轻微回缩。	脸颊摸上去有弹性,肌力正常。
展唇运动	跟我做笑的动作,把牙齿都露出来,坚持到我数3下。	无反应。	努力向外展但不能,用眼睛、头或肩代替或辅助。	双唇外展时需努力,嘴角不能上提;或外展幅度小,或外展时僵硬或无力。	双唇能咧开笑,但不能持续3s。	双唇轻松、充分地外展并上提,咧嘴笑,并保持3s。
圆唇运动	跟我做圆唇的动作,坚持到我数3下。	无反应。	努力圆唇却不能,用眼睛、头或肩代替或辅助。	双唇圆唇时需努力;圆唇幅度小;或圆唇时僵硬或无力。	双唇能充分紧紧地圆起来,但不能保持3s。	双唇轻松紧紧地圆起来,并保持3s。
唇闭合运动	用双唇把压舌板夹住,坚持到我数3下。	无反应。	能做闭唇动作,努力夹但夹不住压舌板,用牙齿咬。	双唇紧闭时需努力,能夹住1s就掉下来。	双唇紧紧夹住压舌板,不能保持3s。	双唇紧紧夹住压舌板,并保持3s。
圆展交替运动	跟我做笑的动作,再做圆唇动作,连续3次。	无反应。	努力做圆或展动作,但无法完成,用眼睛、头或肩代替或辅助。	只能做一项;双唇连续做圆展交替运动,但运动幅度小,速度慢或无力,或不能按顺序做3次。	双唇可以连续做圆展交替运动,但不能连续做3次。	双唇轻松、充分地做圆展交替运动,连续做3次。

续表

评估项目	指导语	0级(0分)	1级(1分)	2级(2分)	3级(3分)	4级(4分)
唇齿接触运动	跟我做上齿接触下唇的动作,坚持到我数3下。	无反应。	努力做唇齿接触动作,但无法完成,用眼睛、下颌、头或肩代替。	上齿不能咬住下唇内侧,但能咬住下唇。	上齿可以接触下唇内侧,但不能保持3s。	上齿能轻松、自如地接触到下唇内侧,并保持3s。

舌口部运动功能评估分级标准

评估项目	指导语	0级(0分)	1级(1分)	2级(2分)	3级(3分)	4级(4分)
舌的形状和位置	微张嘴,静观1min,张嘴困难,用压舌板辅助。	舌瘫软无力伸出口外或瘫软无力充满整个口腔;或舌体挛缩成球状后缩下陷到咽部。	舌体偏离明显,或舌一直在抖动,舌沿中线隆起,舌两侧松软。	舌伴有不随意运动或舌尖回缩,舌叶隆起,但舌中后部还未挛缩。	舌呈碗状,偶尔伴有不随意运动或微小的偏离。	舌能保持静止不动,呈碗状。
舌尖前伸	治疗师示范,"将舌尖前伸,坚持到我数3下。"	无反应。	舌尖努力伸未成,用唇、头、眼、下巴或肩膀运动来代替或辅助。	舌能独立伸出,但舌尖回缩,能将舌体变成束状,但看起来有点松软或呈球状。	舌尖能充分向前伸,但不能保持3s,出现轻微抖动或偏离。	舌尖能独立充分向前伸,并保持3s。
舌尖下舔下颌	治疗师示范,"舌尖向下舔下颌,坚持到我数3下。"	无反应。	舌尖试图伸出口外,但未成功,用头、眼、下巴或肩膀运动来代替。	舌体能向下舔到唇下缘,但舌尖回缩成W形,能将舌体变成束,但有点松软或呈球状。	舌尖和两侧能下舔到下颌中部,但不能保持3s,出现抖动或偏离。	舌尖和两侧能充分舔到下颌中部,并保持3s。
舌尖上舔上唇	治疗师示范,"舌尖向上舔上唇,坚持到我数3下。"	无反应。	舌尖试图伸出口外,但未成功,用头、眼、下巴或肩膀运动来代替。	舌体能向上舔到唇边缘,但舌尖回缩,能将舌体变成束状,但看起来有点松软或呈球状。	舌尖能充分向上舔到唇中部,呈尖状,但不能保持3s。	舌尖能独立充分向上舔到唇中部,呈尖状,并保持3s。
舌尖上舔齿龈	治疗师示范,"舌尖上舔齿龈,坚持到我数3下。"	无反应。	舌尖试图向上舔,但未成功,用头、眼、下巴或肩膀运动来代替。	用舌叶代替舌尖向上舔到齿龈,或舌尖卷在牙齿下,舌尖无力或抖动。	舌尖能轻松上舔齿龈,但不能保持3s。	舌尖能轻松上舔齿龈,并保持3s。

续表

评估项目	指导语	0级(0分)	1级(1分)	2级(2分)	3级(3分)	4级(4分)
舌尖左舔嘴角	治疗师示范，"舌尖用力向左舔嘴角，并保持3s。"	无反应。	舌尖试图去舔，但未成功，用头、眼、下巴或肩膀运动来代替。	舌尖回缩或无力，用舌叶代替舌尖向左舔嘴角，能将舌体变成束状，有点抖动，松软。	舌尖能充分向左舔到嘴角，但不能保持3s。	舌尖能充分向左舔到左唇角，并保持3s。
舌尖右舔嘴角	治疗师示范，"舌尖用力向右舔嘴角，并保持3s。"	无反应。	舌尖试图去舔，但未成功，用头、眼下巴或肩膀运动代替。	舌尖回缩或无力，用舌叶代替舌尖向右舔嘴角，能将舌体变成束状，有点抖动，松软。	舌尖能充分向右舔到唇角，但不能保持3s。	舌尖能充分向右舔到右唇角，保持3s。
舌尖上舔硬腭	治疗师示范，"舌尖从上齿龈正中位向后沿硬腭中线扫到软硬腭交界处。"	无反应。	舌尖试图去舔，但未成功，用头、眼、下巴或肩膀运动来代替。	舌尖回缩或无力，用舌叶代替舌尖去做，或舌尖从后向前做上述运动。	舌尖可以做该动作，但运动慢，力量稍差，有轻微抖动。	舌尖能轻松自如从上齿龈扫到软硬腭交界处。
舌尖左右交替运动	治疗师示范，"舌尖左右交替运动，来回3次。"	无反应。	舌尖试图做，但根本不会做侧向运动，用头、眼、下巴或肩膀运动来代替。	舌尖回缩或无力，用舌叶代替舌尖做左右交替运动，运动不规则，无节律。	舌尖能完成这种交替模式，但不能持续3次，运动慢，力量稍差，有轻微抖动。	舌尖能轻松自如地左右交替运动3次。
舌尖前后交替运动	治疗师示范，"舌尖前后交替运动，来回3次。"	无反应。	舌太僵硬了不能伸出口外，或舌瘫在口外不能将其缩进口内，或由头、肩膀代替其交替运动。	舌尖回缩或无力，用舌叶代替舌尖做交替运动，运动不规则，无节律。	舌尖能完成这种交替模式，但不能持续3次，运动慢，力量稍差，有轻微抖动。	舌尖能轻松自如地伸出口外又缩进口内，来回交替3次。
舌尖上下交替运动	治疗师示范，"舌尖上下交替运动，来回3次。"	无反应。	舌尖试图做，但根本不会做侧向运动，用头、眼、下巴或肩膀运动来代替。	舌尖回缩或无力，用舌叶代替舌尖做上下交替运动，运动不规则，无节律。	舌尖能完成这种交替模式，但不能持续3次，运动慢，力量稍差，有轻微抖动。	舌尖能轻松自如地舔到上下齿龈中位，并交替运动3次。

续表

评估项目	指导语	0级(0分)	1级(1分)	2级(2分)	3级(3分)	4级(4分)
马蹄形上抬模式	治疗师示范,治疗师用压舌板沿中线刺激患者舌前1/3,观察患者的反应。	无反应。	舌有主动意识,舌瘫软,压下无反应。	舌尖与舌叶未分离,多次刺激后舌两侧缘上抬,仅舌尖上抬或仅舌两侧缘上抬,马蹄形模式未形成。	多次给予刺激才出现舌碗反射,马蹄形模式才形成。	只要给予刺激就立即出现舌碗反射,马蹄形模式形成。
舌两侧缘上抬模式	治疗师示范,"嘴张开,舌两侧缘上抬,紧贴在上牙齿上。"	无反应。	舌努力做了,但舌两侧缘不能做到与上牙接触。	努力做了,但只能舌尖与上齿接触,两侧缘不能与上齿接触。或借助外力能短暂接触。	舌两侧缘可以与上齿接触,但保持时间短暂,只有1s。	嘴张开,舌两侧缘能轻松与上齿紧密接触,并保持3s。
舌前部上抬模式	治疗师示范,"舌前部向上抬起,与硬腭接触。"	无反应。	舌前部努力上抬,但不能,用头、眼、下巴或肩膀运动来代替。	舌前部不能完全自主上抬,必须借助外力辅助。	舌前部可以上抬,但持续时间只有1s。	舌后部轻松上抬,并能持续3s。
舌后部上抬模式	治疗师示范,"舌后部向上抬起,与软腭接触。"	无反应。	舌后部努力上抬,但不能,用头、眼、下巴或肩膀运动来代替。	舌后部不能完全自主上抬,必须借助外力辅助。	舌后部可以上抬,但持续时间只有1s。	舌后部轻松上抬,并能持续3s。
舌肌肌力检测	治疗师示范,"将舌尖伸出来,我用压舌板用力向里顶,你用力向外顶。"	拒绝做。	舌瘫软无力或挛缩,需要伸进口内进行检测,有意识做抵抗运动,但不能,用头、眼、下巴或肩膀运动来代替。	舌能伸出口外,舌尖与舌叶未分离,用舌叶向外顶压舌板,但肌力弱,很容易将舌顶进口内,持续时间短暂,不到1s。	舌能伸出口外,舌能努力向外用力抵抗,并能随着外力大小的变化而变化,但相持不到3s。	舌能根据外力随意调整肌力抵抗,相持时间保持3s。

附录2-8　构音语音能力评估（成人版）

黄昭鸣-韩知娟"构音50词"汉语构音能力评估表

记录说明：正确"√"；歪曲"⊗"；遗漏"⊖"；替代：实发音。

序号	词	目标音	序号	词	目标音	序号	词	目标音	序号	词	目标音
S1	桌	Zh	12	鸡	j	25	菇	g	38	拔	a
	zhūo	√		jī			gū			bá	
S2	象	iang	13	七	q	26	哭	k	39	鹅	e
	xiàng			qī			kū			é	
1	包	b	14	吸	x	27	壳	k	40	一	i
	bāo			xī			ké			yī	
2	抛	p	15	猪	zh	28	纸	zh	41	家	ia
	pāo			zhū			zhǐ			jiā	
3	猫	m	16	出	ch	29	室	sh	42	浇	iao
	māo			chū			shì			jiāo	
4	飞	f	17	书	sh	30	字	z	43	乌	u
	fēi			shū			zì			wū	
5	刀	d	18	肉	r	31	刺	c	44	雨	ü
	dāo			ròu			cì			yǔ	
6	套	t	19	紫	z	32	蓝	an	45	椅	i
	tào			zǐ			Lán			yǐ	
7	闹	n	20	粗	c	33	狼	ang	46	鼻	i
	nào			cū			láng			bí	
8	鹿	l	21	四	s	34	心	in	47	蛙	1
	lù			sì			xīn			wā	
9	高	g	22	杯	b	35	星	ing	48	娃	2
	gāo			bēi			xīng			wá	
10	铐	k	23	泡	p	36	船	uan	49	瓦	3
	kào			pào			chuán			wǎ	
11	河	h	24	稻	d	37	床	uang	50	袜	4
	hé			dào			chuáng			wà	

音位习得能力评估分表 1

声母	声母音位 习得与否	错误走向
b		
m		
d		
h		
p		
t		
g		
k		
n		
f		
j		
q		
x		
l		
z		
s		
r		
c		
zh		
ch		
sh		

音位对比能力评估分表2

记录说明:通过最小语音对的比较,给出对比结果。例如,语音对序号1中,/b/和/p/若同时正确,则记为1分,若有一个错误则记为0分。注意:符号"*"代表常见问题。

一、声母音位对比(9项)

C1. 送气塞音与不送气塞音(替代)(aspirating or not)

语音对序号	最小音位对比	卡片编号	目标音	实发音	对比结果	错误走向
1	送气	2	p			• 送气化:送气音替代不送气音
双唇音	不送气	1	b			• 替代送气*:不送气音替代送气音
2	送气	6	t			
舌尖中音	不送气	24	d			
3	送气	26	k			
舌根音	不送气	25	g			

C2. 送气塞擦音与不送气塞擦音(替代)(aspirating or not)

语音对序号	最小音位对比	卡片编号	目标音	实发音	对比结果	错误走向
4	送气	13	q			• 送气化:送气音替代不送气音
舌面音	不送气	12	j			• 替代送气*:不送气音替代送气音
5	送气	16	ch			
舌尖后音	不送气	15	zh			
6	送气	31	c			
舌尖前音	不送气	30	z			

C3. 塞音与擦音(替代)(stopping or not)

语音对序号	最小音位对比	卡片编号	目标音	实发音	对比结果	错误走向
7	塞音	27	k			• 塞音化*:塞音替代擦音
舌根音	擦音	11	h			• 替代塞音:擦音替代塞音
8	塞音	22	b			
唇音	擦音	4	f			

C4. 塞擦音与擦音(替代)(affricate or not)

语音对序号	最小音位对比	卡片编号	目标音	实发音	对比结果	错误走向
9	塞擦音	12	j			• 塞擦音化:塞擦音替代擦音
舌面音	擦音	14	x			• 替代塞擦音:擦音替代塞擦音
10	塞擦音	15	zh			
舌尖后音	擦音	17	sh			
11	塞擦音	30	z			
舌尖前音	擦音	21	s			

C5. 塞音与鼻音（替代）（nasalization or not）

语音对序号	最小音位对比	卡片编号	目标音	实发音	对比结果	错误走向
12	塞音	1	b			• 鼻音化:鼻音替代塞音
双唇音	鼻音	3	m			• 替代鼻音:塞音替代鼻音
13	塞音	24	d			
舌尖中音	鼻音	7	n			

C6. 擦音与无擦音（遗漏）（/h/deletion）

语音对序号	最小音位对比	卡片编号	目标音	实发音	对比结果	错误走向
14	擦音	11	h			• 声母/h/遗漏*
舌根音	无擦音	39	无擦音			

C7. 不同构音部位的送气塞音（替代）（fronting or backward）

语音对序号	最小音位对比	卡片编号	目标音	实发音	对比结果	错误走向
15	双唇音	23	p			• 前进化*:舌尖中音前进化,舌根音前进化
送气塞音	舌尖中音	6	t			• 退后化:舌尖中音退后化,双唇音退后化
16	双唇音	23	p			
送气塞音	舌根音	10	k			
17	舌尖中音	6	t			
送气塞音	舌根音	10	k			

C8. 不同构音部位的不送气塞音（替代）（fronting or backward）

语音对序号	最小音位对比	卡片编号	目标音	实发音	对比结果	错误走向
18	双唇音	1	b			• 前进化*:舌尖中音前进化,舌根音前进化
不送气塞音	舌尖中音	5	d			• 退后化:舌尖中音退后化,双唇音退后化
19	双唇音	1	b			
不送气塞音	舌根音	9	g			
20	舌尖中音	5	d			
不送气塞音	舌根音	9	g			

C9. 舌尖前音与舌尖后音（替代）（retroflex or not）

语音对序号	最小音位对比	卡片编号	目标音	实发音	对比结果	错误走向
21	舌尖后音	28	zh			• 卷舌化:舌尖后音替代舌尖前音
不送气塞擦音	舌尖前音	19	z			• 替代卷舌*:舌尖前音替代舌尖后音
22	舌尖后音	16	ch			
送气塞擦音	舌尖前音	20	c			
23	舌尖后音	29	sh			
擦音	舌尖前音	21	s			

二、韵母音位对比(6 项)

V1. 前鼻韵母与后鼻韵母(替代)(fronting or backward)

语音对序号	最小音位对比	卡片编号	目标音	实发音	对比结果	错误走向
24 开口呼	前鼻韵母	32	ɑn			• 鼻韵母前进化 *:后鼻韵母前进化
	后鼻韵母	33	ɑng			
25 齐齿呼	前鼻韵母	34	in			• 鼻韵母退后化:前鼻韵母退后化
	后鼻韵母	35	ing			
26 合口呼	前鼻韵母	36	uan			• 监控:**鼻流量**
	后鼻韵母	37	uang			

V2. 鼻韵母与无鼻韵母(遗漏)(nasal deletion)

语音对序号	最小音位对比	卡片编号	目标音	实发音	对比结果	错误走向
27 齐齿呼	前鼻韵母	34	in			• 鼻韵母遗漏 *
	无鼻韵母	14	i			• 监控:**鼻流量**
28 齐齿呼	后鼻韵母	35	ing			
	无鼻韵母	14	i			

V3. 三元音、双元音与单元音(遗漏)(vowel deletion)

语音对序号	最小音位对比	卡片编号	目标音	实发音	对比结果	错误走向
29 双元音	三元音	42	iɑo			• 韵母遗漏 *
	双元音	41	iɑ			• 监控:F_1、F_2
30 单元音	双元音	41	iɑ			
	单元音	12	i			

V4. 前元音与后元音(替代)(fronting or backward)

语音对序号	最小音位对比	卡片编号	目标音	实发音	对比结果	错误走向
31 高元音	前元音	40	i			• 单元音前进化 *:后元音前进化
	后元音	43	u			• 单元音退后化:前元音退后化
						• 监控:F_1、F_2

V5. 高元音与低元音(替代)(upward or downward)

语音对序号	最小音位对比	卡片编号	目标音	实发音	对比结果	错误走向
32 低元音	高元音	46	i			• 单元音升高化 *:低元音升高化
	低元音	38	ɑ			• 单元音下降化:高元音下降化
						• 监控:F_1、F_2

V6. 圆唇音与非圆唇音（替代）（retroflex or not）

语音对序号	最小音位对比	卡片编号	目标音	实发音	对比结果	错误走向
33 前高元音	圆唇音 非圆唇音	44 45	yu yi			• 圆唇化：圆唇音替代非圆唇音 • 替代圆唇*：非圆唇音替代圆唇音 • 监控：F_1、F_2

三、声调音位对比（3 项）

T1. 一声与二声（替代）（the second tone or not）

语音对序号	最小音位对比	卡片编号	目标音	实发音	对比结果	错误走向
34 一、二声	一声 二声	47 48	1 2			• 二声化：二声替代一声 • 替代二声*：一声替代二声

T2. 一声与三声（替代）（the third tone or not）

语音对序号	最小音位对比	卡片编号	目标音	实发音	对比结果	错误走向
35 一、三声	一声 三声	47 49	1 3			• 三声化：三声替代一声 • 替代三声*：一声替代三声

T3. 一声与四声（替代）（the fourth tone or not）

语音对序号	最小音位对比	卡片编号	目标音	实发音	对比结果	错误走向
36 一、四声	一声 四声	47 50	1 4			• 四声化：四声替代一声 • 替代四声*：一声替代四声

音位对比能力评估分表 3

音位对习得与否		最小音位对	错误走向
C6		擦音与无擦音	
V4		前元音与后元音	
V5		高元音与低元音	
V6		圆唇音与非圆唇音	
T1		一声与二声	
T3		一声与四声	
V3		三、双、单元音	
C7		不同构音部位的送气塞音	
C1		送气塞音与不送气塞音*	
C3		塞音与擦音	
C5		塞音与鼻音	
C8		不同构音部位的不送气塞音	
C2		送气塞擦音与不送气塞擦音*	
V1		前鼻韵母与后鼻韵母*	
V2		鼻韵母与无鼻韵母	
C4		塞擦音与擦音*	
T2		一声与三声	
C9		舌尖前音与舌尖后音*	

注意：*为核心音位对比。

构音清晰度评估分表 4

声母音位对比			韵母音位对比			声调音位对比		
	语音对序号	最小音位对比得分		语音对序号	最小音位对比得分		语音对序号	最小音位对比得分
1	不送气塞音与送气塞音	/（3 对）	10	前鼻韵母与后鼻韵母	/（3 对）	16	一声与二声	/（1 对）
2	送气塞擦音与不送气塞擦音	/（3 对）	11	鼻韵母与无鼻韵母	/（2 对）	17	一声与三声	/（1 对）
3	塞音与擦音	/（2 对）	12	三元音、双元音与单元音	/（2 对）	18	一声与四声	/（1 对）
4	塞擦音与擦音	/（3 对）	13	前元音与后元音	/（1 对）			
5	塞音与鼻音	/（2 对）	14	高元音与低元音	/（1 对）			
6	擦音与无擦音	/（1 对）	15	圆唇音与非圆唇音	/（1 对）			
7	不同构音部位的送气塞音	/（3 对）						
8	不同构音部位的不送气塞音	/（3 对）						
9	舌尖前音与舌尖后音	/（3 对）						
合计		/（23 对）	合计		/（10 对）	合计		/（3 对）
构音清晰度（%）：			/（36 对）=		（%）			

评价：

检查者：　　　　　　日期：

附录 2-9 言语障碍诊断评估报告(成人版)

姓名＿＿＿＿＿＿＿＿＿＿＿＿＿出生日期＿＿＿＿＿＿＿＿＿＿＿＿＿性别:□ 男 □ 女

检查者＿＿＿＿＿＿＿＿＿＿＿评估日期＿＿＿＿＿＿＿＿＿＿＿编号＿＿＿＿＿＿＿＿

疾病类型:□ 脑外伤 □ 脑血管病变 □ 神经病变 □ 神经退化性疾病 □ 其他

障碍类型:□ 弛缓型 □ 痉挛型 □ 运动失调型 □ 运动不及型 □ 运动过度型 □ 综合型
　　　　　□ 单侧上运动神经元型

一、目前情况

二、评估结果

呼吸系统	呼吸方式	自然状态	□ 胸式 □ 腹式 □ 胸腹连动		□ 显著 □ 不显著	
		言语状态	□ 胸式 □ 腹式 □ 胸腹连动		□ 显著 □ 不显著	
	最长声时	MPT(s)=				
	最大数数能力	MCA(s)=				
发声系统	言语基频	平均基频(Hz)			基频标准差	
	嗓音功能	嘶哑声 G			粗糙声 R	
					气息声 B	
		声门关闭程度			声带振动规律性	
共鸣系统	主观评估	鼻腔共鸣/ɑ/			鼻腔共鸣/m/	
	鼻流量测量	平均鼻流量(%)				
构音系统	口部运动功能评估	下颌				
		唇				
		舌				
	构音运动功能评估	下颌距(Hz)			舌距(Hz)	
		舌域图				
	构音语音能力评估	汉语构音语音清晰度(%)			声母构音清晰度(%)	
		声调构音清晰度(%)			韵母构音清晰度(%)	

续表

韵律(语音)系统	连续语音清晰度	字清晰度(%)		句清晰度(%)	
		连续语音清晰度(%)			
	连续语音流利性	言语速率		构音速率	
		平均音节时长(s)		平均停顿时长(s)	
		发音时长比(%)			

三、评估结果分析

1. 呼吸方面

2. 发声方面

3. 共鸣方面

4. 构音方面

5. 韵律(语音)方面

四、康复建议

附录2-10 言语障碍精准评估表(成人版)

姓名_____出生日期_____性别:□ 男　□ 女

检查者_____评估日期_____编号_____

疾病类型:□ 脑外伤　□ 脑血管病变　□ 神经病变　□ 神经退化性疾病　□ 其他

障碍类型:□ 弛缓型　□ 痉挛型　□ 运动失调型　□ 运动不及型　□ 运动过度型　□ 综合型

　　　　　□ 单侧上运动神经元型

音位习得精准评估

音位习得记录、走向(记录一个)。

1. 记录说明:每个声韵组合或单、双、三音节词测 3 次,正确记为 1,错误记为 0;错误走向——**正确**"√";**歪曲**"⊗";**遗漏**"⊖";**替代**:实发音。

2. 语料选择:前测词语 3~5 个。每个声母训练时首次前后测选择目标声母与核心韵母/ɑ、i、u/组成的声韵组合,后续前后测根据儿童能力情况选择目标声母与开口呼、齐齿呼、合口呼、嘬口呼韵母组成的有代表性的单音节词、双音节词和三音节词。

日期	阶段	音位	声韵组合	音位习得情况					
				前测	错误走向	正确率	后测	错误走向	正确率

音位对比精准评估

音位对比记录、走向。音位对两个音位同时正确,记为 1 分,若有一个错误则记为 0 分。

1. 记录说明:声母音位对比,每次最多测 2 对,每对测 3 次,正确 1,不正确 0。

2. 特征:送气与不送气塞音(AUS)、送气与不送气塞擦音(AUA)、塞音与擦音(SF)、塞擦音与擦音(AF)、塞音与鼻音(SN)、擦音与无擦音(FN)、送气塞音的构音部位(ASP)、不送气塞音的构音部位(USP)、舌尖后音与舌尖前音(RU)。

日期	音位对	音位对比	目标音	实发音	音位对比情况			
					前测	正确率	后测	正确率
		特征: 序号:						
		特征: 序号:						
		特征: 序号:						
		特征: 序号:						
		特征: 序号:						
		特征: 序号:						
		特征: 序号:						
		特征: 序号:						
		特征: 序号:						
		特征: 序号:						

言语支持精准评估

日期	发音状态	语料	前测		差异	后测		差异
	停顿起音 （适中-缓慢）							
	音节时长 （习惯-延长）							
	音调变化 （习惯-□高/□低）							
	停顿起音 （适中-缓慢）							
	音节时长 （习惯-延长）							
	音调变化 （习惯-□高/□低）							
	停顿起音 （适中-缓慢）							
	音节时长 （习惯-延长）							
	音调变化 （习惯-□高/□低）							
	停顿起音 （适中-缓慢）							
	音节时长 （习惯-延长）							
	音调变化 （习惯-□高/□低）							
	停顿起音 （适中-缓慢）							
	音节时长 （习惯-延长）							
	音调变化 （习惯-□高/□低）							

1. 记录说明：差异明显 Y，差异不明显 N。**先主观评估，有明显主观差异后进行客观评估**。若客观测量差异明显可不再进行训练和后测。

2. 高音调者：记录（习惯-低）；低音调者、正常音调者：记录（习惯-高）。

3. 差异明显是指 2 次测量差异至少在 10%~20%。

4. "停顿起音"前后测的记录单位是"s"；"音节时长"前后测的记录单位是"s"；"音调变化前后测的记录单位是"Hz"。

构音运动功能精准评估

模仿下颌、舌运动,然后在模仿下颌、舌运动的同时采用"慢板节奏Ⅱ"进行发音。

日期	下颌运动 慢板节奏Ⅱ,/i-A-i/			舌运动 慢板节奏Ⅱ,/i-U-i/		
	前测 ΔF_0	后测 ΔF_0	差异	前测 ΔF_0	后测 ΔF_0	差异

模仿下颌、舌的运动,然后在模仿下颌、舌的运动的同时采用"行板节奏Ⅰ"进行发音。

日期	下颌运动 行板节奏Ⅰ,/i-A-I-A/			舌运动 行板节奏Ⅰ,/i-U-I-U/		
	前测 ΔF_0	后测 ΔF_0	差异	前测 ΔF_0	后测 ΔF_0	差异

1. ΔF_0 是指基频有效范围(**手动选取**)。
2. ΔF_0 明显变化是指前、后测差异男性至少 5Hz、女性至少 10Hz、儿童至少 15Hz。
3. 记录说明:差异 Y,无差异 N。

评价:

检查者:　　　　　　日期:

附录 2-11 言语障碍诊断评估报告(示例)

姓名	乐乐	出生日期	2013.6.1	性别:☑男 □女
检查者	何德玲	评估日期	2017.7.17	编号_____

障碍类型:□智力障碍 ☑听力障碍 □脑瘫 □自闭症 □发育迟缓 □其他

一、目前情况

患儿 2013 年 6 月 1 日出生,新生儿听力筛查未通过,于 2015 年 7 月在×××医院检查听力,检查结果显示左耳 85dB、右耳 70dB,并于同年双耳佩戴助听器,进入当地康复机构。康复 1 年半后效果不显著,于 2017 年 1 月左耳植入人工耳蜗,2017 年 3 月开机,右耳仍然佩戴助听器,于 2017 年 4 月进入本机构进行康复训练。左耳重建效果为最适,右耳补偿效果为适合。

目前情况:**听觉方面**,正在进行听觉声母音位对识别训练;**言语方面**:存在呼吸发声不协调的问题(可能是呼吸支持不足导致的),存在后位聚焦的问题;**构音方面**,正在进行声母/d/的构音训练;**在口部运动方面**,口部触觉感知为弱敏,平时喜欢咬手指,喜欢软食,下颌、唇、舌转换运动稳定性较差,咬肌、舌肌肌力较弱。

二、评估结果

呼吸系统	呼吸方式	自然状态	□胸式 ☑腹式 □胸腹连动		□显著 ☑不显著	
		言语状态	□胸式 ☑腹式 □胸腹连动		□显著 ☑不显著	
	最长声时	MPT(s)= 2.1				
	最大数数能力	MCA(s)= 1.9				
发声系统	言语基频	平均基频(Hz)	363	基频标准差	25	
	嗓音功能	嘶哑声 G	0,正常	粗糙声 R	0,正常	
				气息声 B	0,正常	
		声门关闭程度	0,正常	声带振动规律性	0,正常	
共鸣系统	共振峰测量	/i/的第二共振峰 F_2(Hz)	2 710	后位聚焦	是	
	主观评估	鼻腔共鸣 /a/	正常	鼻腔共鸣 /m/	正常	
构音系统	构音运动功能评估	下颌	下颌转换运动不稳定,幅度小,下颌运动分化差,咬肌肌力小,下颌运动与唇运动未分化			
		唇	唇肌肌力较弱,唇圆展交替运动不充分,唇齿接触运动表现为用力抿双唇代替			
		舌	舌尖无力,舌运动不稳定,舌交替运动不充分、不稳定,下颌、唇、舌协同构音能力差			
	构音语音能力评估	汉语构音语音清晰度(%)	30.5	声母构音清晰度(%)	21.7	
		声调构音清晰度(%)	33	韵母构音清晰度(%)	50	

续表

三、评估结果分析

1. 呼吸方面

患儿在平静状态和言语状态下均采用腹式呼吸方式,言语状态下偶有耸肩动作和胸部起伏;

MPT 值为 2.1s,已达到同龄正常儿童的最小要求,但尚未达到训练目标,需要监控;

MCA 值为 1.9s,未达到同龄正常儿童的参考标准,提示患儿存在呼吸发声不协调的问题,考虑主要与患儿平时的言语习惯有关,患儿平时说话习惯一字一顿。

2. 发声方面

患儿的言语基频符合同龄正常儿童的参考标准,言语基频标准差也符合正常标准,且嗓音功能均正常,因此言语发声功能正常。

3. 共鸣方面

主观听感评估捏鼻和不捏鼻状态下发/ɑ/和/m/,显示患儿鼻腔共鸣功能正常;

通过客观测量发现患儿/i/的 F_2 略小于同龄正常儿童的正常范围,存在后位聚焦的问题,考虑与患儿舌体后缩有关。

4. 构音方面

（1）口部运动方面:

下颌:自然状态下,基本正常;模仿状态下,下颌运动不稳定,下颌运动幅度小,下颌转换运动差,咬肌肌力小,下颌运动与唇运动未分化;

言语状态下,/ɑ-i-u/的下颌轮替运动较差,/e/半开位稳定性较差。

唇:自然状态下,唇肌肌力较差;

模仿状态下,圆展交替运动和唇齿接触运动较差,转换运动灵活性较差;

言语状态下,/i-u/的圆展唇交替运动较差。

舌:自然状态下,舌体后缩,舌尖肥厚;模仿状态下,舌尖无力,舌尖的前伸、上下、左右运动不充分,且不稳定,舌的交替运动不灵活,无马蹄形上抬动作;

言语状态下,舌运动与下颌,唇运动未分化,协同能力较差。

（2）构音语音方面:

汉语构音清晰度为 30.5%,远低于同龄健听儿童参考标准。具体表现如下:

韵母:/ang/、/ing/、/uan/、/uang/、/iao/还未习得,其他均已习得;

声母:已习得的声母音位有/b/、/m/、/h/、/p/、/t/、/n/、/q/、/s/、/ch/;未习得的声母音位有/d/、/g/、/k/、/f/、/j/、/x/、/l/、/z/、/s/、/r/、/c/、/zh/、/sh/。

声调:一声和四声已习得,二声和三声未习得。

备注:言语流畅性较差,说话时一字一顿。

四、康复建议

（一）个别化训练

1. 呼吸方面

（1）首先采用呼吸放松训练进行呼吸肌群的放松,其次借助言语腹式呼吸训练,帮助儿童稳定腹式呼吸模式,提高言语呼吸支持能力。

目标:言语状态下采用腹式呼吸;MPT 达到同龄儿童训练目标 5s。

进度:每次 5~10min,训练 10~20 次。

（2）啭音法与重读训练慢板节奏Ⅱ相结合,并在"言语障碍测量仪 S1 或言语障碍训练仪 S2"的基频监控下,进行音调连续变化能力的训练,以提高呼吸与发声功能协调性,强调音调能连续变化,且啭音速度均匀;同时进行二、三声调的训练。

目标:MCA 稳定在 5~8s,且音调变化连贯、平稳,基本掌握二、三声调的音调变化特点。

进度:每次 5~10min。

续表

2. **发声方面**

监控患儿的音调和音调变化能力。

3. **共鸣方面**

使用口部运动训练器进行舌运动分化训练,尤其是舌前伸训练,改善患儿舌体后缩的问题,如果在患儿构音问题好转后,仍存在后位聚焦现象,可考虑进行前位音法、伸舌法,配合改变音调和响度的训练,减少后位聚焦。

目标:/i/的 F_2 达到正常范围,听感上自然舒适。

进度:每次 10~15min。

4. **构音方面**

(1)/d/的音位诱导

口部运动方面:使用推舌法等提高舌尖肌力(目标:中等力量的逆向运动抵抗 2s)。

刺激舌尖部,诱导舌尖部上抬模式(目标:舌尖部上抬至硬腭)。

弹舌、舌左右顶脸颊等,提高舌尖部力量。

音位诱导方面:/d/的错误走向为/d/-/t/,发音方式错误,用送气塞音替代了不送气塞音,应利用吹纸条和触觉感知等方式帮助患儿认识不送气的发音方式。

目标:可以正确发出/d/的本音和呼读音。

进度:每次 10~15min。

(2)/g/的音位诱导

口部运动方面:利用漱口法刺激舌根,通过抵抗法提高舌根肌力(目标:中等力量的逆向运动抵抗 3s)。

音位诱导方面:用压舌板轻轻拍打患者的后舌面,借助舌根部运动训练器或压舌板帮助患儿尝试将后舌面上抬至软腭,诱导发音;也可以按压住患儿的下颌与颈部的交界处,在释放的瞬间要求患儿发音,使患儿掌握后舌面发音的感觉。

目标:可以正确发出/g/的本音和呼读音。

进度:每次 10~15min。

(3)/k/的音位诱导

口部运动方面:利用漱口法刺激舌根,通过抵抗法提高舌根肌力(目标:中等力量的逆向运动抵抗 3s)。

音位诱导方面:同/g/的音位诱导方法,但需注意借助吹纸条、吹蜡烛等方式帮助患儿掌握送气塞音的发音方式。

目标:可以正确发出/k/的本音和呼读音。

进度:每次 10~15min。

(4)/f/的音位诱导

口部运动方面:采用工具辅助、视觉提示(照镜子),诱导习得唇齿模式(目标:可控制上唇并保持唇齿接触 3s)。

音位诱导方面:提高唇齿时的送气意识,可结合缓慢平稳送气法(吹纸条、吹蜡烛等)方式习得发音方式。

目标:患儿可以正确发出/f/的本音和呼读音。

进度:每次 10~15min。

(5)/j/的音位诱导

口部运动方面:通过抵抗法,利用工具辅助,提高舌面及舌两侧的肌力;采用压舌法或镜子提示等方法巩固和强化舌面上抬模式。

音位诱导方面:/j/的错误走向为:/j/-/q/,送气方式错误,可借助吹纸条、吹蜡烛或触觉感知等方式帮助患儿认识不送气的发音方式。

目标:患儿可以正确发出/j/的本音和呼读音。

进度:每次 10~15min。

(6) /x/的音位诱导

口部运动方面:采用动作模仿、镜子提示等方法强化舌面上抬模式。

音位诱导方面:利用压舌板、小牙刷等刺激发音部位,诱导患儿舌面上抬;结合快速用力呼气法和缓慢用力呼气法强化/x/的送气方式。

目标:患儿可以正确发出/x/的本音和呼读音。

进度:每次 10~15min。

(二) 小组康复训练

构音方面

(1) /d/的构音训练

音位习得方面:首先进行核心韵母的慢板节奏Ⅱ训练,诱导发出大/dɑ/、地/di/、肚/du/等单音节词;再按照难易程度结合慢板节奏Ⅱ依次进行/d/的单、双、三音节词训练。

音位对比方面:首先针对/d-b/、/d-t/和其他容易混淆的音位对进行听觉识别训练,再进行音位对比训练,最后结合行板节奏Ⅰ强化音位对的习得和对比(如:/dɑ-DA-DA-DA/、/tɑ-TA-TA-TA/、/dɑ-TA-DA-TA/)。

　　目标:/d/最小要求的 3 个单音节词、3 个双音节词和 3 个三音节词中每个词语的正确率达到 66.7%以上;音位对比正确率达到 66.7%。

进度:每次 25~30min。

(2) /g/的构音训练

音位习得方面:首先进行核心韵母的慢板节奏Ⅱ训练,诱导发出嘎/gɑ/、骨/gu/等单音节词;再按照难易程度结合慢板节奏Ⅱ依次进行/g/的单、双、三音节词训练。

音位对比方面:首先针对/g-b/、/g-d/和其他容易混淆的音位对进行听觉识别训练,再进行音位对比训练,最后结合行板节奏Ⅰ强化音位对的习得和对比(如:/gɑ-GA-GA-GA/、/dɑ-DA-DA-DA/、/gɑ-DA-GA-DA/)。

　　目标:/g/最小要求的 3 个单音节词、3 个双音节词和 3 个三音节词中每个词语的正确率达到 66.7%以上;音位对比正确率达到 66.7%。

进度:每次 25~30min。

(3) /k/的构音训练

音位习得方面:首先进行核心韵母的慢板节奏Ⅱ训练,诱导发出卡/kɑ/、哭/ku/等单音节词;再按照难易程度结合慢板节奏Ⅱ依次进行/k/的单、双、三音节词训练。

音位对比方面:首先针对/k-p/、/k-t/、/k-g/和其他容易混淆的音位对进行听觉识别训练,再进行音位对比训练,最后结合行板节奏Ⅰ强化音位对的习得和对比(如:/kɑ-KA-KA-KA/、/pɑ-PA-PA-PA/、/kɑ-PA-KA-PA/)。

　　目标:/k/最小要求的 3 个单音节词、3 个双音节词和 3 个三音节词中每个词语的正确率达到 66.7%以上;音位对比正确率达到 66.7%。

进度:每次 25~30min。

(4) /f/的构音训练

音位习得方面:首先进行核心韵母的慢板节奏Ⅱ训练,诱导发出发/fɑ/、孵/fu/等单音节词;再按照难易程度结合慢板节奏Ⅱ依次进行/f/的单、双、三音节词训练。

续表

音位对比方面:首先针对/f-b/和其他容易混淆的音位对进行听觉识别训练,再进行音位对比训练,最后结合行板节奏Ⅰ强化音位对的习得和对比(如:/fɑ-FA-FA-FA/、/bɑ-BA-BA-BA/、/fɑ-BA-FA-BA/)。

目标:/f/最小要求的 3 个单音节词、3 个双音节词和 3 个三音节词中每个词语的正确率达到 66.7% 以上;音位对比正确率达到 66.7%。

进度:每次 25~30min。

（5）/j/的构音训练

音位习得方面:首先进行核心韵母的慢板节奏Ⅱ训练,诱导发出鸡/ji/、锯/ju/等单音节词;再按照难易程度结合慢板节奏Ⅱ依次进行/j/的单、双、三音节词训练。

音位对比方面:首先针对/j-q/和其他容易混淆的音位对进行听觉识别训练,再进行音位对比训练,最后结合行板节奏Ⅰ强化音位对的习得和对比(如:/ji-JI-JI-JI/、/qi-QI-QI-QI/、/ji-QI-JI-QI/)。

目标:/j/最小要求的 3 个单音节词、3 个双音节词和 3 个三音节词中每个词语的正确率达到 66.7% 以上;音位对比正确率达到 66.7%。

进度:每次 25~30min。

（6）/x/的构音训练

音位习得方面:首先进行核心韵母的慢板节奏Ⅱ训练,诱导发出洗/xi/、须 xu/等单音节词;再按照难易程度结合慢板节奏Ⅱ依次进行/x/的单、双、三音节词训练。

音位对比方面:首先针对/x-j/和其他容易混淆的音位对进行听觉识别训练,再进行音位对比训练,最后结合行板节奏Ⅰ强化音位对的习得和对比(如:/xi-XI-XI-XI/、/ji-JI-JI-JI/、/xi-JI-XI-JI/)。

目标:/x/最小要求的 3 个单音节词、3 个双音节词和 3 个三音节词中每个词语的正确率达到 66.7% 以上;音位对比正确率达到 66.7%。

进度:每次 25~30min。

附录2-12　言语障碍精准评估表(示例)

构音康复过程中的精准评估表(儿童版)

姓名　　×××	出生日期　　2013.8.12	性别:☑男　　□女	
检查者　　黄昭鸣	评估日期　　2017.6.2 起	编号	
障碍类型:☑智障　　□听力障碍　　□脑瘫　　□自闭症　　□发育迟缓　　□其他			
听力状况:☑正常　　□异常　　听力设备:□人工耳蜗　　□助听器　　补偿效果			
进食状况:较好			
言语状况:呼吸支持能力有待加强,呼吸与发声不协调,后位聚焦;构音处于声母习得第一阶段,正在进行/d/的构音训练。			
口部触觉感知状况:较好			

音位习得精准评估

音位习得记录、走向(记录一个)。

1. 记录说明:每个声韵组合或单、双、三音节词测 3 次,正确记为 1,错误记为 0;错误走向——**正确**"√";**歪曲**"⊗";**遗漏**"⊖";**替代**:实发音。

2. 语料选择:前测词语 3~5 个。每个声母训练时首次前后测选择目标声母与核心韵母/ɑ、i、u/组成的声韵组合,后续前后测根据儿童能力情况选择目标声母与开口呼、齐齿呼、合口呼、撮口呼韵母组成的有代表性的单音节词、双音节词和三音节词。

日期	阶段	音位	声韵组合	音位习得情况					
				前测	错误走向	正确率	后测	错误走向	正确率
6.5	—	/d/	大/dɑ/	111		40%	111		66.7%
			地/di/	001	⊖		011		
			读/du/	010	/b/		011	/b/	
			刀/dɑo/	000	⊗		100	⊗	
			豆/dou/	010	⊗		110	/b/	
6.6	—	/d/	大/dɑ/				111		80%
			地/di/				111		
			读/du/				101	/b/	
			蛋/dɑn/				011	⊗	
			灯/deng/				110	/b/	
6.7	—	/d/	蛋糕/dɑn gɑo/	100	⊖	40%	110	/b/	66.7%
			钓鱼/diɑo yu/	110	/b/		111		
			动物/dong wu/	011	/b/		101	/b/	
			跌倒/die dɑo/	001	/b/		101	/b/	
			地球/di qiu/	000	⊗		010	⊖	
6.8	—	/d/	蛋糕/dɑn gɑo/				111		86.7%
			钓鱼/diɑo yu/				111		
			动物/dong wu/				111		
			大猩猩				011	/b/	
			堆雪人				011	/b/	

音位对比精准评估

音位对比记录、走向。音位对两个音位同时正确,记为 1 分,若有一个错误则记为 0 分。

1. 记录说明:声母音位对比,每次最多测 2 对,每对测 3 次,正确 1,不正确 0。

2. 特征:送气与不送气塞音(AUS)、送气与不送气塞擦音(AUA)、塞音与擦音(SF)、塞擦音与擦音(AF)、塞音与鼻音(SN)、擦音与无擦音(FN)、送气塞音的构音部位(ASP)、不送气塞音的构音部位(USP)、舌尖后音与舌尖前音(RU)。

日期	音位对	音位对比	目标音	实发音	音位对比情况			
					前测	正确率	后测	正确率
6.5	/dɑ-bɑ/	特征:USP 序号:18	/d/	/b/	001	33%	100	33%
			/b/	/b/				
		特征: 序号:						
6.6	/dɑ-bɑ/	特征:USP 序号:18	/d/	/b/			010	33%
			/b/	/b/				
		特征: 序号:						
6.7	/dɑ-bɑ/	特征:USP 序号:18	/d/	/b/			111	100%
			/b/	/b/				
		特征: 序号:						
		特征: 序号:						
		特征: 序号:						
		特征: 序号:						
		特征: 序号:						

言语支持精准评估

日期	发音状态	语料	前测		差异	后测		差异
6.5	停顿起音 （适中-缓慢）	大/dɑ/			N			N
	音节时长 （习惯-延长）	地/di/			N	0.6s	0.9s	Y
	音调变化 （习惯-☑高/□低）	读/du/			N			N
6.6	停顿起音 （适中-缓慢）	大			N	1.2s	1.5s	Y
	音节时长 （习惯-延长）	地						
	音调变化 （习惯-☑高/□低）	读			N	140	176	Y
6.7	停顿起音 （适中-缓慢）	蛋糕			N	0.9s	1.2s	Y
	音节时长 （习惯-延长）	钓鱼			N	0.8s	1.1s	Y
	音调变化 （习惯-☑高/□低）	动物			N			N
6.8	停顿起音 （适中-缓慢）	蛋糕						
	音节时长 （习惯-延长）	钓鱼						
	音调变化 （习惯-☑高/□低）	动物				136Hz	168Hz	Y
	停顿起音 （适中-缓慢）							
	音节时长 （习惯-延长）							
	音调变化 （习惯-☑高/□低）							

1. 记录说明：差异明显 Y，差异不明显 N。**先主观评估，有明显主观差异后进行客观评估**。若客观测量差异明显可不再进行训练和后测。

2. 高音调者：记录（习惯-低）；低音调者、正常音调者：记录（习惯-高）

3. 差异明显是指 2 次测量差异至少在 10%～20%。

4. "停顿起音"前后测的记录单位是"s"；"音节时长"前后测的记录单位是"s"；音调变化前后测的记录单位是"Hz"。

构音运动功能精准评估

模仿下颌、舌运动,然后在模仿下颌、舌运动的同时采用"慢板节奏Ⅱ"进行发音。

日期	下颌运动 慢板节奏Ⅱ,/i-A-i/			舌运动 慢板节奏Ⅱ,/i-U-i/		
	前测 ΔF_0	后测 ΔF_0	差异	前测 ΔF_0	后测 ΔF_0	差异
6.5			N			N
6.6	109Hz	146Hz	Y			N
6.7				119Hz	158Hz	Y

模仿下颌、舌的运动,然后在模仿下颌、舌的运动的同时采用"行板节奏Ⅰ"进行发音。

日期	下颌运动 行板节奏Ⅰ,/i-A-I-A/			舌运动 行板节奏Ⅰ,/i-U-I-U/		
	前测 ΔF_0	后测 ΔF_0	差异	前测 ΔF_0	后测 ΔF_0	差异
6.7			N			N
6.8	127Hz	166Hz	Y	118Hz	159Hz	Y

1. ΔF_0 是指基频有效范围(**手动选取**);
2. ΔF_0 明显变化是指前、后测差异男性至少 5Hz、女性至少 10Hz、儿童至少 15Hz。
3. 记录说明:差异 Y,无差异 N。

评价:构音能力处于声母习得第一阶段,正在进行/d/的构音训练。本周音位习得训练已经从/d/的单音节词过渡到双音节(前),双音节(前)词语的正确率已经到了 67%;音位对比训练主要围绕/d-b/这一音位对开展,已经能较好地区分,正确率达到 100%;另外,构音运动功能和言语支持能力也得到了提高和改善,基本达到正常水平。下周应进一步开展/d/的双音节(后)和三音节(前)的习得训练。

检查者:黄昭鸣　　日期:2017.6.5

附录 2-13　Frenchay 构音障碍评估量表及分级标准

1) 反射
询问患者、亲属或其他有关人员,观察、评价咳嗽反射、吞咽、流涎是否有困难及困难的程度。
A. 咳嗽　提出问题:"当你吃饭或喝水时,你咳嗽或咳呛吗?""你清嗓子有困难吗?"
a 级——没有困难。
b 级——偶有困难,咳、呛或有时食物进入气管,患者主诉进食必须小心。
c 级——患者必须特别小心,每日咳呛 1~2 次,清痰可能有困难。
d 级——吃饭或喝水时频繁咳呛,或有吸入食物的危险。偶尔不是在吃饭时咳呛,例如,咽唾液时也可咳呛。

e 级——没有咳嗽反射,用鼻饲管进食或在吃饭、喝水、咽唾液时,连续咳嗽。

B. 吞咽:如有可能,亲眼观察患者喝下 140ml 温开水和吃两块饼干,要求其尽可能快地完成。并询问患者是否吞咽时有困难,记录有关进食的速度及饮食情况。

注:喝一定量的水,正常时间是 4~15s,平均 8s。超过 15s 为异常缓慢。

C. 流涎:询问患者是否有流涎,并在会话期间观察之。

a 级——没有流涎。

b 级——嘴角偶有潮湿,患者可能叙述夜间枕头是湿的(正常人在夜间也可有轻微的流涎),当喝水时轻微流涎。

c 级——当倾身向前或精力不集中时流涎,略能控制。

d 级——在静止状态下流涎非常明显,但不连续。

e 级——连续不断的过多流涎,不能控制。

2) 呼吸

A. 静止状态:根据患者坐时和没有说话时的情况,靠观察作出评价;当评价有困难时,需要向患者提出下列要求:让患者闭嘴深吸气,当听到指令后尽可能缓慢地呼出.并记下所用的秒数。正常能平稳地呼出而且平均用时为 5s。

a 级——没有困难。

b 级——吸气或呼气不平稳或缓慢。

c 级——有明显的吸气或呼气中断,或深吸气时有困难。

d 级——吸气或呼气的速度不能控制,可能显出呼吸短促,比 c 级更加严重。

e 级——患者不能完成上述动作,不能控制。

B. 言语时同患者谈话并观察呼吸:问患者在说话时或其他场合下是否有气短。下面的要求常用来进行辅助评价:让患者尽可能快地一口气数到 20(10s 内),检查者不应注意受检者的发音,只注意完成所需呼吸的次数,正常情况下要求一口气完成,但是对于腭咽闭合不全者很可能被误认为是呼吸控制较差的结果,这时可让患者捏住鼻子来区别。

a 级——没有异常。

b 级——由于呼吸控制较差,极偶然地中止平稳呼吸,患者可能申明他感到必须停下来,做一次外加的呼吸完成这一要求。

c 级——患者必须说得快,因为呼吸控制较差,声音可能消失,可能需要 4 次呼吸才能完成这一要求。

d 级——用吸气或呼气说话,或呼吸非常表浅只能运用几个词,不协调,且有明显的可变性。患者需要 7 次呼吸来完成这一要求。

e 级——由于整个呼吸缺乏控制,言语受到严重障碍。可能一次呼吸只能说一个词。

3) 唇的运动

A. 静止状态:当患者不说话时,观察唇的位置。

a 级——没有异常。

b 级——唇轻微下垂或不对称,只有熟练检查者才能观察到。

c 级——唇下垂,但是患者偶尔试图复位,位置可变。

d 级——唇不对称或变形是显而易见的。

e 级——严重不对称,或两侧严重病变,位置几乎无变化。

B. 唇角外展:要求患者做一个夸张的笑。示范并鼓励患者唇角尽量抬高,观察患者双唇抬高和收缩的运动。

a 级——没有异常。

b 级——轻微不对称,熟练的检查者才能观察到。

c 级——严重变形,只有一侧唇角抬高。

d 级——患者试图做这一动作,但是外展和抬高两项均在最小范围。

e 级——患者不能在任何一侧抬高唇角,没有唇的外展。

C. 闭唇鼓腮:让患者按要求完成下面的一项或两项动作,以帮助建立闭唇鼓腮时能达到的程度:让患者用气鼓起面颊并坚持 15s,示范并记录患者所用的秒数,注意是否有气从唇边漏出。若有鼻漏气,治疗师应该用拇示指捏住患者的鼻子;让患者清脆的发出"P"音 10 次,并鼓励患者夸张这一爆破音,记下所用的秒数并观察发"P"音后闭唇的连贯性。

a 级——极好的唇闭合,能保持唇闭合 15s 或用连贯的唇闭合来重复发出"P""P"之音。

b 级——偶尔漏气,气冲出唇在爆破音的每次发音中唇闭合不一致。

c 级——患者能保持唇闭合 7~10s,在发音时观察有唇闭合,但不能坚持,听不到发音。

d 级——很差的唇闭合,唇的一部分闭合丧失,患者试图闭合,但不能坚持,听不到发音。

e 级——患者不能保持任何唇闭合,看不见也听不到患者发音。

D. 交替动作:让患者在 10s 内重复发"u""i" 10 次,让患者做夸张动作并使速度与动作相一致(每秒做一次),记下所用秒数,可不必要求患者发出声音。

a 级——患者能在 10s 内有节奏地连接做这两个动作,显示出很好的唇收拢和外展。

b 级——患者能在 15s 内连续做这两个动作,在唇收拢及外展时,可能出现有节奏的颤抖或改变。

c 级——患者试图做这两个动作,似很费力,一个动作可能在正常范围内,但是另一个动作严重变形。

d 级——可辨别出唇形有所不同,或一个唇形的形成需做 3 次努力。

e 级——患者不可能做任何动作。

E. 言语时:观察会话时唇的动作(运动),重点注意唇在所有发音时的形状。

a 级——唇动作(运动)在正常范围内。

b 级——唇动作(运动)有些减弱或过度,偶有漏音。

c 级——唇动作(运动)较差,听起来呈现微弱的声音或爆破音、嘴唇形状有许多遗漏。

d 级——患者有一些唇动作(运动),但听不到发音。

e 级——没有观察到两唇的动作(运动),或在试图说话时唇的运动。

4) 颌的位置

A. 静止状态:当患者没有说话时观察颌的位置:

a 级——颌自然地处于正常位置。

b 级——颌偶尔下垂,或偶尔过度闭合。

c 级——颌下垂,松弛地张开,偶尔试图闭合或频繁试图复位。

d 级——大部分时间颌松弛地张开,且可看到缓慢不随意的运动。

e 级——颌下垂很大地张开着,或非常紧地闭住,偏斜非常严重,不能复位。

B. 言语时:当患者说话时观察其颌的位置。

a 级——无异常。

b 级——疲劳时有最小限度的偏离。

c 级——颌没有固定的位置或颌明显地痉挛,但是在有意识的控制之下。

d 级——明显存在一些有意识的控制,但是有严重的异常。

e 级——在试图说话时,颌没有明显的运动。

5) 软腭运动

A. 反流:观察并询问患者吃饭或喝水时是否进入鼻腔。

a 级——无进入鼻腔。

b 级——偶尔进入鼻腔,咳嗽时偶然出现。

c 级——患者述说一周内发生几次。

d 级——在每次进餐时,至少有一次。

e 级——患者进食流质或食物时,接连发生困难。

B. 抬高:让患者发"啊—啊—啊"5 次,在每个"啊"之间有一个充分的停顿,为的是使软腭有时间下降,观察患者在活动时间内软腭的运动。

　　a 级——软腭运动充分保持对称性。

　　b 级——轻微的不对称,但是运动能完成。

　　c 级——在所有的发音中软腭运动减退,或严重不对称。

　　d 级——软腭仅有一些最小限度的运动。

　　e 级——软腭无抬高或无运动。

　　C. 言语时:在会话中出现鼻音和鼻漏气音。可以用下面的要求来帮助评价:让患者说"妹(mei)""配(pei)"内(nei)""贝"(bei),治疗师注意此时唇的变化。

　　a 级——共鸣正常没有鼻漏气音。

　　b 级——轻微的鼻音过重和不平稳的鼻共鸣或偶然有轻微鼻漏气音。

　　c 级——中度的鼻音过重或缺乏鼻共鸣,有一些鼻漏气音。

　　d 级——中度到过重的鼻音或缺乏鼻共鸣,或明显的鼻漏气音。

　　e 级——严重的鼻音或鼻漏气音。

　　6) 喉的运动

　　A 发音时间:让患者尽可能地说"啊",记下所用的秒数和每次发音清晰度。

　　a 级——患者能持续发"啊"15s。

　　b 级——患者能持续发"啊"10s。

　　c 级——患者能持续发"啊"5~10s,发音断续沙哑或中断。

　　d 级——患者能清楚持续发"啊"3~5s 或能发"啊"5~10s,但是有明显的沙哑。

　　e 级——患者不能持续清楚地发"啊"3s。

　　B. 音高:让患者唱音阶(至少 6 个音符),并在患者唱时作评价:

　　a 级——无异常。

　　b 级——好,但是患者显出一些困难,嗓音嘶哑或吃力。

　　c 级——患者能表现 4 个清楚的音高变化,不均匀地上升。

　　d 级——音高变化极小,显出高低音间有差异。

　　e 级——音高无变化。

　　C. 音量:让患者从 1 数到 5,逐次增大音量。开始用低音,结束用高音。

　　a 级——患者能用有控制的方式来改变音量。

　　b 级——中度困难,偶尔数数声音相似。

　　c 级——音量有变化,但是有明显的不均匀改变。

　　d 级——音量只有轻微的变化,很难控制。

　　e 级——音量无变化或者全部过小或过大。

　　D 言语:注意患者在会话中是否发音清晰,音量和音高是否适宜。

　　a 级——无异常。

　　b 级——轻微的沙哑,或偶尔不恰当地运用音量或音高,只有治疗师能注意到这一轻微的改变。

　　c 级——由于话语长,音质发生变化,频繁地调整发音或音高困难。

　　d 级——发音连续出现变化,在持续清晰地发音及音量、音调上都有困难。如果其中任何一项始终有困难,评分应该定在这一级上。

　　e 级——声音严重异常,可以明显出现 2 个或全部以下特征:连续的沙哑,连续不恰当地运用音高和音量。

　　7) 舌的运动

　　A. 静止状态:让患者张开嘴,在静止状态下观察舌 1min,如果患者保持张嘴有困难,可用压舌板放在其牙齿两边的边缘。

　　a 级——无异常。

b 级——舌显出偶尔的不随意运动,或最低限度的偏离。

c 级——舌明显偏向一边,或不随意运动明显。

d 级——舌的一侧明显皱缩,或呈束状。

e 级——舌显出严重的不正常,即舌体小、皱缩或过度肥大。

B. 伸出:让患者完全伸出舌,并收回 5 次,速度要求是 4s 内收缩 4 次,记下所用的秒数。

a 级——舌在正常范围的平稳活动。

b 级——活动慢(4~6s),其余正常。

c 级——伸舌不规则,或伴随面部怪相,伴有明显的震颤或在 6~8s 完成。

d 级——患者只能把舌伸出唇,或运动不超过 2 次,完成时间超过 8s。

e 级——患者不能做这一动作,舌不能伸出唇。

C. 抬高:让患者把舌伸出指向鼻,然后向下指向下颌,连续 5 次。在做这一动作时鼓励保持张嘴,速度要求为 6s 内运转 5 次。记录测试时间。

a 级——无异常。

b 级——活动好,但慢(8s 内)。

c 级——两方面都能运动,但吃力或不完全。

d 级——只能向一方向运动,或运动迟钝。

e 级——患者不能完成这一活动,舌不能抬高或下降。

D. 两侧运动:让患者伸舌,从一边到另一边运动 5 次,示范在 4s 内完成。

a 级——无异常。

b 级——活动好,但慢(5~6s 完成)。

c 级——两方面都能运动,但吃力或不完全,可在 6~8s 内完成。

d 级——只能向一侧运动,或不能保持,或 8~10s 完成。

e 级——患者不能做任何运动,或超过 10s 才能完成。

E. 交替发音:让患者以尽可能快的速度说"喀(ka)拉(la)"10 次,记下秒数。

a 级——无困难。

b 级——有一些困难,轻微的不协调,稍慢,完成需要 5~7s。

c 级——发音时一个较好,另一个较差,需 10s 才能完成。

d 级——舌仅在位置上有变化,只能识别出不同的声响,听不到清晰的词。

e 级——舌无位置的改变。

F. 言语时:记下舌在会话中的运动。

a 级——无异常。

b 级——舌运动稍微不准确,偶有发错的音。

c 级——在会话过程中需经常纠正发音,运动缓慢,言语吃力,个别辅音省略。

d 级——运动严重变形,发音固定在一个位置上,舌位严重偏离正常,元音变形,辅音频繁遗漏。

e 级——舌无明显的运动。

8）言语

A. 读字:方法:打乱卡片,字面朝下放置,随意选 12 张卡片。注意:治疗师不要看卡片,患者自己或治疗师帮其揭开卡片,让患者读字,治疗师记下所能听明白的字。12 个卡片中的前两个为练习卡,其余 10 个为测验卡。当患者读出所有的卡片时,用这些卡片对照所记下的字,把正确的字加起来,记下数量,用下列方法评分。

a 级——10 个字均正确,言语容易理解。

b 级——10 个字均正确,但是治疗师必须特别仔细听,并猜测所听到的字。

c 级——7~9 个字说得正确。

d 级——5 个字说得正确。

e 级——2 个或更少的字说得正确。

B. 读句：

运用这些卡片，按照前一部分所做的方法进行，用同样的方法评分。

a 级——10 个词均正确，言语容易理解。

b 级——10 个词均正确，但是治疗师必须特别仔细听，并猜测所听到的字。

c 级——7~9 个词说得正确。

d 级——5 个词说得正确。

e 级——2 个或更少的词说得正确。

C. 会话：鼓励患者会话，大约持续 5min，询问有关工作、所在业余爱好和亲属等。

a 级——无异常。

b 级——言语异常，但可理解，偶尔需患者重复。

c 级——言语严重障碍，其中能明白一半，经常重复。

d 级——偶尔能听懂。

e 级——完全听不懂患者的语言。

D. 速度：从会话分测验的录音带中，判断患者的言语速度，计算每分钟字的数量，填在图表中适当的范围内。正常言语速度为 2 字/s 左右，100~200 字/min，每一级为每分钟 12 个字。

a 级——每分钟 108 个字以上。

b 级——每分钟 84~95 个字。

c 级——每分钟 60~71 个字。

d 级——每分钟 36~47 个字。

e 级——每分钟 23 个字以下。

以 a 项数/总项数为评价指标，正常：28~27/28，轻度障碍：26~18/28，中度障碍：17~14/28，重度障碍：13~7/28，极重度障碍：6~0/28。

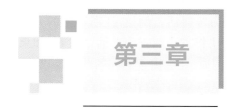

第三章

言语障碍的治疗原则与方法

本章主要围绕言语障碍的治疗展开。首先介绍言语障碍的治疗原则,接着重点阐述言语障碍的治疗方法,主要以构音治疗为主,包括口部运动治疗、构音运动治疗、构音语音训练和重读治疗法,另外,还介绍了辅助沟通策略和言语呼吸、发声、共鸣障碍的治疗方法。最后简单介绍了言语障碍康复治疗中的常用仪器设备及辅具。

第一节　言语障碍的治疗原则

言语障碍治疗的最终目的是改善患者言语的清晰度和可懂度,因此,本书重点关注言语障碍中的构音问题。治疗应在安静的场所进行,针对患者的言语障碍特征,遵循言语障碍治疗的原则,采用个别化康复、智慧小组康复和家庭康复相结合的治疗形式展开。

一、治疗对象

本书中言语障碍的治疗对象包括运动性言语障碍患者(神经性言语障碍和言语失用症)、功能性构音障碍患者、器质性构音障碍术后的患者、音韵障碍患者以及言语流畅性障碍患者等。

1. 运动性言语障碍患者　运动性言语障碍(motor speech disorder)包括神经性言语障碍(dysarthria)和言语失用症(apraxia of speech,AOS)。

神经性言语障碍是由于人体大脑执行语言说话动作的神经肌肉失常而导致的沟通障碍,此定义强调了与言语相关的呼吸、发声、共鸣、构音、韵律方面的障碍表现。神经性言语障碍在运动性言语障碍中占大多数,常见于脑性瘫痪、脑损伤、脑卒中、帕金森病以及其他退化性神经疾病的患者。

言语失用症患者主要是由于大脑在进行动作执行前言语动作计划的编排出现问题,即计划说话动作的组成和顺序编排出现了障碍。此类患者通常能说出简单音节的词语或词组,语音表现尚可,但若增加音节的个数或是提高语音组成的复杂程度,他们的语音表现就会明显变差,即使想努力更正,往往也无法做到。

2. 功能性构音障碍患者　功能性构音障碍(functional articulation disorder,FAD)主要表

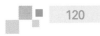

现为固定状态的发音错误,但找不到导致构音障碍的明确原因,其听力水平、构音器官的形态和运动功能均无异常。此类构音障碍多落后于同龄正常儿童,常常伴随口腔感知觉异常,构音错误主要表现为替代和省略,还有少部分是歪曲,累及声母和韵母,声母较为常见。另外,功能性构音障碍患者也可表现为地方方言难以纠正为普通话。例如,江浙一带的方言中/n/、/l/、/r/等音节,有些儿童到了小学阶段也不能很快将方言纠正为普通话发音,如果得不到及时的矫治,不仅会影响儿童的语言表达、社交与沟通,还会由于老师的严格要求、同学的嘲笑等影响其身心的发展,甚至发展为学习困难。

3. 器质性构音障碍术后的患者   器质性构音障碍(deformity dysarthria)是由于构音器官形态异常导致的构音障碍。代表性患者为唇腭裂(cleft lip and palate)患者,可通过手术来修补缺损,但部分患儿还会遗留有构音障碍。唇腭裂术后患者的构音障碍常表现为鼻音功能亢进、鼻漏气、辅音弱化、代偿性构音等,通过言语矫治可治愈或改善。

4. 音韵障碍患者   音韵障碍(phonological disorder,PD)患者往往难以运用语言规则来合成词汇语音,是发音行为背后的规则错误而影响到整个语音系统。PD患者的音韵意识问题归因于他们不具备掌握语音系统的能力,此类患者在感知音位时尤为困难,比如在音韵基础中的音节,他们很难感知到,所以不能把音节分解为音位。音韵障碍的典型特征是语音错误以一种规则的方式呈现在一组音节或者相同构音位置的音上。例如,/fei/发成/bei/,用塞音代替擦音;/t/发成/d/,/k/发成/g/,/c/发成/z/等,将所有同一部位的送气音替代为不送气塞音或塞擦音。常见于语言发育迟缓、学习障碍、听力障碍、唇腭裂等患儿。部分音韵障碍的患者,还表现出拼读困难,对音节的切分和识别障碍,明显影响学习和沟通。一般而言,具有音韵障碍的患儿,语音清晰度较低。

5. 言语流畅性障碍患者   典型的言语流畅性障碍为口吃,俗称"结巴"。全世界口吃的流行率在1%左右,言语障碍主要表现为言语节奏的紊乱,是患者说话困难或预感说话困难时所引起的一系列不自主的声音重复、延长或中断,而无法表达清楚自己所想表达的内容。如果让口吃患者反复朗读同一篇文章内容时口吃的频率会降低,口吃往往表现在文章中的同一位置、同一音节中出现口吃,这种障碍表现规律在日常谈话中也常常见到。口吃患者除了言语障碍表现外,还会伴随为了克服口吃而产生的身体部位的紧张,出现不必要的运动。例如会有喘气、歪嘴、下颌开合、鼓腮、眨眼、用手拍打身体、躯干前屈、后仰等多余动作。

二、治疗原则

由于导致言语障碍中构音问题的原因不同,针对构音问题治疗时需要以构音的生理机制为基础,结合汉语的语音学特征以及构音特征,在构音精准评估的前提下设定构音治疗目标,制定构音治疗方案和具体方法。建议进行构音治疗时,遵循以下原则:

1. 全面而精准评估   分析患者的言语系统,确定任何可能存在的障碍模式,依据评估结果制定合理的训练目标和内容。没有评估的治疗是盲目的,构音治疗的目标和方案制定,必须是依据全面而精准的言语系统评估结果而来。言语系统的评估应包括呼吸、发声、共鸣、口部运动、构音运动、构音语音的评估等内容,构音语音还应包括字、词、短语、句子、对话时的言语状况,确定所有可能存在的障碍模式,依据评估结果制定合理的训练目标和内容。

2. 干预的先后顺序,以普通儿童言语发展规律为依据   首先,儿童习得构音是有先后顺序的。一般来说,儿童在3岁之前就已经习得汉语普通话中75%的韵母,而声母的发展有明显的年龄顺序性。黄昭鸣等人认为,儿童声母构音习得顺序可分为以下五个阶段:第一阶段,/b、m、d、h/;第二阶段,/p、t、g、k、n/;第三阶段,/f、j、q、x/;第四阶段,/l、z、s、r/;第五阶段,/c、zh、sh、ch/。同时,发育顺序实际上也是声母习得的难易顺序,进行构音矫治时,可参考此标准选择患者未习得音节训练的先后顺序。

3. 早期诊断,早期干预原则　虽然正常发展的儿童也会经历音韵历程,但是如果2岁以上的儿童,有明确的导致言语障碍的病因,应早期确诊并早期干预。因为2~4岁是儿童语言快速发展的时期,在此阶段儿童大脑的可塑性较强,且还未形成明显的错误构音模式,有效的早期干预会避免很多音韵历程,逐渐缩小与同龄儿童的差异。部分学者的观点是4岁之前不诊断言语语言障碍,但这明显会错过言语矫治的最佳时期,如果儿童的确存在言语障碍,4岁时的障碍程度已经较重,已经与普通儿童的语言发展有很大的差距了。同时,对于成人患者,早期诊断、早期干预也是至关重要的,对于脑卒中患者,发病后6个月是言语功能恢复的黄金时期,对于帕金森病等退行性神经疾病,言语沟通能力影响到患者生活的每一个方面,早期干预可以延缓病程的进行,提高患者的生存质量。

4. 现代化设备与传统治疗方法相结合的原则　依据儿童的天性,在趣味、游戏、轻松愉快的氛围下进行言语障碍的训练,会增加儿童的主动参与,达到事半功倍的效果。现代化设备采用数字信号处理技术和多媒体技术,将图形、文字、声音、图像融为一体,具有形象生动、传播刺激强、时空宽广等特点。在儿童康复教育教学中将传统的治疗方法与现代化设备相结合进行训练,不仅可以优化训练内容,而且还可以提高儿童学习的兴趣、启发思维,使治疗师或教师不易讲解、儿童不易理解、枯燥的内容,通过多媒体手段,形象生动地表现出来,调动视觉、听觉等多种感官获得更好的治疗效果。同时,对于成人患者,言语沟通能力的损伤导致患者心理、情绪上产生失落、沮丧等情绪,甚至不再愿意与治疗师、家人沟通,现代化设备以人机交互的形式,不仅提供了丰富的言语治疗内容,同时对患者的表现进行即时反馈,可以帮助患者克服心理落差,增加参与言语治疗的主动性,获得更好的康复效果。

5. 重视家庭康复的原则　与国内巨大的康复需求相比,我国康复资源严重缺乏,且东西部地区差异明显,康复机构数量有限,很多患者无法进入机构接受康复治疗,此外,康复技术人员的严重缺少也是限制我国康复发展的主要因素之一。目前全国从事康复工作的专业人员不到2万人,远达不到国际上康复人员配备的标准。为弥补康复需求的巨大缺口,家庭康复日益受到重视,家庭对于患者而言是最自然、最安全的生活环境,同时家庭也是患者生活参与最多的环境。患者生活的主要照料者及参与者,对患者康复回归社会有至关重要的影响。治疗师要引导家属积极参与到患者的家庭康复中,尤其对于儿童患者,家长作为孩子成长的第一任老师应当作为治疗师的助手,配合治疗师完成家庭康复的训练内容,克服治疗室效应,将康复效果泛化到儿童的日常生活中。对于成人患者,家庭康复帮助患者与家人实现有效沟通,是提高患者及整个家庭生活质量非常重要的内容。与此同时,对家属等主要照料者进行必要的专业知识培训是至关重要的。随着科技的发展,智慧康复新模式逐渐进入患者家庭,通过扫码作业、远程指导等形式帮助患者回归家庭、回归社会。

另外,每一类型的言语障碍都有独特的生理机制障碍和障碍特征,在构音治疗时可以按照不同障碍类型康复方案需求进行相应的调整,具体每一类型的构音问题治疗原则,在后面各类型的章节会具体介绍。

三、治疗形式

言语治疗形式是多样化的,应该利用各种治疗形式和手段,最大限度地调动患者的积极性,使其主动参与到康复治疗中。儿童构音障碍康复治疗的形式可包括个别化康复训练、小组康复训练和家庭康复训练三种,这三种治疗形式各有优缺点,应扬长补短、有机结合、互相衔接以发挥最大效能。

1. 个别化康复训练　个别化康复训练是康复医学所采用的一种主要形式,是指康复治疗师对某个患者进行特定功能或能力的系统评估,并制订相应的康复计划,对其进行"一对一"的个别化、有针对性的康复训练的过程。言语障碍康复的个别化训练是针对患者呼吸、发声、共鸣、构音语音所存在的问题进行针对性矫治,这种方式充分考虑儿童言语障碍的个性化特点,有利于实施针对性强的治疗方法。

2. 小组康复训练　小组康复训练主要进行与个别化康复训练相配套的构音功能的训练,分为传统小组康复和智慧小组康复。传统小组康复是将障碍特点相近、能力相当的几名患者组成小组,由一名治疗师同时对这个小组进行康复。采用这样的方式,可以使治疗师同时对多名患者实施康复,在一定程度上能够提高康复效率。但小组内的几名患者即使障碍特点相近、能力相当,每个患者的学习能力、性格特点和训练时的状态还是不同的,相同的小组康复内容不能满足每个人的需求,缺少灵活性。为解决这一问题,同时基于《国际功能、残疾和健康分类》(儿童和青年版)(ICF-CY)理论架构中患者活动和参与层面以及环境因素和个人因素,提出了新的小组康复模式,即智慧小组康复(图 3-1-1)。这一模式主要借助智慧小组 1 拖 N("1"为一名中/高级治疗师和一个主控端,"N"为 3~6 名患者和相应数量的小组端)的康复设备来实现,主控端主要用于中/高级治疗师对每个患者的训练进行前后测疗效跟踪并分配针对性强的训练内容,小组端则用于初级治疗师或实习生接收主控端分配的训练内容并进行康复训练。治疗过程中,中/高级治疗师可通过实时视频监控和电脑画面监控到小组端的治疗进展,并进行康复指导。最后中/高级治疗师对儿童进行后测,跟踪康复效果,同时根据后测结果和患者治疗进展制定家庭康复的内容,指导家属开展家庭康复。

3. 家庭康复训练　家庭康复训练主要是为了巩固、强化个别化康复和小组康复内容,并

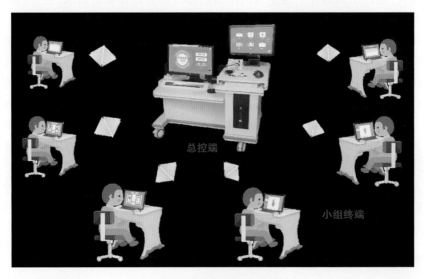

图 3-1-1　智慧小组康复模式

将治疗效果迁移到日常生活中而开展的,随着科技的进步,逐渐分为传统家庭康复和智慧家庭康复。传统家庭康复中治疗师通过口头或书面的形式指导家属开展家庭康复,但这种形式对缺乏专业知识的家属而言,缺乏家庭康复素材,家属实施有一定的难度,患者依从性低,导致康复效率较低。因此智慧家庭康复模式应运而生,借助智慧康复平台,家属不仅可以进行在线自主学习,而且治疗师通过处方作业的形式,对家庭康复的训练素材进行个性化定制(图 3-1-2),家属通过扫描二维码获得处方作业,同时治疗师通过家属上传的反馈对家庭康复效果进行监控,并及时给予家属和患者反馈,真正让家属成为治疗师的助手,巩固康复疗效,提高康复效率。

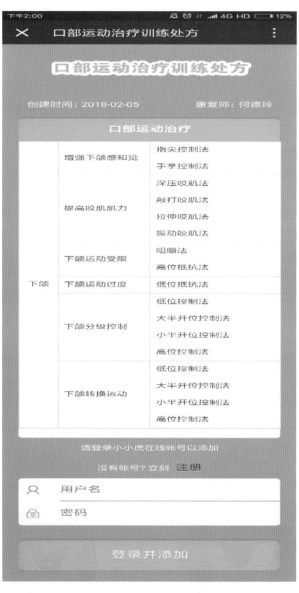

图 3-1-2 家庭康复训练处方

第二节　言语障碍的治疗方法

一、口部运动治疗

口部运动治疗是遵循运动技能发育原理,利用触觉和本体感觉刺激技术,促进口部结构(下颌、唇、舌)的感知觉正常化,抑制其异常的运动模式,从而建立正常的口部运动模式。口部运动治疗的目的就是建立"令人满意的"和"满意的"口部运动模式。

口部运动治疗的方法可以广泛应用于构音障碍、进食障碍、运动障碍等多个领域,本章仅对构音障碍矫治中相关的口部运动治疗方法做简单介绍,目的是为准确和清晰地构音奠定生理基础,形成它们所必需的口部运动技能。

口部运动治疗技术从形式上又可分为被动治疗和自主运动治疗两种,前者强调通过不同的手法、用具给予患者相对被动的治疗;后者强调诱导患者主动进行口部运动,以促进正确的口部运动模式的形成。

(一)下颌运动治疗

构音障碍患者可能出现一种或几种以下所述的下颌异常运动模式:下颌运动受限、下颌运动过度、下颌分级控制障碍和下颌转换运动障碍。

根据口部运动的发育规律,对下颌运动障碍的治疗可分为三个层次,首先增强下颌感知觉,然后采用被动治疗技术提高咬肌的力量,在肌力提高的前提下,利用被动治疗技术阻断下颌的各异常运动模式,然后通过自主运动治疗的形式,促使下颌运动正常化,为构音过程中正确的下颌运动奠定生理基础。

1. 增强下颌感知觉的治疗　增强下颌感知觉治疗技术包括指尖控制法和手掌控制法,它们都是自主运动治疗的技术,用来提高感知觉能力,增加患者对于下颌的自主控制能力,如图 3-2-1 所示。

2. 提高咬肌肌力的治疗　提高咬肌肌力是进行下颌构音运动障碍矫治的基础,任何一种下颌构音运动障碍的类型都需要首先使用这种治疗方法,它可用来提高咬肌的力量,加大下颌的运动范围。对肌张力过高的患者,可先降低肌张力,再提高肌力;对肌张力过低的患者,可先提高肌张力,再提高肌力。提高咬肌肌力的治疗包括 4 种方法:深压咬肌法、敲打咬

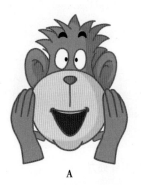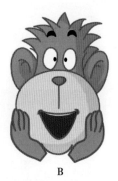

A　　　　　　　　　　　　B

图 3-2-1　增强下颌感知觉治疗技术
A. 指尖控制法;B. 手掌控制法

肌法、拉伸咬肌法和振动咬肌法,它们都是被动治疗技术,如图3-2-2所示。

3. 下颌运动受限的针对性治疗 下颌运动受限包括下颌向下运动受限、向上运动受限、向左运动受限、向右运动受限等类型。根据下颌运动发育规律,首先要增大下颌上下运动的幅度,然后在此基础上再进行左右运动的治疗,最后进行前后运动的治疗。需要说明的是,在构音障碍的矫治中,更多进行下颌上下运动受限的治疗,当下颌同时存在运动受限和侧向偏移问题时,首先要解决的是下颌运动受限问题,即先通过治疗技术打开下颌,再解决侧偏问题。针对下颌上下运动受限的治疗方法有:咀嚼法、高位抵抗法和高低位交替抵抗法。其中,两种抵抗的方法是被动治疗技术,咀嚼法是两种治疗形式的混合,如图3-2-3所示。

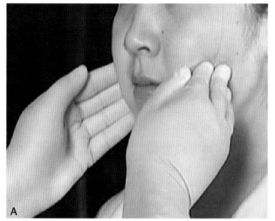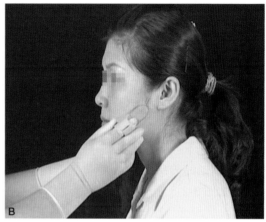

图 3-2-2 提高咬肌肌力治疗法
A. 拉伸咬肌法;B. 振动咬肌法

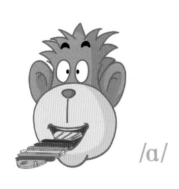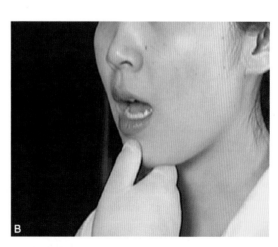

图 3-2-3 下颌运动受限的口部运动治疗
A. 咀嚼法;B. 高低位交替抵抗法

4. 下颌运动过度的针对性治疗 下颌运动过度包括下颌向下运动过度、侧向运动过度、前伸运动过度和后缩过度等类型。在构音障碍的矫治中,更多进行下颌向下运动过度的治疗,这种治疗方法主要为被动治疗技术,如低位抵抗法、侧向控制法和前位控制法,如图3-2-4所示。

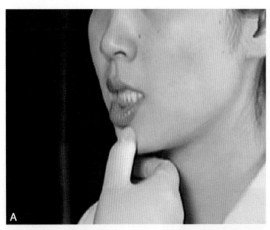
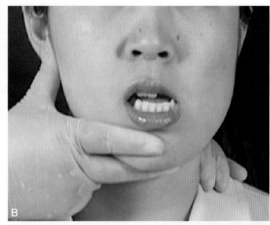

图 3-2-4　下颌运动过度的口部运动治疗
A. 前位控制法；B. 侧向控制法

5. 下颌分级控制障碍的针对性治疗　下颌分级控制治疗法主要是针对下颌控制不稳的患者，其目的是促进下颌精细分级控制，使下颌在不同位置能保持稳定。只有下颌处于控制自如的情况下，唇和舌的精细分级运动才能够分化。针对下颌分级控制障碍的通常都是一些自主运动的治疗方法，主要包括低位控制法、大半开位控制法、小半开位控制法和高位控制法，如图 3-2-5 所示。

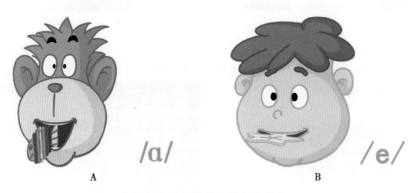

图 3-2-5　下颌分级控制治疗法
A. 低位控制法；B. 小半开位控制法

6. 下颌转换运动障碍的针对性治疗　下颌转换运动治疗是在下颌运动受限、下颌运动过度以及下颌分级控制障碍得到基本解决的前提下，针对下颌在不同位置之间的转换能力而设计的。常用的方法是将"5. 下颌分级控制障碍的针对性治疗"中提到的 4 种下颌分级控制治疗法综合起来，通过不同位置的转换运动而完成。

（二）唇运动治疗

构音障碍患者可能出现一种或几种以下所述的唇异常运动模式：圆唇运动障碍、展唇运动障碍、双唇闭合障碍、唇齿接触运动障碍、圆展交替运动障碍。

唇运动障碍的治疗技术主要包括增加唇感知觉、提高唇肌肌力和促进唇各种运动的针对性治疗技术。唇运动障碍的治疗目的是促进唇感知觉正常化，促进唇肌力正常化，刺激唇的各种运动，增强唇运动的自主控制能力，为唇声母和唇韵母的构音奠定好生理基础。

1. 增强唇感知觉的治疗　增强唇感知觉的被动治疗技术有协助指压法、自助指压法、振动法和吸吮法,如图 3-2-6 所示。

2. 提高唇肌肌力的治疗　唇的所有运动都必须依靠一定的唇肌力量才能完成,因此,提高唇肌肌力是唇运动治疗中最基本和最重要的方法。提高唇肌肌力的治疗分为肌张力过高治疗法和肌张力过低治疗法。唇肌张力过高治疗法的关键是降低唇肌张力,提高唇的运动能力,主要包括按摩面部法、减少上唇回缩、减少下唇回缩和减少唇的侧向回缩。唇肌张力过低的治疗法主要包括抵抗法、对捏法、脸部拉伸法、唇部拉伸法,增强唇肌肌力,这些方法都是以被动治疗的形式体现的,如图 3-2-7 所示。

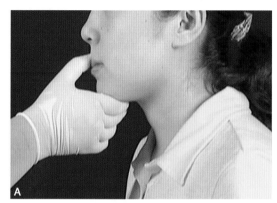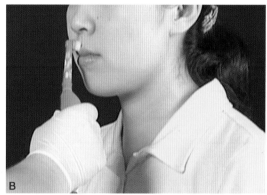

图 3-2-6　增强唇感知觉治疗技术
A.协助指压法;B.振动法

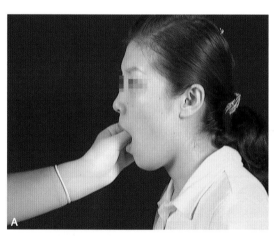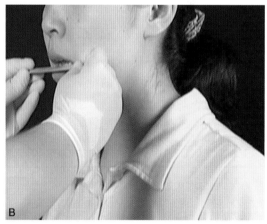

图 3-2-7　提高唇肌肌力治疗法
A.唇肌张力过高的治疗——减少唇侧向回缩;B.唇肌张力过低的治疗——抵抗法

3. 圆唇运动障碍的针对性治疗　圆唇运动治疗技术十分丰富,其中既有被动治疗技术,也有自主运动治疗方法,主要包括吸管进食法、感觉酸的表情、夹住吹哨管、吹卷龙、吹泡泡、吹棉球、拉大纽扣法、唇操器圆唇法、面条练习法、唇运动训练器法等,如图 3-2-8 所示。

4. 展唇运动障碍的针对性治疗　唇运动障碍的被动治疗大都相对较为简单、易操作,因此可以通过自主运动的形式体现,主要包括杯子进食法、模仿大笑、咧开嘴角发/i/,如图 3-2-9 所示。

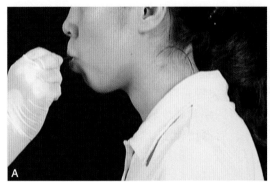 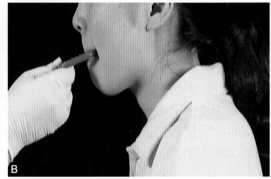

图 3-2-8   圆唇运动治疗技术
A. 拉大纽扣法;B. 唇操器圆唇法

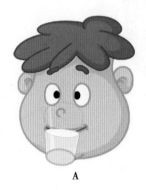

图 3-2-9   展唇运动治疗技术
A. 杯子进食法;B. 模仿大笑

5. 唇闭合运动障碍的针对性治疗   唇闭合运动治疗技术包括勺子进食法、唇部按摩、发哑舌音、出声吻、夹住压舌板,如图 3-2-10 所示。

6. 唇齿接触运动障碍的针对性治疗   唇齿接触运动治疗技术包括夹饼干、舔果酱、发唇齿音,如图 3-2-11 所示。

7. 圆展交替运动障碍的针对性治疗   圆展交替治疗技术包括:①亲吻,微笑;②亲吻,皱眉;③微笑,噘嘴;④/i、u/交替发音。如图 3-2-12 所示。

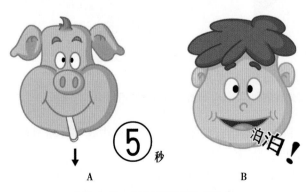 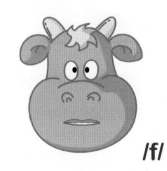

图 3-2-10   唇闭合运动治疗技术
A. 勺子进食法;B. 出声吻

图 3-2-11   唇齿接触运动治疗
技术——发唇齿音

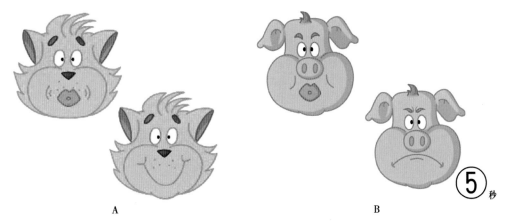

图 3-2-12　圆展交替治疗技术
A. 亲吻,微笑;B. 亲吻,皱眉

（三）舌运动治疗

构音障碍患者可能出现一种或几种以下所述的舌异常运动模式:舌向前运动障碍、舌向后运动障碍、舌前后转换运动障碍、马蹄形上抬运动障碍、舌根(后部)上抬运动障碍、舌侧缘上抬运动障碍、舌尖上抬与下降运动障碍、舌叶上抬运动障碍。

舌运动障碍的治疗是通过触觉刺激技术提高舌的感知觉,进而利用本体感觉刺激技术提高舌肌力量和促进舌后侧缘的稳定,然后在此基础上抑制舌的异常运动模式,采用被动治疗和自主运动的方法,最终达到舌运动灵活、稳定、有力的目的,从而建立舌在构音中的正常运动。

1. 增强舌感知觉的治疗　增强舌感知觉的治疗技术比较有趣,让患者可以在游戏中就完成治疗的目标,因此大都以自主运动的治疗形式呈现,如向上刷舌尖法、横向刷舌尖法、前后刷舌尖法、后前刷舌尖法、后前刷舌侧缘法、一二三拍打我,如图 3-2-13 所示。

2. 提高舌肌肌力的治疗　提高舌肌肌力是舌运动治疗中最基本和最重要的方法,因为舌运动依靠舌肌的力量来完成。提高舌肌肌力的被动治疗技术包括推舌法、挤舌法、挤推齿脊法、挤推联用法、侧推舌尖法、下压舌尖法、上推舌体法、侧推舌体法、下压舌体法、左右两

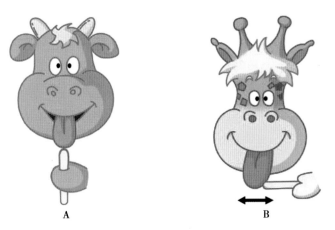

图 3-2-13　增强舌感知觉治疗技术
A. 向上刷舌尖法;B. 横向刷舌尖法

半上抬法,如图 3-2-14 所示。

3. 促进舌后侧缘稳定的治疗   促进舌后侧缘稳定是发出清晰语音的前提,被动治疗的方法有刷舌后侧缘法和舌后侧缘上推法,如图 3-2-15 所示,首先教患者轻轻地用臼齿咬住舌后侧缘,然后被咬住的部分向上用力推上臼齿,这时舌两边上抬,舌中间凹陷,舌后侧上抬后开始练习发音,患者向上顶得越高,嘴张得越大,越能用来促进舌后侧缘的稳定。

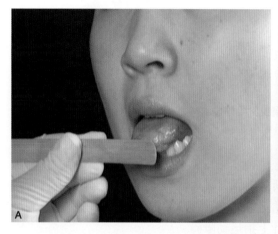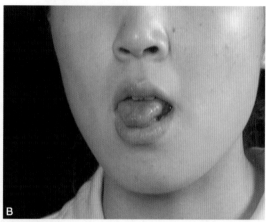

图 3-2-14   提高舌肌肌力治疗法
A. 推舌法;B. 挤舌法

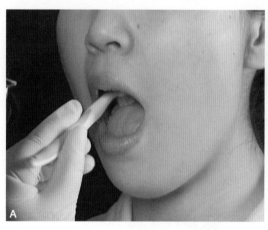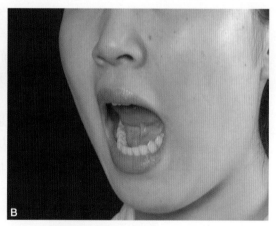

图 3-2-15   促进舌后侧缘稳定治疗法
A. 刷舌后侧缘法;B. 舌后侧缘上推法

4. 舌向前运动障碍的针对性治疗   舌向前运动治疗技术主要包括自主运动治疗法中的舌前伸运动、舌尖向下伸展、舌尖向上伸展、舌尖舔嘴角、舌尖洗牙面、舌尖顶脸颊、舌尖上卷,如图 3-2-16 所示。

5. 舌向后运动障碍的针对性治疗   舌向后运动肉眼不容易看到,无法单纯地通过观看自主运动的诱导动画完成,因此,需要使用一些被动治疗的手法,如咀嚼器刺激法、深压舌后部法、发/u/音、发/ou/音,如图 3-2-17 所示。

6. 舌前后转换运动障碍的针对性治疗   舌前后转换运动治疗技术主要用来建立舌前后连续运动的模式,为汉语中的复韵母发音奠定生理基础,其治疗方法包括舌前伸后缩交替运

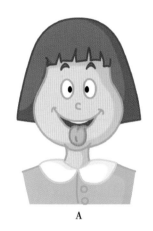 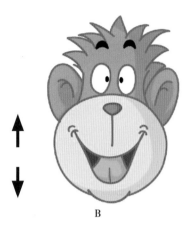

图 3-2-16 舌向前运动治疗技术
A. 舌尖向下伸展;B. 舌尖向上伸展

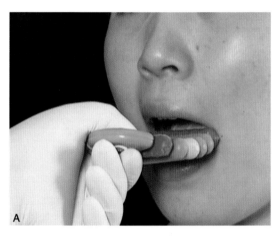 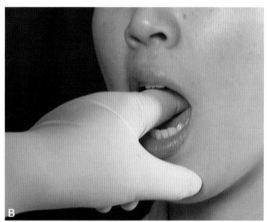

图 3-2-17 舌向后运动治疗技术
A. 咀嚼器刺激法;B. 深压舌后部法

动,/i/、/u/交替训练等。

7. 马蹄形上抬运动障碍的针对性治疗 马蹄形上抬模式是舌运动发育成熟的重要体现,马蹄形上抬运动治疗技术主要用来促进患者形成舌尖和舌两侧缘上抬而中间下降呈"碗状"的运动模式,该模式是舌尖中音/d/、/t/、/n/构音所必需的口部运动技能。共有 7 种被动治疗方法:舌与上齿龈吸吮、舌尖发音、压舌板刺激法、吸管刺激法、按摩刷刺激法、勺底压舌法、敲击舌中部法,如图 3-2-18 所示。

8. 舌后部上抬运动障碍的针对性治疗 舌后部上抬模式是构音中重要的运动模式,该模式是舌根音/g/、/k/以及音位组合所需要的构音运动模式。舌后部上抬运动治疗技术是通过刺激舌收缩反射区来促进患者舌向后隆起呈球状的舌后缩反应。共有 3 种被动治疗的方法:敲击舌中线刺激法、舌后位运动训练器、发/k/音,如图 3-2-19 所示。

9. 舌侧缘上抬运动障碍的针对性治疗 舌侧缘上抬模式标志着舌两侧缘从舌体中分化出来能够独立上抬,可以与上齿接触。它是舌声母构音所必需的运动模式(/l/、/r/除外)。如果舌两侧不能上抬,构音时气流会从舌两侧溢出,导致舌侧位构音不清。舌侧缘上抬运动治疗技术用来促进患者舌两侧上抬的运动模式。共有 7 种被动治疗的方法:舌侧边刺激法、

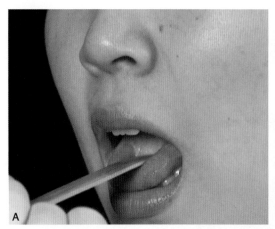 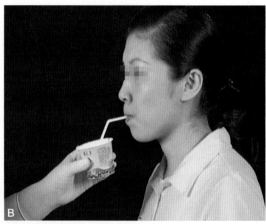

图 3-2-18 马蹄形上抬运动治疗技术
A.压舌板刺激法;B.吸管刺激法

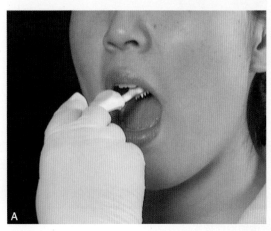 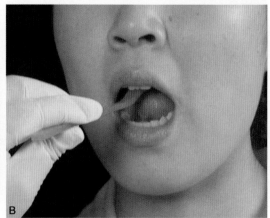

图 3-2-19 舌后部上抬运动治疗技术
A.敲击舌中线刺激法;B.舌后位运动训练器

向中线压舌法、向下压舌侧缘法、刺激上腭法、刺激马蹄形反应区、食物转送法、臼齿咀嚼法,如图 3-2-20 所示。

10. 舌尖上抬与下降运动障碍的针对性治疗 舌尖上抬模式是指舌尖能从舌体和舌侧缘分离出来单独上抬。该模式是/l/及其音位组合所必需的口部运动模式。舌尖上抬与下降运动治疗技术主要用来促进患者舌尖单独上抬的模式。共有 3 种被动治疗的方法:舌尖舔物法、舌前位运动训练法、舌尖上下运动法,如图 3-2-21 所示。

11. 舌前部上抬运动障碍的针对性治疗 舌前部上抬运动模式是/j、q、x/及其音位组合所必需的口部运动模式,该治疗技术包括舌前位运动训练法和舌前部拱起法,如图 3-2-22 所示。

12. 舌叶轻微上抬运动障碍的针对性治疗 舌叶上抬运动模式是/z、c、s/及其音位组合所必需的口部运动模式,舌叶轻微上抬治疗技术主要是促进患者舌两侧缘和舌叶同时与上腭接触,舌尖独立于舌叶不与上腭接触,但发/z、c、s/音时舌中线离开上腭形成缝隙的治疗技术。

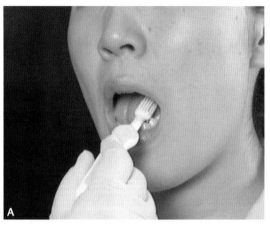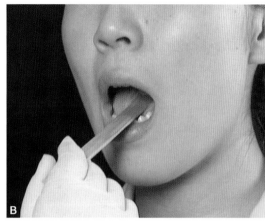

图 3-2-20　舌侧边缘上抬运动治疗技术

A. 舌侧边刺激法；B. 向下压舌侧缘法

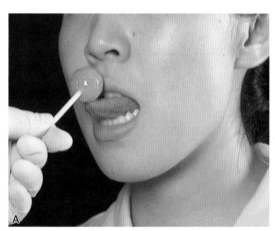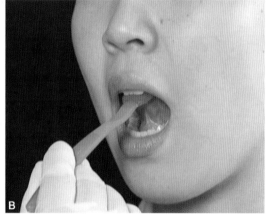

图 3-2-21　舌尖上抬运动治疗技术

A. 舌尖舔物法；B. 舌前位运动训练法

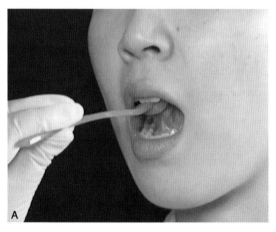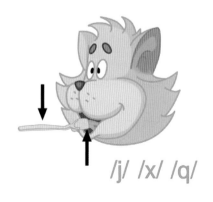

图 3-2-22　舌前部上抬运动治疗技术

A. 舌前位运动训练法；B. 舌前部拱起法

二、构音运动治疗

口部运动治疗帮助患者建立"令人满意的"和"满意的"口部运动模式,构音运动治疗是在口部运动治疗的基础上,促进已经建立的口部运动准确地应用于构音,进一步强化下颌、唇、舌的各种构音运动模式,促进口部运动与构音运动的统一,为准确的构音奠定良好基础。构音运动治疗的材料丰富,配以重读治疗法,详见本章"重读治疗法"部分,进一步提高口部运动功能,使之顺利过渡到清晰的发音。

构音运动治疗主要包括下颌构音运动治疗、唇构音运动治疗和舌构音运动治疗三部分,三者又都包括单一运动模式构音运动治疗和转换运动模式构音运动治疗。干预原则主要遵循先易后难、先简单后复杂的治疗顺序,在语料选择上按照单音节词-双音节词-三音节词的训练顺序进行。

单一运动模式指下颌、唇或舌处于某一构音位置,如下颌上位、圆唇、舌前位等,单一运动模式的构音运动治疗主要强调"点"治疗,旨在提高下颌、唇或舌在构音过程中所对应位置的准确性。一个单韵母即可看做一个点,如图3-2-23所示中的红色和橙色圆圈。每一个单韵母对应的点都有一特殊的构音器官位置,如单韵母/ɑ/对应着下颌低位、自然唇形和舌中下位,即下颌、唇和舌的三种单一运动模式。

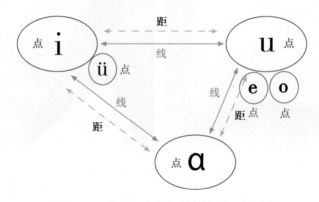

图 3-2-23　构音运动治疗中的"点""距""线"

汉语中的复韵母均由两个或三个单韵母组成,从构音运动的角度看,则是某两个或三个点之间连续、协调运动的结果,如复韵母/ɑi/即为单韵母/ɑ/和单韵母/i/两点之间的连线,因此对复韵母的构音运动治疗也称转换运动模式的构音运动治疗,又称音节内转换,主要强调"线"的治疗,旨在提高两种构音运动模式之间平滑、连续的过渡,从而提高复韵母的构音清晰度,如图3-2-23中绿色虚线。

相邻两个单韵母的距离即为"距",又可称为音节间转换,如阿姨(/ɑ/-/i/),对两个单一运动模式构音运动的转换治疗则强调"距"的治疗,旨在提高下颌、唇或舌在构音过程中两种对应位置间进行灵活切换的能力,如图3-2-23中蓝色实线。

下颌的构音运动主要体现为下颌韵母的构音运动,主要包括:下颌上位运动、下颌下位运动、下颌半开位运动和下颌转换运动模式。

唇构音运动主要体现为唇韵母的构音运动和唇声母的构音运动两部分。唇韵母的构音运动主要包括:圆唇运动、展唇运动和圆展唇转换运动模式。唇声母的构音运动主要包括唇闭合构音运动和唇齿接触构音运动。

　　本章仅以舌构音运动治疗为例做简单介绍,目的是为准确和清晰的构音奠定基础。舌的构音运动包括舌韵母的构音运动和舌声母的构音运动两部分。舌韵母的构音运动包括鼻韵母和非鼻舌韵母构音运动。非鼻舌韵母构音运动主要包括:舌前位构音运动、舌后位构音运动和舌前后转换构音运动。舌前位构音运动指发/i/、/ü/等音时,舌向前运动,保持在前位一定时间,完成韵母的发音;舌后位构音运动指发/u/、/e/等音时,舌向后运动,保持在后位一定时间,完成韵母发音;舌前后转换构音运动指舌的位置从前向后或从后向前的顺利过渡,如发/iu/、/ui/或“衣物”等双音节词,舌的位置先为前位,然后过渡到后位,如图3-2-24所示。鼻韵母构音运动主要包括:舌尖鼻韵母构音运动(/an/、/in/)、舌根鼻韵母构音运动(/ang/、/ing/)、鼻韵母转换构音运动(/an/-/ang/、/in/-/ing/),如图3-2-25所示。舌声母的构音运动,主要包括:马蹄形上抬构音运动(/d/、/t/、/n/)、舌根部上抬构音运动(/g/、/k/、/h/)、舌尖上抬下降构音运动(/l/)、舌前部上抬构音运动(/j/、/q/、/x/)、舌两侧缘上

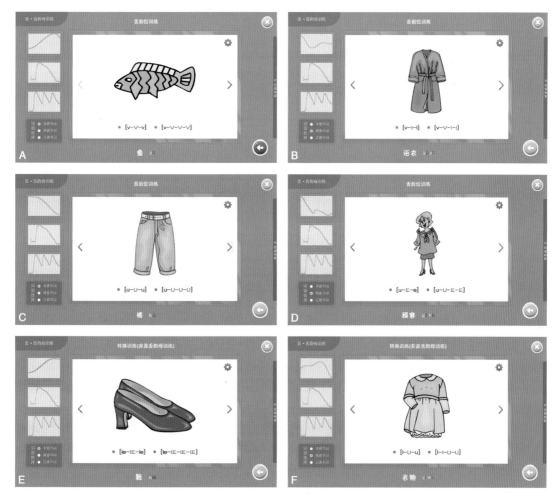

图3-2-24　舌韵母(非鼻韵母)构音运动治疗
A.舌前位构音运动单音节词训练(/yu/);B.舌前位构音运动双音节词训练(/yu-yi/);C.舌后位构音运动单音节词训练(/ku/);D.舌后位构音运动双音节词训练(/gu-ke/);E.舌前后转换构音运动单音节词训练(/xie/);F.舌前后转换构音运动双音节词训练(/yi-wu/)

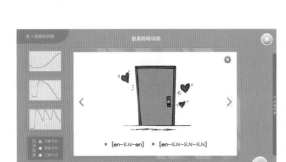
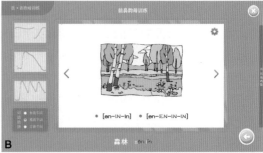
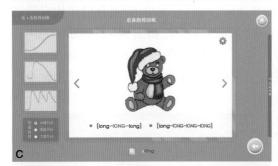
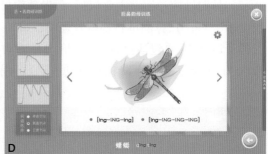
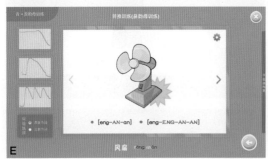
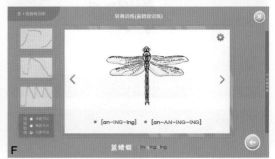

图 3-2-25　舌韵母（鼻韵母）构音运动治疗

A. 前鼻韵母构音运动单音节词训练（/men/）；B. 前鼻韵母构音运动双音节词训练（/sen-lin/）；C. 后鼻韵
母构音运动单音节词训练（/xiong/）；D. 后鼻韵母构音运动双音节词训练（/qing-ting/）；E. 前后鼻韵母转
换构音运动双音节词训练（/feng-shan/）；F. 前后鼻韵母转换构音运动三音节词训练（/lan-qing-ting/）

抬构音运动（/zh/、/ch/、/sh/）、舌叶轻微上抬构音运动（/z/、/c/、/s/），如图 3-2-26 所示。

　　舌构音运动训练主要通过设计舌前位构音运动、舌后位构音运动、舌前后转换构音运
动、各种舌声母构音运动模式的单音节词、双音节词和三音节词，并为这些词语设计慢板节
奏Ⅱ和行板节奏Ⅰ的重读训练形式来实现，通过反复练习，可以达到建立相应的构音运动的
目的。

　　在舌构音运动治疗中，遵循先易后难、先简单后复杂的治疗顺序，先训练舌前位构音运
动、舌后位构音运动，然后是舌前后转换构音运动、鼻韵母构音运动和各种舌声母构音运动，
同时遵循单音节词-双音节词-三音节词的训练顺序使训练难度不断提高。

三、构音语音训练

　　构音障碍的临床表现为韵母音位构音异常和声母音位构音异常，所以构音语音训练的
目的就是让患者掌握韵母音位和声母音位的正确构音，其训练框架如图 3-2-27 所示。

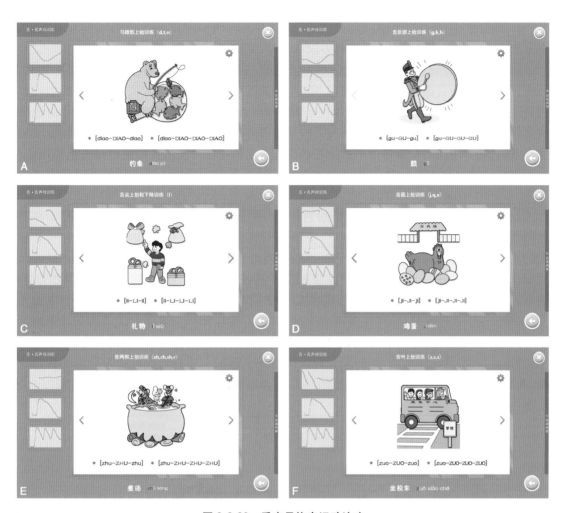

图 3-2-26　舌声母构音运动治疗

A. 马蹄形上抬构音运动双音节词训练(∕diao-yu∕)；B. 舌后部上抬构音运动双音节词训练(∕gu∕)；C. 舌尖上抬下降构音运动双音节词训练(∕li-wu∕)；D. 舌面上抬构音运动双音节词训练(∕ji-dan∕)；E. 舌两侧缘上抬构音运动双音节词训练(∕zhu-tang∕)；F. 舌叶轻微上抬构音运动双音节词训练(∕zuo-xiao-che∕)

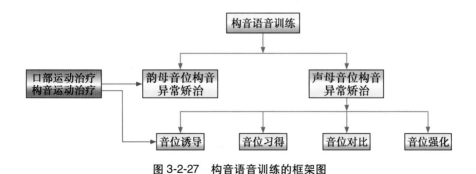

图 3-2-27　构音语音训练的框架图

（一）韵母音位构音异常的矫治

韵母音位的发音较为简单，因为除了鼻韵母外，其余的韵母皆为单纯的元音，发音时声道不会受到阻碍，仅涉及下颌、唇、舌不同位置的摆放及转换，因此仅仅通过前面介绍的口部运动治疗和构音运动治疗，基本能够解决韵母音位的构音问题。

1. 矫治原则　韵母音位构音异常的矫治遵循单元音/a/→/u/→/i/、/ü/→/e/、/o/→后响复韵母→前响复韵母→中响复韵母→前鼻韵母→后鼻韵母的原则。

韵母音位构音异常矫治的流程包括发音认识、口部运动治疗和构音运动治疗三部分。其中,发音认识指言语治疗师通过视觉、听觉、触觉等感觉通道,让患者认识目标韵母的发音过程,意识到自己发音的问题所在;口部运动治疗指通过本章所述口部运动治疗方法对患者构音异常的韵母音位涉及的下颌、唇和舌的运动进行必要的口部运动治疗,为清晰发音奠定生理基础;构音运动治疗指通过本章所述的构音重读治疗法对韵母音位进行构音运动治疗,在正确的口部运动基础上,通过构音运动治疗进一步巩固发音中所需各种构音运动模式的建立。

2. 矫治案例　韵母的构音异常矫治主要以口部运动治疗为主,相关治疗方法已经在前面的章节进行了具体的讲述,此处,以/i/的构音异常矫治为例,进一步说明韵母音位构音异常的矫治流程。图 3-2-28 所示为一名 8 岁的男性患儿发三个核心韵母/a/、/i/、/u/的线性预测谱分析结果,图的上方区域显示为绿框内/i/的线性预测谱,该患儿/i/的第一共振峰 F_1 的值处于正常范围内,而第二共振峰 F_2 的值小于同年龄段同性别的参考范围,说明该患儿发/i/时出现了舌位后移,导致主观听感上/i/出现了构音异常。结合主观评估和客观测量结果,对该患儿/i/音位的发音诊断分析结果为:发/i/时舌位靠后;发/i/时有鼻音;软腭运动不协调;舌后缩、舌的控制能力差;发音时下颌紧闭。根据上述韵母音位构音异常的矫治流程,为该患儿制定了音位/i/的矫治方案。

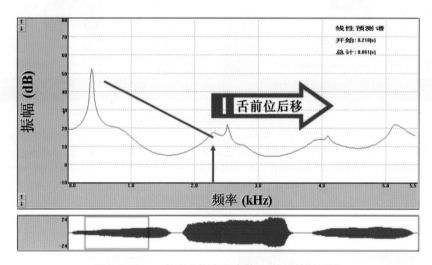

图 3-2-28　一名患儿构音异常的/i/的线性预测谱

（1）发音认识:言语治疗师通过视觉、听觉和触觉等多种方法,让患者体会发/i/时,要求下颌处于高位,但并不紧闭,唇型为展唇,舌前伸,舌位为高位,声带振动气流从口腔出来。

（2）口部运动治疗:针对该患儿的发音异常现象,/i/的口部运动治疗主要包括软腭运动治疗和促进舌体前伸的治疗两部分。其中软腭运动治疗又包括软腭被动刺激和软腭自主运动;促进舌体前伸的治疗又包括舌前伸运动治疗法、舌尖向下伸展和舌尖向上伸展。

（3）构音运动治疗:通过含有/i/的单音节词和双音节词的构音重读治疗,进一步巩固

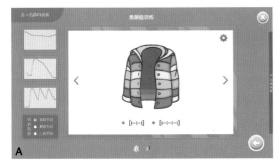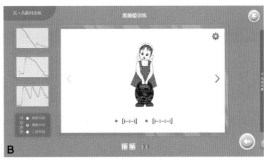

图 3-2-29　/i/ 的构音运动治疗
A. 单音节词；B. 双音节词

韵母音位 /i/ 正确的构音运动。如图 3-2-29 所示，构音运动治疗的材料可以选择单音节词：衣、椅、鼻、笔、臂等；双音节词：弟弟、一米、秘密等。

通过上述韵母构音音位异常的矫治，该患儿 /i/ 音位的发音从主观听感上逐渐趋于正常，客观测量结果显示，该患儿 /i/ 的第二共振峰 F_2 的值逐渐增大，最终处于正常范围内，发 /i/ 时舌位靠后；发 /i/ 时有鼻音的现象得到了明显改善。

（二）声母音位构音异常的矫治

声母音位的发音则较为复杂，需要两个不同部位形成不同程度的阻塞或约束，即患者首先必须明确是哪两个部位形成阻塞或约束，其次必须能理解、掌控这两个部位如何通过特定的运动形成特定程度的阻塞或约束，因此，仅通过口部运动治疗和构音运动治疗不能完全解决声母音位的构音异常，必须对患者进行系统有序的引导和训练。故声母音位构音异常的矫治，应包括音位诱导、音位习得、音位对比和音位强化四个主要环节，在训练过程中，根据患者的实际需要，加入相应的口部运动治疗和构音运动治疗。

1. 矫治原则

（1）矫治顺序：进行构音训练时，必须严格遵守声母音位习得规律（表 3-2-1）。只有遵循从易到难的顺序，逐步加大治疗的难度和深度，构音障碍的康复效率才能得到快速的提高，否则就会止步不前。

表 3-2-1　正常儿童声母音位习得顺序表

声母音位	习得年龄/（岁:月）	声母音位	习得年龄/（岁:月）
b、m、d、h	2:7~2:12	l、z、s、r	4:1~5:12
p、t、g、k、n	3:1~3:6	c、zh、ch、sh	6:1~6:6
f、j、q、x	3:7~3:12		

（2）声母音位发音特征：针对某个声母进行构音训练时，患者首先必须明确这个声母是哪两个部位形成阻塞或约束，其次必须能理解、掌控这两个部位如何通过特定的运动形成特定程度的阻塞或约束（表 3-2-2）。图 3-2-30 所示为 21 个声母发音部位和发音方式的效果图。横向为不同的发音部位，分别有唇、舌尖、舌面和舌根；纵向为不同的发音方式，分别有鼻音、塞音、塞擦音、擦音和边音等。通过观察图 3-2-38 中任一横向相邻或纵向相邻的音位，

即可明确对应声母音位对的区别性特征。如音位对 b/p 中的两个音位/b/和/p/为纵向相邻音位,它们的发音部位相同,均为双唇,唯一的区别是在塞音释放的时候,/b/不送气,/p/送气;如音位对 n/l 中的两个音位/n/和/l/也为纵向相邻音位,它们的发音部位相同,均为舌尖中音,发音时声带均发生振动,唯一的区别是/n/的气流由鼻腔释放,而/l/则通过舌尖上抬与下降运动通过口腔释放气流。

表 3-2-2   声母音位发音过程描述

声母类型	发音过程描述
双唇音	发/b/音时,双唇紧闭,软腭上抬,阻塞鼻腔通道,气流冲破双唇的阻碍,声带不振动,气流较弱 发/p/音时,除气流较强外,其他发音特点与/b/相同 发/m/音时,双唇紧闭,软腭下降,打开鼻腔通道,声带振动,气流从鼻腔出来
唇齿音	发/f/音时,下唇接触或接近上齿,软腭上升堵塞鼻腔通道,气流从上齿和下齿的缝隙通过,摩擦成声,声带不振动
舌尖前音	发/z/音时,舌尖与上齿背形成闭塞,软腭上升,阻塞鼻腔通道,紧接着松开舌头,形成窄缝,气流从舌尖和上齿背之间的窄缝挤出,摩擦成声,声带不振动 发/c/音时,除气流较强外,与/z/音无差别 发/s/音时,舌尖接近上齿背,形成一道缝隙,软腭上抬,堵住鼻腔通道,然后,气流从舌尖与上齿背之间的缝隙挤出,摩擦成声,声带不振动
舌尖中音	发/d/音时,舌尖抵住上齿龈,软腭上抬,堵住鼻腔通道,气流冲破舌尖的阻碍,声带不振动,气流较弱 发/t/音时,除气流较强外,其他发音特点与/d/相似 发/n/音时,舌尖抵住上齿龈,软腭下降,打开鼻腔通道,声带振动,气流从鼻腔出来 发/l/音时,舌尖抵住上齿龈,软腭下降,堵塞鼻腔通道,声带振动,气流从舌尖两边通过
舌尖后音	发/zh/音时,舌尖上翘,接触硬腭上前部,软腭上升,堵塞鼻腔通道,紧接着松开舌头,形成一道窄缝,气流从舌尖和硬腭前部之间的缝隙挤出,摩擦成声,声带不振,气流较弱 发/ch/音时,除气流较强外,其他发音特点与/zh/音相同 发/sh/音时,舌尖上翘,接触硬腭前部,形成一道窄缝,软腭上升,堵塞鼻腔通道,然后,气流从舌尖与硬腭前部之间的缝隙挤出,摩擦成声,声带不振动 发/r/音时,除声带振动外,其他与/sh/音相同
舌面音	发/j/音时,舌面前部接触硬腭前部,软腭上升,堵塞鼻腔通道,紧接着松开舌面前部,形成一道窄缝,然后,气流从舌面前部和硬腭前部之间的缝隙挤出,摩擦成声,声带不振动,气流较弱 发/q/音时,除气流较强外,其他发音特点与/j/音相同 发/x/音时,发音时舌面前部接近硬腭前部,形成一道窄缝,软腭上升,堵塞鼻腔通道,然后,气流从舌面前部与硬腭前部之间的窄缝中挤出,摩擦成声,声带不振动
舌根音	发/g/音时,舌根(舌面后部)隆起,抵住软腭,软腭上升,堵塞鼻腔通道,然后,气流冲破舌根的阻塞,声带不振动,气流较弱 发/k/音时,除气流较强外,其他与/g/相同 发/h/音时,舌根接近软腭,形成一道窄缝,软腭上升,堵塞鼻腔通道,然后气流从舌根与软腭之间的窄缝中摩擦成声,声带不振动

	唇音		舌尖音			舌面音	舌根音
	双唇音	唇齿音	舌尖前音	舌尖中音	舌尖后音		
鼻音 (浊)	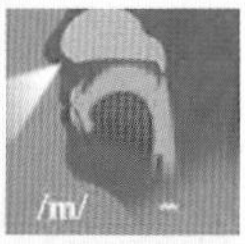 /m/			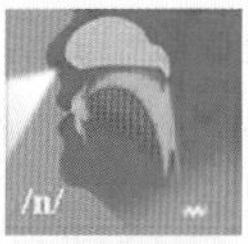 /n/			
不送气 塞音	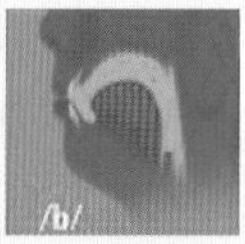 /b/			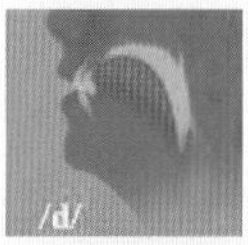 /d/			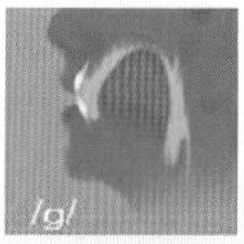 /g/
送气 塞音	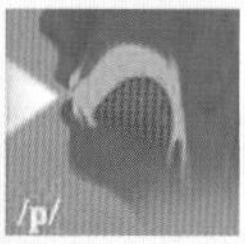 /p/			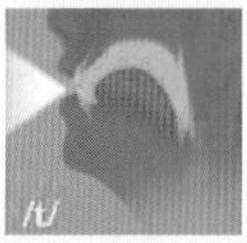 /t/			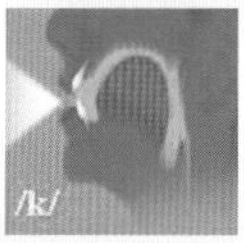 /k/
不送气 塞擦音			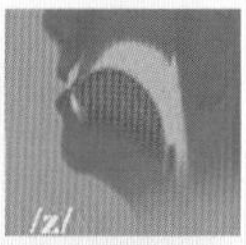 /z/		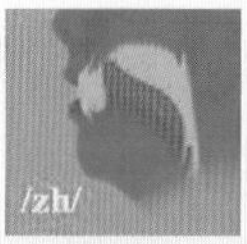 /zh/	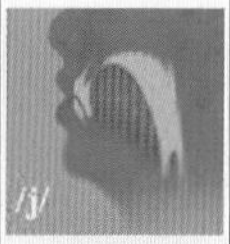 /j/	
送气 塞擦音			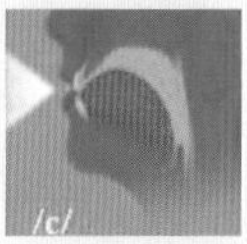 /c/		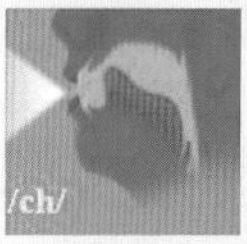 /ch/	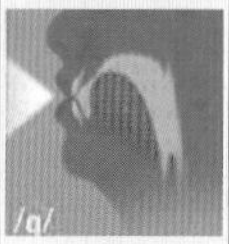 /q/	
清擦音		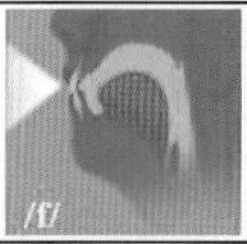 /f/	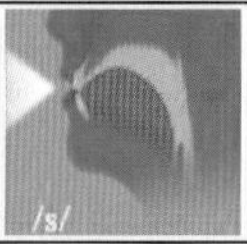 /s/		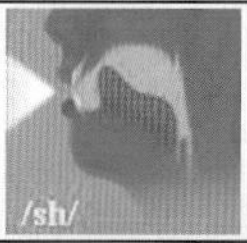 /sh/	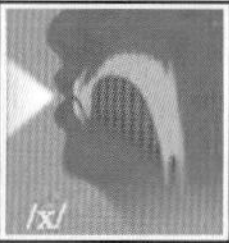 /x/	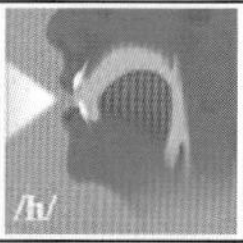 /h/
浊擦音					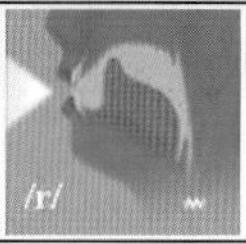 /r/		
边音 (浊)				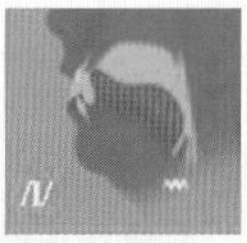 /l/			

图 3-2-30 21 个声母的发音部位及发音方式的对比

2. 矫治方法 声母音位构音异常的矫治包括音位诱导、音位习得、音位对比和音位强化四个主要环节。

（1）音位诱导：音位诱导训练是声母构音语音训练中最为重要的一个阶段，它的主要目的是帮助患者诱导出本被遗漏、替代或者歪曲的目标声母音位，是一个从无到有的过程。可从以下三个步骤进行训练。

1）增强对目标音位的感知：诱导患者能够发出目标音位，首先需要增强患者对目标音位的感知能力，这主要依靠听觉感知，因此可以通过听觉分辨和听觉识别两个环节，让患者感受该音位的各个声学特征，这个阶段不需要患者模仿发音或者实际发音十分准确，因此不需要特别多的材料，但是选择的材料一定是患者在日常生活中可以轻易见到的，如认识/b/音位，选择"杯子"比选择"比赛"要具体，更容易在生活中找到实物进行视觉、触觉等感知觉的综合认识。每一个音位至少选取一个词语来进行感知训练,这个词语既可以是单音节词,也可以是双音节词或三音节词。

2)认识目标音位的发音部位和方法:当患者对目标音位形成一定程度的感知后,需要让患者认识该声母音位的生理特征,即听到这样一个声音,是构音器官怎样运动而产生的,它的发音部位在哪里,采用了何种发音方式,让患者对目标音位有一个全方位的认识。在正常状态下,由于语速很快,并且大部分的构音运动在口腔内部发生,声母的发音部位和发音方式难以简单地通过眼睛观察到,所以可以使用视频的形式(简称发音教育)动态呈现目标音位发音的整个过程。患者可以准确观察到发音过程中下颌、唇、舌等重要构音器官的运动,气流呼出的路径及气流的多少和持续时间,图 3-2-31 是声母发音教育举例。

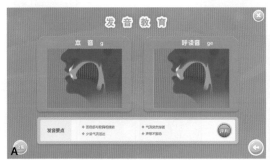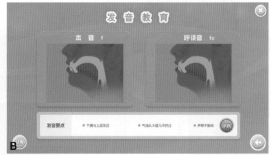

图 3-2-31　声母发音教育举例
A./g/的发音教育;B./f/的发音教育

3)诱导目标声母音位:一些患者认识到目标音位的正确发音部位和方式后,经过多次自主模仿,就能发出正确的目标音位。但是大部分患者仍然需要进一步的指导和训练,才能诱导出目标音位的呼读音或者一至两个含有该目标音位的单音节。诱导目标音位是在帮助患者认识到问题所在的基础上,帮助患者找到正确的发音部位并建立正确的发音方式,同时掌握目标声母的送气特征(图 3-2-32)。

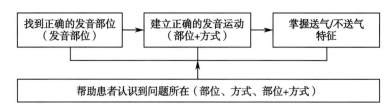

图 3-2-32　目标声母音位的诱导方法

第一,找到正确的发音部位。

任何一个声母虽然都是发音部位和发音方式的结合体,但发音部位更为基础,发音方式依附于发音部位。一旦发音部位错误,目标音位的发音必然发生错误,所以必须使患者首先找到形成阻塞的两个部位,一般可以采用目标音位发音的动态视频,结合视觉、触觉、演示等手段找到正确的发音部位。

第二,建立目标音位的正确发音运动。

仅仅找到阻塞的两个部位并不能诱导出目标音位,必须让患者理解并掌控这两个部位如何通过特定的运动产生塞音、擦音和塞擦音。这是音位诱导中最复杂的一步。对目标音位正确运动的理解受患者自身的认知水平影响很大,认知水平较高的患者理解速度较快,而认知水平较低的患者理解起来则很困难。要特别指出的是,很多患者虽然能理解,但是由于下颌、唇、舌运动异常或协调运动障碍,无法掌控发音部位的运动,这时就需要根据患者的特定情况,选择相应的口部运动治疗,提高其运动的灵活性和协调性,为最终诱导出目标音位奠定生理基础。

第三,掌握送气或不送气特征。

塞音、塞擦音有送气和不送气之分,如果患者存在送气与不送气相混淆的情况,则应进行送气或不送气特征的治疗。

4)常见构音异常声母音位的诱导方法举例

A. 声母遗漏的诱导方法:若患者将声母发音遗漏,那么对该目标声母的诱导要从头开始,首先帮助患者找到正确的发音部位,然后建立正确的发音方式。以/h/发音遗漏为例,应首先引导患者观察发音教育视频,发/h/时,后舌面微微上抬,与软腭形成一条小缝,气流持续呼出;因为/h/发音部位的可视性不高,所以要特别引导患者观察/h/的发音部位及/h/的擦音特征。然后,用压舌板找到患者的舌后部,也可以给患者一杯水,让患者含住一口水,头上仰进行漱口等,通过这些方法帮助患者找到正确的发音部位。诱导患者打哈欠,自然发出/h/的气流声;将压舌板置于并抵住舌后面的上方,纸条放于患者口前,提醒气流持续呼出,诱导发音,帮助患者建立正确的发音方式。

B. 声母歪曲的诱导方法:若患者将声母发音歪曲,那么对该目标声母的诱导也要从头开始,首先帮助患者找到正确的发音部位,然后建立正确的发音方式。以/n/发音歪曲为例,应首先引导患者观察发音教育视频,观察舌尖-齿龈的发音部位,用压舌板轻轻拍打患者的舌尖,并在患者的齿龈抹上蜂蜜,嘱咐患者用舌尖来回舔蜂蜜,帮助患者找到正确的发音部位,若此类患者舌的整体功能较弱,舌尖肌力较小,或者发音时虽然舌尖接触齿龈,舌尖却并未用力,治疗时,首先可以采用压舌板增强舌尖的感知觉;其次进行增强舌尖肌力的训练,可采用推舌尖法、下压舌尖法等,体会舌尖向上用力的感觉;要求患者舌尖向上用力抵住齿龈,持续数秒。指导患者控制气流从鼻腔呼出,使镜面起雾。如果患者没有办法控制气流从鼻腔呼出,则需指导患者学会如何用鼻子吸气和呼气。当患者能够自如控制将气流从鼻腔呼出后,指导患者将舌尖抵住齿龈,下颌处于闭合位,使得气流不至于从口腔溢出,声带振动,延长发/n——/,可引导患者将手指轻轻按压在鼻翼一侧,感受鼻翼的振动,当患者能够模仿发出/n——/,通过延长发/n——/过渡至/n——ne/,诱导出/n/的呼读音。

C. 声母替代的诱导方法:在诱导患者的目标音位时,应根据患者的错误走向,选择从哪个步骤开始进行音位诱导的训练。如患者将/g/发成/d/,发音部位错误(/g/舌根音,/d/舌尖中音),需要从找到正确的发音部位开始;若患者将/b/发成/m/,发音部位正确,但目标音位的发音方式错误(/b/发音时,双唇突然释放,气流从口腔释放;/m/发音时,双唇闭合,气流只能从鼻腔逸出),所以从建立目标音位/b/的发音开始;如某患者将/p/发成/b/,发音部位正确,目标音位的运动正确,但是未掌握送气特征,所以从掌握送气特征开始进行训练。一般能够正确诱导出目标音位的呼读音或者一至两个含有该目标音位的单音节就意味着音位诱导训练的完成。针对21个不同的声母音位,甚至是同一声母音位的不同错误走向,都有不同的诱导方法。

图3-2-33所示为声母/b/出现/b/→/m/时的音位诱导训练方法,当出现该错误走向时,

患者对/b/音的发音部位掌握正确,而发音方式错误,将塞音的发音方式替代为鼻音的发音方式,因此在进行目标声母音位/b/的音位诱导时,主要通过软腭运动训练和口鼻呼吸训练诱导患者主动控制气流从口腔呼出,而非鼻腔。

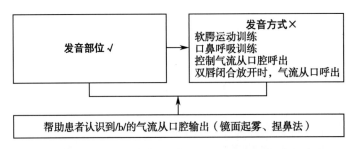

图 3-2-33　音位/b/(/b/→/m/)的诱导方法

图 3-2-34 所示为声母/p/出现/p/→/b/时的音位诱导训练方法,当出现该错误走向时,患者对/p/音的发音部位和方式掌握正确,而送气特征错误,将不送气塞音替代为送气塞音,在进行目标声母音位/p/的音位诱导时,首先要巩固双唇闭合的训练,然后重点通过呼吸训练,让患者体会较大的气流吹动不同距离的纸条的感觉,从而诱导送气塞音的发音。

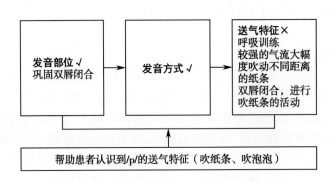

图 3-2-34　音位/p/(/p/→/b/)的诱导方法

图 3-2-35 所示为声母/d/出现/d/→/g/时的音位诱导训练方法,当出现该错误走向时,患者对/d/音的发音部位掌握错误,发音方式正确。此类患者通常舌中后部较紧张,而舌尖无力,因此,在进行目标声母音位/d/的音位诱导时,主要通过口部运动治疗的方法,缓解较紧张的舌中后部,并增强舌尖的肌力,找到正确的发音部位。

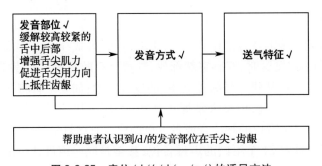

图 3-2-35　音位/d/(/d/→/g/)的诱导方法

（2）音位习得：音位习得训练在音位诱导训练的基础上，通过大量的练习材料巩固发音，将诱导出的音位进行类化，使患者不仅仅能发出目标音位的呼读音或者一至两个含有该目标音位的单音节，而且能够发出更多有意义的声韵组合，这些声韵组合包括/目标音位+单韵母/（如爬/pá/），/目标音位+复韵母/（如牌/pái/），以及/目标音位+鼻韵母/（如拼/pīn/）。除了能够发出所有的单音节外，言语治疗师需要变换目标音位所在的位置，可以在双音节（前）、双音节（后）、三音节（前）、三音节（中）和三音节（后），使目标音位位于任意位置时，患者都能够正确地发出（表3-2-3）。另外，为了提高构音语音训练的趣味性，声母音位习得训练也可以采用游戏的形式。

表 3-2-3　/p/音位习得材料举例

单音节	双音节（前）	双音节（后）	三音节（前）	三音节（中）	三音节（后）
爬	耙子	山坡	怕游泳	小爬虫	弹琵琶
坡	婆婆	手帕	爬山虎	山坡上	老巫婆
皮	皮肤	雨披	泼水节	擦皮鞋	香蕉皮
扑	皮鞋	床铺	皮沙发	扔皮球	小女仆
牌	葡萄	球拍	葡萄干	橡皮擦	扑克牌
抛	排球	气泡	蒲公英	吃葡萄	开大炮
撇	泡沫	玉佩	拍皮球	打排球	电灯泡
票	配饰	车票	跑步机	吹泡泡	红旗飘

（3）音位对比：音位对比训练是将容易混淆的一对声母提取出来进行的专门的强化训练，用来进一步巩固新习得的声母音位。这提高了声母音位训练的难度，很多患者在评估时出现的错误走向会伴随构音语音训练始终，在训练进行过程中，即使患者掌握了目标声母音位的发音方法，也经常会与相似的声母音位相混淆，这时要就进行音位对比训练。

1）音位对比训练：音位对比训练（pair contrast therapy，PCT）是专门针对精细语音的发音训练方法，患者最容易出现构音语音异常的是声母音位，声母音位对无论是发音还是听觉辨识，其难度都高于韵母音位对和声调对，韵母音位的构音异常通过有效的口部运动治疗基本上可以得到改善，声母音位构音异常是造成患者构音清晰度下降的主要影响因素。PCT法以"音位对比"为训练手段，用语音的最小单位为训练介质，提高了患者言语康复的精度，为其打下扎实的语音基础，因此可以说是一种高级的基础训练。患者经过康复训练，虽然各项能力都有显著提升，但其言语清晰度还较差，导致其入学后暴露出语文学习、外语学习等方面的困难。这些问题如果从一开始就被言语治疗师和家长所认识并加以重视，提高前期康复训练的精度，对患者的长期发展具有重大意义。

声母音位对比共包括25对（见图2-4-2），其中l/r和n/l两对由于其发音难度较高，在构音语音评估中未包含，但仍然是构音语音训练的重点。每组音位对由两个声母音位组成，这两个声母音位之间只具有单维度差异，如第3组声母语音对/g/和/k/，它们从发音方式上来说，都是塞音，从发音部位来说，都是舌根音，唯一不同的是/g/是不送气塞音，/k/是送气塞音。

任何一个声母音位对中的两个声母音位都具有单一维度的差异,如音位对 b/m 中的两个声母音位/b/和/m/,它们是图 2-4-2 中所示的纵向相邻音位,它们的发音部位相同,均为双唇音,发音方式则不同,/b/是不送气塞音,发音时声带不振动,/m/是鼻音,发音时声带振动,且气流由鼻腔释放。临床上,/b/→/m/是音位/b/常见的构音异常错误走向之一,如图 3-2-36 所示,上方圆圈内所述为/b/的送气特征,下方圆圈内所述为/b/和/m/的清浊音特征,左侧圆圈内所述为/b/和/m/的发音部位特征,右侧圆圈内所述为/b/和/m/的发音方式特征,/b/和/m/的发音部位特征相同,而发音方式和清浊音特征不同。23 对声母音位对的特征对比见表 3-2-4。

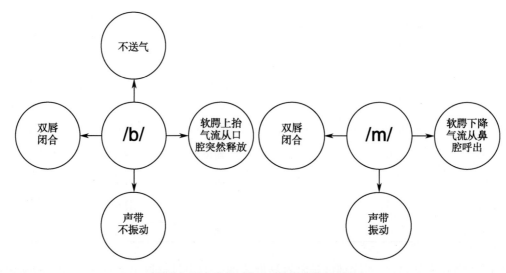

图 3-2-36　音位对 b/m 的生理特征对比

表 3-2-4　23 对核心声母音位对的区别生理特征

序号	音位对	区别生理特征	序号	音位对	区别生理特征
1	b/p				
2	d/t	塞音:送气 VS 不送气	14	h/-	擦音 VS 无擦音
3	g/k				
4	j/q		15	p/t	
5	zh/ch	塞擦音:送气 VS 不送气	16	p/k	不同部位送气塞音
6	z/c		17	t/k	
7	k/h		18	b/d	
8	b/f	擦音 VS 塞音	19	b/g	不同部位不送气塞音
			20	d/g	
9	j/x		21	zh/z	
10	zh/sh	塞擦音 VS 擦音	22	ch/c	舌尖前音 VS 舌尖后音
11	z/s		23	sh/s	
12	b/m	塞音 VS 鼻音			
13	d/n				

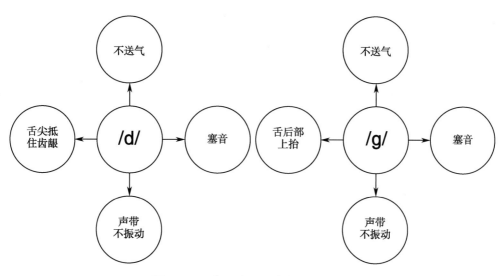

图 3-2-37　音位对 d/g 的生理特征对比

如音位对 d/g 的两个音位/d/和/g/为横向相邻音位,它们的发音方式相同,均为不送气塞音,唯一的区别是/d/的阻塞部位是舌尖与齿龈,而/g/的阻塞部位则是舌后部与软腭。临床上,/d/→/g/是音位/d/常见的构音异常错误走向之一,如图 3-2-37 所示,除右侧圆圈内所述为/d/和/g/不同的生理特征外,其他圆圈内所述的均为/d/和/g/相同的生理特征。

2) 音位对比的训练材料:根据最小音位对的定义,用于音位对比训练的材料应该是单音节词,一组训练材料包括两个单音节词,分别以音位对中的两个声母开头,两个单音节词的韵母和声调完全相同(表 3-2-5)。训练时,将这两个单音节词分别用图片呈现(图 3-2-38),治疗师播放录音,让患者模仿发音,注意强调两个声母之间的微小差异,可以先发目标音所在的音节三次,然后发对比音节三次,然后逐渐减少重复发音的次数,难度逐渐增大,让音位对的差异在这样的训练环境中被最大限度地放大,以便患者进行区分,减少错误率,最终掌握目标音的正确构音。该部分可以结合听觉识别训练进行。

表 3-2-5　声母音位对比材料举例

d/t		z/zh		h/-	
点	舔	足	烛	河	鹅
倒	套	足	竹	荷	鹅
刀	掏	揍	皱	鹤	饿
大	踏	奏	皱	虎	五
肚	兔	紫	纸	虎	舞
赌	土	走	帚	花	挖
读	涂	走	肘	花	蛙
堵	土	紫	指	画	袜
岛	讨	籽	指	呼	屋
刀	涛	籽	纸	呼	乌
打	塔	早	找	会	喂
搭	踏	澡	找	环	玩

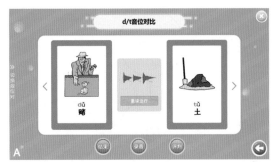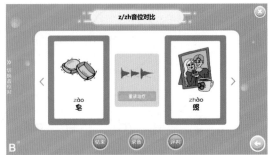

图 3-2-38 声母音位对比材料举例
A. d/t 的音位对比材料举例;B. z/zh 的音位对比材料举例

(4) 音位强化:一般来说,音位对比训练过后,患者就可以基本掌握目标声母音位的发音,并可以准确地发出其单音节、双音节和三音节词语。但是,这种发音还存在很明显的训练痕迹,而人们学习说话的最终目的是在生活中能够运用该音位进行交流,所以必须进行声韵组合强化训练,通过模拟各种日常情景,加强患者对于该音位的灵活运用。声韵组合强化训练也是和语文课程相结合的最好切入点。

可以根据日常生活,设计若干个常见主题,如:食品、公共场所、活动、动物、物品、身体部位、交通工具、乐器等,如表 3-2-6 所示。每个主题中都包含生活中常用的句式,如物品:____有/没有____,在横线中可以添加任何含有/b/的主语和宾语,如爸爸/小宝宝有/没有白纸/报纸/书包/铅笔/别针/背心。在日常的情境中强化目标音位,可以帮助患者将所习得的目标音位更快地迁移到日常生活用语中。

表 3-2-6 /b/的音位强化材料举例

主题	练习句型
食品	爸爸/小宝宝 **吃/喜欢/讨厌** 冰棒/面包/冰激凌/白萝卜/胡萝卜
公共场所	爸爸/小宝宝 **在/不在** 宾馆/城堡/办公室
活动	爸爸/小宝宝 **在/不在** 比赛/步行/跑步/蹦蹦跳/变魔术
动物	**动物园里有/没有** 豹/壁虎/斑马/蝙蝠/北极熊
物品	爸爸/小宝宝 **有/没有** 白纸/报纸/书包/铅笔/别针/背心
身体部位	爸爸/小宝宝 **有/没有** 红鼻子/大嘴巴/粗手臂/

还可以结合现代技术,借助语音沟通板,完成上述训练,患者可以根据自己的喜好,选择目标词语,组成多种生活情景下的不同表达,充分调动患者的学习积极性,提高康复效率(图 3-2-39)。

四、重读治疗法

重读治疗法是一种整体性综合言语治疗方法,特别适用于言语障碍的矫治,它将节奏训练与发音训练有机结合,旨在通过建立正确的重读方式提高患者的韵律。重读治疗法主要包括慢板节奏训练、行板节奏训练和快板节奏训练三个部分。快板节奏训练比行板节奏训练的速度稍快,类似于"跑步",它的训练目的是提高呼吸、发声和构音系统的灵活性以及三者之间良好的协调性。但无论是对于老人还是儿童,都较难掌握,所以本节中只介绍慢板和

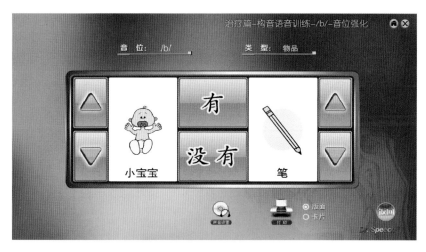

图 3-2-39　/b/的音位强化沟通板举例

行板节奏训练。

（一）慢板节奏训练

良好的呼吸支持是发出清晰、流畅语音的先决条件，慢板节奏训练的目的是促进相关呼吸肌群与发声肌群功能之间的协调，促进平静呼吸到言语呼吸的过渡。慢板节奏训练类似于"散步"，强调通过缓慢的吸气紧接着缓慢的呼气来进行，且吸气与呼气之间没有停顿。

慢板节奏训练主要通过低音调、气息声的方式发音来完成。低音调的时候，由于声带的紧张度低，声带获得了最大限度的放松，气流使得声带边缘下的上皮层和固有层浅层之间得到很好的运动。气息式发声则提供了较好的伯努利效应，可以使声带边缘周围的黏膜不受损伤，发高元音时，作用在声带上的压力相对较小。

慢板节奏训练采用慢拍，为 3/4 拍华尔兹节奏，每个小节有 3 拍，一次完整的慢板节奏训练应持续 6s，其中 3s 为吸气，3s 为发音，成人的节奏每分钟 58 拍左右，儿童可稍快（62 拍），老年人可稍慢（54 拍）。慢板节奏训练又分为慢板节奏Ⅰ、慢板节奏Ⅱ和慢板节奏Ⅲ三个部分。

1. 慢板节奏Ⅰ训练　图 3-2-40 是慢板节奏Ⅰ的节拍，它通过缓慢的节奏训练，让患者掌握良好的发音方式。训练时，每个元音都伴随着音乐节奏，开始时，以高强度发音，中间以较低强度发音，结束时也以低强度发音，形成"吸气，强-弱-弱"的节拍方式，如"吸气，I-i-i"，这样的节奏训练类似于流行的有氧健身运动。

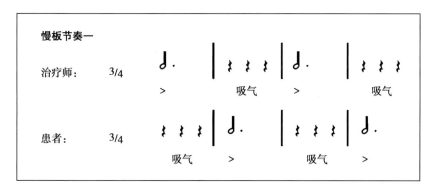

图 3-2-40　慢板节奏Ⅰ训练

2. 慢板节奏Ⅱ训练   慢板节奏Ⅱ是慢板节奏训练中最重要的训练方法,这种训练的节拍为"吸气,弱-强-弱",如"吸气,i-I-i",即第一个和第三个元音非重读,第二个元音重读,要求患者开始时以低强度发音,中间以高强度发音,结束时回到低强度发音。训练期间,每个元音的发音都伴随着音乐节奏,开始时以低强度发音,中间以高强度发音,结束时回到低强度发音,如图 3-2-41 所示。

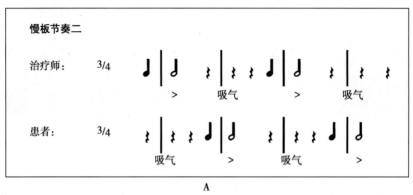

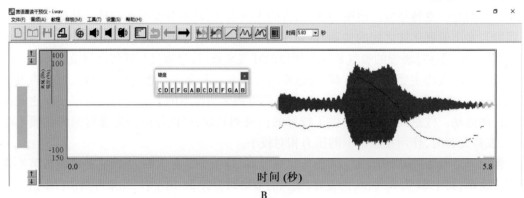

图 3-2-41   慢板节奏Ⅱ训练
A. 节拍图;B. 波形图

言语治疗师可以采用生理腹式呼吸训练中同步训练和交替训练进行慢板节奏Ⅱ的重读训练。

言语治疗师和患者并肩站立,双手互握,他(她)们用同一节奏进行呼吸运动(图 3-2-42),治疗师的躯体跟随患者的躯体运动,吸气时向前运动,发音时向后运动。用自己的手背触及对方的腹部,通过触及对方腹部的手施加的力,治疗师和患者可以互相控制身体的运动。

当患者发音令人满意,身体的运动与发音过程协调一致时,治疗师和患者可以交替地进行练习(图 3-2-43)。治疗师指导患者,首先做出正确呼吸和发音的示范,然后让患者重复进行这项训练。当他(她)们的身体同步向前或向后移动时,他(她)们的呼吸是对立的。为了让患者更进一步地意识到气流量对发音的重要性,治疗师可以建议患者将手放在嘴前感觉气流。与平静呼吸时胸部不能运动相比,发重音时胸部必须向前运动,这一点很关键。但是这种向前运动必须处于一种被动状态,这种运动应是由腹肌收缩导致肺内空气的压缩所引起的。在训练中可以观察到,发重音时表现为胸骨上抬。

3. 慢板节奏Ⅲ训练   当患者可以连续发一个元音超过 2s,便可以进行慢板节奏Ⅲ的训

练,这时可将重音分两部分发出,但必须连贯,如图 3-2-44 所示,慢板节奏Ⅲ的训练节拍为
"吸气,弱-强-强",如"吸气,i-I-I"。开始时,患者和治疗师共同练习,当患者能够独立正确地
完成训练后,治疗师可以录下一段声音并制成磁带或光盘(长度为 3~10min),帮助患者在家
进行自助训练。但关键的是,治疗师应该提醒患者在家进行训练之前首先要检查自己的练
习方式是否正确,这样能够使患者在家训练时避免可能的错误。患者应该严格遵循治疗师
的指导在家中进行训练,完成家庭作业。

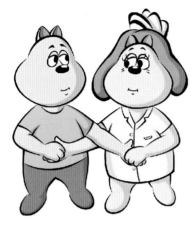

图 3-2-42　同步训练

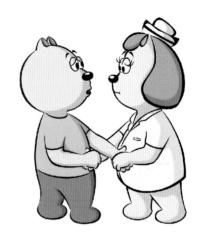

图 3-2-43　交替训练

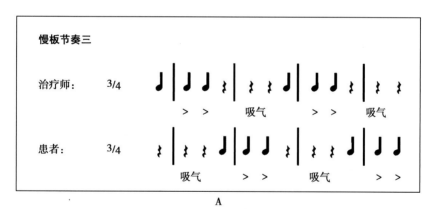

A

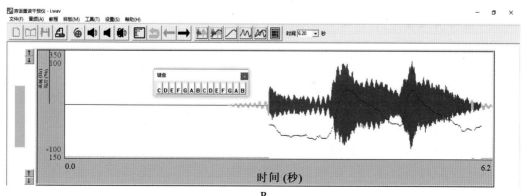

B

图 3-2-44　慢板节奏Ⅲ训练

A. 节拍图;B. 波形图

（二）行板节奏训练

行板节奏训练的目的是增加呼吸肌群、发声肌群和构音肌群运动的灵活性，促进呼吸、发声和构音之间的协调性，从而建立正确的言语呼吸方式，该训练的行板节奏类似于"走路"。

进行行板节奏训练时，要求正常起音、声音响亮。行板节奏训练采用的是进行曲节奏，每小节4拍，对于成年人最自然的节律是每分钟70拍左右，最初用于基本训练。当患者掌握了技巧后，节律可以适当增加。对儿童的训练，节奏可以稍快（76拍），而对老年人的训练节奏应相对慢一些（64拍），行板节奏训练又分为4个部分。

1. 行板节奏Ⅰ训练　行板节奏Ⅰ的每次训练从弱起小节开始，第一小节的八分休止符为吸气时间，要求呼吸主动、迅速，吸入的空气要充足，紧接着1个八分音符弱拍和3个四分音符强拍的发音，如图3-2-45所示。治疗师和患者以这种方式轮流进行发音，患者总是比治疗师相差一小节，即治疗师在患者停顿时发音，而患者在治疗师停顿时发音。行板节奏Ⅰ训练是行板节奏训练中最重要的训练方法，它强调呼吸主动、迅速，要求患者最后一个重音发完之后，腹肌迅速放松，而腹壁在放松期间部分的向外运动开始同步的吸气。在行板节奏训练时，由腹腔运动产生重音，从而导致胸腔上部的被动抬升，这种抬升运动在发重元音时能观察到，并且患者自己可以通过分别放在腹部及胸部的手来得到控制。平静吸气时，放在腹部的手应感到腹部随着呼吸移动，放在胸部的手则感觉不到明显的运动，但在发重音时放在胸部的手应该感到胸部有稍许向前的运动，而发弱音时胸部则不需要运动。

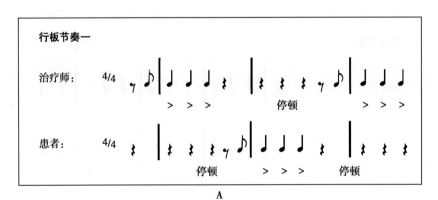

A

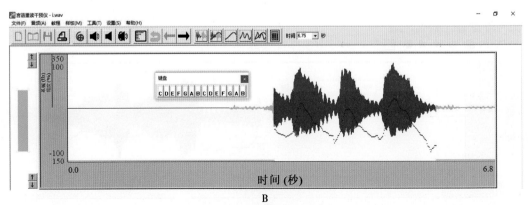

B

图3-2-45　行板节奏Ⅰ训练
A. 节拍图；B. 波形图

2. 行板节奏Ⅱ、行板节奏Ⅲ、行板节奏Ⅳ训练　　在进行行板节奏Ⅰ训练后,言语治疗师可以根据患者的情况,对节奏做一些变换,如果将行板节奏Ⅰ中的三个 1/4 强拍中的一个分成两个 1/8 强拍,就能获得 4 个强拍,就能产生行板节奏Ⅱ(图 3-2-46)、行板节奏Ⅲ(图 3-2-47)和行板节奏Ⅳ(图 3-2-48)的训练。

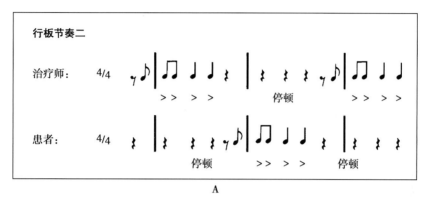

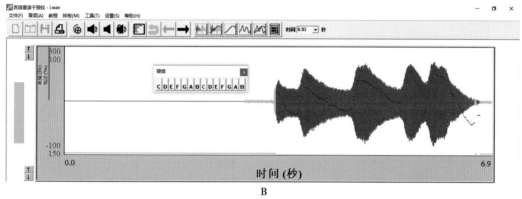

图 3-2-46　行板节奏Ⅱ训练(行板节奏Ⅰ中的第一个 1/4 强拍被分成两个 1/8 强拍)
A. 节拍图;B. 波形图

无论节奏如何变换,都应确保:呼吸主动、迅速,吸入的空气要充足;弱拍为非重音拍;三个重音拍等长、等强;最后一个重音发完之后腹肌迅速放松,而腹壁在放松期间部分向外运动,开始吸气。

(三)重读治疗中的能量法

在一个汉语音节中,声学能量主要集中在韵母上,因此解决发音的能量问题是首要的任务。能量法的训练目的是寻找能量集中的位置,强调从声母、韵母到音节、词语和句子的过渡,加强发出连续语音的诱导。它主要用于从字、词语到短句的过渡,一般不超过 4 个音节。

能量法采用重读训练的形式,配合不同长度的言语声进行。一般先使用慢板节奏Ⅱ的训练节拍,发出一个单音节词,如"狗",可以采用"[ou-OU-ou],吸气,狗"的形式发出,言语治疗师首先诱导患者发出单音节词"狗"的韵母部分/ou/,并以"弱-强-弱"的节拍方式发出,训练要点要符合慢板节奏Ⅱ的训练要求,然后要求患者吸气,再自然地发出"狗"。

单音节词的重读发音通过后,言语治疗师可将节拍加快,同时,言语声音的长度也随之增加,可选用行板节奏Ⅰ的训练节拍,让患者发出双音节词或短语,如"狗和猫",可以采用

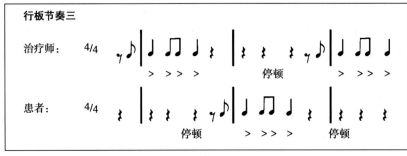

A

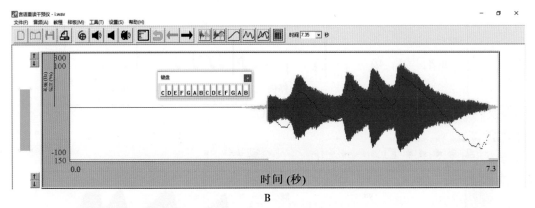

B

图 3-2-47　行板节奏Ⅲ训练(行板节奏Ⅰ中的第二个 1/4 强拍被分成两个 1/8 强拍)

A. 节拍图;B. 波形图

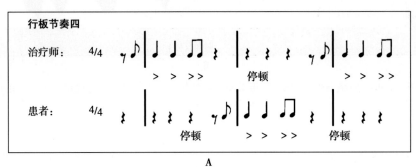

A

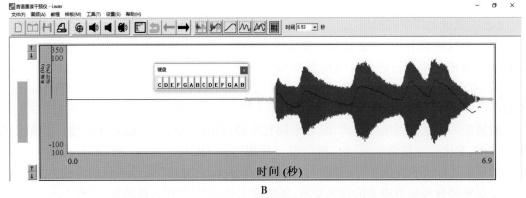

B

图 3-2-48　行板节奏Ⅳ训练(行板节奏Ⅰ中的第三个 1/4 强拍被分成两个 1/8 强拍)

A. 节拍图;B. 波形图

"[ou-OU-E-AO]，吸气，狗和猫"的形式发出，言语治疗师首先诱导患者发出"狗和猫"的韵母部分/ou/、/e/、/ao/，并以"弱-强-强-强"的节拍方式发出，训练要点要符合行板节奏Ⅰ的训练要求，然后要求患者吸气，再自然地发出"狗和猫"。类似地，言语治疗师还可以将单音节词过渡到更长的言语声，如：

- 狗在跑 gou zai pao
    - [ou-OU-AI-AO]，吸气，狗在跑。
- 乌龟在跑 wu gui zai pao
    - [u-U-UEI-AO]，吸气，乌龟在跑。（常用）
    - [u-UEI-AI-AO]，吸气，乌龟在跑。

（四）重读治疗中的支架法

支架法通过寻找音节、词语和句子的发音支架，并辅以重读训练的节拍特点而完成，它的主要应用范围是从字、词语和句子的过渡。一般超过四个音节。

言语治疗师在进行支架法重读训练时，首先选择一定长度的句子，然后选出这个句子中的支架音位，如句子"一只绿色的乌龟"的支架音位为"yi zhi lü se de wu gui"，对这四个支架音位逐个进行重读训练，并逐渐将其组合起来，越来越接近最终的完整句。

言语治疗师首先对第一个支架音位/i/进行慢板节奏Ⅱ的重读训练/i-I-i，yi/，诱导患者以一种轻松的方式发出该音位。然后对第二个支架音位/ü/也进行慢板节奏Ⅱ的重读训练/ü-ü-ü，lüse/，并同时诱导自然发出双音节词"绿色"。接下来，言语治疗师指导患者进行双音节词"乌龟"的行板节奏训练/u-U-UEI-UEI，wugui/，要求患者以行板节奏Ⅰ的重读训练方法发出第三个和第四个支架音位/u/和/uei/。

至此，已经完成了四个支架音位的重读训练，然后开始进行支架音位组合的重读训练，首先训练"一只乌龟"，采用行板节奏Ⅰ的训练方式，/i-I-U-UEI，yizhiwugui/，诱导患者发出第一个、第三个和第四个支架音位/i/、/u/和/uei/。如此重复，可继续进行"绿色的乌龟"的行板节奏Ⅰ训练，最终，把各个支架音位组合成完整的句子"一只绿色的乌龟"，通过逐步逼近的方式，将各个支架音位进行组合，并诱导患者连续发出，从而最终提高连续语音的韵律。

五、构音训练的规范化应用

前面介绍了丰富的训练方法和训练内容，本部分旨在指导言语治疗师根据患者的评估结果，选择适当的训练方法，开展行之有效、操之有物的构音训练。首先应进行韵母异常矫治，然后再进行声母异常矫治，最后通过言语支持的训练，使单个音节的构音顺利过渡到流畅自然的连续语音。同时，言语支持的训练形式增加了音节的构音难度，可以进一步提高患者的构音清晰度和连续语音可懂度。

（一）韵母异常的矫治

韵母的构音矫治主要以口部运动治疗和构音运动治疗为主，详见本章第二节"构音障碍的治疗方法"，本节重点以核心韵母重读治疗为例，讲解构音运动治疗在韵母异常的矫治中的规范化应用。

1. 训练目标　首先，为更好地监控训练效果，跟踪训练过程，需进行构音运动精准评估的前、后测，详见第二章第四节"言语障碍精准评估"。核心韵母重读治疗的训练共分为两个阶段，第一阶段的训练目标是通过慢板节奏Ⅱ、行板节奏Ⅰ的节奏型结合核心韵母/a、i、u/对应的特定构音器官位置，强调核心韵母"点"的治疗，从而增加下颌与舌的运动范围和运动稳定性,提高核心韵母/ɑ、i、u/的发音准确性和稳定性。第二阶段的训练目标是使用重读节奏型进行/ɑ、i、u/核心韵母的转换和轮替发音,强调核心韵母"线"和"距"的治疗,增强下颌、唇、舌的转换和轮替能力,为复韵母的习得奠定基础。

2. 训练过程　第一阶段以低音调、软起音的方式,采用腹式呼吸,使用慢板节奏Ⅱ发核心韵母,如/i-I-i/、/u-U-u/、/ɑ-A-ɑ/,如图3-2-52所示。发音时要注意尽可能模仿下颌、唇、舌的构音运动,即发/ɑ-A-ɑ/时尽可能保持下颌低位、自然唇形和舌中下位。言语治疗师在指导患者练习时,可以使用手势的起伏模仿重音的强弱变化,也可以使用言语重读干预仪中的"重读治疗课程"模块,系统提供慢板节奏Ⅱ的示范音频以及相应的声波和基频变化曲线,如图3-2-53所示,患者可以反复聆听学习,并在"患者窗口"录音模仿,通过实时视听反馈的形式帮助患者掌握慢板节奏Ⅱ的节奏型和发音要点。当患者掌握慢板节奏Ⅱ的节奏型之后,要求患者以正常音调、正常起音,采用行板节奏Ⅰ发核心韵母,如/i-I-I-I/、/u-U-U-U/、/ɑ-A-A-A/,如图3-2-49、图3-2-50所示,发音时注意三个重音要基本保持一致。相较于慢板节奏型,行板节奏型速度更快、难度更大,尤其是对于口部运动功能受限的患者或发病后语速变慢的神经性言语障碍患者,行板节奏型更难以完成,但可以改善患者语速过慢的问题。

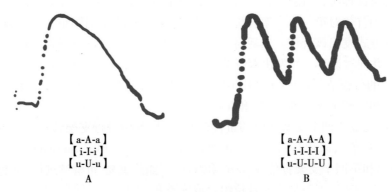

【ɑ-A-ɑ】　　　　【a-A-A-A】
【i-I-i】　　　　【i-I-I-I】
【u-U-u】　　　　【u-U-U-U】
A　　　　　　　B

图3-2-49　核心韵母重读治疗
A.慢板节奏Ⅱ;B.行板节奏Ⅰ

第二阶段的训练过程、训练要求与第一阶段基本相似,语料选择连续轮替的/ɑ、i、u/。首先以慢板节奏Ⅱ发/i-A-i/、/i-U-i/、/ɑ-U-ɑ/等语料,然后以行板节奏Ⅰ发/i-U-I-U/、/u-A-U-A/、/ɑ-I-A-I/等,言语治疗师可根据患者实际情况,在进一步掌握核心韵母的转换和轮替后,增加复韵母的学习,如/ɑ-I-i,ai/、/u-U-A-A,uɑ/。

（二）声母异常的矫治

声母异常的矫治要遵循从易到难的原则,以及从音位诱导、音位习得、音位对比到音位强化的训练顺序,结合口部运动治疗和构音运动治疗,具体分析患者的声母错误走向,合理安排构音训练的内容和方式。本节将以声母/t/为例介绍构音训练的规范化应用。

1. 音位诱导　音位诱导训练是声母构音语音训练中最为重要的一个阶段,是一个从无到有的阶段。由于构音器官运动受限或存在认知障碍,对患者而言,言语治疗师的引导语和诱导方式难以领悟和掌握,因此如何开展有效的音位诱导训练对于治疗师而言仍存在很多挑战。在声母/t/的音位诱导规范化应用中,将重点介绍言语治疗师如何采用促进治疗法帮助患者掌握塞音的送气特征。

（1）训练目标:训练一共分为两个阶段,第一阶段是通过触觉、视觉、听觉等感知觉刺激

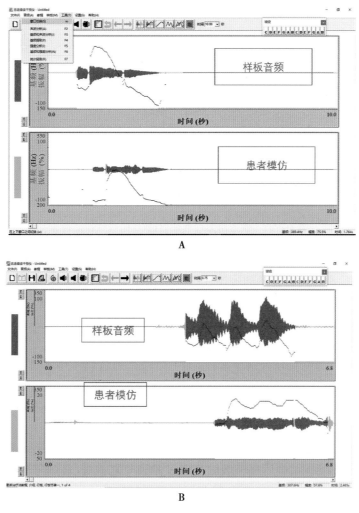

图 3-2-50　慢板节奏 Ⅱ 视听反馈训练
A. 窗口切换；B. 声波和变化曲线

让患者认识目标音位的发音部位和发音方式，并通过相应的口部运动训练让患者完成目标音位的构音运动。第二阶段是通过快速用力呼气法诱导患者掌握目标声母/t/的塞音送气特征。

（2）训练过程：第一阶段首先让患者通过听觉分辨、听觉识别以及发音教育等，感知目标音位的声学特征和发音特点，详见本节"构音语音训练"部分。言语治疗师可将羽毛或点燃的蜡烛放在患者嘴前，让患者观察并模仿发/t/音时抖动的羽毛、火苗，帮助患者理解/t/的送气特征。第二阶段采用快速用力呼气法帮助患者掌握/t/的送气特征，要求患者采用腹式呼吸深吸气后，用力呼气的同时发/t/（本音），发音时可听到清脆的气流冲出，最后诱导患者用力呼气后发/t/与核心韵母相拼的声韵组合/tɑ/、/ti/、/tu/，促进患者对/t/送气特征的掌握，如图 3-2-51 所示，言语治疗师可引导患者将手置于嘴前，感受气流冲出的力度，气流越大，说明患者对塞音送气特征掌握越好。

2. 音位习得　音位习得训练要求患者将诱导出的目标音位进行类化，使患者能够发出更多有意义的声韵组合。言语治疗师在训练时可进行音位习得的精准评估前、后测，跟踪治

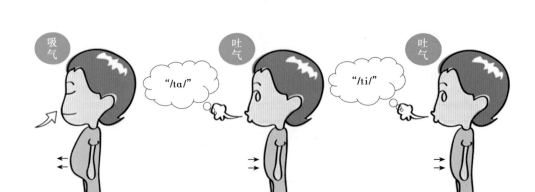

图 3-2-51　快速用力呼气法促进/t/的送气特征诱导

疗效果,详见第二章第四节中的"言语障碍精准评估"。本节重点介绍如何采用慢板节奏Ⅱ的节奏型进行目标声母的构音运动治疗,以类似于拼音教学中的拼读方式,帮助患者掌握目标声母所有的声韵组合。对于成人患者,拼音拼读是已经习得的发音方法,而对于儿童患者,拼音拼读的方式不仅符合儿童的语音学习特点,而且可以帮助儿童掌握语音拼读的规则,强化语音意识。

(1) 训练目标:训练共分为两个阶段,第一阶段是通过慢板节奏Ⅱ的节奏型发单音节词,如/他 ta/、/桃 tao/、/唐 tang/等,促进患者从/t/本音的发音到音位/t/声韵组合的转换;第二阶段的训练目标是通过大量的语料学习,使目标音位位于任意位置时,患者都能够正确地发出。

(2) 训练流程:第一阶段要求患者以慢板节奏Ⅱ的节奏型发/t-A-ɑ,tɑ/、/t-I-i,ti/、/t-U-u,tu/等,如图 3-2-52 所示,然后逐渐增加难度过渡到与复韵母、鼻韵母相拼的声韵组合,如/t-AO-ɑo,tɑo/、/t-ANG-ɑng,tɑng/等。第二阶段选择目标音位所在位置不同的语料,按照由易到难的顺序学习,分别是双音节(前)、三音节(前)、双音节(后)、三音节(后)、三音节(中),如图 3-2-53 所示。

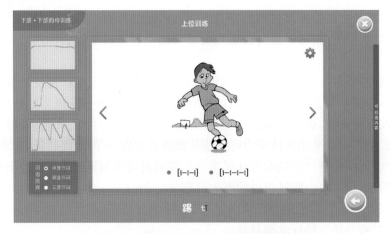

图 3-2-52　结合慢板节奏Ⅱ的构音重读治疗

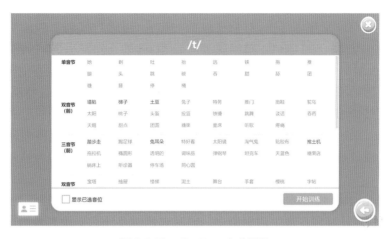

图 3-2-53　单、双、三音节训练

3. 音位对比　音位对比训练通过提高声母音位的构音难度,将容易混淆的一对声母进行对比练习,进一步巩固声母习得。言语治疗师在训练前后可进行音位对比的精准评估前、后测,跟踪治疗效果,详见第二章第四节"言语障碍精准评估"部分。音位对比训练一般通过"听一听""说一说"两种形式开展,也可以采用重读治疗的形式进行最小音位对的对比。考虑到言语的产生过程不仅是指构音器官的运动,而是与呼吸系统、发声系统、共鸣系统都有密不可分的联系,为了增强呼吸、发声、共鸣、构音系统之间的协调配合,为产生流畅清晰的连续语音奠定基础,因此,言语治疗师可采用言语支持训练进一步强化目标音位的对比。言语支持包括音节时长、音调变化、响度变化、停顿起音的训练,它可以贯穿于构音训练的各个阶段,本节仅讲解言语支持训练在音位对比中的规范化应用。

(1) 训练目标:训练分为五个部分,①通过行板节奏 I 的节奏型进行最小音位对/d-t/的送气特征对比;②通过音节时长训练帮助患者区分音节的时长长短特征,提高患者呼吸支持能力,增加连续语音中的发音时长;③通过音调变化训练帮助患者感知音调,区分音节的音调高低特征,改善连续语音中语调单一的问题;④通过响度变化训练,帮助患者感知响度,区分音节的响度强弱特征,改善连续语音中响度单一的问题;⑤停顿起音训练,通过对发音起始-结束时间点的控制和停顿时长的控制,帮助患者区分自然停顿和异常停顿,提高连续语音的流利性。以上五种训练形式,增加了音节的构音难度,因此,均可用于进一步提高患者对目标音位的掌握。为了跟踪言语支持的治疗效果,言语治疗师在训练前后可进行音节时长、音调变化、响度变化、停顿起音的精准评估前、后测,详见第二章第四节"言语障碍精准评估"部分。

(2) 训练过程:①结合行板节奏 I 进行/d-t/音位对比训练时,可选用/t/、/d/与同一韵母相拼时的语料,如/tɑ-DA-TA-DA/、/dɑ-TA-DA-TA/、/ti-DI-TI-DI/、/di-TI-DI-TI/、/tu-DU-TU-DU/、/du-TU-DU-TU/等。②在音节时长训练中,结合时长长短对比发/t/的声韵组合,若患者音节时长短促,可先发较短时长的/tɑ—/,然后再发较长时长的/tɑ——/,要求两次发声时长有明显差异,如/tɑ—, tɑ——/塔、/ti—, ti——/踢、/tu—, tu——/吐。也可提高训练难度,先发/tɑ—/,再发/dɑ——/,如图 3-2-54 所示。③在音调变化训练中,对高音调患者,可进行先高后低的音调变化训练,如/tɑ-, tɑ_/塔、/ti-, ti_/踢、/tu-, tu_/吐,对低音调患者,可进行先低后高的音调变化训练,发/ta_,ta-/塔。同时可提高训练难度,发/ta-,da_/,如图3-2-55所示。④在响度变化训练中,对响度过低的患者,可进行先弱后强的响度变化训练,如/ta,ta/塔、/ti,ti/踢、/tu,tu/吐,对响度过高患者,可进行先强后弱的响度变化训练,如/ti,ti/踢。也可增加训练难度,增加/t-d/音位对的对比,如,/ta,da/,如图3-2-56所示。⑤在停顿起音的训练中,首先增加起音次数,如/土-土-土…/,提高患者呼吸与发声的协调性。对于语速过快的患者,可引导患者增加停顿时长,对于语速过慢的患者,可诱导患者减少停顿时长。训练时可用拍手的节奏或脚的律动来帮助患者改变停顿间隔,或使用言语障碍测量仪通过视听反馈的形式引导,声波与声波之间的空白段即为停顿时长,如图3-2-57所示。

4. 音位强化训练   音位强化旨在日常的情境中强化目标音位,可以帮助患者将所习得的目标音位更快地迁移到日常生活用语中。同时训练时要注意要求患者沟通时语速适中、语调有起伏变化,使语音自然流畅,情绪饱满。

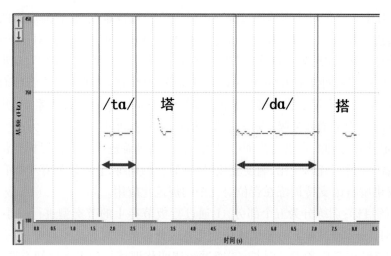

图 3-2-54   音节时长训练

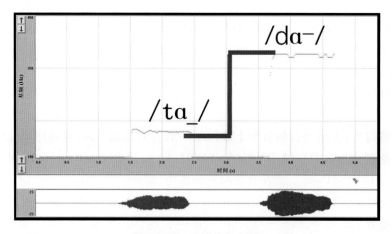

图 3-2-55   音调变化训练

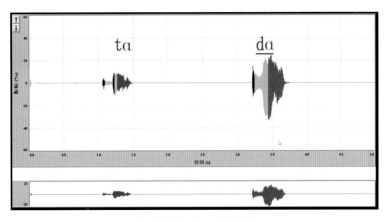

图 3-2-56　响度变化训练

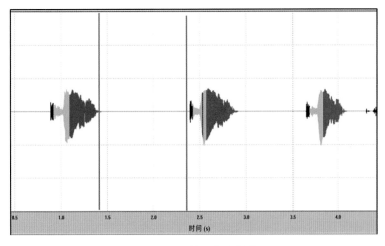

图 3-2-57　停顿起音训练

六、辅助沟通策略

辅助沟通系统(augmentative and alternative communication,AAC),即替代和扩大沟通,指运用一定的技术、设备及相关理论,补偿或改善由于言语语言方面发展受限的儿童或成人的沟通能力。包括便于个体理解他人沟通的扩大性输入策略和促进个体更容易、更顺畅、更主动与他人沟通的替代性输出策略。

AAC 被视为是重度无口语能力者(包括失语症、智力障碍、脑性麻痹、脑卒中、自闭症等)与外界沟通的重要方式。关于 AAC 的基础知识及评估和治疗基础可参考《康复治疗师临床工作指南——儿童语言康复治疗技术》一书,本部分主要对言语障碍的辅助沟通训练进行介绍。AAC 介入言语障碍的康复训练主要有两个部分:沟通辅助和构音训练。

(一)沟通辅助

辅助沟通系统(AAC)最基本也是最重要的功能就是帮助患者和他人进行信息传递,满足患者的沟通需要,建立社会人际关系。使用 AAC 能够培养患者良好的沟通意识,提高沟通动机,对严重言语障碍的患者,进行替代性的辅助沟通训练,也能够恢复其沟通能力,减少障碍对生活的影响。

1. 训练目标

（1）通过图片交换系统（PECS），培养患者良好的沟通意识和动机。存在言语障碍的患者由于自身言语可懂度不高，导致听话者理解困难，影响了沟通交流。久而久之，很多言语障碍患者不愿意开口讲话，沟通动机不高，陷入了恶性循环。

（2）通过结构化的沟通训练、运用语音沟通板，补偿或改善由于言语语言方面发展受限的儿童或成人的沟通能力。使得患者认识并理解日常生活中的常用词语、词组，可以用口语说出或者恰当地使用语音沟通板辅助说出词语、词组和简单的常用句，最终能自主交流，使用语言满足自己的需要。

2. 训练过程

（1）图片交换训练：包含结构化的六个步骤。①以物换物：患者想要什么时，要主动拿取该物品的图卡，交到治疗师手中，以换取该对象；②增加自发性：拉远患者、图卡、治疗师之间的距离，患者能自行走向沟通板，拿起图卡，将图卡放在治疗师手中；③辨认图卡：患者走向沟通板，在众多图卡中取出正确的图卡，把图卡交到治疗师手中换取强化物；④句式结构：患者想要得到某件对象，他要走到沟通板处，拿起想要的图卡，贴在写有"我要……"的句式尺上，然后拿起句式尺交给治疗师；⑤表达需求：治疗师指着"我要……"图片，问学生"你想要什么？"学生拿起"我要××"的句式尺，拼出句子；⑥提升：在前述步骤的基础上继续进行其他训练，如"你看见什么？"

（2）沟通辅助训练：①选择词汇：先选择和患者生活紧密相关的词汇进行训练；②初级图卡训练：从单个词语开始训练，如想吃苹果，就在沟通板上贴上苹果，治疗师再拿苹果给他；③进阶图卡训练：在初级图卡训练的基础上进行简单句式的训练，如想要喝牛奶，在沟通板上贴上"想要…牛奶…请帮忙"；④辅助沟通系统教学训练，教患者使用高科技辅具表达需要，进行沟通，如在学校使用 AAC 向老师问好；⑤类化：治疗师创设各种不同的沟通情景，让患者使用辅助沟通的技能泛化于日常生活中。

（二）构音训练

声母音位构音异常的矫治，应包括音位诱导、音位习得、音位对比和音位强化四个主要环节，借助高科技沟通辅具可以进行声母音位的音位习得、音位对比、音位强化训练。在构音训练中，沟通辅具的作用主要是提供构音训练语料。

1. 音位习得　音位习得训练在音位诱导训练的基础上，通过大量的练习材料巩固发音，使患者能够发出更多有意义的声韵组合。

（1）训练目标：患者能够发出包含目标声母音位的更多的声韵组合。

（2）训练过程：以声母/b/为例，进行音位习得训练时，治疗师根据患者情况选择版式，可先从 1×6 版式开始训练。在版式前端放置/b/给予提示，然后选择双音节词如"爸爸""包子""饼干"等对应的图片或符号进行训练，如图 3-2-58 所示。先选择目标词的图片播放相应声音或由治疗师示范发音，然后让患者模仿发音，重复数次加以强化；也可录入患者自己的声音，与标准声音或治疗师的声音进行对比，通过听觉反馈进行训练。具体训练方法可参见本节"构音语音训练"部分。

2. 音位对比　音位对比训练是将容易混淆的一对声母提取出来进行专门的强化训练，用来进一步巩固新习得的声母音位。

（1）训练目标：帮助患者在口语表达上区分最小音位对，巩固新习得的声母音位。

（2）训练过程：①选择版式：音位对比训练沟通版式可以选择 2×6 和 3×6 两种；②选择

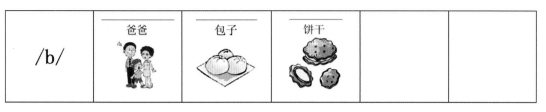

| /b/ | 爸爸 | 包子 | 饼干 | | |

图 3-2-58　利用语音沟通板进行音位习得训练

词语:选择目标音位出现在词首的词语,以声母音位对/b-p/为例,选择声母/b/的词语"包子""饼干"和声母/p/的词语"苹果""螃蟹"等对应的图片或符号;③听觉识别:首先确保患者在听觉能够识别两种不同音位,点击图片播放声音或由治疗师发音,让患者区分不同;④口语表达训练:可以结合构音重读训练法进行音位对比训练,具体训练方法可参见本节"构音训练的规范化应用"部分。

3. 音位强化　音位强化的训练目标是将构音训练的目标声母应用到日常情景中,训练过程即选择包含目标音位的词汇,将其嵌入进简单句式中,如"我想要……请帮忙"。详细训练内容参见本节"构音语音训练"。

七、言语呼吸障碍的治疗方法

呼吸障碍的治疗主要按照呼吸障碍的类型,遵循先基础训练进行放松,后针对性训练对症治疗的思路进行。

（一）基础训练

呼吸系统的基础训练即呼吸放松训练,它将节律的呼吸与放松运动相结合,通过手臂和肩部的运动带动肋间肌群及肩部肌群运动,使全身得到放松,嘱直立位,双脚微开,双臂自然下垂,训练步骤为:

1. 双臂交替上举　运动吸气时,身体重心缓慢移向左侧,同时左手臂尽力向外伸直上举,呼气时,左手臂回到原位;同样方法,吸气时,身体重心移向右侧,同时右手臂尽力上举,呼气时,右手臂回到原位。各重复 5 次。

2. 单臂划圈　运动吸气时,左臂向前、上、后、下做划圈运动;呼气时,左臂回到准备动作,如此重复 5 次。同样方法,吸气时,右臂向前、上、后、下做划圈运动;呼气时,右臂回到准备动作,重复 5 次。

3. 双臂划圈　运动吸气时,双侧手臂同时向前、上、后、下做划圈运动,呼气时,双侧手臂回到准备动作,重复 5 次。同样方法换个方向,吸气时,双侧手臂向后、上、后、下做划圈运动,呼气时,双侧手臂回到准备动作,重复 5 次。

4. 双肩耸立　运动吸气时,迅速耸双肩,维持数秒,然后慢慢放松,呼气时回到准备动作。重复 5 次。

5. 双臂晃动运动　双臂自然置于双腿两侧。轻松晃动双侧臂弯,同时伴随吸气运动,呼气时回到准备动作。重复 5 次。

（二）针对性训练

1. 纠正呼吸方式异常　先采用生理腹式呼吸训练,然后采用"嗯哼"法、拟声法、数数法等,让患者将获得的生理腹式呼吸方式过渡到言语状态,建立正确的言语腹式呼吸。

（1）生理腹式呼吸训练:指通过不同的体位让患者体验呼吸中"呼"和"吸"的过程,帮助患者建立正确、自然、舒适的生理腹式呼吸方式。该方法共分四节:第一节为仰位训练,让患者通过触觉感知,该体位最为放松,易将呼吸方式调整为腹式呼吸;第二、三、四节分别为侧位、坐位、站位训练,让患者通过不同体位的呼吸训练,将腹式呼吸逐渐变为习惯。

(2)"嗯哼"法:指通过有节奏地移动步伐来控制呼吸,并在呼气时发出"嗯哼"的声音,从而促进生理腹式呼吸到言语腹式呼吸的过渡;其训练方法为:站立位,吸气的同时后退一步,然后向前走,每走一步都发一个"嗯哼"。训练时所有发声均在一口气内完成,"嗯哼"的个数可逐渐增多。

(3)拟声法或数数法:指在建立了生理腹式呼吸的基础之上,通过模拟简单有趣的声音,来帮助患者从生理腹式呼吸过渡到言语腹式呼吸。其模拟的声音可根据患者情况选择,如火车、汽车、动物叫声、数数等,训练时应保持气息和响度的均匀。

2. 呼吸支持不足的训练方法　首先采用快速用力呼气法来提高患者的瞬间呼气量,然后用缓慢平稳呼气法来提高患者呼吸稳定控制能力,再使用逐字增加句长法来提高患者在正常言语状态下的呼吸支持能力,最后通过最长声时训练来提高患者整体的言语呼吸支持及控制能力。

(1)快速用力呼气法:首先尽量用鼻深吸气,然后用力快速地将气流从口腔呼出,从而增加肺活量,提高言语呼吸支持能力。训练时可将呼气与发音结合训练,根据患者情况选择合适的元音或送气音,如/p/、/t/、/k/及以此开头的单、双音节词。

(2)缓慢平稳呼气法:指让患者深吸气后,平稳持续地发音,来提高患者言语时对呼气的控制能力。训练时可将呼气与发音结合训练,根据患者情况选择合适的元音或擦音,如/f/、/h/、/x/、/s/、/sh/及以此开头的单、双音节词。发元音时注意呼气缓慢平稳。发擦音时尽量延长发音的时间。训练时可让患者结合吹蜡烛等游戏进行,使蜡烛的火苗不断闪动但不灭。

(3)逐字增加句长法:指通过让患者一口气连贯地朗读词句,并循序渐进地增加句长,来增强患者的言语呼吸支持能力,提高其呼吸与发声的协调性。训练时可让患者先跟读句子,然后自己朗读,并视情况逐渐加快速度。注意一个句子要一口气读完,换气和朗读要协调自然。训练材料如下:

宝宝。

大宝宝。

大宝宝笑。

大宝宝爱笑。

大宝宝爱大笑。

(4)最长声时训练:训练时可根据患者最长声时的基线数据,设置合适的训练目标,并逐步增长。训练过程中要注意保持患者声音平稳以及采用腹式呼吸方式。对于儿童,可采用专业的声控游戏,以增加训练的趣味性。

3. 呼吸与发声不协调的训练方法　主要包括唱音法和啭音法。

(1)唱音法:通过让患者连续地发长音、短音,或者交替发长音和短音,促进患者呼吸与发声的协调,提高其言语时灵活控制气流的能力,其训练步骤为①长音训练:让患者深吸气后持续发长音,如:/a---ya---da---/,可让患者逐渐延长一口气的发音时间;②短音训练:要求患者深吸气后连续发几个短音,如:/aaaaa/,可逐渐加快发音个数及发音速度;③长短音结合训练:当患者能够顺利地发长音和短音后,让其深吸气后发长短交替的音,如:/ya--- ya---

ya ya／。训练时需注意发长音时保持声音平稳及声时的稳定性,发短音时起音要正确,发音过程中不要换气、漏气。

（2）啭音法:通过发音调和响度连续起伏变化的旋转音,促进患者呼吸与发声的协调,提高其言语时声带的控制能力,进而打破其固有的错误发声模式,建立新的、舒适的发声模式,改善其音质。其训练步骤为:①快速啭音训练:教患者用较快的速度发啭音,可选择元音和浊音,如/i ͞͞/、/ma ͞͞/等,然后从啭音过渡到用正常发音,如/ma ͞͞/—妈;②慢速啭音训练:教患者用较慢的速度发啭音,可选择元音和浊音,如/u ͞͞/、/na ͞͞/等,然后从啭音过渡到正常发音,如/na ͞͞/—拿;③快慢交替啭音练习:教患者时快时慢地发啭音,同样可选择元音和浊音,如/e ͞͞/、/ma ͞͞/等,然后从啭音过渡到正常发音,/ma ͞͞/—妈妈。

八、言语发声障碍的治疗方法

言语发声障碍的治疗包括音调异常的矫治、响度异常的矫治、音质异常的矫治。其中,发声放松训练为基础训练,针对这三类发声异常,也都有其特殊的针对性训练方法。

（一）基础训练

1. 发声放松训练　通过颈部运动或者声带打嘟的方法使患者的发声器官及相关肌群得到放松,为获得自然舒适的嗓音奠定基础。主要包括"颈部放松训练"和"声带放松训练"两部分。

（1）颈部放松训练:通过颈部肌群紧张和松弛的交替运动,使患者的颈部肌群(即喉外肌群)得到放松。使患者保持上身稳定,头部直立,颈部放松,头部随重力快速向前、向后、向左、向右落下以及做头部旋转运动,分别感觉颈后、颈前、右侧颈、左侧颈肌群被拉直,保持5s,然后头部缓慢地恢复正常的直立位。每项运动各重复5次。如图3-2-59所示。

（2）声带放松训练:通过打嘟的形式,让患者自然闭合双唇,深吸气,气流由肺部发出,双唇振动并带动声带振动,持续发"嘟---"音。在发"嘟---"音时可根据患者情况改变语速和音调,如降调慢速打嘟,或升调快速打嘟等。让患者体会发声过程中声带的放松,进而放松整个发声器官甚至颈部肌群。

2. 哈欠-叹息法　通过夸张的哈欠和叹息动作,使声道充分打开,咽部肌肉放松,然后在叹息时发以/h/音或以/h/开头的字、词或句子,如"哈""喝""花"等,发音时体会放松的感觉,为形成自然舒适的嗓音奠定基础。

3. 张嘴法　帮助患者培养张嘴发音的习惯,增加发音时嘴的张开度,从而协调发声器官和构音器官之间的运动。治疗师需先检查患者的习惯姿势,如头位过低、头偏斜等,帮助患者矫正姿势,并保持放松的状态,然后再示范张大嘴发单元音,如/ɑ/、/i/、/u/等,然后逐渐过渡到单、双、三音节词以及句子中。

（二）针对性训练

1. 音调异常的治疗

（1）音调感知训练:言语治疗师在为

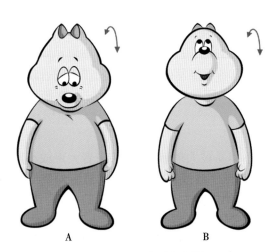

图 3-2-59　颈部放松训练
A.向前运动;B.向后运动

患者进行音调异常的矫治前,应先让患者建立音调概念。在建立音调概念时,可以采用视听游戏的形式,利用患者的听觉和视觉,通过让患者听到、看到自己的音调变化对卡通人物动作的影响,卡通人物逐渐升高,表示音调升高,卡通人物逐渐降低,表示音调降低,通过音调变化诱导患者认识音调,进而让患者能在游戏中尝试着改变自己的音调来控制卡通人物的动作。如图3-2-60所示。

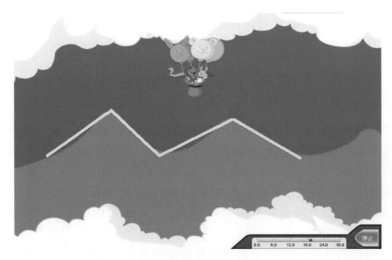

图 3-2-60　音调感知游戏

（2）手指按压法:指治疗师以手指按压于患者喉部某处,改变喉软骨的位置,以提高或降低患者音调。对于音调过高的患者,治疗师可下压患者的甲状软骨,以右手示指放于患者甲状软骨切迹上,拇指和中指分别固定于两侧的甲状软骨板,示指用力,将甲状软骨向后向下推,同时让患者发/ɑ/或/i/,此时患者的音调会立刻降低。对于音调过低的患者,治疗师可上推患者的甲状软骨,同时让患者发/ɑ/或/i/,此时患者的音调会立刻升高。

（3）乐调匹配法:根据患者现有的音调水平,选择乐器的不同音阶,对其进行音调的模仿匹配训练,以逐步建立正常的音调,提高其音调控制能力。

（4）音调梯度训练:通过阶梯式音调上升或下降的训练,使患者建立正常音调,并增加言语时音调控制的能力。若患者音调过高,可先让患者用降调哼音调,但在患者的目标音调处停顿,并使用停顿的音调从1数到5,如 mi-re-do-12345,要求音调尽可能稳定在同一音调上。在训练的过程中,可逐渐撤销哼调的辅助,让患者直接发处于"高-中-低"不同音阶梯度上的字词,如"喝(高)-喝(中)-喝(低)",如图3-2-61所示。可根据患者情况,逐渐增加难度,如让患者先降调梯度发音,再升调梯度发音。

2. 响度异常的治疗

（1）响度感知训练:响度是一个抽象概念,不容易被人理解,当要求患者大声或小声说话时,患者常常感到难以理解从而不能完成任务。低年龄或有听力损失的患者对响度的概念更是难以理解。因此可以使用发声游戏,用某种物体的大小来代替声音的大小。如果声音的响度越大,物体体积就越大;响度越小,物体体积也就变得越小。如图3-2-62所示。

（2）用力搬椅法:让患者坐在椅子上,双手抓住椅子,用力上拉椅子的同时突然加大力气发音,发音时可首先选用单元音,再逐渐过渡到词语,来增加其言语的响度。最后让患者不再依靠用力搬椅的动作辅助,自然响亮地发音。

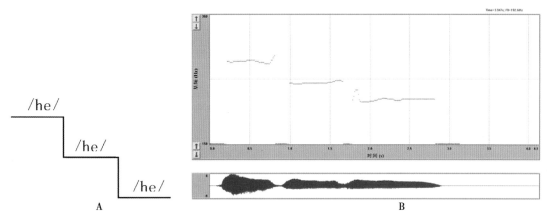

图 3-2-61　音调梯度训练
A. 阶梯图；B. 波形图

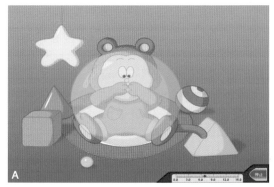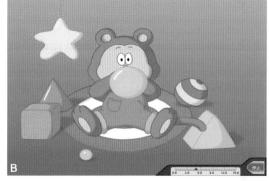

图 3-2-62　小熊吹气球游戏(气球体积与声音响度成正比)
A. 响度大气球大；B. 响度小气球小

(3) 掩蔽法:让患者在背景声条件下进行发音,如音乐声、自然声、噪声,并通过调节背景声的大小,使患者不自觉地提高声门下压及声带闭合能力,从而增加响度,可让患者在持续掩蔽时、间断掩蔽时发音,最后,撤去掩蔽音,让患者在无背景声的环境下发音,并能维持一定响度。

(4) 碰撞法:通过滚球撞物,将小球滚向一个瓶子并撞倒时发音,球滚动的过程中持续发/m---/音,在球撞物的瞬间突然增加响度发音,来提高患者的响度及其控制能力。

(5) 响度梯度训练法:通过阶梯式响度训练提高或降低患者响度,增强患者控制响度的能力,首先使患者能够识别五级由弱到强或由强到弱的响度水平,选用不包括塞音的词语或短句进行发音,或选用有一定顺序的数字如"1-2-3-4-5",避免硬起音现象的出现,每发一次音,逐渐增加或降低响度。

3. 音质异常的治疗

(1) 喉部按摩法:治疗师以某些按摩手法对患者喉部肌肉或穴位进行按摩,按摩甲状软骨后缘、舌骨大角处、人迎穴、水突穴、廉泉穴、天突穴、颈前三侧线以及胸锁乳突肌,以放松患者喉部肌群。主要适用于发声时喉部紧张的患者。如图 3-2-63 所示。

(2) 咀嚼法:通过做夸张的咀嚼运动,下颌、唇、舌和喉腔都应处于相对放松的状态(可

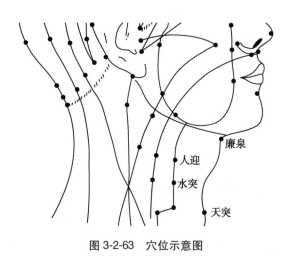

图 3-2-63　穴位示意图

用咀嚼器、饼干或果汁软糖诱导患者进行咀嚼），同时柔和发音，如以/w/开头的词语"娃娃""乌云"等，以放松发声和构音器官，进行几周大幅度的咀嚼发音训练后，逐渐减小咀嚼的幅度，恢复下颌部的正常运动，要求患者用自然的言语方式发音，从而改善发声音质。主要适用于发声和构音器官过于紧张的患者。

（3）哼鸣法：通过闭嘴哼鸣的方式发音，嘴唇自然闭合，气流从鼻腔出来，使声道内的气流在哼鸣时反作用于声带，促进患者声带的闭合，改善其音质。

（4）气泡发音法：通过柔和的气泡式发音，嘴巴适度张开，在呼气或吸气时发气泡音，即一种从喉咙中发出的一系列低沉的、共鸣的、缓慢的噼啪声，如气泡冒出一样，使患者的声带得到放松，声带振动更为均匀而且富有规律性，同时使声带内收能力增强，从而改善患者嗓音音质。

（5）半吞咽法：在吞咽进行到一半时用较低的音调大声地发/bo---m/音，使喉的位置处于最高时进行发音，指导患者用手指指腹触及喉部，体会喉的上下运动，也可将头转向两侧或将下颌放低，用/bo---m/发音，使产生的气流在声道内反作用于声带，以提高声带闭合的能力。

（6）吸入式发音法：通过在吸气的时候发音来帮助患者重新使用真声带进行发音。利用双肩辅助发音，举起双臂的同时倒吸一口气，同时用高音调发高元音/i/、/u/，然后逐渐过渡到呼气时用舒适的方式发音，主要适用于嗓音音质异常，尤其适用于功能性失音症和室带发声。如图 3-2-64 所示。

（7）吟唱法：用类似唱歌的形式，流畅连贯地说话，使音调响度变化较小，声带振动舒适规律，吟唱时发音如："花-花-花"，一口气发尽可能多的音，从而改善音质。在患者掌握了吟

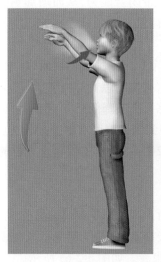
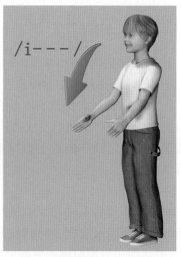

图 3-2-64　吸气时发音过渡到呼气时发音

唱式发音方法以后,要求患者采用自然音和吟唱音交替的说话方式,体会自然音与吟唱音之间的差别,建立舒适的起音方式(从单音节词,双音节词,到句子),如:"海豚---"—"海豚"。

九、言语共鸣障碍的治疗方法

如果是器质性病因导致的共鸣障碍,则需先进行手术等治疗,然后再进行功能恢复训练;如果是功能性共鸣障碍,则直接进行共鸣训练。共鸣障碍的治疗遵循基础训练→针对性训练的思路,先对患者紧张的共鸣器官进行放松,然后针对其障碍类型进行治疗,提高其言语共鸣的整体效果。

(一)基础训练

首先针对共鸣障碍患者进行放松训练,即通过完成一些夸张的动作(咀嚼、舌洗外牙面)或发一些特定的音(鼻音+非鼻音),使共鸣肌群进行紧张与松弛的交替运动,从而促进共鸣肌群之间的协调与平衡,为形成良好的共鸣奠定基础。主要包括口腔放松训练和鼻腔放松训练,分别对患者的下颌、唇、舌、软腭进行放松。

(二)针对性训练

1. 口腔共鸣异常的治疗　如果患者存在前位聚焦,则采用后位音法,如果效果欠佳,可降低一个音阶再次进行训练。如果患者存在后位聚焦,则采用前位音法,如果矫治效果欠佳,可升高一个音阶再次进行训练,最终获得疗效。如果患者存在喉位聚焦,则应将升调训练与伸舌法结合起来进行训练。

(1)后位音法:通过发一些舌根音如"姑""哭"等来体会发音时舌位靠后的感觉,帮助减少发音时舌位靠前的现象,从而达到治疗前位聚焦的目的。

(2)前位音法:指通过发一些舌尖前音如"皮""鼻""踢"等来体会发音时舌位靠前的感觉,帮助减少发音时舌位靠后的现象,从而达到治疗后位聚焦的目的。

(3)伸舌法:通过将舌伸出口外用高音调发前位音,如/i/、/mi/等,扩张口咽腔,体会发音时口咽腔放松的感觉,从而治疗因咽腔和喉部过于紧张而导致的喉位聚焦和后位聚焦。

2. 鼻腔共鸣异常的治疗　鼻腔共鸣异常的治疗包括鼻音功能亢进和鼻音功能低下的矫治。鼻音功能亢进患者的软腭与悬雍垂可能存在一定的功能障碍,因此治疗时主要进行减少鼻音训练,并用口腔共鸣法来增强其口腔共鸣效果。鼻音功能低下的患者主要不能发/m/、/n/、/ng/等鼻辅音,其言语缺少必要的鼻腔共鸣成分,非鼻音的清晰度也不高,治疗时主要进行增加鼻音训练及采用鼻腔共鸣法来增强其鼻腔共鸣效果。

(1)减少鼻音的训练:如降低音调、响度说话;说话时增加口腔的运动幅度;利用镜子,通过发鼻音和非鼻音,体会和观察软腭的运动等;进行一些非鼻音材料的朗读练习,直到建立平衡的口鼻共鸣。

(2)口腔共鸣法:指在咽腔打开、放松,同时舌放松,舌尖抵住下切牙的状态下,发/ha/音;在咽腔缩紧,舌收缩成束状,下颌张开度减小的状态下,发/hu/音;或者发一些包含不同舌位变化的词语和短句,帮助患者体会口腔共鸣的感觉,从而建立有效的口腔共鸣,提高口腔共鸣能力。

(3)增加鼻音的训练:首先可进行鼻音与非鼻音的听辨训练,以增加患者对鼻音的感知;接着,可练习用稍高一些的音调或增加声音的响度说话;另外,还可进行哼音训练,即在发/a--/音的同时闭上嘴唇,这样也可让声音从鼻腔发出。

(4)鼻腔共鸣法:鼻腔共鸣法指通过发鼻音,帮助患者体会鼻腔共鸣的感觉,从而建立有效的鼻腔共鸣,提高鼻腔共鸣能力。这种方法主要适用于鼻音功能低下。

3. 综合训练　在进行针对性的训练后,患者的共鸣状况得到了较好的改善,最后还需要进行改善其言语整体共鸣效果为目的的综合训练。通过胸腔共鸣法和头腔共鸣法改善患者的共鸣效果,再通过鼻音/边音刺激法和U声道法两种方法,促进患者对各共鸣腔共鸣的转换和控制能力,最终得到良好的共鸣。

(1) 胸腔共鸣法:指通过以低音调持续发音,如元音、词语、短语等,使声波在胸腔产生共鸣,帮助患者体会胸腔共鸣的感觉,从而建立有效的胸腔共鸣。

(2) 头腔共鸣法:指通过以高音调持续发鼻音,使声波在头腔产生共鸣,帮助患者体会头腔共鸣的感觉,从而建立有效的头腔共鸣。训练材料如:/m/、/n/、/m+韵母/或/n+韵母/、/m---猫/、/n---鸭/、/m---妈妈/、/n---音乐/等。

(3) 鼻音/边音刺激法:通过交替发鼻音和边音,来促进鼻腔和喉腔间共鸣的转换,以帮助患者获得良好的共鸣音质。训练时要求采用咏叹调的形式朗读含鼻音和边音的材料,如:/蚂蚁啊蚂蚁,蚂蚁/、/龙啊龙啊龙,龙/、/龙啊牛啊龙/等。

(4) U声道法:指通过用胸音、头音、胸音转换到头音发/u/,使整个声道通畅,同时体会胸音向头音转换的过程中不同共鸣腔振动情况的变化,使共鸣的转换控制能力增加,最终获得良好的共鸣效果。

第三节　常用仪器设备及辅具

构音障碍的评估与训练需要借助相应的仪器设备及辅具来增进评估的精准性和训练的有效性。医疗机构、民政、残联和特殊教育学校等系统用于构音障碍康复训练的设备属于医用康复产品,不仅应注重设备的有效性,更应强调在使用上的安全性。本节简单介绍几款符合国家医疗器械产品市场准入审查规定,获得《中华人民共和国医疗器械注册证》的构音障碍评估和训练的康复设备。构音障碍康复类设备及辅具包括构音障碍测量仪、构音障碍康复训练仪、言语障碍测量仪、嗓音功能检测仪、言语障碍矫治仪、言语重读干预仪和口部构音运动训练器组件等。

一、构音障碍测量仪

构音障碍测量仪用于评估构音清晰度的设备,如图 3-3-1 所示,它利用多媒体技术、数字信号处理技术对构音功能进行评估,适用于听力障碍、脑性瘫痪、语言发育迟缓、智力发育迟缓、自闭症等伴随有言语障碍的人群。

构音障碍测量仪可用于构音障碍的辅助诊断,包括口部运动功能评估和构音语音能力评估两部分。通过对口部运动、声母构音、韵母构音、声调构音、音位对构音等能力进行评估和检测,为构音障碍的诊断和康复、疗效监控提供相关信息。

(一)口部运动能力评估

1. 仪器功能　下颌、唇、舌是主要的构音器官,其运动异常会直接影响言语的清晰度和可懂度,因此对下颌、唇和舌的口部运动功能进行评估十分必要。口部运动功能主观评估用来评价下颌、唇、舌在自然放松状下、模仿口部运动状态下的生理运动是否正确,并判断运动异常的类型,分析运动异常的原因,为治疗提供依据。根据构音器官运动障碍的程度不同,每个评估的子项目都按由重到轻的顺序分成0~4级。

2. 操作流程简介 以"下颌"的评估为例,在"口部运动"能力评估中进入"下颌运动能力评估"板块。点击"开始录像"(图3-3-1),则可以将患者口部运动的表现通过系统自带的摄像头记录下来。点击"评分"后,治疗师根据患者的表现给予相应等级的评分(图3-3-2),系统将自动保存该得分。

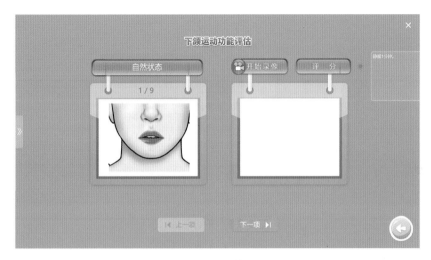

图 3-3-1 评估界面

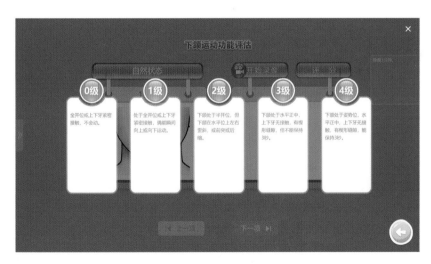

图 3-3-2 等级评分

（二）构音语音能力评估

1. 仪器功能 构音语音能力评估采用"构音语音能力评估表",由50个单音节词组成,包含了21个声母、13个韵母和4个声调。它通过18项音位对比、36对最小音位对比和音位习得情况的分析,来评估患者声母音位习得的能力、声母音位对比的能力以及构音的清晰度,为制定构音障碍的矫治方案提供科学依据。它配以简单、易懂、生动活泼的卡通或实物图片,通过音频和视频记录患者的自然发音或模仿发音。系统提供"正确""遗漏""歪曲""替代"四个判别结果,评估者可以实时评分。系统将自动生成声母音位习得情况,给出构音语音清晰度、相对年龄以及相应的错误走向。

2. 操作流程简介 进入正式评估主界面(图 3-3-3),治疗师根据患者的发音情况选择"正确""遗漏""歪曲""替代",一般以两次及以上的发音情况为判断依据。

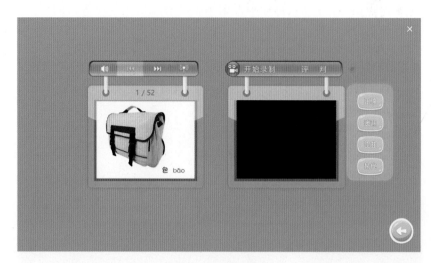

图 3-3-3 开始评估

测试完成之后,从构音语言能力评估首页的病史记录中可查看声母音位习得结果(图 3-3-4)以及音位对比结果(图 3-3-5)。

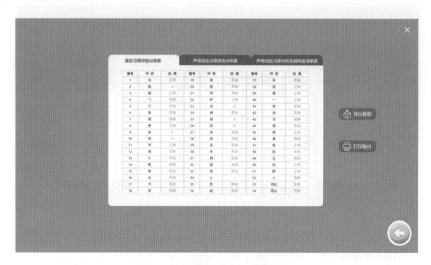

图 3-3-4 声母音位习得结果

二、构音障碍康复训练仪

构音障碍康复训练仪是用于构音障碍康复训练的一款设备,如图 3-3-6 所示,包括口部运动治疗、构音运动治疗和构音语音训练三个部分。

(一)口部运动治疗

口部运动治疗是多数患者构音功能训练的起点,主要目的在于提高构音器官运动的灵活性、稳定性、协调性及准确性,为日后清晰的构音奠定生理基础。要想把某个音发清楚,相

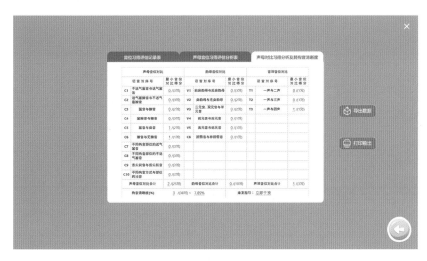

图 3-3-5　音位对比结果

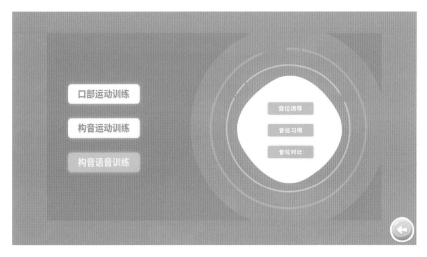

图 3-3-6　构音障碍康复训练仪

应的构音器官的运动必须满足发这个音所需要的运动,此运动要求准确和到位。口部运动治疗包括 40 余种训练方法针对下颌、唇、舌的运动治疗,每一部分又包括促进治疗和自主运动两个部分,提高相应肌群的肌肉力量和运动控制,提高构音器官运动的范围和精确性。系统中所有的促进治疗皆配有文字解说和录像,供治疗师学习、参考;自主运动治疗则配有文字解说和动画,诱导患者模仿相关动作,从而达到治疗的目的。下颌、唇、舌运动障碍治疗内容如图 3-3-7、图 3-3-8 所示。

（二）构音运动治疗

1. 仪器功能　构音运动治疗是口部运动治疗顺利过渡到构音语音治疗的必经之路。它的主要目的是通过选择特定的词,有目的地促进构音器官的精细分化,为构音语音训练奠定良好的训练基础。构音运动治疗主要借助重读治疗的形式进行,包括下颌韵母练习、唇韵母练习、舌韵母练习、唇声母练习、舌声母练习。

2. 操作流程简介　进入"构音运动治疗"板块,根据患者的情况选择合适的模块进行

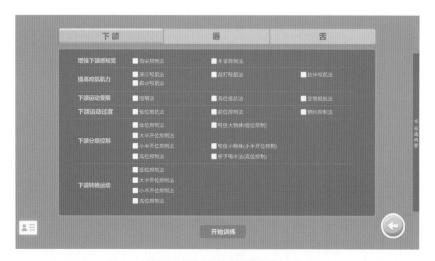

图 3-3-7 下颌运动障碍治疗

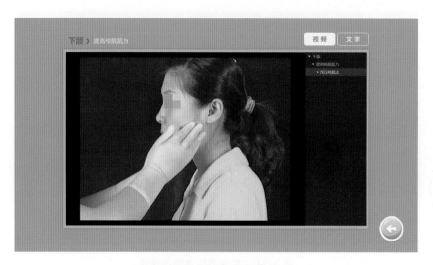

图 3-3-8 提高咬肌肌力

训练。如选择"下颌韵母练习"中的"上位训练",进入下颌上位韵母构音运动治疗界面(图 3-3-9),系统提供了单、双、三音节词语的慢板节奏Ⅱ和行板节奏Ⅰ以构音重读的形式进行构音运动治疗。

（三）构音语音训练

1. 仪器功能　构音语音训练循序渐进地强化汉语言中 21 个声母的发音,均以可爱的卡通图片或简单游戏形式体现,由简到难,以提高声韵组合的构音清晰度,包括音位诱导、音位习得、音位对比和音位强化。其中音位诱导含有 21 个声母音位的典型词语,按照音位习得五个阶段编排,目标词语贴近生活,形式包括实物和卡通图片。音位习得同样按照音位习得五个阶段编排,包括含有 21 个声母的典型词语,内容包括了单音节、双音节(前、后)、三音节(前、中、后),用于强化不同声韵组合的构音练习,并强调要求在音节组合中不同位置都能清晰地发出目标音,其形式包括了发音教育、发音练习、自选课程等。音位对比主要包括了 23 对声母音位对比,用于提高构音器官的精细运动能力,此外,还通过迷宫游戏,增强学习的趣

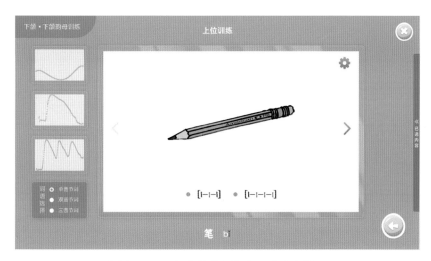

图 3-3-9 下颌上位韵母构音运动治疗界面

味性。音位强化则采用生活主题和棋盘游戏两种形式,生活主题中采用常用句型强化 21 个目标音位,棋盘游戏板中采用问答方式强化自然言语中的发音。

2. 操作流程简介

(1) 音位诱导训练:进入"音位诱导"主界面后,点击"发育教育",则可展示相应目标音位本音和呼读音的构音运动动图,以及发音要点(图 3-3-10)。

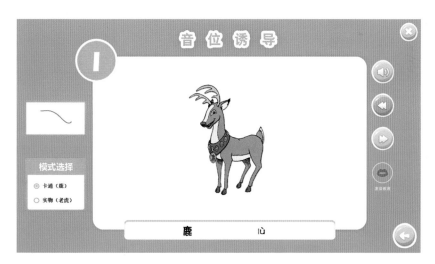

图 3-3-10 发音教育

(2) 音位习得训练:进入"音位习得",可自由选择语料,训练内容以图片、示范音、声调图、拼音等形式显示,训练时可进行"录音"保存音频或进行发音"评分"(图 3-3-11)。

(3) 音位对比训练:在"音位对比"界面中央呈现的是 25 对声母最小音位对(图 3-3-12),在界面右侧的"拓展",皆是特殊儿童容易发生错误的、与目标音位有关音位对,训练时分为音位对的"听一听"(图 3-3-13)和"说一说"(图 3-3-14)两种形式。

(4) 进行音位强化训练:进入"音位强化"训练选择界面(图 3-3-15),以"主题"的形式进行目标音位在日常生活环境的强化。

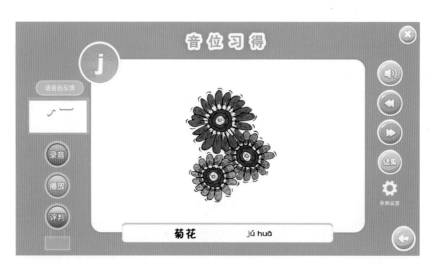

图 3-3-11　音位习得

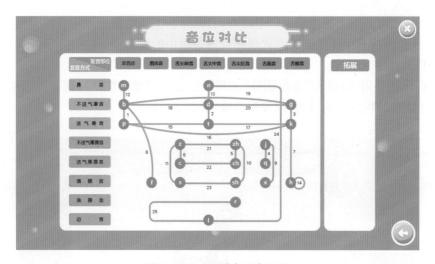

图 3-3-12　25 对声母音位对

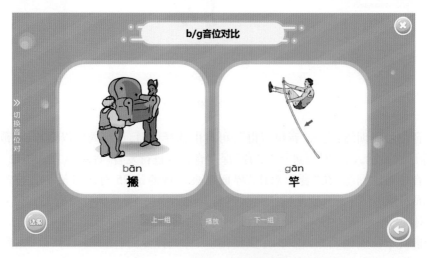

图 3-3-13　音位对比"听一听"

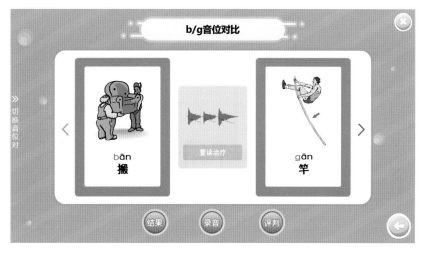

图 3-3-14　音位对比"说一说"

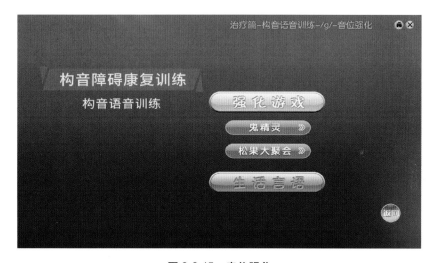

图 3-3-15　音位强化

三、言语障碍测量仪

1. 仪器功能　言语障碍测量仪(图 3-3-16)通过声学测量行言语呼吸、发声和共鸣等功能的评估。针对言语呼吸功能提供最长声时、最大数数能力等参数的实时测量,主要评估言语过程中出现的说话气短、吃力、异常停顿、吸气时发声、病理性硬起音或软起音。对于言语发声功能,通过让患者发/a/或自然言语声,提供基频、强度、音域图等参数的实时测量,主要评估言语过程中出现的音调异常、响度异常和音质异常。音调异常包括音调过高、过低、变化单一、变化过大,响度异常包括响度过小、过大、变化单一、变化过大,音质异常具体表现为嘶哑声、粗糙声和气息声,对于言语共鸣功能,提供言语功率谱、共振峰、舌域图等参数的实时测量,主要评估在言语过程中,由于各种原因导致的口腔、鼻腔共鸣功能紊乱,发出的言语声出现前位化、后位化、喉位化和鼻位化等。

2. 操作流程简介

(1) 最长声时测量:录音时,麦克风与嘴距离 10cm,呈 45°。要求患者深吸气后,测试持

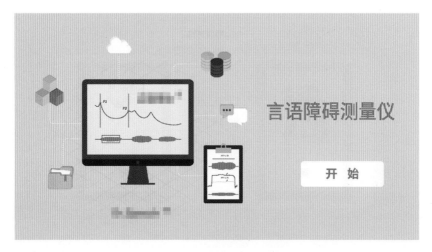

图 3-3-16   言语障碍测量仪

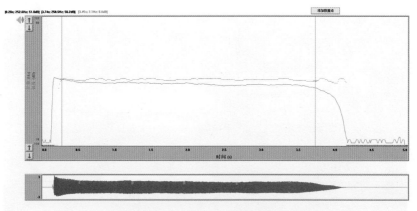

图 3-3-17   最长声时测量

续发/ɑ/音的最长时间,然后,保存声音文件。取其中强度和基频均匀一致且持续时间相对长的一段声波,双击鼠标左键进行起止端定位,获得该次测量的最长声时数据(图 3-3-17);在临床实际工作当中,要对患者进行 2 次最长声时测试,并取其中最大的一个值作为本次测试的最终结果。

(2) 最大数数能力测量:录音时,麦克风与嘴距离 10cm,呈 45°,要求患者深吸气后,测试持续说"1"或"5"的最长时间,然后,保存文件。取其中变化最平稳的一段声波,进行起止端定位并双击,获得该次测量的最大数数能力数据(图 3-3-18);在临床实际工作当中,要对患者进行 2 次最大数数能力测试,并取其中最大的一个值作为本次测试的最终结果。

(3) 言语基频和强度测量:录音时,麦克风与嘴距离 10cm,呈 45°。交谈时询问"姓名及年龄",或让患者阅读或跟读"妈妈爱宝宝,宝宝爱妈妈",并保存文件。在副窗口中通过绿框选取所需音频片段或通过在主窗口上对声音文件进行剪切,得到所需音频片段;选择"分析"菜单中的"统计报告",显示基频和强度的相关数据(图 3-3-19)。

(4) 口腔共鸣核心韵母的共振峰测量:录音时,麦克风与嘴距离 10cm,呈 45°,测量的材料一般为核心韵母/ɑ/、/i/、/u/,并保存文件。采集第一、二共振峰时,需在主窗口上分别选择最明显的前两个峰,定位并双击,左上角自动呈现所选各峰值(图 3-3-20)。

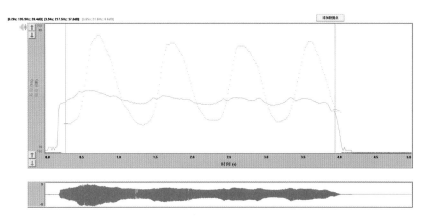

图 3-3-18 最大数数能力的测量

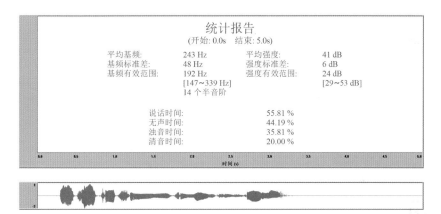

图 3-3-19 统计报告:基频和强度的相关数据

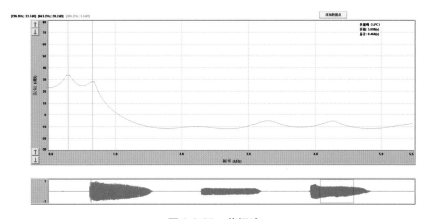

图 3-3-20 共振峰

四、嗓音功能检测仪

1. 仪器功能 嗓音功能检测仪是利用数字信号处理技术,以正常嗓音和病理嗓音为样本,建立嗓音数据库。通过麦克风和外接电极收集声学信号和电声门图信号,检测声带振动的规律性、声门的开启与关闭状态以及声带振动方式,客观判断嗓音音质和声带振动功能,辅助临床诊断。

2. 操作流程简介　嗓音声学信号录音：要求患者发/æ/录音后，选取声波的平稳段分析声波如图 3-3-21 所示，进行嗓音多维参数分析如图 3-3-22 所示，嗓音质量评估如图 3-3-23 所示。

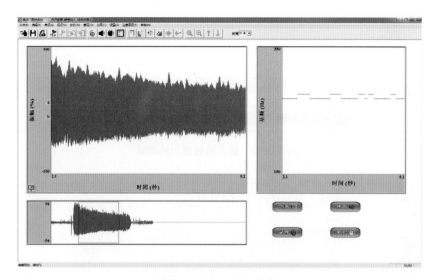

图 3-3-21　录音与编辑

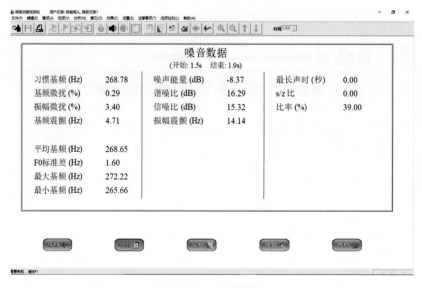

嗓音数据
（开始：1.5s　结束：1.9s）

习惯基频 (Hz)	268.78	噪声能量 (dB)	-8.37	最长声时 (秒)	0.00
基频微扰 (%)	0.29	谐噪比 (dB)	16.29	s/z 比	0.00
振幅微扰 (%)	3.40	信噪比 (dB)	15.32	比率 (%)	39.00
基频震颤 (Hz)	4.71	振幅震颤 (Hz)	14.14		
平均基频 (Hz)	268.65				
F0标准差 (Hz)	1.60				
最大基频 (Hz)	272.22				
最小基频 (Hz)	265.66				

图 3-3-22　嗓音数据

五、言语障碍矫治仪

1. 仪器功能　言语障碍矫治仪（图 3-3-24）主要用于言语、嗓音障碍的康复训练及矫治。可开展 40 余种言语呼吸、发声、共鸣障碍的促进治疗和 56 个音位的发音教育，可进行声音、音调、响度、起音、清浊音感知实时视听反馈训练。

2. 操作流程简介

（1）"感知"模块的操作：以"音调感知"为例，进入游戏"热气球"，随着患者发音时音调

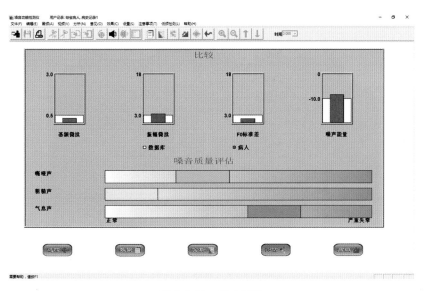

图 3-3-23　嗓音评估

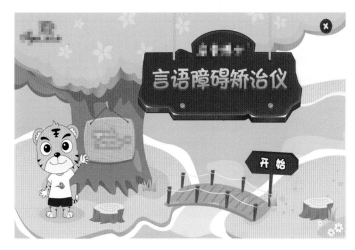

图 3-3-24　言语障碍矫治仪

的高低转换,气球将会进行从山峰到谷底的转换,从视、听觉上感知音调变化(图 3-3-25)。

除感知音调的训练之外,还有声音感知、发音教育、响度感知以及清浊音感知的认识练习等。

(2)"训练"模块的操作:以最长声时的训练为例,选择"训练"部分的"最长声时训练",进入"草莓"游戏(图 3-3-26),患者发音时长越长,草莓运输的距离越远,当发音时长达到预设的时长目标后,游戏成功。

除最长声时的训练之外,还可以进行音调、响度的变化练习,以及清浊音的发音练习等。

六、言语重读干预仪

1. 仪器功能　言语重读干预仪(图 3-3-27)主要针对能听会说,但是重音、重读、语调、节奏等方面存在问题的语言韵律障碍患者,表现为说话断续、不流畅,停顿不当,语调单一,问句等无语气等。"重读治疗法"主要由慢板节奏训练、行板节奏训练和快板节奏训练三个

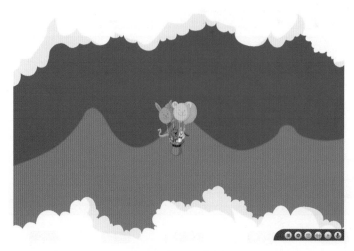

图 3-3-25   音调-热气球

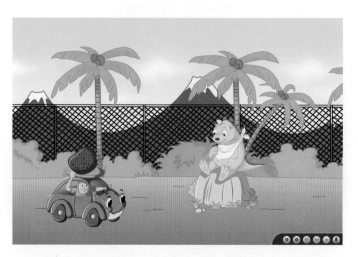

图 3-3-26   最长声时-草莓

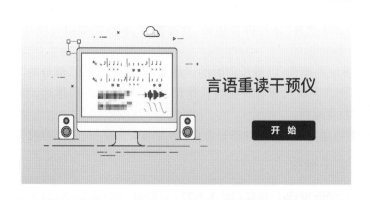

图 3-3-27   言语重读干预仪

部分组成。

2. 操作流程简介

（1）"音乐干预课程"：根据患者训练需要,在音乐干预课程中,选择相应的乐器和节奏。窗口可自由切换到学生或教师录音窗口（图3-3-28）。要求患者做好发音准备后,模仿相应乐句的发音,可记录患者的发音并与标准发音对照。此项训练可用来进行变调训练,也可用以提高患者对训练的兴趣。

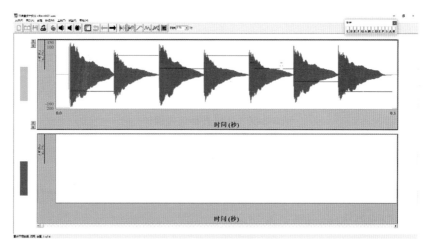

图 3-3-28 音乐干预课程

（2）"重读治疗法课程"：系统提供不同节奏型示例给患者进行视听反馈训练,以慢板节奏型为例（图3-3-29）,选择"韵母"下的"慢板"节奏,根据韵母的不同发音特点,进行更有针对性的韵母训练,训练过程与"音乐干预课程"基本相似。

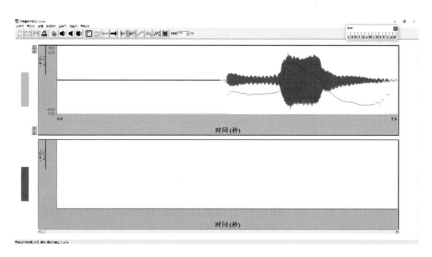

图 3-3-29 重读治疗法课程

（3）"言语技能训练课程"：对患者的构音能力要求较高,系统中提供了大量语料供训练,包括词汇、词语、句子（基础）、句子（提高）,供不同水平的患者进行更流畅的语音训练（图3-3-30）。

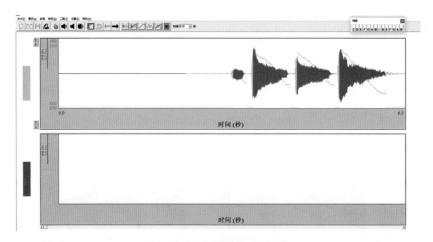

图 3-3-30 言语技能训练课程

（4）"样板课程"：选择教师窗口，可以录制教师的发音或者学生在训练过程中发音较好的言语材料（注意此时应重新设置教师窗口参数），将上述声音保存到系统默认的路径，作为样板课程以备后用。训练时，可打开之前保存的"样板课程"，要求患者模仿样板课程中的录音进行发音（图 3-3-31）。

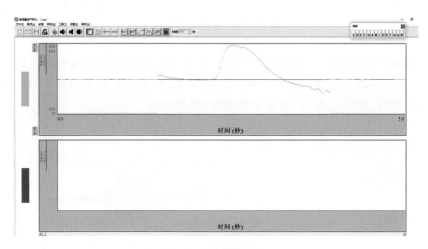

图 3-3-31 样板课程

七、口部构音运动训练器

口部构音运动训练器是言语治疗师在为口部运动障碍和构音障碍的患者做口部运动治疗以及构音运动训练时必备的一套新型、实用、有效的训练工具，能够很好地改善患者的口部构音运动功能。其中，口部运动训练器（13 件）包含咀嚼器、悬雍垂运动训练器、指套型乳牙刷、下颌运动训练器、唇肌刺激器、舌尖运动训练器、舌前位运动训练器、舌后位运动训练器、唇运动训练器、舌肌刺激器、压舌板等，图 3-3-32 按顺序列出。使用时可参考本章第二节。构音语音训练器组件（4 件），全套包含 4 个对声母音位/r/、/s/、/sh/和/l/进行构音语音训练的工具，教会用户如何运用正确的舌位进行目标音位的发音。

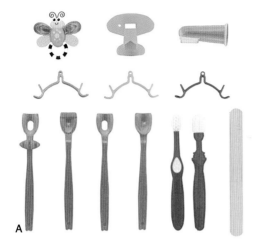 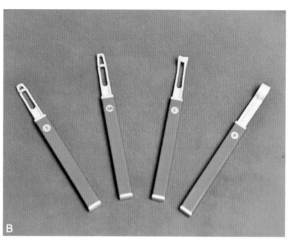

图 3-3-32 口部构音运动训练器
A. 口部运动训练器；B. 构音语音训练器组件

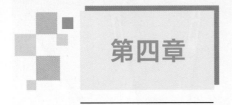

第四章

治疗效果的控制与监测

为了保障言语障碍康复治疗的有效开展并保证良好的康复疗效,监控治疗效果并及时调整治疗计划或方案是非常有必要的。那么开展治疗效果的控制与监测到底具有什么意义,以及如何实施治疗效果的控制与监测呢? 这就是本章主要讲述的内容。

第一节　治疗效果控制与监测的意义

一、言语障碍诊断评估的意义

言语产生过程涉及了呼吸、发声、共鸣、构音、语音(韵律)五个子模块,言语整体功能的正常与否,是由这5个模块的功能正常与否来决定的。其中任何一个环节出现问题,都难以形成正确、清晰、舒适的言语声。为针对患者异常的言语开展有效的治疗,应该遵循有的放矢、辨证施治的原则,明确言语产生过程中哪个模块存在异常、存在怎样的异常及其异常程度,才能提出针对性的康复建议并制定合理的言语治疗方案。因此从呼吸、发声、共鸣、构音、语音(韵律)5个方面对患者进行全面的言语障碍诊断评估,以确定患者言语功能异常的具体问题是极其重要且必要的,因为通过全面的言语障碍诊断评估可以为言语康复指明方向并为制订治疗计划提供依据,从而帮助制定能够有效改善患者异常言语的治疗方案。另外,在进行言语治疗之前,全面的言语障碍诊断评估也有利于后续治疗过程中进行疗效的监控。

二、阶段性评估监控的意义

通过初次全面的言语障碍诊断评估后,以此为依据初步制定适合于患者的言语治疗方案,但在该言语治疗方案的具体实施过程中,患者的言语功能会随着治疗的进行而有所改善或变化,初次制定的言语治疗方案对于患者可能不再具有针对性,言语治疗效果也在一定程度上受到影响。因此实施言语治疗时,应该将治疗过程划分为若干个阶段,并定期进行阶段性评估。根据初次的言语障碍诊断评估结果制定第一阶段的康复治疗方案,在该阶段治疗结束时再次进行全面的阶段性评估,通过与初次的评估结果进行比较可以对这一阶段的治疗效果进行监控,并以此为依据进行下一阶段治疗方案的调整和制定,同时还可用来与下一次阶段性评估结果进行比较以便监控治疗方案的效果和调整制定新阶段的治疗方案,如此循环往复建立"评估-治疗-监控"的体系("A+T+M"模式)以保障言语治疗的有效性。

由上可知,阶段性评估对于言语治疗过程来说是非常必要的,它有助于言语治疗师监控言语治疗过程中患者言语功能的改善和进步、言语治疗方案的可行性和有效性,还可以用来判断患者在康复治疗中的依从性和目前的状态,并以此为依据为患者制定合适的短期及长期目标,从而对下一阶段的言语治疗方案或计划进行调整和制订,有利于患者言语治疗的有效进展。在言语治疗过程中,阶段性评估划分得越细致,言语治疗师对患者进步的把握就越精准,对患者在训练时的兴趣、依从性等状态了解得就越清楚,对患者的言语治疗方案的调控就更精细,最终患者的言语治疗效果也就会更好。另外,阶段性评估中的异常结果与正常参考标准值之间以及前后两次阶段性评估结果之间的"距离缩小"是治疗有效的标志,有助于给予家属及患者以正性鼓励和心理预期。

三、精准评估实时跟踪的意义

前文也提到阶段性评估划分得越细致,言语治疗师对患者进步的把握和对治疗方案的调控就越精准,就能更好地提高治疗效果。那么如果每次进行康复治疗时都能进行评估,对治疗效果进行跟踪并对治疗内容和方法进行及时调整的话,训练时言语治疗师对患者的进步和状态就能了解得越清楚,与患者的配合就越游刃有余,从而能达到事半功倍的效果。但全面的言语障碍诊断评估需要花费一定的时间才能完成,高频次地对患者进行阶段性评估是不现实的。因此通过日常简单的精准评估来实现治疗效果的实时跟踪,以及对康复内容和方法的实时调控是很有必要的。精准评估既是基础,又是实现最终康复疗效的一级级台阶,打好基础,走好每天的每一级台阶非常重要。

精准评估指每次康复训练前后对患者进行的针对性的简单评测。评估内容主要是对训练前一次的康复训练内容和当次训练内容的合理选择和整合。训练前评估的目的在于评判患者对上次训练内容的掌握情况和家庭康复训练的开展情况,并根据评估结果来确定本次训练内容和训练进度。训练后评估的目的则是通过比较训练前后的评估结果来发现患者哪些方面得到了改善以及哪些方面没有明显进步,针对得到改善的方面通过布置家庭康复任务来进行巩固强化,针对没有明显进步的方面通过调整下一次康复训练的内容和方法来进行进一步的康复治疗。精准评估有利于言语治疗师了解患者对每次治疗的接受及其障碍改善的程度并监测每次治疗的康复疗效,能帮助治疗师确认所制定的康复目标、计划的优劣和可行性,并能及时调整日常训练计划和训练进度。只有以评估为依据不断调整适合患者的言语治疗内容和方法,才有可能在尽可能短的时间内使患者的言语异常得到缓解或消失。因此,精准评估在整个言语治疗过程中是非常重要的。另外,精准评估还有助于治疗师发现家庭康复中家属存在的问题和困惑,便于治疗师及时、具体指导患者家属言语家庭康复训练的一些技巧和细节,告知家属训练中的注意事项。精准评估也有助于家属及时了解患者的康复进展情况,一方面会增强患者和家属对康复治疗的信心和欲望,另一方面有助于提升言语治疗师与家属的相互协作意识和家庭康复训练的效果。

综上所述,将言语障碍诊断评估、阶段性评估监控以及精准评估实时跟踪融为一体,对实现言语治疗的一体化以及提高言语治疗效果具有重要的理论价值与实践意义。

四、注意事项

（一）言语障碍诊断评估的实施

全面的言语障碍诊断评估主要用于帮助言语治疗师发现患者具体存在的言语功能问题，分析判断患者言语功能异常的性质和严重程度，并以此为依据撰写包含言语治疗方案的言语障碍诊断报告，其中的言语治疗方案不仅要考虑患者的言语功能障碍，还要考虑其认知等能力对治疗计划的可行性和效果的影响。初次或阶段性的言语障碍诊断评估的准确性、言语障碍诊断评估报告撰写的全面性和针对性会直接影响患者家属对言语治疗师技术水平的信任、家属和患者的训练积极性和依从性以及患者最终的治疗效果。而言语障碍诊断评估及其报告的撰写对于言语治疗师的诊断评估分析技术及其与患者家属进行沟通的能力要求较高，因此建议在康复医疗机构中，这项工作应该要求由工作经验丰富、中级职称以上或至少从事言语治疗师工作 5 年以上、沟通能力和亲和力较强的言语治疗师来承担，要求言语治疗师能够在较短时间内找出患者言语功能异常问题所在，制定出针对性强且有效的言语治疗方案，从而能在较短时间内让家属看到康复效果，并能准确自如地回答家属提出的问题和指导家属开展家庭康复，从而得到家属和患者的信任和喜爱，积极配合治疗，最终达到提高康复治疗效果的目的。

（二）家庭言语康复效果的监测与管理

家庭康复训练在言语治疗过程中起着非常重要的作用，患者大部分时间都生活在家庭中，尤其是言语功能异常的患者更是离不开家属的照顾，家庭环境会显著影响患者的生活和言语功能，家庭环境还能够提供许多场景训练和素材，正确的家庭言语康复训练会成倍放大言语治疗师的治疗效果，越来越多的家庭和康复机构开始重视家庭教育及家庭言语康复，因此对家庭康复训练的专业指导及其效果的监测与管理就显得至关重要。

家庭言语康复经常存在以下问题：①家属缺乏专业的康复指导，训练方法掌握不准确或选择的训练内容与患者当前水平不相匹配；②家庭康复训练内容缺乏技巧性、趣味性、灵活性，对难点、重点训练不足、重视不够；③家属对患者缺乏严格的约束，对于患者的异常行为问题熟视无睹或妥协，不能很好地纠正错误的不良发音行为、引领患者建立良好的发音行为习惯和规则；④家属容易急躁、焦虑，在训练中往往缺乏耐心，容易影响到患者的训练状态和心理等。

对家庭康复效果的监测与管理可以通过精准评估与家庭康复指导来实现。每次训练前后进行的精准评估可以帮助治疗师明确家庭康复训练的目标、内容、方法和进度，而且家属可以将在家庭康复中遇到的问题反馈给言语治疗师，言语治疗师据此具体指导家属家庭言语康复的内容、技巧、细节，并告知家属训练中的注意事项，引导家属逐步改变不正确的理念，掌握正确的训练方法，针对患者的问题、难点、重点进行针对性训练，使家庭康复越来越规范，从而帮助患者获得更好的康复治疗效果。

第二节　治疗效果控制与监测的方法

由上可知，为了实现言语治疗效果的控制与监测，应该将言语障碍诊断评估、阶段性评估监控以及精准评估实时跟踪融为一体，因此可以按照言语障碍诊疗规范化流程来开展言语功能的"评估-治疗-监控"。言语障碍诊疗规范化流程包括了患者基本信息采集、言语障碍诊断评估与言语障碍精准评估三部分,具体内容可参见第二章第四节"言语障碍诊疗规范化流程与评估报告的撰写"。

一、初次和阶段性评估的实施

言语障碍诊断评估可以作为初次和阶段性评估以帮助制定和调整阶段治疗方案以及监控阶段治疗效果,具体如何实施主要通过以下三个案例来进行说明。

（一）呼吸功能异常案例的治疗效果监控

1. 初次评估和治疗方案制定　一名 7 岁脑瘫男性患儿李××于 2017 年 3 月入院开始进行康复治疗。入院时进行了初次言语障碍诊断评估,评估结果显示该患儿的最长声时（MPT）为 5.5s,通过与最长声时的参考标准（7 岁正常男孩最长声时的最小要求为 8s）进行比较可以发现该儿童存在呼吸支持不足的问题。言语治疗师针对患儿呼吸支持不足的问题制定了第一阶段的呼吸功能训练目标,即 MPT 达到 8.0s,达到同龄正常儿童的最小要求。为达到该目标,言语治疗师为本阶段制定的治疗方案中主要采用以下提高呼吸支持能力的训练方法:①腹式呼吸训练;②增加肺活量的训练:吹喇叭、吹蜡烛等;③采用言语障碍矫治仪进行"最长声时"的游戏训练。

2. 阶段性评估和治疗方案调整　经过 2 个月的阶段训练后,作为阶段性评估再次对患儿进行了言语障碍诊断评估,评估结果显示其 MPT 达到了 7.2s,较初次评估有了明显的进步,但仍未达到同龄正常儿童的最小要求。言语治疗师认为上一阶段所选择的方法对儿童来说可能较为简单,因此言语治疗师在本次阶段评估后调整了训练方案,在以往训练方法的基础上增加了"结合吹蜡烛进行缓慢平稳呼气法"的训练方法,以提高儿童对呼吸的控制能力,进一步提高儿童的呼吸支持能力。再次经过 2 个月的阶段训练后,进行阶段性评估发现该儿童的 MPT 为 9.1s,已达到言语治疗师制定的呼吸功能目标。表 4-1-1 是该患儿 3 次（共 4 个月）言语障碍诊断评估中 MPT 的结果。

表 4-1-1　最长声时测量

日期	第 1 次测 MPT_1	第 2 次测 MPT_2	MPT	MPT 最小要求	MPT 训练目标	相对年龄	腹式呼吸吗？
3.10	3.6s	5.5s	5.5s	8s	10s	4 岁	不是
5.12	6.1s	7.2s	7.2s	8s	10s	6 岁	是
7.2	8.2s	9.1	9.1s	8s	10s	9 岁	是

（二）发声功能异常案例的治疗效果监控

1. 初次评估和治疗方案制定　一名 5 岁听力障碍女性患儿杨×,于 2017 年 5 月入院开始康复治疗。入院时进行了初次言语障碍诊断评估,评估结果显示该患儿的平均言语基频（F_0）为 452Hz,明显高于同年龄健听儿童的正常范围,提示该儿童存在音调过高问题。言语治疗师针对患儿高音调的问题制定了本阶段发声功能训练目标,即 F_0 达到同龄正常儿童的正常范围 328~382Hz。为实现该目标,言语治疗师主要选择以下降低音调训练方法作为本阶段治疗方案中发声功能训练内容:①颈部放松训练;②哈欠-叹息法;③手指按压法;④采用言语障碍矫治仪进行"音调感知"的游戏训练。

2. 阶段性评估和治疗方案调整　在 2 个月的阶段康复训练后再次对患儿进行言语障碍诊断评估以作为阶段性评估,发现患儿的 F_0 下降到 401Hz,虽然较初次评估有一定下降,但仍未达到正常范围。在训练过程,治疗师发现儿童对音调的感知较为困难,因此言语治疗师在下一阶段的治疗方案中着重进行手指按压法以及发声放松训练,并借助"音调感知游戏"中的动画视觉反馈、在言语治疗师的辅助下(手指按压法)帮助患者进行降低音调的感知训练。2 个月的训练后再次进行阶段性评估发现该儿童的 F_0 下降到了 364Hz,已达到言语治疗师制定的训练目标。表 4-1-2 是该患儿 3 次(共 4 个月)言语障碍诊断评估中 F_0 的结果。

表 4-1-2　言语基频测量

日期	平均言语基频 F_0	m-2σ	m-σ	F_0/Hz	m+σ	m+2σ	言语基频标准差 F_0SD	F_0SD 状况(偏小、正常、偏大)	言语基频范围训练目标	实际年龄	相对年龄
5.3	452↑	301	328	335	382	409	23	正常	335	5 岁	2 岁
6.29	401↑	301	328	335	382	409	23	正常	335	5 岁	2 岁
8.26	364	301	328	335	382	409	23	正常	335	5 岁	5 岁

(三)共鸣功能异常案例的治疗效果监控

一名 37 岁脑外伤男性患者龚×,于 2017 年 6 月入院开始康复治疗。入院时进行了初次言语障碍诊断评估,评估结果显示该患者存在鼻音功能亢进问题,通过鼻流量测量发现该患者的鼻流量为 84%。言语治疗师针对患者鼻音功能亢进的问题制定了本阶段共鸣功能训练目标,即发/ɑ/时听感上不存在鼻音亢进。本阶段言语治疗师制定的治疗方案中主要选择以下减少鼻音功能亢进训练方法:①共鸣放松训练;②口腔共鸣法;③减少鼻音训练,如降低音调、响度说话、说话时增加口腔的运动幅度等。经过 1 个月的阶段训练后,通过听觉感知主观评估发现患者在发/ɑ/时不存在明显鼻音,鼻流量测量结果也显示该患者的鼻流量有大幅度减小,说明已达到本阶段训练目标。表 4-1-3、表 4-1-4 是该患者 2 次(共 1 个月)言语障碍诊断评估中关于鼻腔共鸣的评估结果和鼻流量的测量结果。

表 4-1-3　鼻腔共鸣

日期	发/ɑ/音时的鼻腔共鸣	发/m/音时的鼻腔共鸣	鼻腔共鸣结果解释
6.3	有	正常	鼻音功能亢进
7.1	正常	正常	

表 4-1-4　鼻流量测量填表示例

日期	平均鼻流量前测	平均鼻流量后测	达到训练目标(5%以上)	鼻腔共鸣评估(鼻音功能亢进或鼻音同化)
7.1	84	35	是	改善

上述案例均首先通过初次的言语障碍诊断评估确定了患者存在异常的言语问题并制定了阶段训练内容,然后通过阶段性评估监控了患者的进步,并调整和提出了下一阶段的训练内容,充分体现了阶段性评估对治疗效果的监控意义以及对治疗方案调整的指导意义。

二、精准评估的实施

精准评估作为每次训练的前后测来实时跟踪康复训练效果、实时调控后续训练内容并为家庭康复指导提供依据,具体如何实施主要通过下列案例来进行说明。

（一）言语障碍诊断评估结果

一名 45 岁脑干卒中男性患者顾××于 2017 年 6 月入院开始康复治疗。经初次言语障碍诊断评估发现该患者存在一字一顿、高音调等问题,构音语音能力处于声母音位习得第二阶段。言语治疗师通过分析患者的诊断评估结果为该患者制定了阶段言语治疗的目标与方案,方案中建议患者第一周首先进行声母/t/的音位习得训练及其相关言语支持能力的训练。

（二）精准评估实时跟踪和康复训练内容调控

1. 第一次训练精准评估的实施和训练内容的确定

（1）训练前精准评估结果:2017 年 6 月 4 日首次对患者进行言语康复训练,先对患者进行训练前的精准评估（表 4-1-5、表 4-1-6）,结果为:①声母/t/的单音节词正确率达到 40%,主要的错误走向是被/d/替代和出现歪曲;②患者的言语支持能力较差,对停顿起音、音节时长、音调变化的控制能力有待提高。

（2）训练内容的确定:综合诊断评估及第一次训练前精准评估结果,确定患者第一次训练的内容。

1）音位习得训练:鉴于患者前测结果中/tɑ/的正确率较高,因此患者可以直接进行/t/的音位习得训练。①选取 5 个声母为/t/的单音节词（其中 3 个是声母/t/与核心韵母/ɑ、i、u/所组成的声韵母组合）进行训练;②结合乐调匹配法进行/ti/与/tu/的音位习得训练。可以借助构音障碍康复仪与言语障碍矫治仪进行训练。

2）言语支持训练:选取音位习得训练中 3 个与核心韵母/ɑ、i、u/所组成的单音节词分别进行停顿起音、音节时长和音调变化能力的训练,可以借助言语障碍矫治仪进行该项训练。

（3）训练后精准评估结果和家庭康复任务的布置:训练结束时对患者进行训练后的精准评估（表 4-1-5、表 4-1-6）,结果为:①声母/t/的单音节词正确率达到 66.7%,已基本习得声母/t/与核心韵母/ɑ、i/所组成的声韵组合,但声母/t/被/d/替代现象仍是该患者的主要错误走向;②患者对音节时长的控制能力有所提高,对适中和较长的音节时长的表达有明显差异,但停顿起音能力和音调变化能力仍有待提高。

言语治疗师可以根据后测结果为患者布置家庭康复任务来巩固强化本次训练:进行/tɑ/、/ti/和/tu/的停顿起音及音调变化训练,可借助言语障碍矫治仪的游戏进行。

2. 后续精准评估实时跟踪和康复训练内容调控　该患者于 2017 年 6 月 6 日进行第二次言语康复训练,可以用 2017 年 6 月 4 日训练后精准评估结果作为该次训练前评估结果,根据这一评估结果以及家属对患者进行家庭康复训练的反馈,对上一次训练内容进行调整并适当增加新的训练内容后作为本次训练的内容。

患者经过为期一周的训练（5 次训练）,患者音位习得能力已经从/d/的单音节词过渡到双音节（前）,双音节（前）词语的正确率已经达到了 67%,单、双音节词的言语支持能力也有显著提高,下一周应进一步开展/t/的双音节（后）、三音节（前）的习得训练以及双、三音节的言语支持能力训练。

表 4-1-5　音位习得精准评估记录表

日期	阶段	音位	声韵组合	音位习得情况					
				前测	错误走向	正确率	后测	错误走向	正确率
6.4	二	/t/	她/ta/	111		40%	111		66.7%
			剃/ti/	001	⊖		011		
			吐/tu/	010	/d/		011	/d/	
			逃/tao/	000	⊗		100	⊗	
			头/tou/	010	⊗		110	/d/	
6.6	二	/t/	她/ta/				111		80%
			剃/ti/				111		
			吐/tu/				101	/d/	
			碳/tan/				011	⊗	
			藤/teng/				110	/d/	
6.8	二	/t/	塌陷/ta xian/	100	⊖	40%	110	/d/	66.7%
			梯子/ti zi/	110	/d/		111		
			土豆/tu dou/	011	/d/		101	/d/	
			桃子/tao zi/	001	/d/		101	/d/	
			天鹅/tian e/	000	⊗		010	⊖	
6.10	二	/t/	塌陷/ta xian/				111		86.7%
			梯子/ti zi/				111		
			土豆/tu dou/				111		
			踏步走				011	/d/	
			兔耳朵				011	/d/	

表 4-1-6 言语支持精准评估记录表

日期	发音状态	语料	前测		差异	后测		差异
6.4	停顿起音 (适中-缓慢)	塌/tɑ/			N			N
	音节时长 (习惯-延长)	踢/ti/			N	0.6s	0.9s	Y
	音调变化 (习惯-☑高/□低)	吐/tu/			N			N
6.6	停顿起音 (适中-缓慢)	塌/tɑ/			N	1.2s	1.5s	Y
	音节时长 (习惯-延长)	踢/ti/			N			
	音调变化 (习惯-☑高/□低)	吐/tu/			N	350Hz	310Hz	Y
6.8	停顿起音 (适中-缓慢)	塌陷			N	0.8s	1.3s	Y
	音节时长 (习惯-延长)	梯子			N	0.8s	0.9s	N
	音调变化 (习惯-□高/□低)	土豆			N			N
6.10	停顿起音 (适中-缓慢)	塌陷						
	音节时长 (习惯-延长)	梯子			N	0.9s	1.2s	Y
	音调变化 (习惯-□高/□低)	土豆			N			

　　此案例说明精准评估可以实时跟踪言语康复治疗效果,有助于康复训练内容和方法的实时调整,并能为家庭康复训练提供依据,在整个言语治疗过程中具有重要意义。

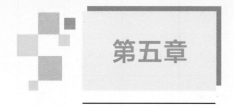

第五章

运动性言语障碍

第一节 概　述

言语是当我们表达思想、情绪、应对和控制我们环境时的一种独特、复杂、动态的运动活动。其产生是在中枢神经系统的控制下,通过外周发音器官复杂而精确的运动产生语音来实现的。语音产生包括四个阶段:音位编码阶段、言语运动计划阶段、运动编程阶段和运动执行阶段。

音位编码阶段由三部分组成:节律框架生成、槽的构建和音段选择与填充。节律框架生成指定了词的音节数量和词汇重读位置;槽的构建确定了词的音位数量,并把信息传递给音段选择与填充;音段选择和填充决定音位的提取和音位的排序,这样词的单个音位及它们的顺序依次被提取。由于决定了音节数和重读位置,当节律框架生成出现障碍,就会产生音节赘加、遗漏或重读错误;槽的构建功能受损表现为音位的赘加或遗漏;而音段选择和填充功能受损表现为音位替代、后滞、逆同化和位置置换。

言语运动计划是指定发音器官的运动目标(如圆唇、舌尖抬高等)。运动计划的基本单位是音位,每个音位系列有它的空间和时间赋值。在言语产生时我们会提取感觉和运动记忆,这些记忆是本体感觉、触觉、听觉与学过的音位联系形成的。运动计划是按音位系列顺序发生,它具有发音特性,而不是肌肉特性。运动参数在计划的音位序列产生时提取,根据它们出现的语音环境进行调整,使运动参数适应语音环境。当运动计划受到破坏,就不能回忆核心运动计划或者特定的音位运动目标,以及不能组织连续的言语运动。它使得音位、音节分离,言语速度减慢,语音歪曲。

运动编程阶段是对实施运动计划的特定肌群发出命令,即将运动计划信息转换成一系列神经冲动,这些神经冲动使恰当的肌肉在恰当的时间收缩。言语运动编程涉及发音器官的运动系列的选择、排序和激活,它限定了肌肉收缩程度、位置、时间和序列,从而决定了肌肉的张力、运动方向、力量、范围、速度、关节的灵活性和协调性。

运动执行阶段是接受神经系统发出一系列神经肌肉的运动指令促使声带产生振动,声道形状发生变化,同时能够控制呼吸系统、发声系统和构音系统中各器官的运动来执行言语

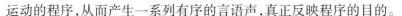

运动的程序,从而产生一系列有序的言语声,真正反映程序的目的。

以上这个总的言语运动是计划、编程、控制和执行的过程,也被称为运动性言语过程。然而多种疾病会影响到言语的运动过程,导致运动性言语障碍。

一、定义与分类

国外该领域的权威专家 Duffy 将运动性言语障碍(motor speech disorders,MSDs)定义为"由于神经缺损影响言语的计划、编程、控制或执行而导致的言语障碍,包括神经性言语障碍(dysarthria)和言语失用症(apraxia of speech,AOS)"。Freed 对运动性言语障碍的定义为"由运动系统的异常功能引起的言语产生缺陷的集合,这一集合由七种类型的神经性言语障碍和一种失用症组成"。本书主要沿用 Duffy 对于运动性言语障碍的定义。以下为 Duffy 和 Freed 对运动性言语障碍定义的原文:

Motor speech disorders(MSDs) can be defined as speech disorders resulting from neurologic impairments affecting the planning,programming,control,or execution of speech. MSDs include the dysarthrias and apraxia of speech.

——Joseph R. Duffy(2013). Motor Speech Disorders.

Motor speech disorders,therefore,are a collection of speech production deficits that are caused by the abnormal functioning of the motor system. Altogether,this collection of motor speech disorders consists of seven types of dysarthria and one type of apraxia.

——Donald B. Freed(2012). Motor Speech Disorders:Diagnosis & Treatment.

(一)神经性言语障碍

Freed 从字面上对"dysarthria"进行了解释,"希腊语中'dys'的意思为障碍或异常,'arthria'的意思为清楚表达","dysarthria"更全面的定义为"由于言语机制的肌肉控制失调而导致言语产生受损",部分人认为"dysarthria"的概念为"口齿不清",但"这一障碍包括的言语产生缺陷不仅仅是构音问题,也包括呼吸、韵律、共鸣和发声的缺陷"。Duffy 对于"dysarthria"的定义与 Freed 一致,定义为"反映言语产生的呼吸、发声、共鸣、构音或韵律方面所需要运动的力量、速度、范围/幅度、稳定性或准确性出现异常的一组神经言语障碍的总称"。根据 Freed 和 Duffy 的定义,本书将"dysarthria"译为神经性言语障碍,定义也是沿用 Duffy 的经典定义。这一定义明确地指出以下三点:①神经性言语障碍是由神经系统疾病引发的;②它是运动型障碍;③它可以被分为不同的类型,每种类型都有其不同的言语病理表现,以及特异的、可推测的神经病学特征和伴随症状。Freed 和 Duffy 关于神经性言语障碍定义的原文如下所示:

The literal definition of dysarthria is "disordered utterance"(dys means disordered or abnormal; arthria means to utter distinctly,from the Greek,arthroun). A more comprehensive definition is that dysarthria is the impaired production of speech because of disturbances in the muscular control of the speech mechanism. The layperson's concept of dysarthria is someone with slurred speech,but this disorder certainly includes many more speech production deficits than just poor articulation. It can involve respiration,prosody,resonance,and phonation as well.

——Donald B. Freed(2012). Motor Speech Disorders:Diagnosis & Treatment.

Dysarthria is a collective name for a group of neurologic speech disorders that reflect abnormalities in the strength,speed,range,steadiness,tone,or accuracy of movements required for the breathing, phonatory, resonatory, articulatory, or prosodic aspects of speech production.

——Joseph R. Duffy(2013). Motor Speech Disorders.

神经性言语障碍主要表现为构音不准确,咬字不清晰,响度、音调、速度和节律异常以及鼻音过重等言语听觉感知特征的改变。但患者言语表达的内容和语法都正常,对理解他人的语言也没有困难,而仅仅是口语的表达障碍。导致神经性言语障碍的疾病主要有脑卒中、脑肿瘤、脑外伤、脑性瘫痪、帕金森病、肌萎缩侧索硬化、重症肌无力等。因为神经系统对肌肉信息的干扰而引起一个或多个感觉运动的异常,包括瘫痪、痉挛、不协调、不随意的运动或运动过多、减少的肌张力等。

(二)言语失用症

Duffy 对于言语失用症(apraxia of speech, AOS)的定义是指"反映产生正常言语(语音和韵律正常)定向运动所必需的计划或编程感觉运动命令的能力受损的一种运动性言语障碍"。Freed 将言语失用症定义为"流利地对舌、唇、下颌和言语机制的其他部分言语产生运动进行排序的能力受损"。Freed 和 Duffy 关于神经性言语障碍定义的原文如下所示:

We will define apraxia of speech as a neurologic speech disorder that reflects an impaired capacity to plan or program sensorimotor commands necessary for directing movements that result in phonetically and prosodically normal speech.

——Joseph R. Duffy(2013). Motor Speech Disorders.

Apraxia of speech is a deficit in the ability to smoothly sequence the speech-producing movements of the tongue, lips, jaw, and other parts of the speech mechanism. Apraxia of speech primarily affects articulation and prosody.

——Donald B. Freed(2012). Motor Speech Disorders:Diagnosis & Treatment.

这种失用不能用初级的感觉障碍和运动障碍来解释,也不能用痴呆、情感障碍、失语、失认、精神症状和不合作来解释,并且排除言语肌肉的麻痹或瘫痪。言语失用症的大脑定位至今仍有争论,已经有过描述的部位包括 Broca 区、左侧额颞顶回、岛叶的左上前部位、左侧皮质下区域,特别是基底核。言语失用症可以单独发生,也经常伴随构音障碍、神经性言语障碍或失语症出现,其独特的临床表现往往被隐藏在三者之下,然而其本质、定位和治疗都不同于构音障碍、神经性言语障碍和失语症。

二、分类及其病理机制

(一)神经性言语障碍

根据神经系统损害部位的不同和病理言语特征,将神经性言语障碍分为七种类型:痉挛型障碍、弛缓型障碍、运动失调型障碍、运动过弱型障碍、运动过强型障碍、混合型障碍和单侧上运动神经元型障碍。

1. 痉挛型障碍　痉挛型障碍是由于双侧上运动神经元的锥体系和锥体外系均损害而导致的一种特征明显的运动性言语障碍。锥体系损害导致精细分离运动的损害或丧失;锥体外系的损伤则影响它们在运动控制中的主要抑制作用,病变往往引起过度的阳性体征,如肌张力增高、痉挛和高兴奋型反射。只选择性损害锥体系或锥体外系是很罕见的,因为两者的通路在大脑皮质和靠近下运动神经元的区域是非常邻近和部分重叠的。即痉挛型瘫痪的人通常表现出因锥体系的损伤而减少熟练的运动和肌力减弱,以及因锥体外系的损害而增加肌肉张力和痉挛。因此影响言语运动功能的主要异常(痉挛、力弱、运动范围的减少和运动迟缓)可以出现在任何或所有的言语成分(呼吸、发声、共鸣、构音及韵律)中,但一般不局限于某一个单独成分。痉挛型障碍是一种神经肌肉的执行问题,而不是计划、编程或控制的问题,反映了痉挛和力弱导致正常言语所需的运动速度、范围和力量的减少。基于梅奥(Mayo)医学中心的言语病理学实践主要沟通障碍诊疗数据,痉挛型障碍占所有神经性言语障碍的7.3%,运动性言语障碍的6.3%。

痉挛型障碍表现为自主运动出现异常模式,伴其他异常运动,构音肌群的肌张力增高,病理反射亢进,咽反射、下颌反射亢进。一般会导致舌、唇运动差,软腭的抬高异常。表现为说话缓慢费力,字音不清,鼻音重,音拖长,不自然的中断,粗糙音,费力音,元音和辅音歪曲,缺乏音量控制、重音减弱、语调异常等。常伴有强哭、强笑等情绪控制障碍。其主要病因是脑血管疾病、假性延髓麻痹、痉挛型脑瘫、脑外伤、脑肿瘤、多发性硬化等。

2. 弛缓型障碍　弛缓型障碍是由于脑或脊髓神经中胞核、轴突或由神经肌肉连接组成的下运动神经元通路损害而引起的一种运动性言语障碍。力弱、肌张力低下、反射减弱是弛缓型麻痹的主要临床特点,常出现萎缩和肌束震颤,使用时迅速减弱和休息后恢复是其显著的特征。这些特征的存在或缺失程度取决于一些已损坏的运动单位的损伤程度。它可以出现在任何或所有的言语成分(呼吸、发声、共鸣、构音及韵律)。弛缓型障碍也是一种神经肌肉的执行问题,而不是计划、编程或控制的问题,反映了肌力减弱和肌肉张力降低导致正常言语所需的运动速度、范围的减少和对语音准确性的影响。基于梅奥医学中心临床言语病理学实践主要沟通障碍的诊断数据,它们占所有神经性言语障碍的8.4%,运动性言语障碍的7.8%。

其临床表现为肌肉运动障碍、肌力减弱、肌张力降低、肌萎缩及腱反射减弱。该类型的患者会出现说话时鼻音过重、辅音发音不准以及伴有气息音质的嗓音特性,有时可闻及气体从鼻孔逸出的声音及吸气声,说话时因气流较弱而使语句短促、音调低、音量小及不适宜的停顿等。患者可表现出动作缓慢且费力的构音行为,并伴吞咽困难,唇闭合、外展差,舌抬高及两侧运动困难。病因主要有脑神经麻痹、延髓麻痹、肌肉本身障碍、进行性肌营养不良等。

3. 运动失调型障碍　运动失调型障碍是与小脑或连接小脑到其他中枢神经系统的神经通路病变有关的一种运动性言语障碍。小脑围绕在脑桥和大脑脚的周围,与脑桥、大脑脚以及脊髓相联系,主要调节锥体外系的功能,使传入的感觉信息(本体感觉、运动觉、触觉、听觉以及视觉)与运动反应达成精确协调。共济失调是小脑损伤患者言语障碍的一个重要因素,它可以表现在言语的呼吸、发声、共鸣、构音和韵律的任何一个或所有成分,但其最明显的特点是构音和韵律障碍。运动失调型障碍主要反映了运动的控制问题,因为神经肌肉不协调和肌张力低下的影响,导致言语运动的力量、范围、时间和方向的缓慢和不准确。基于梅奥医学中心的言语病理学实践的主要沟通障碍诊疗数据,运动失调型障碍占所有神经性言语障碍的10.1%,运动性言语障碍的9.4%。

运动失调型障碍表现为言语肌群运动不协调(运动的力量、方向、范围、时间控制能力差),肌张力低下,运动速度减慢,震颤。其言语特征主要以韵律失常为主,声音的高低强弱呆板、震颤、音量、重音和语调单一、初始发音困难,声音大,发音中断明显,间隔停顿不当,如同"醉酒"后的言语行为,有辅音发音不准、元音歪曲的现象,且这种现象在不同言语表达时表现会有所不同。常伴有肢体的共济失调。多由脑肿瘤、多发性硬化、酒精中毒、外伤所致。

4. 运动过弱型障碍　运动过弱型障碍是与基底神经节控制回路有关的运动性言语障碍。运动范围的减少是引起该障碍的主要因素,因此被命名为运动过弱型障碍。它可以表现在言语的呼吸、发声、共鸣、构音和韵律的任何一个或所有成分，但在发声、构音和韵律方面表现最为明显。运动过弱型障碍的临床特征反映了控制和支持适当言语的神经肌肉活动的快速离散和阶段性言语运动的叠加。表现为言语运动的力度和范围的减少，但有时言语活动快速重复。运动过弱型障碍主要影响言语运动控制，即运动程序的准备、持续、启动和结束。常常给人一种印象，它的潜在运动"都在那里"，但在范围和振幅上减弱了，而且在灵活性和速度上受到限制。基于梅奥医学中心的言语病理学实践的主要沟通障碍诊疗数据，共济失调型障碍占所有神经性言语障碍的10%，运动性言语障碍的9.3%。

临床主要表现为运动范围和速度受限、僵硬。因言语肌群的不自主运动和肌张力改变，造成发音低平、单调，可有颤音及第一字音的重复，似口吃，说话时言语速度加快。同时伴有流涎，说话时舌运动不恰当，舌抬高差。多见于帕金森综合征。

5. 运动过强型障碍　运动过强型障碍是与基底神经节控制回路紊乱相关的一种运动性言语障碍。它是一种运动功能亢进的障碍，可以表现在言语的呼吸、发声、共鸣、构音和韵律的任何一个或所有成分，但对韵律和速度有突出影响。他们的异常言语特征是因为异常的、有节奏的、不规则的、不可预测的、快速或缓慢的无意识动作对随意运动的影响而导致的。通常会给人以正常的言语正在被执行的印象，但那是被非常规或不可预测的无意识干扰扭曲、缓慢或打断的动作，反映了言语运动控制的感觉运动整合问题。基于梅奥医学中心的言语病理学实践的主要沟通障碍诊疗数据，运动过强型障碍占所有神经性言语障碍的20.2%，运动性言语障碍的18.9%，然而神经源型痉挛和器质型声音震颤占了近70%的运动过强型障碍病例数据，如果这两种疾病被排除在外，剩下的高运动过强型障碍为7%。

临床表现为言语肌群不自主运动和肌张力改变，导致言语器官的不随意运动，破坏了有目的的运动而造成元音和辅音的歪曲、失重音，不适宜的停顿、费力音、发音强弱急剧起伏、鼻音过重，嗓音发哑紧张，言语缓慢。病因有舞蹈病、肝豆状核变性、手足徐动性脑瘫等。

6. 混合型障碍　对神经系统施加功能和解剖上的分类，可以帮助我们建立一个神经系统疾病分类与定位的框架，然而神经疾病并不是将自己局限于我们给它界定的分类里，因此神经系统疾病的影响经常是"混合"或分布在两个或更多的神经系统部分。由于神经系统不是局灶性和区域化的特点，造成损害的神经性言语障碍经常不局限于运动系统的单一部位，所以神经性言语障碍的类型经常是混合的，表现出两个或多个类型的混合。在所有神经性言语障碍中，混合型障碍是最常见的，在医疗实践中比任何单一类型的神经性言语障碍出现的比例都要高得多。基于梅奥医学中心临床言语病理学实践主要沟通障碍的诊断数据，混合型障碍占所有神经性言语障碍的29.9%，运动性言语障碍的27.9%。混合型障碍中几乎任何两种或更多类型的神经性言语障碍的组合都是可能的，而且在混合的情况下都有其中一种类型占主导地位。常见于肝豆状核变性、肌萎缩侧索硬化、脑干病变、多发性卒中、多发性硬化等。

7. 单侧上运动神经元型障碍　单侧上运动神经元型障碍与把神经冲动传递给言语肌肉的脑神经和脊神经的上运动神经元通路的损伤有关。它可以在语言的任何成分中表现出来，但在发声、构音和韵律上最常见。它的异常特征反映了力弱的影响，但有时会有痉挛和不协调。主要表现为单侧的上运动神经元损伤对对侧面部和舌头的影响，有时影响到言语系统的其他层次，然而在某些情况下，其整体言语模式很难区别于痉挛或共济失调型障碍。

与其他类型神经性言语障碍不同的是,这种神经性言语障碍的命名是解剖层面的而不是病理生理学层面的。这是因为只有在近年来,才开始仔细地描述它的临床特征和理解他们的解剖和生理。基于在梅奥医学中心临床言语病理学实践主要沟通障碍的诊断数据,他们占所有神经性言语障碍的8.5%,运动性言语障碍的7.9%。

其主要的言语特征为辅音发音不准。患者有明显的对侧下面部、双唇、舌及对侧肢体无力的现象。在多数的病例中,患者的发音仅受到轻微的影响,许多轻症患者,在数日或数周后,便能自然恢复。在较重的病例中,此类障碍常合并失语症、言语失用或认知障碍。

(二)言语失用症

失用症是指患者在无运动或感觉障碍时,计划做出有目的或精细动作时表现为无能为力的状况,有时虽然不能在全身动作的配合下,正确地使用一部分肢体去做已形成习惯的动作,但在不经意的情况下却能自发地完成此类动作的一类病症。言语失用症是由于大脑言语运动计划阶段受损引起。这类患者知道他们想说的话,但是他们大脑无法正常协调地运用于发出语音的有关肌肉,因此常常呈现不一致的言语错误。言语失用症最常见的临床特点是缓慢、发音错误,错误的发音取代和多音节词在词中或音节被分割,而且发音摸索和试验以及错误的发音动作往往是明显的。严重的言语失用症经常会伴随口颜面失用症。口颜面失用症是指患者不能按指令或模仿检查者完成面部动作,如眨眼、舔唇、伸舌、吹灭火柴,但不经意时能完成上述动作。病灶多位于左侧半球额叶、弓状束、中央前回的颜面区、左前运动区的胼胝体纤维。

由于言语失用症常常与失语症及构音障碍共患,且言语失用症临床症状与构音障碍的言语错误特征有所重合或者并存,导致临床上对言语失用症的诊断存在很多争议。根据美国言语语言听力协会发布的《失语症和失用症概述》(2016)以及国际上学者们提出的诊断言语失用症的一致性标准,评估言语失用症患者的主要诊断标准为:①言语速率较慢导致发音延长、音段间隔增加;②发音错误包括语音歪曲和歪曲性替代;③发音错误类型以及错误在言语中的位置相对稳定;④韵律异常,音节重音增加和均一化。

言语失用症患者还可能存在其他症状:①构音摸索,患者似乎总在摸索正确的发音位置及其顺序。②发音启动困难。例如患者试图说出对方的名字(张××),"--啊-昂-j--"。③持续性错误。④发音错误随词句的长度和难度增加而增多。⑤言语不流畅,错误多样。⑥患者通常能够觉察自己的错误并试图自我纠正。⑦重复同样的词时会出现不同的错误发音。例如家人问患者(指着杯子):"这是什么?"患者说"鞋子,椰子",患者也会试图纠正,但是无法说对。⑧前置性置换错误和后置性置换错误。这类错误是指英语患者把位于首字母的辅音替换为处于末位或中间位置的辅音,常见于擦音,比如pancakes(蛋糕)说成canpakes。对于汉语患者,则置换声母,如"打开"说成"卡开"或者"卡呆"。⑨自发性言语和自动化言语(1~10数数、报告星期、问候语等)的错误少,有目的性、主动的言语错误反而较多。

上述症状在其他语言障碍中也可能存在,因此这些症状不能作为言语失用症的鉴别诊断标准(表5-1-1)。言语速率较慢和韵律异常目前被认为是言语失用症的两个显著特征,因此,言语速度正常/较快、韵律正常则可以作为诊断言语失用症的排除标准。注意言语失用症患者表现出音素替代的错误是由于语音歪曲在前,本质是歪曲的错误知觉导致了音素替代。言语失用症患者的言语错误还表现出言语产出时机的不一致性,即同一个单词有时候出现错误,有时却能说对,或者出现不同版本的错误,但是患者所表现出来的发音错误类型(歪曲)和发音错误在言语中的位置(音节首位、中间或者末位)是相对一致的。

表 5-1-1　言语失用症与构音障碍的鉴别诊断

| 病灶 | 言语肌肉麻痹 | 发音错误的种类 | | | | 语音错误的稳定性 | 启动困难、延迟、反复 | 发音摸索动作 | 共鸣障碍 |
		歪曲	置换	省略	添加				
构音障碍	双侧皮质下损伤均有可能	有	有	有	有	有	无	无	无	有
言语失用症	优势半球 Broca 区周围	无	有	有	无	无	有（位置）	有	有	无

三、相关疾病及其病理言语特征

引起神经性言语障碍的主要疾病是脑卒中、脑肿瘤、脑性瘫痪、肌萎缩侧索硬化、帕金森病、多发性硬化、重症肌无力、小脑病变等。

（一）脑卒中

脑卒中（cerebral stroke）是一种急性脑血管疾病，是由于脑部血管突然破裂或因血管阻塞导致血液不能流入大脑而引起脑组织损伤的一组疾病，包括缺血性和出血性卒中。

目前报道由磁共振成像（MRI）或尸检证实与神经性言语障碍有关的幕上损伤，主要位于皮层、皮层运动区下、放射冠和内囊，有报道尾状核和双侧丘脑梗死也可引起神经性言语障碍。幕下起源的神经性言语障碍可见于脑桥基底、大脑脚以及脑桥延髓接合处腹侧、中脑、延髓的卒中。双侧皮质延髓束和皮质脊髓束损伤所引起的假性延髓麻痹对言语影响较明显。脑卒中所致神经性言语障碍常见的类型有痉挛型、弛缓型、单侧上运动神经元型和运动失调型，其中痉挛型最为多见，占 87.8%。主要异常言语特征：吸气时间短；发音时间短，费力音，粗糙音，音量偏高，鼻音化；元音、辅音歪曲；韵律：语速慢，不自然的中断，音量、音调急剧变化，说话费力。低位脑干卒中可引起弛缓型构音障碍，该类型的患者临床表现为音量弱、有气息音、吐字不清晰等。

（二）脑性瘫痪

脑性瘫痪（cerebral palsy，CP）是指一组持续存在的导致活动受限的运动和姿势发育障碍综合征，这种综合征是由于发育中的胎儿或婴儿脑部受到非进行性损伤而引起的。主要表现为中枢性运动障碍和姿势异常，可伴有智力落后、言语语言障碍、感觉障碍、惊厥发作、行为异常及其他异常。脑瘫患儿根据临床分型不同，一般都会伴有相关神经控制躯干运动障碍，这会对患儿发音器官造成一定的影响，使得患儿在学习发音以及构音上存在很大的困难，主要表现在舌、下颌、口唇以及鼻咽等器官和胸廓周围的呼吸肌上，这种器官的运动障碍会直接影响患儿的语音速度、清晰度以及音调。加之个体的生理、智力、心理及生活和社会环境等内外因素的共同影响，限制了正常模式的言语语言发育，也导致其对言语的理解、运用及表达方面都存在着诸多问题。70%～75%的脑瘫儿童存在言语语言障碍，其中最常见的言语障碍是神经性言语障碍，最常见的语言障碍是语言发育迟缓。

1. 构音器官运动障碍　脑瘫儿童的口唇、舌、下颌、软腭、鼻咽等构音器官运动障碍，会直接影响到言语的清晰度。其异常表现为：①不随意的下颌上抬运动、口唇运动、张口和伸舌运动。②不能进行口唇开合、噘嘴、龇牙等交替运动或运动范围受限，速度低下。③舌运动能力低下，或有不随意运动所导致构音运动的准确性障碍。④下颌开合困难，轮替运动速度低下所致言语速度缓慢，清晰度低。⑤鼻咽腔闭锁功能不全所致鼻音过重。

2. 呼吸障碍 脑瘫儿童常伴有呼吸功能问题,而呼吸功能的改善,有利于儿童言语能力的发展。主要表现为:呼吸不规则、呼吸表浅导致发音动力不足,继而出现声音响度低。呼吸调节困难呈硬起音或软起音。反向呼吸以及呼吸肌群有不随意运动导致发音无力、发音短促等。生理呼吸向言语呼吸过渡时,因呼吸调节过度或呼吸保持困难而致发音困难。呼吸不随意运动导致声带调节困难,声门关闭不全,继而出现发音困难、说话中途突然中断等现象。

3. 言语障碍表现

(1) 痉挛型脑瘫儿童多因舌、唇运动差,软腭上抬困难而表现出说话缓慢、费力、鼻音较重,言语语调异常。①偏瘫儿童言语表达不受阻,主要表现为部分发音欠清晰,部分辅音歪曲或置换。②双瘫儿童言语表达轻度受阻,主要表现为音调稍低、发音急促、费力、清晰度下降,辅音歪曲或置换性错误。③四肢瘫儿童言语表达受阻,主要表现为发音比较费力、语速缓慢、音量低,语言清晰度下降,元音、辅音歪曲。

(2) 共济失调型脑瘫儿童多由构音肌群运动控制能力差,舌抬高和交替运动不能或欠佳而引起。表现为发音不清、含糊、重音过度或无重音,言语速度慢等特征。

(3) 手足徐动型脑瘫多因说话时舌运动不恰当引起。表现为语调差、语速快,伴有颤音。

(4) 混合型脑瘫其表现因病变部位不同而不同。如发音费力、音调降低、气息音、语句变短,说话中可察觉到明显的吸气,可见完全的言语丧失等。

(三)肌萎缩侧索硬化

肌萎缩侧索硬化(amyotrophic lateral sclerosis, ALS)俗称渐冻人症。是运动神经元病的一种,累及上运动神经元(大脑、脑干、脊髓)及下运动神经元(脑神经核、脊髓前角细胞)及其支配的躯干、四肢和头面部肌肉。由于 ALS 的患者并存上、下运动神经元混合性损害,其言语障碍的特点常表现为混合型障碍,以参与发音的呼吸肌、口面部肌肉及舌肌无力、萎缩等症状最为常见,病变的神经肌肉使患者讲话时的语速减慢,对音量及音调的控制出现障碍,并伴随鼻音过重等问题。

肌萎缩侧索硬化早期以舌肌萎缩和纤颤较明显,甚至可为首发症状。随着病情发展,肌无力和肌萎缩蔓延至躯干、颈部,最后到面肌和延髓支配肌,表现为构音不清、吞咽困难、咀嚼无力等。但由于双侧皮质延髓束受损,言语和吞咽障碍可由假性延髓麻痹引起,主要表现在:①ALS 早期言语症状:发音含糊、发声时间短、语调异常、语速下降,唇音和齿音严重受累,早期鼻音不明显,语言清晰度下降。②ALS 进展中期言语症状:说话费力、音拖长、不自然中断,音量、音质急剧变化、粗糙声、费力音、元音和辅音歪曲,鼻音过重、吸气时间短,语言清晰度明显受损。③ALS 后遗症期言语症状:言语重度障碍,可能出现难以发声或只能复述个别音节。部分患者可以发声,但不能说话,表现为发声时间极短、音质粗糙、费力,鼻音化明显,吸气时间极短,呼气相短而弱。

(四)多发性硬化

多发性硬化(multiple sclerosis, MS)是一种中枢神经系统脱髓鞘疾病,病程中常有缓解、复发的神经系统损害症状。患者往往由于中枢神经系统损伤的多样性、疾病严重程度、恶化和缓解模式不同所致的言语障碍多为混合型障碍。言语特征表现为:说话时气短;音调音量不定,震颤,初始发音困难,呈硬起音,重音和语调异常,发音中断明显;可能出现鼻音化;元音、辅音歪曲较轻;主要以韵律失常为主。随着病情逐渐加重,多化性硬化患者可能出现难

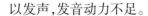

以发声,发音动力不足。

(五)帕金森综合征

帕金森综合征(Parkinson disease,PD)是因黑质纹状体变性、脑内多巴胺含量显著减少所致。原发性帕金森病约占帕金森综合征的80%。

1. 神经性言语障碍　帕金森病患者常见的神经性言语障碍类型是运动减弱型,主要表现为:①音质音量变化:最早表现为音质改变,表现为气息声,振颤或嗓音嘶哑,或高音调,或刺耳;随时间推移,病情进展,音量降低,严重者甚至不能听见。②发声障碍:表现为低音调,音调单一,响度单一,粗糙声和持续性的气息声。③发音障碍:表现为句子、元音、辅音时程延长、重音降低,有很多停顿错误,并且缺乏停顿间期,停顿变成摩擦音,导致发音模糊,吐字不清。④韵律障碍:表现为重音减少,不恰当的无声停顿,言语的间歇性波动,字、词、短语的语速多变且增加。⑤共鸣障碍:表现为轻度鼻音功能亢进、重复音位等。⑥清晰度下降:言语清晰度不准确、不协调、缺乏音节的精确分节,不能完成目标清晰度,例如爆破音未完全完成即终止。⑦呼吸障碍:包括肺活量减少,呼吸不规则,呼吸频率加快等。

2. 自发言语障碍

(1) 流畅性障碍:早期帕金森病患者就有言语流畅性障碍、月份倒数障碍。言语流畅性检查在改变范畴时受损,并且词语产生速度逐渐变慢。早期帕金森病患者无语法错误,但在句子开头均有一犹豫过程,并且在句子中增加成语与短语数目,使一个句子产生尽可能多的信息。

(2) 找词困难:表现为讲话前意想不到的踌躇,即讲话开始困难,持续交谈中无法保持稳定的语调,在每一个句子开始都有停顿,而且言语非常简短。

(3) 言语重复:单音节、单字、单词、词组和句子无意识和难以控制的重复,在句子结束还经常喃喃而语。

(4) 语速变化:在大多病例中,言语表达迟缓,另外,也有言语速率趋于变化或比正常的稍微增快,吐字及音节融合在一起,而无任何停顿,从句子开始到句尾吐字持续加速,就好像慌张步态一样。

(5) 可理解性下降:帕金森病患者自发言语的可理解性比复述、阅读要差。

(六)重症肌无力

全称为获得性自身免疫性重症肌无力,是乙酰胆碱受体抗体介导的、细胞免疫依赖的和补体参与的神经-肌肉接头处传递障碍的自身免疫性疾病,病变主要累及神经-肌肉接头突触后膜上乙酰胆碱受体。

重症肌无力(myasthenia gravis,MG)发病初期患者往往感到眼或肢体酸胀不适,或视物模糊,容易疲劳,天气炎热或月经来潮时疲乏加重。随着病情发展,骨骼肌明显疲乏无力,显著特点是肌无力于下午或傍晚劳累后加重,晨起或休息后减轻,此种现象称之为"晨轻暮重"。当球部肌肉受累时面肌、舌肌、咀嚼肌及咽喉肌亦易受累,软腭肌无力,发音呈鼻音,谈话片刻后音调低沉或声嘶,常表现为吞咽及发音困难,饮水呛咳,咀嚼无力,舌运动不自如,无肌束颤动,面部表情呆板,额纹及鼻唇沟变浅,口角下垂,颈部无力等,严重时可因发生急性呼吸功能不全而猝死。患者说话时表现为清晰度下降,说话费力,鼻音过重,声音的高低强弱呆板震颤,重音和语调异常。

(七)小脑病变

小脑病变常伴随构音障碍的出现,以运动失调型障碍为主,主要是因为构音肌群运动范围、运动方向的控制能力差而引起。临床上以声音的高度和强度急剧变动，说话呈中断性而突然爆出一句为其特征，还可表现为发音不清、含糊、不规则、言语速度减慢。言语特征表现为元音、辅音歪曲较轻，主要以韵律失常为主，初始发音困难，硬起音，重音和语调异常，发音中断明显。

（席艳玲）

第二节 治疗流程与技术

一、适应证

因神经病变，与言语相关的肌肉麻痹、收缩力减弱或运动不协调导致言语运动的计划、编程、控制及执行能力受损的运动性言语障碍者。主要表现为言语不能、发声异常、构音清晰度下降、音调、响度异常。不包括由失语症、儿童语言发育迟缓以及听力障碍所致的言语异常。

二、治疗原则

（一）根据言语表现选择合理的治疗方向

神经和肌肉的控制产生言语，言语的质量与神经肌肉的运动质量、身体的姿势、肌张力、肌力和运动的协调能力有关。改善这些方面的能力将提高言语的质量。

（二）根据构音器官运动障碍与言语产生的关系确定治疗顺序

根据构音器官评定和构音能力评估的结果，分析构音器官与言语产生的关系，决定言语治疗的起始点及先后顺序。在评定中发现的运动功能障碍的部位即为构音运动训练的起始点。如果在评定中发现多个运动功能障碍部位，则训练从利于言语产生的几个部位同时开始。训练遵循由易至难的原则。轻中度患者，训练以主动运动为主，待构音运动改善后，可逐步开始进行构音训练；重度患者，因自主运动能力差或自主运动不能，训练以手法辅助训练和代偿方式的应用为主。

（三）有针对性地进行训练

有针对性地治疗才能改善患者的言语质量，使患者有信心、有欲望完成训练。不同类型的运动性言语障碍，产生言语异常的机制不同，康复治疗计划也有应所差异，整体康复治疗计划不仅要关注言语治疗训练，还要积极治疗原发病。因此，其整体康复治疗计划中还常有多种对应的促进神经康复的治疗手段。

（四）确定适合的训练量

根据患者的具体情况调整训练强度，避免过度疲劳。建议单次治疗时间长度为30min。

（五）治疗与家庭训练结合

治疗师在儿童康复中是引导作用，家长是康复训练的主要力量，家庭康复可以有效地巩固提高康复治疗的效果。在治疗室训练之外，治疗师可以借助智慧康复平台将儿童需要进行家庭训练的内容生成处方作业，家长通过扫码收取作业，利用日常生活的活动，将训练渗透到生活的时时刻刻，持续训练患者的口唇舌的控制能力以及语音清晰度。若不具备智慧康复平台，也可以在治疗结束后，由治疗师告知家长家庭康复训练内容并适当地对家长进行家庭康复指导，从而巩固康复治疗的效果。

（六）代偿方式的接受

严重的运动性言语障碍即使经过严格的康复训练也不能恢复到应用言语进行交流,对于此类患者言语治疗的重点不再是功能恢复,而是发展对患者有利的补偿技术,例如辅助沟通系统(augmentative and alternative communication,AAC)。AAC 以 Beukelman 三阶段辅助沟通策略为理论基础,综合各种代偿设备,补偿患者交流能力。训练患者使用各种代偿设备,指导家庭成员积极引导患者主动使用代偿设备与人交流,达到补偿患者交流障碍的效果。详细治疗方法参见第三章第二节"辅助沟通策略"。

三、治疗流程和方法

（一）治疗流程（图 5-2-1）

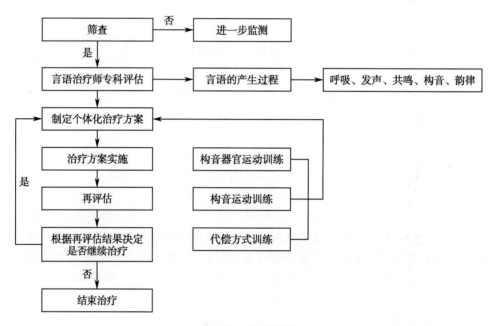

图 5-2-1　治疗流程

（二）治疗方法

1. 呼吸(言语呼吸)障碍的治疗　呼吸是发声的基础,然而呼吸功能障碍的严重程度与运动性言语障碍的言语表现并不成正比,部分运动性言语障碍患者即使存在呼吸障碍,言语表现却尚可,而部分运动性言语障碍患者即使没有明显的呼吸障碍,言语时也会出现呼吸异常。所以不必对所有存在呼吸功能障碍的运动言语障碍患者刻意进行呼吸功能练习。言语任务已经可完成时,进行无言语呼吸训练是无益的。只有在患者声门下气压无法发声时才需要进行无言语呼吸训练。一般来说,只要患者言语响度适当,且在言语过程中呼吸流畅,则无需呼吸训练。是否需要呼吸训练,应该根据运动言语障碍患者的言语呼吸评定的结果分析,找到言语呼吸功能异常所在,明确呼吸障碍与言语表现的相关性、呼吸障碍类型及程度,制定并实施有针对性的治疗方案。呼吸训练的基本原则是在言语过程中进行。提高发声、共鸣及构音的功能均可普遍促进气流应用的功效性。以下为呼吸训练的主要方法:

（1）呼吸放松训练:是呼吸训练的热身运动,不仅适用于呼吸障碍的患者,而且适用于头颈部肌群肌张力高的患者。通过节律的呼吸与上肢放松运动相结合,放松呼吸肌群,详细训练方法要领参见第三章第二节"言语呼吸障碍的治疗方法"。

（2）呼吸发声训练：用发声练习促进患者的言语呼吸。此方法主要适用于呼吸方式异常的患者。嘱患者先深吸气，然后在呼气时模仿治疗师发音。患者在练习过程中保持均匀的气息和响度。练习素材由简至难逐渐增加，长度依次为单音节-双音节-三音节-多音节。

（3）快速用力呼气训练：主要针对呼吸支持不足，通过深吸气训练，以及呼吸与发声训练的结合，能够增加肺活量，提高言语呼吸支持能力。训练方法参见第三章第二节"言语呼吸障碍的治疗方法"。训练时可以选择结合言语障碍矫治仪中的起音训练进行（图 5-2-2），以"地鼠游戏"为例，起音之前，地洞中没有钻出地鼠；当患者快速发力发音时（起音方式正确），地洞中钻出地鼠，以后每一次起音，地洞中就会钻出或钻入一只地鼠。

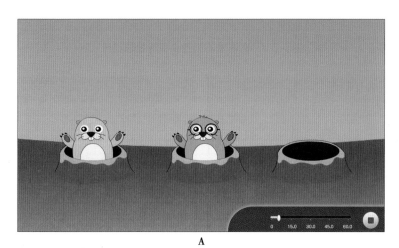

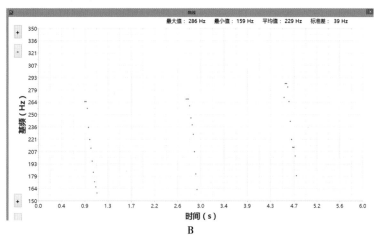

图 5-2-2　起音训练
A.起音时,地鼠钻出地洞;B.训练声波反馈

（4）缓慢平稳呼气法：此方法主要适用于存在言语呼吸支持不足的患者，同样也适用于存在呼吸与发声不协调的患者。详细治疗方法参见第三章第二节"言语呼吸障碍的治疗方法"。训练可以结合言语障碍测量仪进行，缓慢平稳地持续发音可通过声波图进行视听反馈（图 5-2-3）。还可以结合言语障碍矫治仪中的最长声时训练（图 5-2-4）进行，当患者在言语治疗师的指导下缓慢平稳持续发音时，小象持续前进；当持续发音时间达到言语治疗预先设

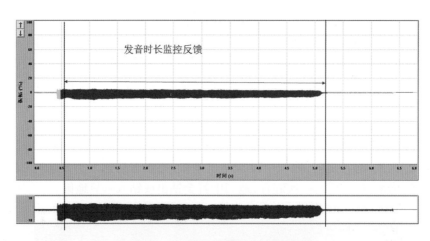

图 5-2-3　言语障碍测量仪视听反馈训练

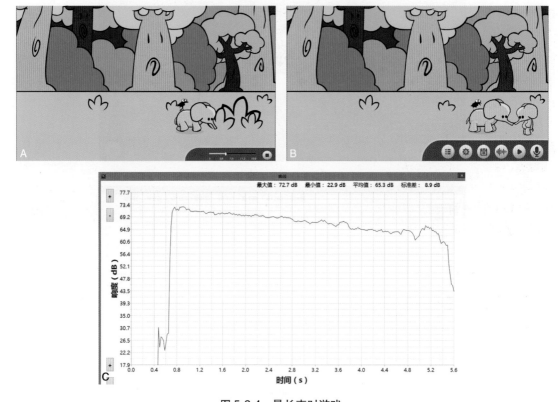

图 5-2-4　最长声时游戏

A. 发音时,小象持续前行;B. 达到训练目标,训练成功;C. 训练声波反馈

定的目标值时,小象前进至草丛,则训练成功,反之则失败。

（5）唱音法:以唱歌的方式连续发长短不同的音节,此方法主要适用于呼吸与发声不协调,也适用于言语呼吸支持不足。详细治疗方法参见第三章第二节"言语呼吸障碍的治疗方法"。训练时可以结合实时言语测量仪进行,提供视听反馈。

（6）辅具支持:利用腰围类辅具改善姿势,给虚弱的腹部肌肉提供支撑,给予呼吸支持及增强气流。应用腰围类辅具时提高监测,谨防吸气受限。

（7）行为代偿支持：①深吸气：对于呼气流不足的患者，深吸气可改善呼气时肺的弹性回位；②辅助呼气：患者呼气时，利用外部辅助（比如，治疗人员或患者的手掌见图 5-2-5、轮椅的桌板等）向后上持续推挤其上腹部并保持几秒，可使腹肌反应性收缩，同时促进膈肌上抬，增加患者呼气量，延长患者的呼气末时间；③姿势调整：让患者尽量维持端坐体位可提高言语时的呼吸支持，利用外部辅助（比如，床的靠背、轮椅靠背、椅子的靠背、治疗人员的腿等）支撑其腰部，以提高腰部力量，改善坐位平衡。

（8）生物反馈：利用生物反馈仪器监测呼吸肌在平静呼吸及言语呼吸下的控制能力，可改善呼吸控制。

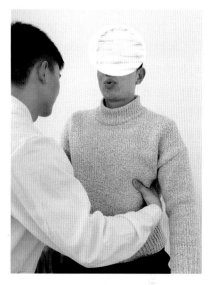

图 5-2-5　辅助呼吸

2. 嗓音障碍的治疗　呼气流与声带的协调运动是形成言语声的先决条件。本章节着重讨论运动性言语障碍的功能性发声异常，针对性的治疗方法如下：

（1）声带麻痹注射填充：对于声带麻痹尤其是已经持续一年及以上的患者可进行声带胶原物质/自体脂肪填充。将填充物注射在声带 1/3 处，可增加声带体积，使声带向线靠拢，减少声门间隙，改善发声。

（2）药物管理：对神经源外展痉挛性发声障碍、内收痉挛性发声障碍、嗓音震颤者可于单侧或者双侧甲杓肌/环杓肌注射 A 型肉毒杆菌改善发声，注射后 24～72h 开始起效，效果可持续 3 个月。多巴胺激动剂（比如左旋多巴）被应用于改善帕金森病患者的运动过弱型言语障碍的言语/嗓音障碍，但比起多巴胺激动剂类药物对非言语运动的改善较差。氯硝西泮可改善某些运动过弱型运动言语障碍的言语表现。

（3）嗓音治疗方法：①声带打嘟法：深吸气，呼气时，双唇振动带动声带振动发"嘟"，放松声带和发声器官，主要适用于发声功能亢进患者。②用力搬椅法：主要用于发声功能低下患者，要求在用力搬椅过程中大力发声。③哈欠-叹息法：适用于发声功能亢进患者，可放松咽部肌肉，降低发声时的高肌张力。④手指按压法：适用于音调障碍的患者，手指按压甲状软骨以改变音调。⑤咀嚼法：适用于发声和构音器官过于紧张的患者。上述训练方法详细内容可参见第三章第二节"言语发声障碍的治疗方法"。⑥头部姿势控制：适用于声带振动不规律的患者。对于发声障碍的患者，可尝试正常体位、抬头位、低头位、左/右转头、左/右偏头发声，以找出诱发发音的头部姿势。

（4）代偿或辅助设备：对言语清晰度佳但响度过低的患者可应用便携式扩音器，类似于话筒的功能，起到扩大音量的效果。对响度控制不佳的患者可应用声强控制计提供言语响度的反馈，以达到控制响度在适当范围的目的。

3. 共鸣障碍的治疗　由于构音器官运动异常，言语产生的共鸣腔容积异常，会产生异常音质，影响言语清晰度。以下为运动性言语障碍共鸣异常的矫治方法。

（1）手术：手术方式可改善口腔及鼻腔结构异常所导致的器质性共鸣异常，比如腭部畸形。

（2）行为管理：①改变言语方式：放慢语速、尽量保证言语的清晰度、增加响度、增加言语时口腔开合度、缩短言语暂停时间、减少摩擦音、减少破擦音。②腭肌训练:"推撑"疗法嘱患者双手置于桌面向下推或双手置于桌下向上抬或用力推墙面或双手对撑,用力同时尽力发/ɑ/,可促进腭肌收缩(如图5-2-6)。③单向吸管吸吮训练:用力吸吮单向吸管使其内变扁,可促进腭肌收缩上提。④舌后根音练习:嘱患者发舌后根音/g/、/k/、/h/,促进腭肌收缩上抬。⑤言语抗阻训练:持续正压气道通气(continuous positive airway pressure,CPAP)下进行言语任务,在此过程中腭咽肌肉需抵抗气流阻力才可完成言语,可促进腭咽闭合。⑥反馈:部分运动性言语障碍患者的言语表现可受益于由镜子/鼻流量检测仪等装置提供的言语反馈。

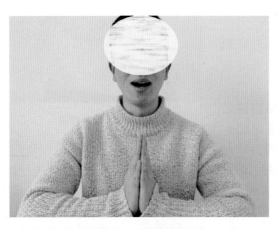

图5-2-6　"推撑"疗法

(3)共鸣治疗方法:运动性言语障碍患者通常存在鼻音过重即鼻音亢进的问题,可进行减少鼻音训练,并采用口腔共鸣法来增强其口腔共鸣效果。详细训练方法可参见第三章第二节"言语共鸣障碍的治疗方法"。

(4)代偿:由于神经功能障碍导致腭咽闭合不全,使共鸣腔容积异常,不能正确发音。腭托应用于此类患者,通常见于弛缓型运动性言语障碍。

4. 构音障碍的治疗

(1)药物:应用肉毒杆菌注射相对应的肌张力过强的肌肉,如颏舌肌、茎突舌肌、翼状肌、咬肌、颞肌、二腹肌、笑肌等可改善因下颌肌张力障碍、痉挛性斜颈、舌肌张力障碍及下颌肌张力障碍所引起的痉挛型言语障碍;在服用信尼麦2~3h后帕金森病患者的运动过弱型言语障碍表现得到改善;氯硝西泮、普萘洛尔可改善部分运动失调型言语障碍的颤音。

(2)口部运动治疗:应根据患者口部运动功能评估结果,针对患者存在异常的下颌、唇、舌运动开展具体的口部运动治疗,具体形式有被动治疗和主动治疗两种。具体治疗方法可参见第三章第二节"口部运动治疗"。

(3)构音运动训练:训练时按照构音类似运动评定结果纠正患者错误发音。训练原则是先易后难,从容易发的音开始,逐渐向较难的音进展。训练方法包括:①内置刺激/必需刺激:给予发音示范,嘱患者观看或者听发音示范,然后模仿发音任务;②语音的对应口形练习:治疗师亲自示范或者以图示的方式向患者展示目标音的口形,并在发目标音或者完成目标动作时徒手给予辅助;③语音诱导:用患者可完成的非言语动作诱导出目标音,比如用吹气的动作诱导发/u/;④构音运动尽量夸张化:嘱患者在进行构音运动训练时,口腔尽量夸张,以增加构音运动的范围以改善言语清晰度和放慢言语速度。

(4)构音语音训练:主要针对患者存在异常的韵母和声母音位来开展构音语音训练。具体的训练原则和步骤可参见第三章第二节"构音语音训练"。

5. 韵律及自然度

(1)音调训练:可采用音调梯度训练法(具体可参见第三章第二节"言语发声障碍的治疗方法"),通过阶梯式音调上升和下降的转调训练帮助患者增加言语时音调控制的能力,从而解决音调单一的问题。可以借助言语障碍测量仪进行训练,可首先由言语治疗师录制样本音频,再由患者进行模仿匹配,通过基频曲线的视觉反馈帮助患者自主控制音调上升和下降(图5-2-7)。

(2) 响度训练:可采用响度梯度训练法(具体可参见第三章第二节"言语发声障碍的治疗方法"),通过阶梯式响度训练提高和降低患者响度来增强患者控制响度的能力,从而解决响度单一的问题。可以借助言语障碍测量仪进行训练,训练过程与音调训练类似(图5-2-8)。

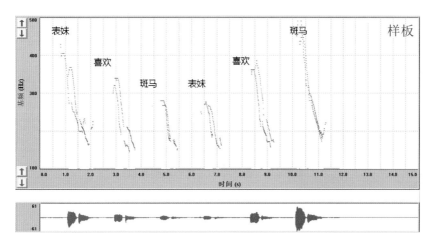

图 5-2-7 音调梯度训练的视听反馈

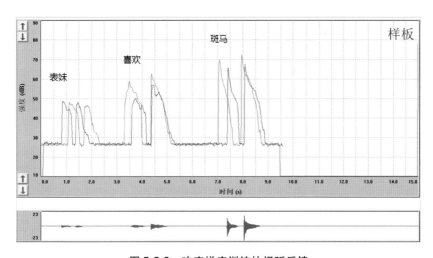

图 5-2-8 响度梯度训练的视听反馈

(3) 语速、停顿、重音训练:针对语速、停顿、重音等问题,可采用逐字增加句长法和重读治疗法进行训练,训练可以借助言语重读干预仪进行。①逐字增加句长法:让患者一口气连贯地朗读词句,并循序渐进地增加句长,在循序渐进地增加句长的同时通过改变发音的音节时长和停顿时长来改善患者言语缓慢或急促的问题(图5-2-9)。针对语速缓慢的患者,治疗师示范音频的音节时长和停顿时长应根据患者能力适当减少,再由患者进行模仿匹配;针对语速急促的患者,治疗师示范音频的音节时长和停顿时长应根据患者能力适当增加,再由患者进行模仿匹配。②重读治疗法:将节奏训练与发音训练有机结合,包括慢板节奏、行板节奏和快板节奏,使呼吸、发声、构音器官得到放松并相互协调。结合不同的节奏型和重读来说短语或句子,从而改善重音缺乏、言语缓慢或急促的问题(图5-2-10)。

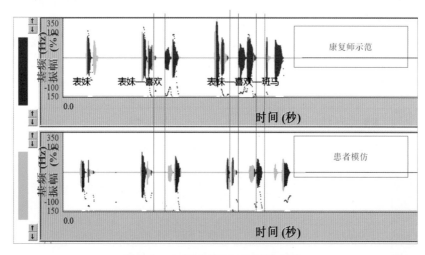

图 5-2-9   逐字增加句长的视听反馈

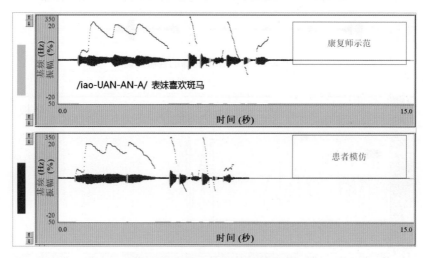

图 5-2-10   重读治疗法的视听反馈

（4）语速控制：控制语速可有效改善言语可懂度。在国外，延时听觉反馈法（delayed auditory feedback，哈欠-叹息法）装置被认为是最好的调节言语速度的方法。延时听觉反馈法是将通过仪器调整了的速度通过耳机延迟传递至患者，使患者听到异常的语速作为反馈而去调整自己的语速。其他的视觉/听觉节拍器也可以得到一定控制语速的效果。

6. 非言语交流方法的训练   重度运动性言语障碍的患者，即使经过严格的言语训练也不能达到以言语进行表达交流的目的，此时言语治疗不再是以功能的恢复为重点，而是侧重于应用辅助沟通技术，从而达到补偿患者障碍的效果。辅助沟通系统的种类很多，包括：文字交流板、图形交流板、眼动沟通交流仪以及电脑语音合成辅助系统等。现大部分辅助沟通系统都可以以语音方式输出。

治疗师在训练患者使用这些辅助沟通系统时，具体操作如下：

（1）评价患者残余运动功能，包括头的运动能力、眼的示意能力、双上肢的残留功能。治疗师综合上述评定内容来选择方便患者输入信息的辅助沟通系统。

（2）调整辅助沟通系统,让患者在实际运用中更便利。治疗师根据患者的日常沟通交流的需要,把常用高频的信息置于辅助沟通系统的使用便利处,方便患者选择信息并将其输出。

（3）指导家庭使用。治疗师指导家庭成员积极引导患者主动使用其辅助沟通系统与家人、亲属和朋友等进行交流。

四、注意事项

应调动患者的积极性,使其可以主动配合;了解患者的方言或口音,不强行纠正与方言或口音相关的言语差异;保持训练过程中的口腔卫生;强调训练工具的清洁消毒;注意患者的听觉反馈;注意正确语音的正强化,避免错误语音的负强化;强调家庭训练。

第三节 神经性言语障碍的治疗

一、痉挛型言语障碍的治疗

（一）案例基本信息

1. 基本资料 张××,女,6岁10个月。足月剖宫产,新生儿期及婴儿期运动发育落后于同龄儿。理解力较好,能背诗歌,可自主表达,吐字不清,语速慢;能穿衣,动作笨拙,双手精细运动尚可,姿势转换各体位均可完成但动作缓慢,上下楼梯需扶持,两步一阶。

2. 病史 临床诊断:痉挛型双瘫。曾多次就诊于黑龙江省小儿脑性瘫痪防治疗育中心并进行康复治疗,效果明显,于2017年4月"因独走不稳,双下肢硬"再次入院。

（二）诊断评估结果与分析

根据脑性瘫痪 ICF-CY 核心分类组合简明通用版对该儿童身体功能和结构损伤、活动受限与参与局限、环境因素和个人因素进行综合评估。

1. 身体功能损伤与身体结构损伤 儿童在身体功能及身体结构上可能存在脑的结构、智力、动机、感知觉、注意力功能、语言精神功能、关节活动功能、肌张力功能、随意运动控制功能等方面的障碍。为确定该儿童言语功能是否存在障碍以及障碍程度,从呼吸、发声、共鸣、构音、韵律等方面来进行评估,从而开展有针对性的康复治疗。

（1）神经专科评估结果:膝腱及跟腱反射亢进,足握持反射阳性,双侧巴宾斯基征阳性,踝阵挛阳性,内收肌角60°,腘窝角左150°、右160°,足背屈角左0°、右0°。

（2）呼吸功能评估:通过对儿童在平静状态和言语状态下的呼吸方式进行视觉和触觉感知,发现儿童在平静状态采用胸式呼吸方式,呼吸表浅,呼吸30次/min,无笨拙、费力、肩上抬等现象;言语状态下,呼吸肌群张力增高,从而导致呼吸肌群运动受限,出现呼吸支持不足的现象,呼吸稳定性差,有鼻漏气,不可快吸气,最长呼气时间为3s。

（3）发声功能评估:与该儿童进行会话沟通,通过听觉感知评估发现该儿童音调低,且存在连续的气息声。

（4）共鸣功能评估:要求儿童发/ɑ/、/i/、/u/,通过听觉感知发现儿童可能存在后位聚焦、喉位聚焦的混合型聚焦障碍;通过堵鼻和非堵鼻状态下发/ɑ/和/m/进行鼻腔共鸣功能的主观听觉感知评估发现该儿童存在鼻腔共鸣功能亢进即鼻音重的问题。

（5）构音能力评估

1）口部运动功能评估：①下颌：在自然状态下，基本正常；模仿状态下，下拉、上抬速度减慢，咀嚼速度慢，无偏移、关节弹响等，向左、向右运动不稳定，转换运动不充分；言语状态下，运动速度减慢，范围缩小。②唇：在自然状态下，基本正常；模仿状态下，口腔周围肌肉张力增高，圆展唇交替运动和唇齿接触运动不充分、范围缩小，口角对称无偏移，上下唇接触力量减低；言语状态下，运动速度减慢，范围缩小，摩擦不充分。③舌：自然状态下，基本正常；模仿状态下，舌尖无力，舌尖前伸、上下、左右运动稳定性欠佳，范围缩小，舌的交替运动不充分，速度减慢，两侧舌缘及舌叶上抬不稳定；言语状态下，舌的精细分化较差；吞咽后口腔内有食物残留。

2）构音语音能力评估：采用中国康复研究中心构音障碍检测法，使用复述引出的方式，通过不同的声韵组合全面检测来发现该儿童的错误构音和错误方式。韵母错误构音包括/e/、/ei/、/ian/、/ie/、/er/、/üe/，均为歪曲音，其他均已习得。声母错误构音中，替代音包括/d/、/t/、/l/、/sh/，分别替代为/g/、/k/、/n/、/h/，歪曲音包括/f/、/j/、/q/、/x/、/z/、/s/、/c/、/zh/、/ch/、/r/。声调均已习得。

（6）韵律评估：通过与该儿童进行会话，发现该儿童说话缓慢、语句短、语调（音调和响度）单一。

2. 活动受限与参与局限　儿童在活动和参与层可从习得语言、掌握技能、解决问题、进行日常事务、交谈、精巧手的使用、在不同地点到处移动、基本的人际交往、参与游戏、学校教育、休闲和娱乐等方面进行综合评估。该儿童可进行简单的日常交谈，对于喜欢的话题会主动提问并参与其中，能处理简单问题，能自行穿衣、进食、如厕等，但动作缓慢、笨拙，可上下楼梯，两步一阶，喜爱游戏，但因运动障碍及言语不清，无法参与到同龄普通儿童的游戏中，喜爱音乐，但仅限于哼唱，没有进过普通托幼机构及小学。

3. 环境因素　儿童在家里受到过多的关注，进食较精细，基本在本人还没有生理生存需求的情况下，就被照顾得不渴、不饿、不冷、不热。儿童的口腔器官运动功能的正常发育受到相应的限制，一些异常反射残存的时间被相应延长，并且限制了儿童主动表达及交流的机会和欲望。儿童没有进过普通托幼机构及小学，父母在家已教会儿童学习简单数学及语文知识，但不能在生活中很好地应用。

4. 个人因素　该儿童为6岁10个月女孩，性格较开朗，爱笑，喜欢漂亮衣服及头饰，不喜欢康复训练，渴望与同龄儿童进行游戏，渴望上学。由于父母过度照顾，使儿童较任性，不能很好地应对挫折。

5. 综合评估与诊断分析　言语障碍诊断为痉挛型言语障碍，严重程度为中度，即能说话，但言语可懂度差。评估结果显示，该儿童在呼吸方面存在呼吸方式异常、呼吸支持不足的问题，在发声方面存在音调低、气息声的问题，在共鸣方面存在后位聚焦、喉位聚焦和鼻音重的问题，在构音方面韵母、声母歪曲较多，在韵律方面说话缓慢，存在不自然停顿，且音调、响度单一。

（三）治疗步骤

1. 个别化康复

（1）治疗目标

1）长期目标：张××8~12周可将新习得音/d/、/t/、/f/、/j/、/q/、/x/应用到音节及词汇中，并能在与人沟通时使用新习得词汇。

2）短期目标:张××4~6周改善口部运动功能及掌握2~6个未习得音/d/、/t/、/f/、/j/、/q/、/x/的音位诱导。

（2）治疗方案

1）呼吸方面:通过深吸气的方式,提高持续发声和断续发声的言语呼吸控制能力,针对呼吸和发声协调不良的问题,进行腹式呼吸的训练,不仅要提高肺活量,更要为言语提供支持,增强发声和呼吸的协调能力。

2）发声方面:增加呼吸肌群与发声肌群的协调性,提高音调、响度的控制能力。

3）共鸣方面:运用推撑、引导气流等方法克服鼻音化发音;强化下颌的开闭运动、舌的前后运动训练,减少口腔共鸣障碍。

4）构音方面:通过穴位按摩提高口腔周围肌肉的强度,增加有意识的吸吮、吞咽、咀嚼等动作,使发音器官功能得到改善。训练儿童双唇展开、闭合、前突、后缩,并注意动作的协调性与对称性,改善唇舌运动不良所致的发音歪曲、被置换或难以理解。提高舌尖肌力及运动的稳定性,以矫正错误的构音方式和构音部位,进行正确构音动作的再学习为主要训练内容。训练应选择声母发育进程中最早出现、最易习得的音开始训练,故首先进行/d/、/t/、/f/、/j/、/q/、/x/的音位诱导。

（3）治疗设备及辅具:构音障碍康复训练仪或图片等其他辅助工具、节拍器、压舌板、冰棉棒、一次性手套、蜡烛、纸条、强化物等。

（4）治疗过程

1）呼吸训练:简单的"吹气"不能纠正儿童异常呼吸模式引起的言语问题,有时还会加重儿童的紧张性,使其肌张力增高。①训练时首先应进行坐位训练,对于痉挛性脑瘫儿童,坐位时肺活量要好于卧位和站位,先调整儿童的坐姿,做到躯干要直,双肩保持水平,头保持正中位,髋关节、膝关节、踝关节屈曲90°,可在双臂外展和扩胸运动的同时进行呼吸训练（图5-3-1）;②之后用语言和动作告诉儿童,吸气时,肚子用力鼓出来,呼气时,肚子向里凹,进行平静状态下有意识的腹式呼吸运动,也可在呼气终了时向前下方轻轻按压腹部来延长呼气时间和增加呼气的力量（图5-3-2）;③可在呼气时结合发声、构音一起训练,可将儿童手背置

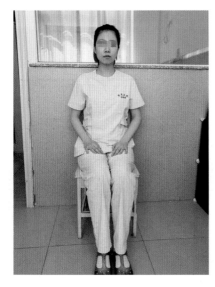

图 5-3-1 正确坐姿

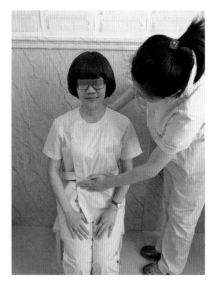

图 5-3-2 按压腹部增加呼气量

于嘴边,感受发声时呼出的气流(图5-3-3)。当儿童在坐位平静状态下能完成正确的腹式呼吸时,可变换体位,进行站立位时的腹式呼吸训练。

2)引导气流训练:引导儿童使气流通过口腔,减少鼻漏气。如吹羽毛、吹纸条、吹蜡烛、吹喇叭、吹口哨、吹气球等,所选择的物品费力程度应由轻渐重(图5-3-4)。

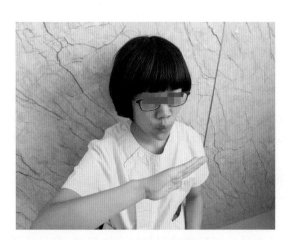

图5-3-3　手背感受气流

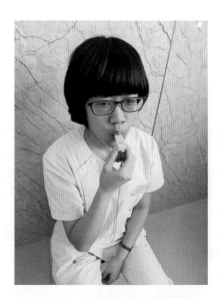

图5-3-4　引导气流训练吹口哨

3)口面部按摩:儿童取仰卧位或坐位,治疗师用拇指和示指分别按揉头面部穴位:太阳、百会、廉泉、承浆及两侧颊车、地仓各2~3min/次(图5-3-5),同时按摩口腔内部穴位聚泉、海泉、金津、玉液(图5-3-6),口腔内部可借助辅助器具(如冰棉棒)进行按摩(图5-3-7)。其次按摩口面部肌肉,大拇指按揉双侧颊肌、咬肌、口轮匝肌,各2~3min(图5-3-8)。

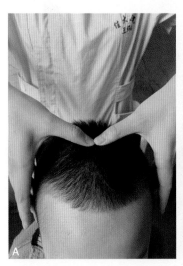

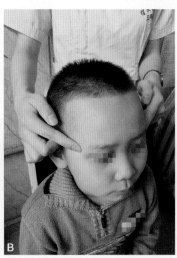

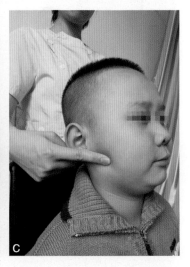

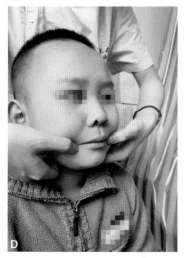
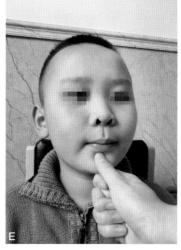
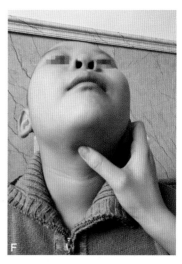

图 5-3-5　按揉头面部穴位
A. 百会；B. 太阳；C. 颊车；D. 地仓；E. 承浆；F. 廉泉

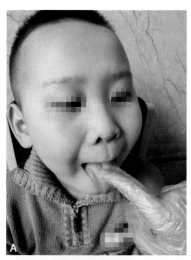
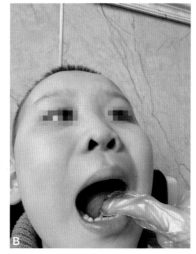

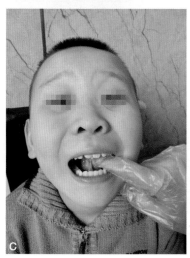
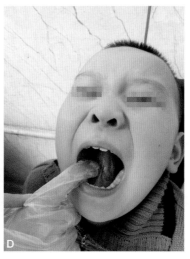

图 5-3-6　按摩口腔内部穴位
A. 聚泉；B. 海泉；C. 金津；D. 玉液

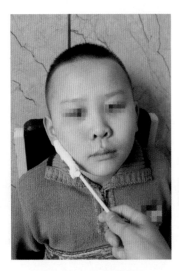

图 5-3-7　冰棉棒按摩

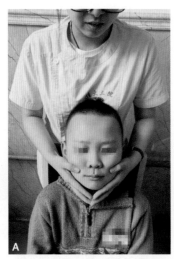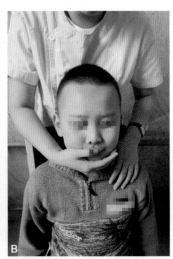

图 5-3-8　按摩颊肌、咬肌、口轮匝肌
A. 按摩颊肌、咬肌；B. 按摩口轮匝肌

4）口部运动训练：①下颌、唇部运动训练：儿童通过进行下颌的开合运动,锻炼其咬合能力。反复进行张口、闭合、鼓腮,使双颊充满气体后轻轻吐气(图 5-3-9),也可帮助儿童做吸吮以收缩颊部、口轮匝肌的运动(图 5-3-10)。儿童通过双唇紧闭夹住压舌板,提高唇部力量,同时治疗师可向左、右、外拉住压舌板,使儿童必须紧闭双唇以防压舌板被拉出(图 5-3-11)。②舌部运动训练：首先让儿童用舌头舔棒棒糖、饼干等,用压舌板和软毛刷对舌面、舌缘两侧、舌下反复进行适当的机械刺激,如擦刷和拍打(图 5-3-12),帮助儿童感受舌内肌的运动；其次用压舌板压住舌面、舌尖,使儿童产生对抗运动,主动上抬,以达到强化舌内肌的运动(图 5-3-13)；同时让儿童将舌尽量向外伸出口腔,向下伸展,可用棒棒糖等强化物引导儿童,然后上下左右摆动用,舌尖舔上下唇及前硬腭,重复数次(图 5-3-14)。

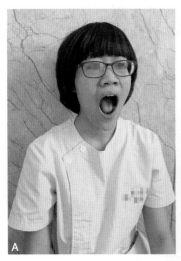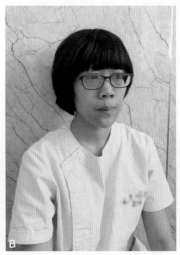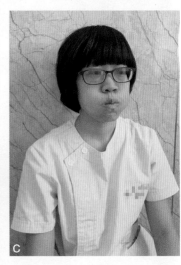

图 5-3-9　锻炼咬合能力
A. 张口；B. 闭口；C. 鼓腮

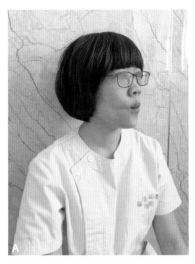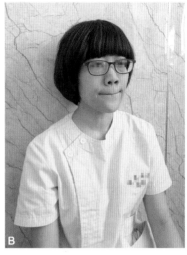

图 5-3-10 吸吮

A. 收缩颊部;B. 收缩口轮匝肌

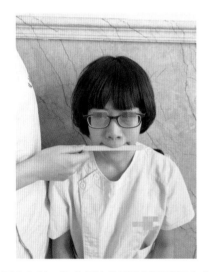

图 5-3-11 治疗师拉住压舌板训练唇力度

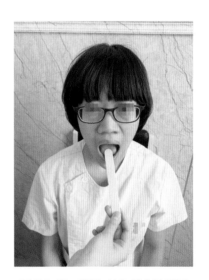

图 5-3-12 擦刷、拍打舌尖及舌面

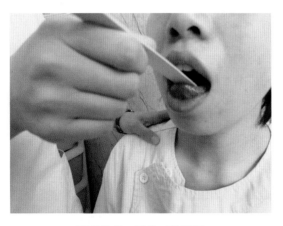

图 5-3-13 舌的对抗运动

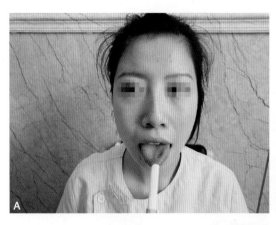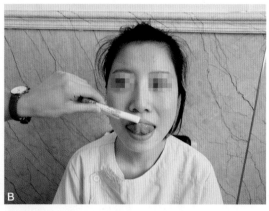

图 5-3-14　舌外伸及上舔

A. 舌外伸;B. 舌上舔

5）构音语音训练:以儿童未习得音位/d/举例说明。首先可借助构音障碍康复训练仪的"发音教育"部分,通过视觉提示帮助儿童认识目标音位/d/(图 5-3-15),如不具备仪器,亦可借助图片等其他辅助工具,观察发/d/时舌的运动、气流的变化,发音时,舌尖抵上齿龈,舌尖微露,爆发成声,无气流、无鼻音。/d/属于前位音,它的构音关键是舌头能够前伸且有一定力度。儿童通过舌部的运动训练,逐渐提高舌肌力量及舌的灵活性后,可完成舌尖抵住上齿龈(图 5-3-16),要让其尽量长时间保持动作 10s。随后做无声的构音运动,最后引出/d/音。在习得过程中要注意构音器官相互协调轮换的灵活性,以及对声音和气息的结合、节奏快慢、停顿换气也起到一定的训练作用。从含有/d/的单音节、双音节、三音节过渡到句子训练,如:大、蛋糕、塑料袋等。每次训练 10~15min。在掌握/d/的发音方法后,后续可开始音位/t/的学习。

6）语速训练:可利用节拍器(图 5-3-17)控制言语速度,由慢开始逐渐加快,儿童随节拍器的节拍发音可明显增加可懂度。节拍的速度根据儿童的具体情况决定,如果没有节拍器,也可以由治疗师轻拍桌子,儿童随着节律进行训练。

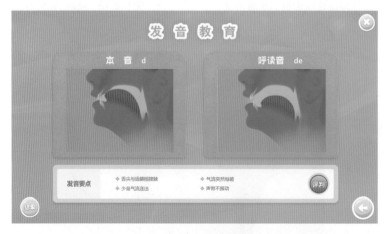

图 5-3-15　/d/的发音教育

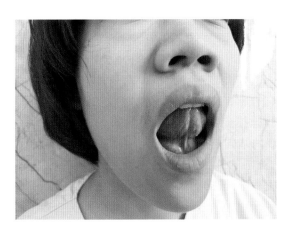

图 5-3-16 舌尖抵住上齿龈

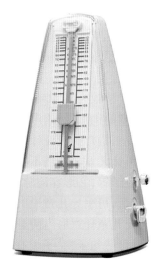

图 5-3-17 节拍器

2. 传统小组康复

（1）治疗目标

1）长期目标：张×× 8~12 周内可在实际情景中运用与已习得音位相关的音节、词、词组，并运用正确的语序及语法规则与人交流。

2）短期目标：张×× 4~6 周内可将习得音位准确应用于音节及词组中，并在与人沟通时正确构音。

（2）治疗方案

1）构音方面：/d/、/t/、/f/、/z/、/s/、/c/的音节及词组训练。可针对儿童在个别康复训练中习得的音节和词组，设计音位对比的游戏，或在已学习的音节基础上延伸新的音节和词组，也可设计儿歌、绕口令等儿童感兴趣的训练内容。

2）交流方面：通过语音游戏、主题活动等形式，使儿童运用已习得音与其他儿童及治疗师进行言语沟通，发展运用词汇、语法、语序规则的能力。游戏活动参与的人数应逐渐增多，内容也可从简单到复杂，使儿童能将习得语言很好地应用到实际情景当中去。

（3）治疗设备及辅具：游戏活动中所需要的教具及强化物，如音节词、儿歌的卡片等。

（4）治疗过程：儿童在个别化康复训练中正在习得的音位/d/、/t/、/f/、/z/、/s/、/c/，应通过小组活动及日常活动随时进行泛化，从无意义的音节，过渡到有意义的音节词或短句。通过游戏活动，使儿童对言语沟通感兴趣，并能将所学知识运用到实际生活当中去，真正参与到有意义的集体游戏和学习，为入学做准备。

1）构音方面（以/d/音的构音训练为例）：①在音位习得方面，诱导发出/da/、/di/、/de/、/du/等单音节词，再按照难易程度依次进行/d/的单、双、三音节词训练，如单音节词"大、打、达、度、读、地、滴"等，双音节词"到达、等待、点灯、单独"等，还可利用儿歌学习"小兜兜，装豆豆、装满豆、分朋友"等；②在音位对比方面，首先针对/d-g/和与/d/相关的其他容易混淆的音位对进行听觉识别训练，再进行音位对比训练，最后加以强化巩固，如可利用双音节词"大概、度过、大哥、灯光、冬瓜、蛋糕、稻谷、岛国、地瓜、电工、对歌"等进行训练。

2）交流方面：小组康复初期由负责其个别化康复的治疗师进行训练，因该儿童年龄较大，理解力较好，且喜爱与同龄儿童游戏互动，与其一同训练儿童的人数可由 3 人开始，逐渐增加,最多不超过 10 人。小组康复的频次也从每日 3 次逐渐增加到每日 6 次。在设计游戏活动时应从儿童的兴趣出发,多给儿童创造言语表达的机会,从模仿逐渐过渡到主动表达,要给予儿童足够的等待时间,使儿童尽量提高言语清晰度,控制好构音肌群和言语呼吸的协调性,并注意及时强化,这样可以提高儿童参与言语沟通的积极性。

以语音游戏为例,游戏目的是让儿童反复练习已习得的音节并减少错误出现的频率,同时丰富儿童的词汇量、语序规则、语法等知识,使儿童增加言语表达的自信心和积极性。在游戏开始前,治疗师应设计好儿童需要练习的音节、词组、短句等,并准备好相关物品。①量词游戏:可让儿童分别用不同的量词描述自己摸到的实物,如:一颗豆子、一粒豆子、一把豆子、一袋豆子等;②形容词游戏:在量词游戏的基础上让儿童用不同的形容词形容实物,如取出物品鸡蛋,可引导儿童说出可爱的鸡蛋、圆圆的鸡蛋、鼓鼓的鸡蛋、香喷喷的鸡蛋等;③排物造句:让儿童任意取出两至三个物品排成一排,依据物品排列的顺序造句,如取出垫子、小刀、电池,可造句子"垫子上有一个小刀和一个电池"。当儿童熟悉后,可将实物改变为文字卡或汉语拼音卡,所取物品的数量也可逐渐增加,也可从造句发展为创编简短的小故事。

此外,还可通过主题活动(如节日 patty),为儿童创造表现自己的机会,如提前准备好节目,可以是新习得音的诗歌朗诵或歌曲等,在提高言语清晰度的同时将习得音真正运用到各种情景当中去。

3. 家庭康复   在康复训练中,由康复治疗师与儿童家长沟通,了解家长的现实需要和目标,体谅家长的顾虑和担忧,同时给予家长提供一些合理性的建议,共同制订康复治疗计划和目标。

(1)家庭康复内容:①在社交性或表演性的集体活动中进行康复训练:如参加小朋友的生日聚会,参与到聚会的游戏等各个环节中,或请妈妈的朋友来家里做客,并让儿童准备好节目给叔叔、阿姨表演等。如果儿童出现发音错误的情况,不要立即纠正,多给予正性强化,可在家中单独指出错音,并鼓励儿童下次一定能发音正确,逐渐提高儿童对挫折的承受能力。②在生活中为儿童创造情景:家长可通过让儿童去超市买东西、询问陌生人等生活情景来练习巩固已习得的音节词,如询问陌生人时间"几点了?"等。③与机构中的康复训练相结合:治疗师可教会家长一些简单易学的康复方法,使家长能在家中配合机构中的训练,如构音器官运动操,舌部运动:伸收舌、舔嘴唇、舔嘴角、弹响舌、舔绕唇、顶两腮等。

(2)家庭康复指导:①鼓励家长多带儿童参加聚会等集体互动性活动,引导儿童进行主动交流,锻炼儿童的交流能力和人际交往能力;②督促家长让儿童接受学龄前教育,为接受正规小学教育做准备,丰富儿童的知识,提升儿童学习和知识应用的能力;③对家长着重强调独立生活技能的训练,不要过度溺爱孩子,要给予儿童尝试独立穿衣、脱衣、刷牙、洗脸、如厕的机会,同时提供耐心指导,使其完成生活上和学习上的主要任务;④要教会家长最基本的康复手法,保证儿童离开康复机构后也得到长期有效的康复训练。

(四)康复疗效跟踪监控

1. 康复疗效跟踪   在进行/d/的构音训练时,对儿童进行了一周的康复疗效跟踪,结果显示,儿童每次训练后测的正确率都高于前测,且随着训练次数的增加,正确率总体呈现上升趋势,证明了康复治疗的有效性。

2. 治疗效果评估   在第一阶段的康复训练后,对儿童进行再次评估,评估结果显示治疗前异常的呼吸模式,有了较明显的改善,胸式呼吸逐渐转变为腹式呼吸,最长呼气时间提高 2s,同时也提高了言语的连贯性,儿童在发声和共鸣方面也有不同程度的改善。通过舌部运动训练,儿童舌外伸、左右移动、上抬至齿龈等动作,有了较大改善,为构音训练奠定了基础。但儿童仍存在响度单一、构音器官运动异常等问题,言语呼吸运动、下颌、舌等运动控制仍需加强,尚有大量未习得音位,故下一阶段应继续进行未习得音位如/j/、/q/、/x/的构音训练。

在进行言语训练的同时,还要加强认知训练和社会适应性,将个别康复、团体康复、家庭康复灵活地结合起来,寓教于乐,充分调动儿童学习的积极性,提高其主动参与能力,这样才能尽早地使儿童获得和提高语言交流能力,为将来步入社会并被社会所接纳打下良好的基础。

（王　峤）

二、弛缓型言语障碍的治疗

（一）案例基本信息

1. **基本资料**　闵某某,男,22岁,学生,大学,右利手,普通话。

2. **病史**　发病初期约有半月余处于无声状态,可有微弱气息声,右侧周围性面瘫,双目视力下降,右眼稍重,舌肌萎缩且右侧更严重,痰多黏稠伴喘息等,极重度构音障碍。

（二）诊断评估结果与分析

1. **身体功能损伤与身体结构损伤**　主要采用改良 Frenchay 构音障碍评估量表进行评估,在身体功能及身体结构上可能存在智力、感知觉、言语功能、注意力、高水平认知功能等方面的障碍,在言语功能评估中,应对患者呼吸、发声、共鸣、构音能力等方面进行评估,并对评估结果进行分析,以确定阶段性康复方案。

（1）影像学检查结果:脑干母细胞血管瘤术后。

（2）神经专科评估结果:患侧肢体肌力低下,肌张力降低,腱反射降低,头颈偏左转右侧,头颈躯干控制能力差,可轮椅坐位。

（3）呼吸功能评估:呼吸系统是言语的动力来源,在言语过程中,需要瞬间吸入大量的气体并维持平稳的呼气,用较小的气流来维持足够的声门下压,这种呼吸调节过程要求呼气运动与吸气运动之间相互协同和拮抗,即为呼吸支持。因此,呼吸支持成为各种发音的基础。肺的运动,是言语产生的动力源。呼吸功能的评估分为主观评估和客观测量。主观评估主要观察患者言语时的呼吸方式、类型及胸腹壁的移动程度等,发现该患者静止时深吸气有困难,整个呼吸缺乏控制,一次呼吸只能说一个词左右;患者习惯张口呼吸,以胸式呼吸为主(表5-3-1)。

客观测量主要进行了最大数数能力(MCA)的测量,得到 MCA 为 0.5s(表5-3-2)。

（4）发声功能评估:发声系统是言语产生的振动源。它有三种功能:其一,气流形成的声门下压作用于声带,使两侧声带边缘在靠近到一定程度时产生振动,发出浊音;其二,开启声带,发出清音;其三,作为发声系统的重要组成部分,为构音系统提供必需的声学能量。声带的运动,是言语产生的振动源。通过主观听觉感知评估发现该患者的发声音为耳语声,气息音较重,严重程度为B3(表5-3-3)。经内镜检查(图5-3-18)显示右侧声带固定,左侧声带闭合欠佳。

（5）共鸣功能评估:共鸣系统是言语产生的共鸣腔。声道是指由咽腔、口腔、鼻腔,以及它们的附属器官所组成的共鸣腔。当声源通过咽腔、口腔、鼻腔时,会产生不同的共鸣,从而形成不同音色的言语。声道形状和大小的变化,是言语产生的共鸣腔。如患者存在鼻腔共鸣,则发/mo、ne、ming、ning/音时,捏鼻与不捏鼻时的发音有明显差异(表5-3-4)。如患者存在口腔共鸣,则发/ɑ、i、u/音时捏鼻与不捏鼻时的发音无明显差异。

表 5-3-1　呼吸功能异常检查（主观评估）

为每一个评估项目选择合适的答案,在相应的空格中打"√"

	评估项目	是	否
1	能听到呼吸音吗?		
2	呼吸规则吗?		
3	是胸式呼吸吗?		
4	能够随意调整自身的呼吸方式吗?		
5	呼吸不充分,影响到发音吗?		
6	呼吸充分,可以进行任何句长的发音吗?		
7	大部分气流呼出后还能进行任何发音吗?		
8	说话时气息音过重吗?		

总体描述:

日期:

表 5-3-2　MCA 测量

深吸气后,持续说"1"或"5"的最长时间,共测两次,取其中的较大值

日期	第 1 次测 MCA$_1$	第 2 次测 MCA$_2$	MCA	达 MCA 最小值	吸气和呼气协调吗?

表 5-3-3　听觉感知评估 GRBAS 描述

用正常的发音方式,尽可能"响"地发/æ/音(英文)。

日期	嘶哑声 G	粗糙声 R	气息声 B	虚弱程度 A	紧张程度 S

注意:GRBAS 尺度:(0)正常、(1)轻度、(2)中度、(3)重度

　　G 代表嗓音嘶哑的程度(嗓音异常)

　　R 表示声带振动的不规则程度,它对应于基频和振幅的不规则变化情况

　　B 表示声门漏气的程度,它与声门处气体的湍流流程度有关

　　A 表示嗓音的疲弱程度,它与低强度的声门振动或缺少高频谐波分量有关

　　S 代表发音功能亢进的现象,它包括基频异常的增高、高频区噪声能量的增加,或含有丰富的高频
　　　谐波成分

总体描述:

日期:

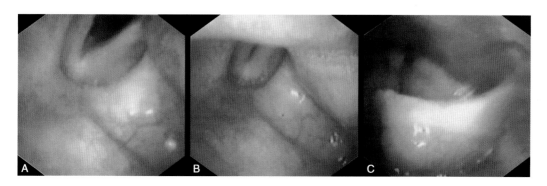

图 5-3-18　内镜检查结果

表 5-3-4　共鸣功能评估

日期	口腔共鸣	鼻腔共鸣	解释

经主观评估发现该患者发/ɑ/声时软腭仅有一些最小限度的运动,让患者说"妹(mei)" "配(pei)"、内(nei)""贝"(bei)时可发现鼻音功能亢进的问题。

（6）构音能力评估

1）口部运动功能评估:一般对下颌、唇、舌等构音器官的运动功能进行评估,观察其在言语状态的运动并分析异常运动的原因。经评估发现:唇静止时可见不对称或变形,唇角外展时只有一侧唇角抬高,闭唇鼓腮时可见很差的唇闭合,唇的一部分闭合丧失,患者试图闭合,但不能坚持,未见唇音;下颌静止时下垂松弛地张开,偶然试图闭合或频繁试图复位,活动时明显存在一些有意识的控制,但是有严重的异常;舌不能上抬及向两侧运动,舌的一侧明显皱缩成束状,伸舌不规则并伴随面部怪相和明显的震颤。

2）构音语音能力评估:采用构音词表进行评估发现,该患者对于/m、b、p、f/等唇音和/d、t、n、l/等舌音均完成困难,不能完成/kɑ-lɑ/交替发音。

（7）韵律（语音能力）评估:通过与患者交谈发现,该患者通常响度和音调单一、有不适宜的停顿。

2. 活动受限与参与局限　该患者言语含糊不清,清晰度和流畅度均很差,不能表达个人意愿,严重影响个人活动;同时受话者听理解不能,阻碍患者与他人交流,影响患者参与家庭和社会生活。

3. 环境因素　家属积极配合,可遵循家庭康复指导与完成家庭康复内容,与患者交流愿望强烈。

4. 个人因素　患者本人主动、积极配合各项训练,较好地完成治疗方案,与周围人交流动机强烈。

5. 综合评估与诊断　此患者由于脑干及下运动神经元损伤造成的咽、喉肌和软腭无力、瘫痪。此患者还存在舌肌颤动与萎缩,舌肌与口唇动作能力弱导致言语不清,唇闭合差造成流涎等。此外,舌下神经、面神经支配的舌、唇肌肉活动受损而不能正确地发出声母、韵母,再加上呼气压力不足,声带关闭不全且振动无力,所以发音无力。因此言语时伴有气息音,响度降低,鼻音功能低下辅音不准确,空气由鼻孔逸出而语句短促。综上所述,该患者可诊断为弛缓型言语障碍。

（三）治疗步骤

1. 个别化康复

（1）治疗目标

1）长期目标:改善构音各系统的功能水平。

2）短期目标:提高言语清晰度与流畅度。

（2）治疗方案:调整言语呼吸模式、延长言语呼吸吸呼比、提高构音各器官的活动力及改善共鸣功能。

（3）治疗设备及辅具:橡胶手套、吸管、压舌板、冰棒、吸舌器、笔式手电筒、杯子、录音设备等。

（4）治疗过程

1）辅助呼吸训练:呼吸是发音的动力,自主的呼吸控制对音量的控制和调节也极为重要。因此,要训练患者强有力的呼吸并延长呼气的时间。呼气相短而弱,很难在声门下和口腔形成一定的压力,呼吸的训练应视为首要训练项目。训练时可以采用卧位和坐位进行,首先采取仰卧位,双下肢屈曲,腹部放松。告诉患者要放松并平稳地呼吸,治疗师的手平放在患者的上腹部,在呼气末时,随着患者的呼气动作平稳地施加压力,通过横膈的上升运动使呼气相延长,并逐步让患者结合/i/、/ɑ/等发音进行。也可采用坐位,鼓励患者放松,治疗师站在患者前方,两手置放于胸廓的下部,在呼气末轻轻挤压使呼气逐渐延长。

2）主动吸、吹训练:用一根粗细长短均适宜的弯吸管放在一个装有温开水的杯子里,患者用唇抿住吸管一头,接着鼻子吸气—吹泡泡,其间尽量保持抿唇。这种吸吹训练可改善患者的言语呼吸模式,以简单可视化的"泡泡"尽量延长呼气相。同时也可增强患者的唇、舌力量和舌伸缩的交替能力等。

3）声带冲击训练:"推撑"疗法,即嘱患者两手掌放在桌面上向下推,或两手掌由下向上推,或两手掌相对推,或两手掌向下推同时发/ɑu/或/hɑ/的声音(图5-3-19)。随着一组肌肉的突然收缩,其他肌肉也趋向收缩,增加了腭肌的功能和声带的振动觉刺激。

4）软腭上抬训练:尽量连续发长/ɑ/音进行保持训练,适宜地间断发/ɑ-ɑ-ɑ/进行上

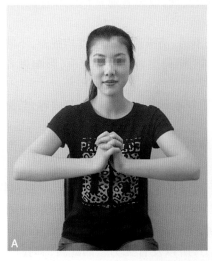
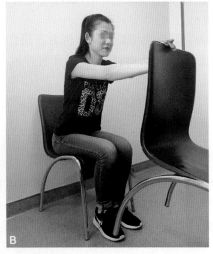

图5-3-19　"推撑"疗法
A.推手掌;B.推椅背

抬—下降的交替训练,接着可发辅音+/a/单词训练,以提高腭咽闭合能力,改善鼻音亢进。

5）下颌、唇、舌的活动训练:患者出现下颌的下垂或偏移而使唇不能闭合,治疗师可以把左手放在颌下,右手放在患者的头部,帮助做下颌上举和下拉的运动,帮助双唇闭合。唇的训练不仅为患者发双唇音做好准备,流涎也可以逐渐减轻或消失。也可利用 Rood 法如快速叩击下颌中央部位和颞颌关节附近的皮肤,以促进口唇闭合,或用冰块对面部、口唇和舌刺激,每次 1~2min,每日 3~4 次,或用刷子快速地刺激 5 次/s。舌作为灵活性最强的构音器官,它的活动力至关重要。治疗师用吸舌器、压舌板或冰棉棒等协助患者做舌的各个方向主、被动运动,适时辅以味觉刺激诱导。为了建立下颌、唇和舌的联合运动,可先尽量夸张空咀嚼,待巩固后,再空咀嚼发声,随后空咀嚼说单词、句子等(图 5-3-20)。

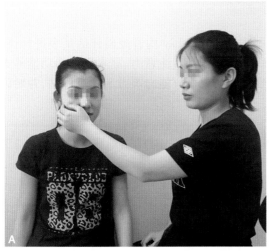
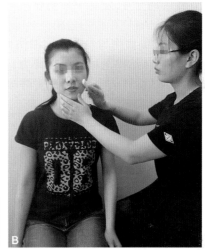

图 5-3-20　下颌训练
A.手法叩击颞下颌关节周围;B.助力引导下颌上举—下拉

6）构音训练:原则为先发元音,如/a/、/u/,然后发辅音,从双唇音开始(如/b/、/p/、/m/),习得双唇音后,再进行较难的辅音的构音训练,如舌根音、舌面音、卷舌音等。随后,将已经学会的辅音与元音结合,如/ana/、/apa/,最后过渡到单词和句子的训练。在训练过程中,治疗师可以利用压舌板或手指对构音器官做被动运动,进行触觉、视觉、听觉的联合刺激以帮助其构音运动,达到尽量使发音准确的目的。

7）旋律吟诵法:作为构音的五大系统(呼吸、发声、共鸣、构音及韵律)的综合协调运动训练,对于弛缓型患者来说,适合选择一首中等速度、节奏感强、有力量的曲目歌唱。

2. 家庭康复

（1）家庭康复内容:数数、吹泡泡、念诗、唱歌(图 5-3-21);

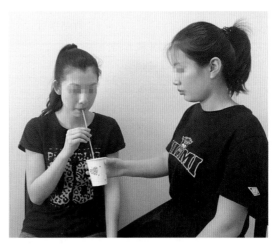

图 5-3-21　吹水泡泡

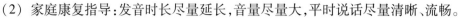

（2）家庭康复指导：发音时长尽量延长，音量尽量大，平时说话尽量清晰、流畅。

（四）康复疗效跟踪监控

1. 康复疗效跟踪　定时发语音或视频、定期打电话随访等。

2. 治疗效果评估　改良 Frenchay 构音障碍评估量表和言语清晰度评估等。

三、失调型言语障碍的治疗

（一）案例基本信息

1. 基本资料　杨某，男，25 岁，警察，大专，右利手，普通话。

2. 病史　因公负伤致小脑出血，肢体运动呈共济失调状，各体位的平衡功能均较差，言语初印象是：元音、辅音歪曲较轻，以韵律失常为主，声音震颤，启始发音困难，呈爆破样发声，重音和语调异常，发音中断明显。

（二）诊断评估结果与分析

1. 身体功能损伤与身体结构损伤　采用改良 Frenchay 构音障碍评估量表进行评估，在身体功能及身体结构上可能存在智力、感知觉、言语功能、注意力、高水平认知功能等方面的障碍，在言语功能评估中，应对患者呼吸、发声、共鸣、构音能力等方面进行评估，并对评估结果进行分析，以确定阶段性康复方案。

（1）影像学检查结果：小脑出血。

（2）神经专科评估结果：运动不协调（力、范围、方向、时机），肌张力低下，运动速度减慢，震颤。

（3）呼吸功能评估：呼吸系统是言语的动力来源，在言语过程中，需要瞬间吸入大量的气体并维持平稳的呼气，用较小的气流来维持足够的声门下压，这种呼吸调节过程要求呼气运动与吸气运动之间相互协同和拮抗，即为呼吸支持。因此，呼吸支持成为各种发音的基础。肺的运动，是言语产生的动力源。呼吸功能的评估分为主观评估和客观测量。主观评估主要观察患者言语时的呼吸方式、类型及胸腹壁的移动程度等，发现该患者腹式呼吸控制力弱，生理呼吸短而急促，且较表浅、不协调，一句话常需要停顿 3 次以上补吸气才能说完（图 5-3-22，表 5-3-5）。

表 5-3-5　呼吸功能异常检查（主观评估）

为每一个评估项目选择合适的答案，在相应的空格中打"√"			
	评估项目	是	否
1	能听到呼吸音吗？		
2	呼吸规则吗？		
3	是胸式呼吸吗？		
4	能够随意调整自身的呼吸方式吗？		
5	呼吸不充分，影响到发音吗？		
6	呼吸充分，可以进行任何句长的发音吗？		
7	大部分气流呼出后还能进行任何发音吗？		
8	说话时气息音过重吗？		
总体描述：			
		日期：	

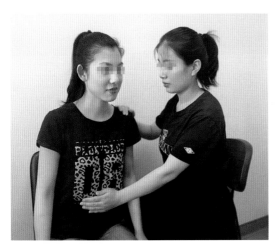

图 5-3-22　手触诊腹式呼吸

（4）发声功能评估：发声系统是言语产生的振动源。它有三种功能：其一，气流形成的声门下压作用于声带，使两侧声带边缘在靠近到一定程度时产生振动，发出浊音；其二，开启声带，发出清音；其三，作为发声系统的重要组成部分，为构音系统提供必需的声学能量。声带的运动，是言语产生的振动源。与患者交谈后发现，语音呈爆破样发声，发/i/音可感到声带颤抖样振动，且不连续。

（5）共鸣功能评估：共鸣系统是言语产生的共鸣腔。声道是指由咽腔、口腔、鼻腔，以及它们的附属器官所组成的共鸣腔。当声源通过咽腔、口腔、鼻腔时，会产生不同的共鸣，从而形成不同音色的言语。声道形状和大小的变化，是言语产生的共鸣腔。如患者存在鼻腔共鸣，则发/mo、ne、ming、ning/音时，捏鼻与不捏鼻时的发音有明显差异。如患者存在口腔共鸣，则发/a、i、u/音时，捏鼻与不捏鼻时的发音无明显差异。（表 5-3-6）

表 5-3-6　共鸣功能评估

日期	口腔共鸣	鼻腔共鸣	解释

该患者发/a/音时可见软腭上抬不足，且上下抖动明显，保持欠佳。让患者说"妹（mei）""配（pei）"、内（nei）""贝"（bei）时可发现鼻音较重症状。

（6）构音能力评估：评估患者构音器官的运动功能和其构音语音能力。

1）口部运动功能评估：下颌张合控制能力差，舌颌分离运动不充分，唇、舌的交替运动不协调，定点保持能力较差；下颌、唇、舌的运动不协调。

2）构音语音能力评估：患者元音、辅音歪曲较轻，构音清晰度和流畅度均欠佳。

（7）韵律（语音能力）评估：经与患者交谈发现该患者声音响度变化大、重音和语调异常、发声长短不一，节奏和重音构置错误。

2. 活动受限与参与局限　与人交谈时言语启动困难、缓慢，呈爆破样发声，言语不连贯，别人听起来存在等待现象和不适感。

3. 环境因素　父母等家属积极参与家庭康复训练，有耐心，帮助缓解患者因构音障碍带来的焦虑，重视患者的心理建设，营造乐观的康复氛围。

4. 个人因素　虽因疾病产生焦虑，但经过开导、交流也算能比较积极参与、配合康复训练的。

5. 综合评估与诊断　由于小脑或脑干内传导束病变所致构音肌群运动范围、运动方向的控制能力差，言语速度减慢，说话时舌运动差，舌抬高和交替运动差，系构音肌群的协调动作障碍所致。因此，此患者元音、辅音歪曲较轻，以韵律失常为主，声音震颤，启始发音困难，呈爆破样发声，不规则的言语中断，呈分节性言语，重音和语调异常，节奏和重音构置错误，语音清晰度和流畅度均欠佳。综上所述,诊断这个患者的言语障碍为失调型构音障碍。

（三）治疗步骤

1. 个别化康复

（1）治疗目标

1）长期目标:改善言语清晰度及流畅度。

2）短期目标:纠正韵律失常。

（2）治疗方案:提高各构音器官的运动协调性及定位控制能力,增强言语节奏和重音构置能力,改善言语的音调及韵律。

（3）治疗设备及辅具:橡胶手套、吸管、压舌板、冰棒、吸舌器、笔式手电筒、杯子、录音设备等。

（4）治疗过程

1）呼吸控制性训练:可进行鼻快吸—闭唇鼓腮—保持—缩唇慢呼、背诵序数的训练（图5-3-23）,亦可进行吹吸管子训练,其间可定位保持。

2）促进发音启动及持续发音控制:深吸一口气,在呼气时咳嗽,然后将这一发音动作改变为发元音。一旦发音建立,应鼓励患者大声叹气,促进发音。当患者能够正确地启动发音,则可进行持续发音训练。一口气尽可能长时间地发元音,使用秒表记录持续发音时间,最好能达到15~20s。由一口气发单元音,逐步过渡到发两个、三个元音。

3）下颌、唇、舌及喉交替运动训练:下颌下降—上抬、前伸—后缩、左偏—右偏（图5-3-24）,张口—闭口、咧唇—噘唇（图5-3-25）,伸缩舌、左右摆舌、弹舌及舌尖沿上下齿龈做环形"清扫"动作,速度由慢变快,频率由少变多（图5-3-26）。

4）鼻音的矫正训练:①通过口唇的位置变化进行元音对比训练,促进元音的口腔共鸣:持续发/m/或/n/音,然后与元音/a、i、u/等一起发,逐渐缩短辅音,延长元音。接着可朗读声母为/m/的字、词、词组及语句。②唇、鼻辅音交替练习,如/ba、ma、mi、pai/。③利用发音促进软腭上抬:用力叹气后重复发/a/音,每次发音之后有3~5s的休息。④辅、元音等交替发音可促进鼻、口腔交替共鸣:重复发爆破音与开元音/pa、da/、摩擦音与闭元音/si、shu/、鼻音与元音/ma、ni/。

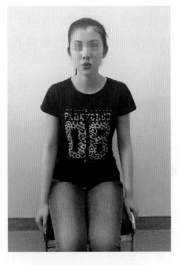

图 5-3-23　缩唇慢呼

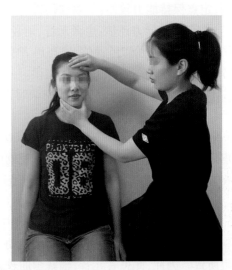

图 5-3-24　下颌交替运动训练

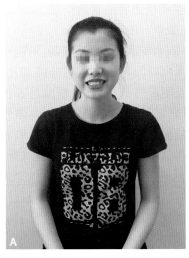
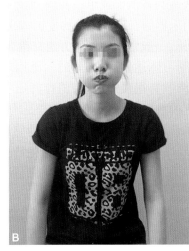

图 5-3-25 唇交替运动训练
A. 咧唇;B. 噘唇

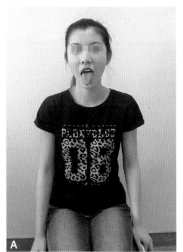
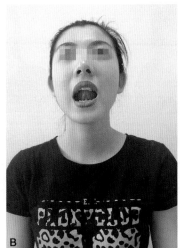
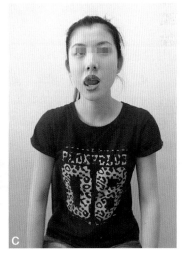

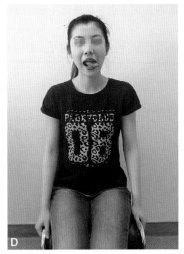
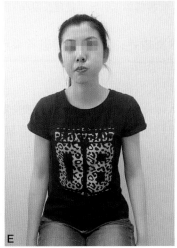

图 5-3-26 舌交替运动训练
A. 伸舌;B. 缩舌;C. 舌右摆;D. 舌左摆;E. "清扫"动作

5）音调训练:此患者表现为音调低或单一音调,训练时要指出患者的音调问题,训练患者发音由低向高。通常利用乐器的音阶变化等梯度训练来克服单一的音调。

6）重音与节奏构置训练:一般常用的训练方法有重音—轻音交替,元音升降调,示范—模仿不同情感所需的语调,学习陈述句、命令句的句尾用降调而疑问句的句尾用升调,朗读诗歌可以训练重音与停顿,诗歌有很强的节奏,治疗师用手或笔敲打节奏点,可帮助患者控制节奏。情景对话训练适宜的重音与语调,强调重音是为了突出语意重点或为了表达强烈感情而用强音量读出来的重音,是由说话人的意图和情感决定的,没有一定的规律。当患者已经建立起节奏和重音的概念,就可以让患者在日常生活中辨认和监视自己话语中的重音。患者与治疗师一起把日常对话的语句标出重音,患者朗读有标记重音的日常用语和短文。

2. 家庭康复

（1）家庭康复内容:呼吸控制性训练、构音器官的运动训练、歌唱舒缓类歌曲以及家庭交流训练（图 5-3-27）。

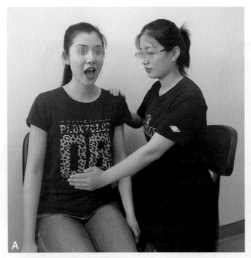 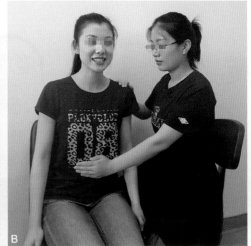

图 5-3-27　呼吸控制性训练
A.腹部加压引导尽量延长发/ɑ/音;B.腹部加压引导尽量延长发/i/音

（2）家庭康复指导:支持与鼓励患者柔声细语地讲长一些的句子,多一些耐心和时间去倾听患者的意愿和想法。

（四）康复疗效跟踪监控

1. 康复疗效跟踪　定时发语音或视频、定期打电话随访等。

2. 治疗效果评估　改良 Frenchay 构音障碍评估量表和言语清晰度评定等。

四、运动过强型言语障碍的治疗

（一）案例基本信息

1. 基本资料　李××,男,6 岁 6 个月,系第一胎第一产,运动落后于正常儿童,24 个月抬头,36 个月翻身,独坐不稳,姿势不对称,双眼水平眼震,追视寻声尚可,理解力较好,可说两三个个字词,吐字不清,语速慢,张口、伸舌、流涎,头控差。

2. 病史　临床诊断为脑性瘫痪（不随意型,粗大运动功能分级 Ⅴ 级）。曾于 2011 年

2月(2岁11个月)因"独坐不稳,姿势不对称"就诊于黑龙江省小儿脑性瘫痪防治疗育中心并进行康复治疗。为进一步治疗于2016年10月再次入院。

（二）诊断评估结果与分析

1. 身体功能损伤与身体结构损伤　该儿童认知功能和听觉功能基本正常,因此在理解方面与同龄儿童相近,在言语功能上可分别从呼吸、发声、共鸣、构音、韵律方面入手进行评估。

（1）神经专科评估结果:精神状态佳,非对称性紧张性颈反射(+),不随意运动(+),侧弯反射(+),降落伞反射(+),前方平衡反应(+),侧方平衡反应(+),后方平衡反应(−),内收肌角左30°、右30°,腘窝角各150°,足背屈角各−3°。

（2）呼吸功能评估:通过对儿童在平静状态和言语状态下的呼吸方式进行视觉和触觉感知,发现儿童在平静状态采用胸式呼吸方式,呼吸表浅,呼吸29次/min,无笨拙、费力、肩上抬等;言语状态下,儿童难以用意志控制全身的不自主运动,当颈部出现不随意运动及紧张性颈反射时,会出现膈肌运动不协调,导致节律的呼吸运动受到抑制,产生呼吸运动的异常,形成严重的呼吸障碍,肌张力变化不定,经常在肌张力过低或过高之间波动,运动意愿和运动结果不一致,出现呼吸支持不足的现象,呼吸稳定性差,口鼻呼吸分离差,不可快吸气,最长呼气时间4s。

（3）发声功能评估:与该儿童进行会话沟通,通过听觉感知评估发现该儿童响度偏低,存在硬起音问题,最长发声时间为2s。

（4）共鸣功能评估:要求儿童发/ɑ/、/i/、/u/,通过听觉和视觉感知评估发现儿童由于口咽腔运动障碍,出现口腔共鸣问题,表现为后位聚焦、喉位聚焦的混合型聚焦障碍。

（5）构音能力评估

1）口部运动功能评估:儿童难以用意志控制全身的不自主运动,颜面肌肉、发音器官受累,头控差,可见皱眉、眨眼、张口、颈部肌肉收缩及独特的面部表情,咽反射过度敏感,并伴有流涎、咀嚼、吞咽困难等。①下颌:在自然状态下,基本正常;模仿状态下,下拉、上抬速度减慢,咀嚼速度慢,向右偏移,无关节弹响;言语状态下,运动速度减慢,转换运动不充分,范围缩小。②唇:在自然状态下,基本正常;模仿状态下,口腔周围肌肉张力增高,噘嘴、咧嘴运动不充分,软腭抬高对称、有力,上下唇接触力量减低;言语状态下,口唇开合、噘嘴、龇牙等交替运动及范围受限,运动速度减慢,摩擦不充分。③舌:自然状态下,基本正常;模仿状态下,舌尖无力、圆钝,伸舌右偏,舌尖左右摆动不能完成,向上运动不能完成,舌的交替运动不充分,速度减慢;言语状态下,舌运动能力低下,精细分化较差。

2）构音语音能力评估:采用中国康复研究中心构音障碍检测法,评估发现儿童由于构音器官的不随意运动破坏了有目的运动而造成韵母和声母的歪曲较多,造成言语清晰度低下,仅为20%,错误发音中声母包括:/l/、/g/、/k/、/j/、/q/、/x/、/zh/、/ch/、/sh/、/z/、/c/、/r/、/s/,韵母除/ɑ/、/e/以外均未习得,二声与三声未习得。

（6）韵律评估:与儿童进行简单会话,通过听觉感知评估发现,儿童存在不适宜的停顿,重音减弱,语调(音调和响度)单一的问题。

2. 活动受限与参与局限　儿童在习得语言、掌握技能、解决问题、进行日常事务、交谈、精巧手的使用、在不同地点到处移动、基本的人际交往、参与游戏、学校教育、休闲和娱乐等方面,都存在不同程度的障碍,基本不能完成同龄儿童应有的各种活动,严重影响了其语言、社会交往及交流能力的发展。

3. 环境因素　与父母一起生活,多次来院进行康复治疗,没有进过普通幼儿园,不能与同龄儿童一起游戏、学习,父母在家自行教儿童一些简单的语文及数学知识。

4. 个人因素　该儿童为 6 岁 6 个月男孩,理解力与同龄普通儿童相近,配合能力好,学习能力强,能主动学习,渴望与同龄儿童进行游戏,渴望上学。

5. 综合评估与诊断分析　儿童为不随意运动型脑瘫,表现为难以用意志控制的全身不自主运动,导致构音运动的准确性障碍及言语清晰度低下,所以言语障碍诊断为运动过强型构音障碍。评估结果显示:该儿童在呼吸方面存在呼吸方式异常、呼吸支持不足的问题,在发声方面存在响度低、硬起音的问题,在共鸣方面存在后位聚焦、喉位聚焦的问题,在构音方面声母和韵母大多出现歪曲现象,在韵律方面存在停顿异常、重音减弱、音调和响度单一的问题。

（三）治疗步骤

1. 个别化康复　儿童年龄较大,理解力较好,配合能力好,学习能力强,但错误构音形成时间长,构音器官运动能力差,训练较费力,训练重点应放在儿童控制口腔运动的能力,所以训练目标及内容不宜过多。

（1）治疗目标

1）长期目标:李×× 8~12 周可将新习得音/g/、/k/应用到音节及词汇中,并能在与人沟通时使用新习得音及词汇。

2）短期目标:李×× 4~6 周改善头控及口部运动功能,掌握 1~2 个未习得音/g/、/k/的音位诱导。

（2）治疗方案

1）呼吸方面:儿童口鼻呼吸未分离,让其进行深吸气、慢呼气、屏气训练、吹气训练、加强口鼻呼吸分离的训练,改善呼吸运动,延长发声时间,为言语提供支持,增强呼吸和发声的协调能力。

2）发声方面:增加呼吸肌群与发声肌群的协调性,提高音调、响度的控制能力,通过咀嚼训练等克服硬起音。

3）共鸣方面:强化下颌的开闭运动、舌的前后运动训练,减少口腔共鸣障碍。

4）构音方面:重点训练儿童控制口腔运动的能力,配合穴位按摩,通过口唇、面颊、舌部肌肉的被动及主动运动可以促进吞咽及构音器官的血液循环,改善咽部肌肉的灵活性和协调性,增加神经刺激,改善儿童咀嚼、吞咽及发音器官功能。同时以矫正错误的构音方式和构音部位,进行正确构音动作的再学习,改善唇舌运动不良所致的发音歪曲或难以理解为主要训练内容。儿童有多类声母发音错误时,按正常儿童声母的发音先后习得进程,训练应选择声母发育进程中最早出现、最易习得的音开始训练,故选择舌根音/g/、/k/的音位诱导。

（3）治疗设备及辅具:构音障碍康复训练仪或图片等其他辅助工具、坐姿矫正椅、压舌板、冰棉棒、软毛刷、一次性手套、蜡烛、纸条、强化物等。

（4）治疗过程

1）呼吸训练:儿童取仰卧位,进行口鼻呼吸分离的训练,平稳的鼻吸气,然后从口缓慢呼出。可在其腹部放置一个 1kg 重的米袋或盐袋(图 5-3-28),进行平静状态下无意识的腹式呼吸运动。呼气时指导儿童将手背置于嘴边,感受呼出的气流,必要时可轻捏儿童鼻翼(图 5-3-29),防止气流从鼻腔通过,让儿童感受气流通过口腔的感觉。待儿童可在仰卧位平静状态下进行正确的口鼻呼吸时,逐渐变换体位,如侧位、坐位进行训练,同时可用吹纸条、蜡烛等进行视觉反馈(图 5-3-30)。

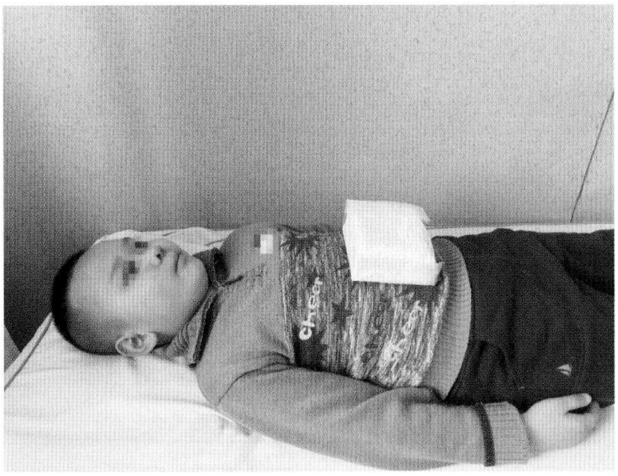

图 5-3-28　无意识腹式呼吸

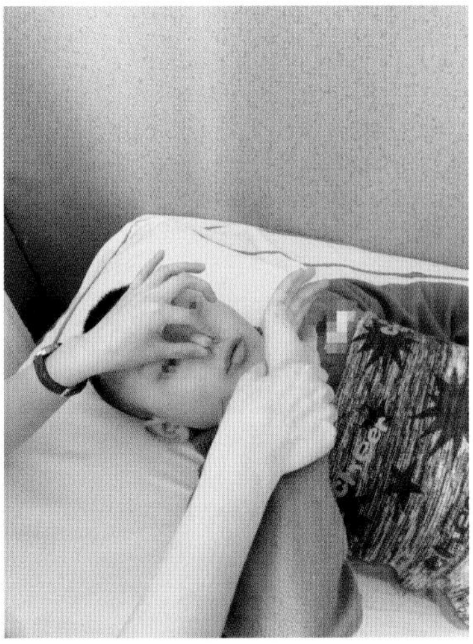

图 5-3-29　手法辅助气流通过口腔

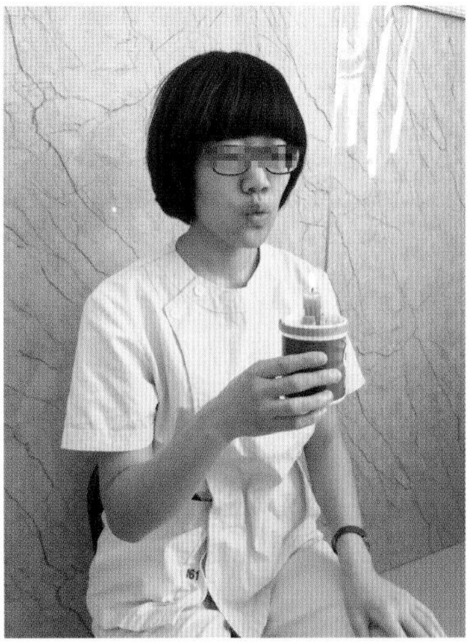

图 5-3-30　视觉反馈吹蜡烛

2）改善下颌、唇、舌控制的训练：①儿童不自主运动较多，身体的稳定性差，所以下颌、唇、舌精细运动分化应从保持身体的稳定入手。儿童取仰卧位，髋关节、膝关节、脊柱、肩屈曲，头后仰，后逐渐过渡到坐位。因儿童独坐不稳，坐位训练应在坐姿矫正椅上训练（图 5-3-31），躯干要直，双肩水平，头保持正中位，髋关节、膝关节、踝关节屈曲 90°，从头、颈、肩等大运动逐渐向下颌、口唇、舌等精细运动过渡。②儿童下颌运动控制不良、唇部力量减低，是造成流涎的主要原因，可配合口面部按摩（详见痉挛型言语障碍）训练口唇开合、噘嘴、龇牙等交替运动。通过模仿让儿童进行微笑、皱眉、张口、闭合、鼓腮等动作（图 5-3-32），当口唇不能闭合时，用手拍打下颌中央部和颞颌关节附近的皮肤，可促进口的闭合，同时防止下颌的前伸（图 5-3-33）。③用棒

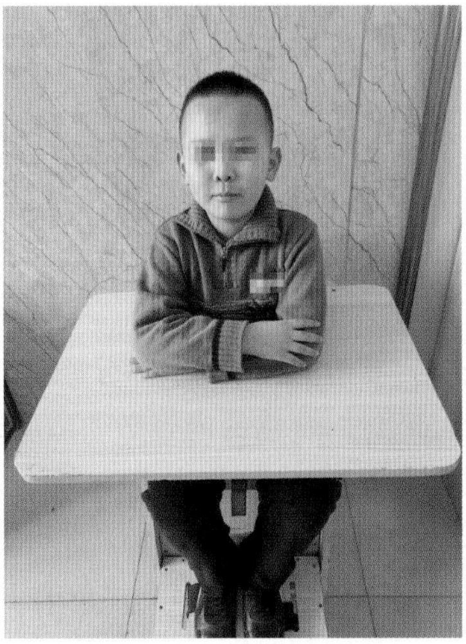

图 5-3-31　正确坐姿

棒糖训练儿童舌的前伸、后缩、上举和侧方运动等,若不能主动进行,可用压舌板或软毛刷在舌部按摩,诱发对抗运动,或用纱布轻轻地把持伸出的舌做上下左右运动,注意不要令儿童受伤(图 5-3-34)。

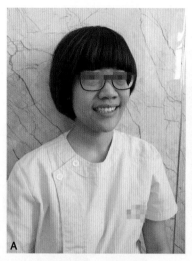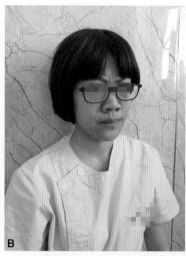

图 5-3-32   口唇交替运动
A. 微笑;B. 皱眉

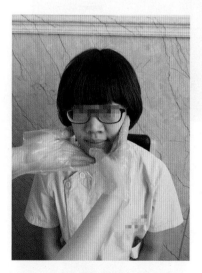

图 5-3-33   手法促进口的闭合

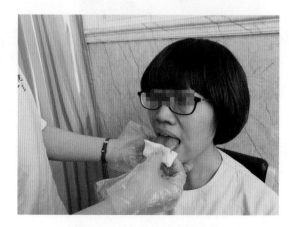

图 5-3-34   纱布辅助舌的运动

3)摄食训练:儿童部分原始反射未消失,如咬合反射、呕吐反射,为了抑制原始反射运动的随意性,食物的内容必须适应口腔器官的发育,顺序为糊状→软食→固体食物→正常食物(图 5-3-35)。如选用果汁、面包等食物,增加口腔刺激,改善口腔的知觉,然后逐步改变食物的质地和形状。咀嚼时可让儿童夸张快速地咀嚼,然后减慢速度,再加快咀嚼,这种改变咀嚼运动速率的方式有利于改善发音时的最大运动范围。当儿童较好地咀嚼软食或固体食物时,可在咀嚼时配合发声,改善说话费力的情况。

4)构音训练:以儿童未习得音位/g/举例说明。首先可借助构音障碍康复训练仪的

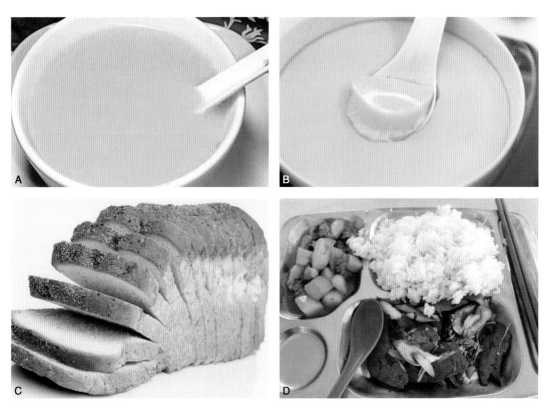

图 5-3-35 食物选择顺序
A. 糊状;B. 软食;C. 固体食物;D. 正常食物

"发音教育"部分,通过视觉提示帮助儿童认识目标音位/g/(图 5-3-36),如不具备仪器亦可借助图片等其他辅助工具,观察发/g/音时舌的运动、气流的变化,/g/发音时,舌根抵住软腭,软腭后部上升,堵塞鼻腔通路,较弱的气流冲破舌根的阻碍,爆发成声。/g/音属于后位音,它的发音关键是舌头能够后缩,且舌根上抬有一定力度。儿童通过舌部的运动训练,逐渐提高舌肌力量及舌的灵活性后,可先通过漱口进行练习,让儿童先在口中含一口水,头稍向后仰,嘴微张,不要将水咽下去,在此基础上,发出"咕噜咕噜"的漱口声(图 5-3-37)。随后

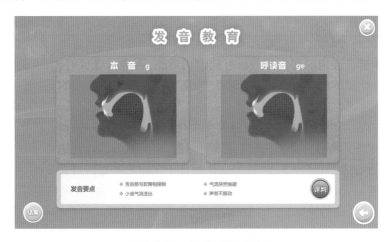

图 5-3-36 /g/的发音教育

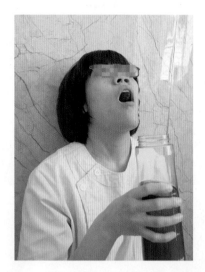

图 5-3-37 漱口的动作

做无声的构音运动,最后引出/g/音。在习得过程中同样要注意构音器官相互协调轮换的灵活性,以及对声音和气息的结合。从含有/g/的单音节过渡到双音节、三音节训练,如:高、哥哥、尴尬等,对于韵母的歪曲可暂时忽略。每次训练10~15min。在掌握/g/的发音方法后,可引入/k/音的学习。

2. 传统小组康复 儿童在传统小组康复中训练重点也应放在儿童控制口腔运动的能力,可将呼吸、口部运动等融合到集体游戏中,再进一步将习得音位应用到交流情景中去。

(1)治疗目标

1)长期目标:张×× 8~12周内可在实际情景中运用已习得的音节词,与他人交流时能较好地控制姿势及不自主运动。

2)短期目标:张×× 4~6周内可将习得音位准确应用于音节及词组中,增加言语表达的信息量。

(2)治疗方案

1)构音方面:/g/、/k/的音节及词组训练。可针对儿童在个别康复训练中习得的音节和词组,设计音位对比的游戏,或在已学习的音节基础上延伸新的音节和词组。

2)交流方面:通过呼吸、口部运动及发音游戏等形式,使儿童运用已习得音与其他儿童及治疗师进行言语互动,因儿童无法进行各种移动性质的活动且言语表达信息量较少,所以游戏活动参与的人数不宜太多,2~3人为宜,内容也可从简单到复杂,使儿童能将习得语言较好的应用到实际情景当中去。

(3)治疗设备及辅具:游戏活动中所需要的教具及强化物。

(4)治疗过程:儿童在个别化康复训练中正在习得的音/g/、/k/,应通过小组活动及日常活动随时进行泛化,从无意义的音节,过渡到有意义的音节词。通过游戏活动,使儿童增加言语沟通的信息量和与人交流的机会。

1)构音方面(以/g/音的构音训练为例):①音位习得方面,诱导发出/ga/、/ge/等单音节词,再按照难易程度依次进行/g/的单、双、三音节词训练,如单音节词"嘎、哥、个"等,双音节词"哥哥、公共、改革、广告、国歌、钢轨、干果"等;②音位对比方面,首先针对/b-g/和与/g/相关的其他容易混淆的音位对进行听觉识别训练,再进行音位对比训练,最后加以强化巩固,如可利用双音节词"饼干、不管、宝贵、包裹、保管、表格、布告、宾馆、布谷、八哥、冰糕、冰棍"等进行训练。

2)交流方面:小组康复初期由负责其个别化康复的治疗师进行训练,因该儿童年龄较大,理解力较好,障碍程度较重,喜爱与同龄儿童游戏互动,与其一同进行小组康复的儿童障碍程度尽量相近,人数可定为3人,频次也从每日1次逐渐增加到每日3次。在设计游戏活动时应从儿童的兴趣出发,重点仍然放在控制口腔运动的能力,从模仿逐渐过渡到主动运动,要给予儿童足够的等待时间,使儿童尽量控制好构音肌群和言语呼吸的协调性,并注意及时强化,这样可以提高儿童参与言语沟通的积极性。

以下面小游戏为例:①深呼吸游戏:治疗师提前准备好香水、花、香皂等,先给儿童做示范,去闻这些有香味的物品,做深呼吸的运动(图 5-3-38)。治疗师在吸气的过程中,应尽量表现出闻到香味的快感和喜悦,可把儿童的一只手放在自己的胸腹部,让儿童用触觉去感知吸气时胸腹部的变化,然后,引导儿童去闻这些物品,再让儿童的手放到自己的胸腹部,去感觉自身的变化。②引导气流游戏:治疗师提前准备纸青蛙、碎纸片、蜡烛、泡泡等,为儿童设定比赛规则,如把折好的纸青蛙放在桌子上,或把折好的纸船放在水里,让儿童用力吹(图 5-3-39),比谁吹的远;点燃数根小蜡烛,让儿童吹一口气或两口气,比谁吹灭的多。还可和儿童一起玩吹泡泡、碎纸片的游戏,训练呼吸肌群的力量。③下颌、唇、舌的灵活性游戏:治疗师提前准备小猫头饰若干,通过游戏,儿童模仿治疗师一起做下颌、唇、舌灵活性训练。如小猫困了,治疗师与儿童一起张大嘴打哈欠,下颌尽量打开,舌尽量平稳,然后慢慢闭上嘴,随节奏做下颌开合运动;小猫生气了,噘嘴,缩拢双唇向前突出,慢慢恢复自然状态;小猫馋了,舌向唇下方慢慢伸出,然后慢慢收回;小猫饿了:上齿咬下唇与下齿咬上唇交替进行(图 5-3-40)。

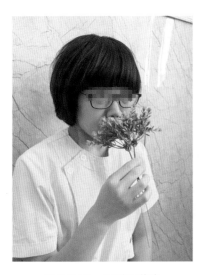

图 5-3-38　深呼吸游戏

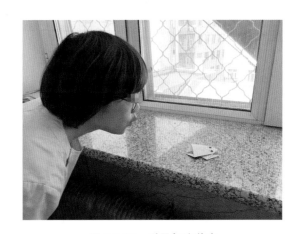

图 5-3-39　引导气流游戏

对儿童进行训练时,反馈和提高自我认识也非常重要,因此在训练过程中要采用触觉、听觉、视觉的联合刺激,可以利用镜子观察自己的动作和口型,也可利用录音机进行声音反馈,才能达到最佳的训练效果。

3. 家庭康复　在康复训练中,由康复治疗师与儿童家长沟通,了解家长的现实需要和目标,该儿童障碍程度较重,应正确给予家长一些合理性的建议,避免家长对儿童预后期望过高,与家长一起共同制订康复治疗计划和目标。

(1) 家庭康复内容:家庭康复应与机构中的康复训练相结合,治疗师首先应主要指导家长在家中解决儿童进食的问题,还可教会家长一些简单易学的康复方法,使家长能在家中配合机构中的训练,如头位的控制、进食的方法、构音器官运动操等。

(2) 家庭康复指导:治疗师要定期对家长进行指导,教会家长最基本的康复手法,保证儿童离开康复机构后也得到长期有效的康复训练,使儿童最大限度地回归家庭。因儿童障碍程度较重,使用言语进行大量信息交流较困难,所以应帮助家长为儿童设计一种简单易行的辅助沟通工具,如手势、图片板、词板等,也可几种形式结合运用。同时要继续对儿童进行

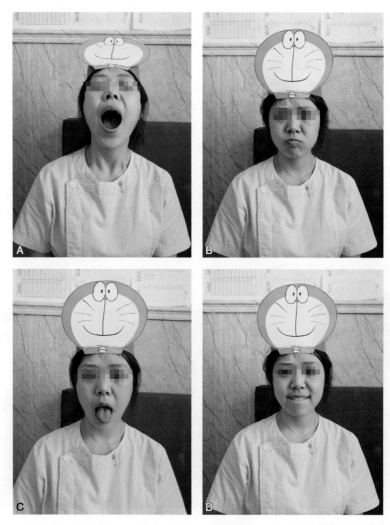

图 5-3-40　口唇游戏
A. 小猫打哈欠；B. 小猫生气；C. 小猫馋了；D. 小猫饿了

学龄前教育，提高儿童的认知理解能力，为其以后的生活、社交等打下良好的基础。

（四）康复疗效跟踪监控

1. 康复疗效跟踪　在进行/g/的构音训练时，对儿童进行了一周的康复疗效跟踪，结果显示，儿童训练后测的正确率均高于前测，因儿童障碍程度较重，训练效果较慢，但随着训练次数的增加，正确率总体呈现上升趋势，证明了康复治疗的有效性。

2. 治疗效果评估　在第一阶段的康复训练后，对儿童进行再次评估，评估结果显示：儿童进食能力有明显提高，咀嚼、吞咽速度加快，口腔内食物残留减少，构音肌群和言语呼吸的协调性稍有改善，呼吸深度加强，最长呼气时间提高 1s，发声响度有所提高，唇部力量增加，可见缩拢运动但幅度小，舌控制能力稍有提高，舌外伸长度增加，可见舌尖向上主动运动，但幅度较小，为构音训练奠定了基础。但儿童仍存在口腔共鸣异常、构音器官运动异常等问题，言语呼吸运动、下颌、舌等运动控制仍需加强，尚有大量未习得音位，故下一阶段应继续未习得音位如/u/、/i/的构音训练，并将已习得声母与新习得韵母结合。

在进行构音训练的同时,还要加强认知训练和交流训练,以回归家庭作为最终的训练目标。

（王 峤）

五、运动过弱型言语障碍的治疗

（一）案例基本信息

1. 基本资料 患者刘某某,男,65 岁,退休大学教授,右利手,山东方言,因帕金森病入院。

2. 病史 患者因"右上肢远端不自主抖动 2 年、言语不利 9 个月"入院。患者于 2 年前无明显诱因出现右侧上肢远端不自主抖动,安静状态下明显,激动时加重,平静放松后减轻,睡眠后消失,近 1 个月来不自主抖动增加。患者约 9 个月前出现吐字不清等言语不利等症状,听理解未见异常。

（二）诊断评估结果与分析

1. 身体功能损伤与身体结构损伤

（1）神经专科评估结果:2 年前患者无任何明显诱因出现右上肢远端不自主抖动,9 个月前出现饮水偶尔呛咳,言语清晰度变差。查体患者神清,面具脸,流涎较多,可见躯干皮脂分泌增多。四肢肌力 4 级,肌肉无明显萎缩,肱二头肌、膝反射无明显亢进,双侧霍夫曼（Hoffmann）征、巴宾斯基（Babinski）征阴性,指鼻较准,双侧肢体 3Hz 左右粗大搓丸样静止性震颤,四肢肌张力高,呈齿轮样强直,右侧重于左侧。屈曲体态,慌张步态,小写症较明显。

（2）呼吸功能评估:从定量和定性的角度分别评估该患者的呼吸功能。定量的评估包括测量患者的肺活量、潮气量、补吸气量来评估吸气功能有无出现障碍以及障碍的严重程度。通过肺功能检查测得该患者的肺活量为 2 500ml（正常成年人的肺活量约为 4 500ml）、潮气量为 300ml（正常成年人的潮气量约为 500ml）、补吸气量约为 1 000ml（正常成年人的补吸气量约为 2 100ml）,从数据我们发现该患者的呼吸量明显低于正常值。定性评估包括患者的呼吸的模式和呼吸的通道。呼吸模式的评估重点评估患者能否有效完成逆腹式呼吸,即吸气相的时候保持腹部缓慢持续内陷（向心性收缩）,而呼气相的时候腹部保持缓慢持续隆起（离心性收缩）。通过评估我们发现该患者的在呼气相时偶尔可以保持腹部隆起,而吸气相时无法做到腹部内陷。

（3）发声功能评估:Ⅳ-12 智能语言工作站（V8.3.2）可以得出患者的基频比正常值明显降低（图 5-3-41）,即音高偏低。其中,纵坐标为频率,横坐标为时间。黑色曲线为正常的基频曲线,红色曲线为患者的基频曲线。

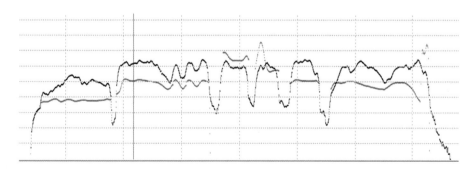

图 5-3-41 患者的基频曲线

（4）共鸣功能评估

1）口腔共鸣功能听觉感知评估：嘱患者模仿发/ɑ、i、u/，言语治疗师对其发音进行听觉感知评估，该患者口腔共鸣正常。

2）鼻腔共鸣功能听觉感知评估：通过交谈初步确定患者无鼻腔共鸣障碍。为进一步明确，嘱患者朗读评估用材料，使用录音设备录制患者声音，言语治疗师对其发音进行听觉感知评估，明确该患者鼻腔共鸣正常。

（5）构音能力评估

1）Frenchay 构音障碍评估量表：咳嗽和吞咽反射得分均为等级 B，为轻度障碍；鼻唇鼓腮和交替功能均介于等级 A 和等级 B 之间；音高评分介于等级 A 和等级 B 之间，音量处于等级 B 水平；舌功能均为等级 B。

2）构音能力：测量患者言语的动作改变速率（alternate motion rate，AMR）。根据 AMR 测得该患者/padaka/的速率为 3.6 个音节/s，略低于 65~74 岁男性组的正常区间值（3.7~7.8 个音节/s）。

（6）韵律（语音能力）的评估：嘱患者朗读一段文字，言语治疗师对其朗读发音进行听觉感知评估，患者口语表现为音调、响度单一，重音相对减弱。

2. 活动受限与参与局限　ICF 量表的社会活动与参与中 d310 为 1 分，d330 为 2 分，其余均为 0 分，显示患者的社会活动和参与尚可。

3. 环境因素　ICF 量表中 e150 和 e355 得分均为+1，e580 得分为+2，e310、e340、e410 均为+4 分，显示患者具有较好的环境支持因素。

4. 个人因素　ICF 评定量表中显示其性格开朗和期望过高两项得分为 1，为不利因素，但是其依从性和训练勤奋均为+2，所以总体上来说患者的个人因素是正向的，即个人因素有利于患者的康复。

（三）治疗步骤

1. 个别化康复

（1）治疗目标

1）长期目标：改善言语可懂度，提高与家人的言语沟通的有效度。

2）短期目标：改善患者呼吸效率，提高言语音量，改善响度单一的程度。

（2）治疗方案：每周治疗 5 次，每次 30min。着重改善患者的呼吸耐力、呼吸协调性及韵律。

（3）治疗过程

1）呼吸肌力量及耐力训练

A. 用力耸肩吸气，根据患者功能在呼气末端维持 3~5s，然后沉肩呼气。

B. 扩胸挺胸，用力吸气，维持 3~5s 后呼气放松。

C. 用力吸气，同时双手持哑铃伸举双臂至最高点，维持 3~5s 后缓慢放下双臂并呼出气体。

2）呼吸肌协调性训练

A. 自然均匀呼吸若干次后，嘱患者吸气并使腹部逐渐隆起，维持 3~5s 后缓慢呼气，呼气时依然保持腹部隆起。

B. 自然均匀呼吸若干次后,嘱患者吸气时候腹部收紧腹围减少,维持 3~5s 后缓慢呼出,当患者无法完成此动作时,先让患者屏气时腹部先隆起然后收紧,若干次后即可完成如上所述的动作。

3） 音韵训练:嘱患者朗读升降调统一的语句,例如:一般疑问和特殊疑问句。

4） 团体康复内容:如有状况类似患者,可进行团体康复训练完成以上训练内容,增加训练的趣味性,增加患者训练时的内在驱动力,促进训练效果。

2. 家庭康复

（1） 家庭康复内容:家庭康复训练内容为呼吸肌力量及耐力训练 10 次×2 组;呼吸肌协调性训练 10 次×2 组;音韵训练 10min。

（2） 家庭康复指导:言语治疗师进行远程指导,通过观察家属拍摄的患者家庭训练的视频发现患者呼吸肌力量及耐力训练缺乏维持动作(3~5s),指导患者及家属重视维持动作,建议家属训练中提醒,患者改进。

（四）康复疗效跟踪监控

1. 康复疗效跟踪　未见明显变化。

2. 治疗效果评估　经过 1 周的训练,患者可出现逆腹式呼吸的吸气相动作,且逆腹式呼吸的呼气相动作较初评改善,余未见明变化。治疗 2 周后,患者的肺活量为 3 000ml、潮气量为 375ml、补吸气量约为 1 300ml,较初次评价进步大。患者的基频介于图 5-3-41 中黑色曲线与红色曲线之间。韵律,患者在朗读一般疑问句时可出现升调的现象,朗读特殊疑问句的时候可出现降调的现象。

（薛　勇）

六、混合型言语障碍的治疗

混合型言语障碍是指患者兼具两个和/或多个单纯的神经性言语障碍的临床表现,常见的原因有多次脑血管意外和多重神经性病症等,在治疗的时候需要注意以下几点:

1. 由于混合型言语障碍患者兼具两个和/或多个单纯的神经性言语障碍的临床表现,所以需要对其进行彻底的评估。

2. 在两个和/或多个单纯的构音障碍分型中选择表现较为突出的类型作为训练的重点,以此作为其主要的临床表现并针对性的训练。

3. 如果患者各种问题均有,则按照如下顺序进行针对性训练:呼吸、共鸣、发音、构音、韵律。

4. 如果有必要,推荐患者使用 AAC。

（一）案例基本信息

1. 基本资料　患者××,女性,49 岁,右利手,因进行性肢体无力 4+年,加重伴构音障碍,吞咽困难 2 年入某医院康复科门诊。

2. 病史　4+年前无明显诱因感双下肢无力,活动不协调,有机械感,偶有绊脚摔跤,无明显小碎步,无晨轻暮重,无活动后明显加重休息后缓解等表现,无肢体麻木、疼痛、感觉异常。行头部及颈部 MRI 检查提示"头部未见明显异常,C_4~C_6 稍后突,未压迫脊髓",未予治疗。后逐渐出现左上肢无力,自述拿不起盘子,右上肢正常。遂就诊于某医院神经内科门诊,行肌电图提示:上下肢呈神经源性损害变化。遂入院治疗,行血常规、凝血功能、免疫全套、输血前全套、肿瘤标志物检查均未见明显异常。行腰椎穿刺示脑脊液初压130mmH$_2$O,末压75mmH$_2$O;脑脊液常规、生化、涂片、墨汁染色均未见明显异常,考虑运动神经元病,以肌萎缩侧索硬化的诊断可能性大。给予力如泰、营养神经及对症治疗,好转出院。为求改善言语及吞咽入某医院康复科行门诊治疗。

（二）诊断评估结果与分析

1. 身体功能损伤与身体结构损伤

（1）神经专科评估结果:头部及颈部 MRI 检查提示"头部未见明显异常,C$_4$～C$_6$稍后突,未压迫脊髓"。肌电图提示:上下肢呈神经源性损害变化。腰椎穿刺示脑脊液初压130mmH$_2$O,末压75mmH$_2$O;脑脊液常规、生化、涂片、墨汁染色均未见明显异常。

（2）呼吸功能评估:呼吸肌无力,用力吸气时,辅助呼吸肌参与较多,咳嗽效力减弱。

（3）发声功能评估:听觉感知评估,患者说话费力,拖长音,音调单一,响度单一且低,有呼吸音,鼻音。

（4）共鸣功能评估:听觉感知评估,韵母音位中度聚焦异常,有鼻腔共鸣。

（5）构音能力评估:Frenchay 构音障碍评估量表评估咳嗽和吞咽反射得分均为等级 D;呼吸评估得分均为 D;唇静止状态下 B 级,唇运动得分均为 C～D 级;下颌静止状态下 B 级,下颌运动得分均为 C 级;软腭运动得分均为 C～D 级;软腭运动得分均为 D 级;舌运动得分均为 C～D 级;言语得分均为 D～E 级。

（6）韵律（语音能力）的评估:患者中重度构音障碍,在以上检查过程中已可经听觉感知评估获知患者的口语整体表现。患者说话费力,语速慢,音调单一,响度单一且低,有呼吸音,鼻音,可懂度极差。

2. 活动受限与参与受限　ICF 评定量表的活动与参与评分显示患者的社会活动和参与严重受限。患者接收信息的能力及思维记忆能力佳,家庭人际关系不良,与表达相关的功能（如:发声功能、构音功能、模仿、说、复述、写作、交谈）均严重受限。

3. 环境因素　ICF 评定量表的环境评分显示患者的环境支持良好。

4. 个人因素　ICF 评定量表中显示患者期望过高、依从性不佳、训练勤奋为不利因素。

（三）治疗步骤

1. 个体化康复

（1）治疗目标

1）长期目标:使用 AAC 沟通。

2）短期目标:最大限度使用残余功能。

（2）治疗方案:每周治疗 1 次,每次 15min。着重帮助患者使用残余功能,不鼓励患者进行主动的呼吸、构音、吞咽训练,以期保存基本运动所需要的力量。

（3）治疗过程:鼓励、教育使用 AAC。

2. 家庭康复

（1）家庭康复内容:与家人练习使用 AAC 沟通。

（2）家庭康复指导:避免疲劳。

（四）康复疗效跟踪监控

1. 康复疗效跟踪　每次训练前后无明显改变,患者极易疲劳。

2. 治疗效果评估　患者维持性治疗 2 年,构音障碍及吞咽障碍进行性加重,无法与家属通过口语有效沟通,但患者抵触 AAC,恢复欲望强烈。

（薛勇　王玲）

第四节　言语失用症的治疗

一、分类及临床表现

言语失用症有两类:习得型和发育型言语失用症。习得型言语失用症多发生于成年人,一般是大脑的语言区受到损伤造成的。造成脑损伤的原因可以是脑卒中、脑外伤、脑肿瘤或其他脑病变。习得型言语失用症经常会和运动性失语症、构音障碍同时出现。脑的影像检查比如磁共振会显示左脑的发病部位。发育型言语失用症多发于儿童,在出生时就存在。男童比女童的发病率高。发育型言语失用症和儿童的单纯的语言发育迟缓不同,这类儿童还会伴有其他的语言言语发育的问题,他们也经常会有语言言语困难的家族史。一般脑的影像检查比如磁共振结果是正常的。

习得型言语失用症和发育型言语失用症的症状表现是不同的,习得型言语失用症患者由于大脑病变失去了已经掌握的构音功能,发育型言语失用症患者从来没有掌握熟练正确的构音能力。

（一）习得型言语失用症

其症状主要表现在构音方面,具体如下:

1. 音的错误缺乏一贯性,重复同样的词时会出现不同的错误音。患者每次的发音错误是不同的。如头一天他也许能够说出那段话,第二天就不行了,或者某次能发某个音,下次又不能发了。

2. 在错音种类中,辅音的置换最多,其次是辅音省略、添加、反复等。常见的发音错误有以下几类:

(1) 逆位异同化错误:是指前边一个音由于后边一个音的影响而发生变化,如/mang guo/→/gang guo/。

(2) 音位后滞错误:即前面一个语言单位保持到后面,如/mang guo/→/mang muo/,音位替代包括浊音替代如/ting/→/ding/和元音替代如/ku/→/ke/,以及音位或音节遗漏或缀加。

(3) 随着构音器官运动调节的复杂性增加,发音错误也相应增加,其中摩擦音和塞擦音最容易出现错误。

(4) 辅音在词头的位置比在其他位置的发音时错误多。

(5) 在置换错误中,与目标音的构音点和构音模式相近的音被置换的最多。

(6) 自发性言语和反应性言语(1~10、星期、问候语等)的错误少,有目的性、主动的言语错误多。

(7) 发音错误随词句的长度和难度增加而增多。

(8) 有构音器官的探索行为。患者会表现出用唇舌摸索正确的发音,有时需要多次的尝试才能发出正确的发音。

（9）有韵律的障碍、反复自我修正、速度降低、单音调、口吃样的停顿等特点也会呈现出来。

在多数情况下，患者对自己的错误很在意。言语接受能力较好，表达能力较差。言语失用症最显著的四个特征是：发音和自我纠正时费力，反复尝试和动作搜寻；韵律异常，在所有的音节重音相等，音高和音量变化减退；频繁的发音错误，包括替代、歪曲、遗漏、赘加和重复；在相同的话段发音不恒定。

（二）发育型言语失用症

此类言语失用症对儿童的语言言语发育的影响是多方面的，表现为以下几个方面。

1. 在婴幼儿期一般是一个安静的宝宝，家长报告早期语音发育迟缓。

2. 儿童不能正确地将声音和音节组成词，主要的表达困难是不能从一种声音转向另一种声音，从一种音节转向另一种音节，因此在需连续表达时常表现为词的音节倒转、音节丢失、音节添加。

3. 语音产生不稳定，有些声音或词会消失一段时间，有时也可正确地发出较难的词，但往往不能重复；有几天发音显得比较容易，发音错误比较少，过几天发音又相当困难，发音错误频频；语音越复杂，表达越困难。

4. 重复单词困难，当儿童被要求重复一个单词时，有时第一遍正确，以后几遍错误增加，或出现各种各样的错误。

5. 不能正确送气，常表现为/p/和/b/、/t/和/d/混淆。

6. 元音发音不准，主要是发音相近元音的相互混淆。

7. 语调异常，一般陈述句的结尾用降调，疑问句的结尾用升调，发育型言语失用症的患儿往往不能正确使用语调。

8. 口腔运动异常，有些患儿在讲话前或讲话时表现为舌、唇和上下颌的异常运动和姿势，有些小儿还会用手指去帮助舌做运动。

9. 鼻音重，有些患儿的软腭运动不协调导致发非鼻音时有气流从鼻腔呼出。

不是所有的发育型言语失用症都表现出上述的症状，有些比较轻的患儿可能只有几个音的表达困难，而严重的患儿可能需要采用辅助工具与人交流。发育型言语失用症患儿常常还会伴随其他语言言语问题。患儿的词汇量一般比同龄的儿童少，语法或句法使用不当，这些儿童也可能有阅读、书写和数学的问题。在运动中有可能有姿势、平衡和快速准确的运动控制方面的问题。患儿有时也会有咀嚼和吞咽困难。

二、评估

言语语言治疗师是诊断言语失用症的专业人员。对成年人，患者的病历很重要。患者的神经系统疾病和部位，包括脑梗死、脑外伤等需要详细记录。脑部影像学检查比如磁共振能够帮助我们区分失用症和其他的脑部病变。在和患者的交流中，注意患者的自发语言是否流畅、常用的句子形式、是否有找词困难。本章的语言言语评定会强调言语失用症，这些语言言语评定的步骤应该成为语言言语障碍评定的一部分。

（一）语言理解能力

理解能力可以提供一个患者语言言语能力的基础，如果患者的理解能力很差，患者在其他检测中表现的可信度就不是很高。一般我们会测验单词(包括名词、动词、形容词、介词)、词组和句子的理解能力。患者一般需要指认图片或用身体姿势的改变(比如点头或摇头)来确认能够理解这些检测的问题。

（二）复述能力

言语语言治疗师会检测患者复述元音顺序、元音及辅音组合顺序、词序、词组顺序、短句顺序。发音错误随词句的长度和难度增加而增多。言语语言治疗师需要注意观察患者的口面部运动是否有构音器官的探索行为。

（三）语言表达能力

首先言语语言治疗师会要求患者回答一些反应性问题,比如要求患者从一数到十,从星期一数到星期日,背一首很熟悉的唐诗等。然后治疗师会要求患者回答一些目的性的问题,例如你今天早上做什么了? 我们过马路要注意什么? 典型的言语失用症患者自发性语言的构音错误会明显少于目的性语言。

（四）口颜面运动检查

言语语言治疗师让患者模仿一些口颜面动作,包括鼓腮、吹气、咂唇、缩拢嘴唇、摆舌、吹口哨。有些患者会有动作模仿困难。这些患者一般会伴随较严重的语言失用症。

目前在欧美最常用的言语失用症的检查量表是成人言语失用症成套检测（apraxia battery for adults）（图 5-4-1）。这个成套检查包括六项检查:口腔轮替运动速率、单词逐渐加长、肢体失用和面口失用、复杂单词的起始发音时间和速度、多次重复同样单词,以及所有构音错误的总结。这个检查一般 20min 能够完成,检查能够提供患者言语失用症的诊断和严重程度的评定。

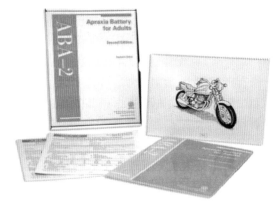

图 5-4-1　成人言语失用症成套检测（2 版）

国内常用的语言-认知障碍评定系列量表中有部分可用于快速评定口颜面失用症和言语失用症(具体如表 5-4-1、表 5-4-2 所示)。

表 5-4-1　口颜面失用检查

1. 鼓腮	4. 缩拢嘴唇
正常＿＿＿＿＿	正常＿＿＿＿＿
摸索＿＿＿＿＿	摸索＿＿＿＿＿
2. 吹气	5. 摆舌
正常＿＿＿＿＿	正常＿＿＿＿＿
摸索＿＿＿＿＿	摸索＿＿＿＿＿
3. 咂唇	6. 吹口哨
正常＿＿＿＿＿	正常＿＿＿＿＿
摸索＿＿＿＿＿	摸索＿＿＿＿＿

表 5-4-2   言语失用检查

元音顺序(1、2、3 要说五遍)	
1. (ɑ-u-i)	3. 词序(复述爸爸,妈妈,弟弟)
正常顺序＿＿＿＿＿	正常顺序＿＿＿＿＿
元音错误＿＿＿＿＿	词音错误＿＿＿＿＿
摸索＿＿＿＿＿	摸索＿＿＿＿＿
2. (i-u-ɑ)	4. 词复述(啪嗒,洗手,你们打球,不吐葡萄)
正常顺序＿＿＿＿＿	正常顺序＿＿＿＿＿
元音错误＿＿＿＿＿	词音错误＿＿＿＿＿
摸索＿＿＿＿＿	摸索＿＿＿＿＿

当患者在上述检查中出现大量错误或者摸索动作的时候,治疗师可以基本确定患者有口颜面失用症或者言语失用症。

当我们需要评价一个儿童是否有发育型言语失用症时,上述的评价方法需要有所改变。一般情况下,需要询问家长患儿的语言言语发育史,有无发音迟缓、吞咽困难,有无家族语言言语困难史。语言理解能力、复述能力、语言表达能力和口颜面运动检查要根据患儿的年龄检查相应的水平。

欧美常用的评定发育型言语失用症的量表是考夫曼儿童言语失用测试(图5-4-2)。这个评定量表不但能够提供失语症的诊断和提供严重程度的评定而

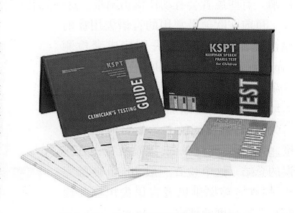

图 5-4-2   考夫曼儿童言语失用测试

能够指导治疗的方向。量表包括 4 部分:口运动、简单复述、复杂复述和自主语言表达,每部分困难度逐渐递增。此量表也可以翻译成中文评定儿童的失语症。

三、治疗原则

(一)治疗目标

言语失用症的治疗目标,在于协助患者重新学习准确发音所需的动作排序步骤。

(二)治疗方法

根据治疗的理论原理和在过程中使用的治疗活动特点,可以将当前所使用的言语失用症的治疗方法分成五个类型:

1. 构音的运动性治疗   通过示范构音器官的摆位以及重复的方式,从构音动作的时间点和构音器官的位置方面入手治疗言语失用症,代表性的方法为八步进程治疗法和语音产出治疗法。

2. 语速和节奏法   该类型从理论上假设言语失用症主要是构音时间点上出错的结果。这类方法通过控制患者言语的速率和节奏,试图修复自然的构音动作形态,主要的治疗活动

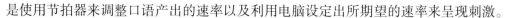

是使用节拍器来调整口语产出的速率以及利用电脑设定出所期望的速率来呈现刺激。

3. 扩大与替代性辅助沟通方法　通常当患者的言语失用症已严重到无法使用口语沟通时才会建议使用。治疗师在治疗患者时可依其每日的需求设计一组常规程序。比如,可为某个特定的患者将画画、默剧表演及写作都合并在一个全面性的沟通系统内。

4. 系统间促进与重组的治疗　使用患者较为有力的沟通方式来协助其口语的产出。有学者将口语的字词产出与对应的手势加以合并,而其他学者则将口语和标准的手势系统相合并。

5. 其他类型的治疗　一些言语失用症的治疗方法不属于上述四类中的任何一类,比如,有学者着眼在放松疗法产生的影响,还有学者重视会谈的技巧。

（三）治疗原则

虽然言语失用症的治疗方法种类较多,但不同学者所提出的治疗原则有共通性,在治疗过程中要遵循一套中心要素来协助言语动作的重新学习。主要原则如下:

1. 强调练习的重复和密集性　重复和密集的练习是大多数的治疗计划中不可或缺的部分。为了重新学习清晰的言语所需的动作排序的功能,言语失用症患者需要不断地反复练习及排练言语产出的动作。一般来说,脑损伤患者比无脑损伤者需要更多的努力和更久的时间练习,来重新学习一项任务。

2. 注意治疗活动顺序的安排　要小心谨慎地安排治疗活动的顺序,让患者能够保持高成功率。患者一开始先进行简单的活动,只有在他们能够一直准确地完成该活动之后,才能晋级到比较困难的治疗活动。治疗时的成功率变化不一,通常患者在治疗计划最初执行时所犯的偏误会比较多,这是因为在治疗后期,他们会对该项活动渐渐变得较为熟悉。

3. 强调功能性字词的练习　Rosenbek 等人特别提到,治疗活动应尽早着重于具功能性和有用的字词上。因为言语失用症患者在生活中,大都有希望能够正常地使用口语来沟通,所以在治疗次序的安排上,应尽早让他们开始练习具有意义的字词,这是相当重要的。虽然认同有些治疗必须从单一音素阶段开始练习,但 Wertz 等人亦说明,提供具有意义的字词刺激会比无意义的字词有更佳的强化作用,对患者来说,说出真实字词时,他们也比较容易判断自己在表达上的准确性。

4. 注重患者的自我监控　言语失用症的患者应该学习监控自己的言语。让他们能够听出自己所说的偏误,并自我改正。治疗师所给予的回馈,能够帮助许多患者发展这项能力,当治疗师告诉患者可接受的目标音节、字词或语词的表达方式是如何时,患者便更加能够去判断何者是正确与何者不正确。但是,通常许多患者都不需要治疗师的协助,就可以准确的判断自己的口语表达情况。

5. 加强对患者和家属的宣教　患者和家属需要了解言语失用症的特征以及治疗作业的原理。有学者曾强调过为患者与家属进行咨询的重要性,咨询的内容是关于言语失用症的本质以及治疗的过程。他们指出,咨询的重要之处在于协助患者与家属了解,治疗师指示患者完成的治疗活动背后的原因。举例来说,患者和家属需要知道,为什么治疗活动通常用音节或简短字词作为开始,为什么有如此多的重复性活动,以及为什么进展可能会出现得相当缓慢。

6. 注意适应证的把握　有学者指出,并非所有的言语失用症患者均适合做治疗。有些患有重度失语症合并言语失用症的患者,可能会因其失语症的症状过于严重,让言语失用症的治疗无法发挥效用。如果患者语言缺陷过于严重,而导致他失去功能性的言语表达能力,则针对患者的言语失用症进行治疗意义不大。在此情况下，最好的办法是将言语失用症的治疗先予以延缓，待患者的语言能力有足够的进步，有可能有更佳的言语表达之后，再进行言语失用症的治疗。如果患者的语言能力尚未进步到此程度，便不适合进行言语失用症的治疗。将治疗的时间运用在语言治疗上，或者使用手势或扩大性辅助沟通方法，来提升非口语性的沟通技能会更好。

四、治疗流程和方法

（一）治疗流程

见图 5-4-3。

（二）治疗方法

1. Rosenbek 八步法　此构音运动性疗程乃发展源自于 Rosenbek 等人，是一项包括序列步骤的结构性活动，让患者从跟随着治疗师的目标音素，持续进展到能够在角色扮演的情境中独立作出言语的表达。这是一种发展自 20 世纪 50 年代的儿童构音治疗方法，该疗法的一项关键元素为完整性刺激。患者在此治疗中，当聆听治疗师说出目标字时，必须仔细地看着他或她的脸。这样综合呈现口语和视觉上的示范方式，能够显著提升失

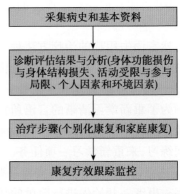

图 5-4-3　言语失用症治疗流程图

用症患者自己尝试作出的口语表达。因而在治疗过程中，治疗师在呈现出刺激前，通常会直接提示患者要看着我，然后听我说。

Rosenbek 八步法的关键元素为谨慎地选择目标音和字词。其作者们列出了五项原则，以协助患者透过治疗步骤可以有所进展：

（1）从最容易的语音开始练习，然后再转移至较为困难的语音。元音、鼻音和塞音均为较容易发出的语音，摩擦音、塞擦音和辅音群则较为困难。

（2）当患者开始将语音排序在一起后，再逐渐增加目标音的构音接触点间的距离。举例来说，第一个目标字词或音节可能仅包含双唇辅音，下一个可能有双唇和舌龈位置的语音，再下一个可能含有双唇和软腭位置的语音。

（3）慎选目标字词的起始音素。以元音、鼻音或塞音起始的字词与以摩擦音、塞擦音或辅音群起始的那些字词相比，较可能会获得正确。

（4）逐渐地延长目标字词。最好能从具有重复字节的简短字词开始练习起，如 /B-B/、/So-So/ 和 /Ta-Ta/。一旦患者能完全掌握这些字词了，就可以有系统地开始使用音节结构较为复杂的较长字词。

（5）当选择真实字词作为治疗之用时，先使用较常出现在日常言语中的字词来开始治疗（即高频字词）。

一旦将这些原则并入考量后，在选择练习初期的目标音节或字词时，就可以开始准备进入治疗的程序了。在引导患者执行此八步治疗的步骤时，治疗师应谨记数项原则：

在此八步法中，须依据患者的进步速度来做进阶考量，以使患者在练习时持续获得一定的成功率。为了帮助患者表达意志性言语，将会需要用反复练习来协助患者重新学得动作序列的能力。在治疗活动中，尽早开始使用具功能性且有用的字词。鼓励患者自己修正发

音的偏误。教导患者利用代偿技巧,如需要时,延长元音,放慢速度和停顿动作,来协助其言语的表达。此治疗方案中的实际治疗步骤乃遵循一定的顺序进行,治疗师所提供的提示量从最多渐减至最少。下面的清单,是关于治疗师和患者于此八步法中各步骤所需执行的事项摘要。并非所有的患者都需要从步骤一开始治疗,或是根据每一步骤的顺序来逐步进阶,有些患者可视其缺陷的严重程度不同而略过几个步骤:

（1）治疗师告诉患者"看着我"及"听我说",然后说出目标字词。接着双方一起说出目标字词。

（2）治疗师告诉患者"看着我"及"听我说",接着说出目标字词。然后治疗师只安静地做出字词的口形,然后让患者大声说出目标字词。

（3）治疗师告诉患者"看着我"及"听我说",然后说出目标字词。接着患者独立重述该字词。

（4）治疗师告诉患者"看着我"及"听我说",然后说出目标字词。接着患者独立重述该字词数次。

（5）治疗师出示写于纸上的目标字词,让患者看着它并念出该字词。

（6）治疗师出示写于纸上的目标字词,接着移开它,然后让患者说出该字词。

（7）患者以回答治疗师问题的方式而说出字词。举例来说,如果目标字词为患者的名字,则治疗师会问:你叫什么名字,患者应说出他的名字。

（8）与治疗师、家属或朋友进行角色扮演的活动,此活动可在适当的交谈语境中引发出目标字词。

2. 运动学习指导法　言语失用症患者应尽可能早地监控自己言语表达的过程,寻找正确的干预靶点,自行纠错。对于许多言语失用症患者来说,自学是有可能实现的,尤其是部分损伤程度不严重的患者。治疗师可以经常指导患者,学习自我提示的策略,帮助他们在不同的语言环境下去使用这些策略。

言语失用症患者,尤其是那些需要从声音、音节或单字水平开始训练的患者,需要学习怎样去产出这些构音运动。有时这需要治疗师给予简单的观察、聆听和模仿任务来实现,有时则需要更复杂的指导。但是在患者自学的过程中,这种指导应逐渐减少。

3. 语音产出治疗法（sound production treatment）　Wambaugh 等发展了一套失用症的治疗法,该治疗法结合 Rosenbek 八步法的一些要素与构音位置提示、语音作业、额外示范等方法。如同 Rosenbek 八步法般,语音产出治疗法也属于一种构音的运动疗程,包含了四个步骤的治疗流程,并且有几项较为独特的方式。首先,跳过一些步骤是该治疗法的特色。治疗师依据患者发出的目标音程度,可以省略治疗的顺序步骤,譬如,倘若患者于第一步骤时就正确发出目标音,此步骤任务即已达成,则可跳至下一个字词。好处是可以使治疗进展的步调比原本的快。语音产出治疗法第二项特征是,综合了语音治疗作业与传统的运动序列性活动。纳入语音方面的作业是因为某些研究认为言语失用症是种语音水平上的障碍,也是种运动排序上的失调。因为它在治疗流程中加入了运动和语音的作业,便提高了患者说出目标音素的可能性。第三项独特的特点是已有执行这套疗程的大量研究:语音产出治疗法是研究最为深入的言语失用症的治疗法。

本节所展现的语音产出治疗法是基于 Wambaugh 和 Nessler 的原始疗程所改良的版本。与原版治疗法相反的是,此版本一开始便立刻从目标音着手教起,且患者必须反复念读目标音更为多次。在接下来的治疗程序中,假设患者正在练习音素 m,而治疗师也准备了含有目标音的五个字词列表:妈、米、眸、马、满。

步骤一,来说这个字,治疗师说出第一个字"妈",并且请患者复述。如果"妈"复述正确,则要求患者独立复述 5 次。如果这 5 次的复述均正确完成,就出示下一个含有 m 的字词,然后再由步骤一开始。

如果"妈"复述不正确,治疗师要解释错误在哪里,并且说道:"让我们试试看不同的字。"治疗师于是呈现出一个与"妈"差别最小的对比字(如"八"),然后请患者复述此字。如果患者可正确复述"八",治疗师便说好,让我们回到刚刚不久前的那个字,然后以"妈"开始步骤二。

如果最小的差别对比字"八"也未正确复述,则治疗师就说道,看着我且听我说,再跟着我一起说。治疗师接着便说出"八"三次,而患者也试着跟着齐声重复此字。且无论此字是否正确,治疗师均以原来的目标字开始步骤二。

步骤二,出示字母,治疗师呈现一张写着大大 m(目标语音)的字卡,然后治疗师请患者复述"妈"。如果患者说的是正确的,治疗师则请患者复述 5 次"妈",然后回到步骤一继续清单上的下一个字。如果无法正确地说出,则移至步骤三。

步骤三,看着我且听我说,治疗师说道:看着我且听我说后,再跟我一起说,然后说出"妈"三次。患者也试着跟着治疗师后,齐声重复此字。如果可正确说出,则治疗师请患者再重复此字 5 次后,回到步骤一继续清单上的下一个字。假如患者无法借由看和听的方式正确说出"妈",治疗师则移往步骤四。

步骤四,构音位置提示,当患者无法借由看和听的方式说出目标字时,治疗师便提供口语、视觉或触觉的综合提示,以呈现如何说出目标语音。以目前的例子而言,提示将会出示或描述出双唇该需要如何靠在一起以产生 m,以及此语音的发出需要通过鼻子,而不是由嘴巴。在给予完提示后,就请患者再看着和听着治疗师,并齐声说出该字"妈"三次。如果齐声的表现正确的话,请患者独自复述此字 5 次。但假如齐声表现不正确的话,治疗师与患者则暂时停止再练习"妈",并且回到步骤一继续清单上的下一个字"米"。

这种语音产出治疗法的书写式描述可能使其程序看起来比其真实情况还更复杂。可鼓励新手治疗师在施用此法于患者身上前,要先认真演练过。附带一提,当患者处于语音产出治疗法的其中一个步骤中,正在独自复述单一刺激字词 5 次时,Wambaugh 建议在患者尝试说出的表现中,只给予约 60%左右的回馈。理由主要是反馈太多会干扰患者的注意力,会无意地在患者说出该字的几次尝试间造成延迟,有时还可能会增加患者在执行作业上的困难度。

4. 构音运动法 Darley 等人曾描述一项构音运动法,可帮助言语失用症患者重新学习言语产出时的运动序列。虽未有对照研究证实该方法的有效性,但病例报道表明该方法对严重的失用症患者是有帮助的。比如,其最初的几个步骤目的为治疗患有随意性发声困难、伸舌动作欠佳和其他有简单口腔运动障碍的患者。Darley 等人将这些步骤称为"起始言语的活动"。步骤如下:

(1)鼓励患者延长发/ɑ/,如果不能实现,则看患者能否随意地做出咳嗽动作。如果可以,便可尝试将此咳嗽塑造成延长的呼气或叹气动作。如果这些均不能实现,那么看患者能否哼一段熟悉的歌曲,或是完成一段自动性、开放式结尾的短语,如"天空很……"或"打开……"。

(2)患者发出声音后,需按要求使用不同的音长和不同的音量来重复说出该语音。接着鼓励患者尝试将发声塑造成数个元音,如/i/、/ou/、/u/等。

（3）可以发出元音后,患者按照治疗师的要求,模仿他所示范的/m/音。推荐使用镜子来学习发/m/音时所需的意志性闭口动作。当发出此辅音时,患者依要求开始以/m/音开头的音节构词,如"米""哞""木"。

（4）鼓励患者发出较之前的单音节稍微复杂一点的辅音-元音结构的音节。这类型音节可在鼓励患者发高位元音和低位元音时,音节间轮流替换元音来发出,如哞-米、米-哞、哞-米。除了/m/音外,还可以使用/w/起音的音节来练习。

一旦完成这些练习项目,患者可进入此治疗方案的下一部分,即"使用自动性反应练习"。这些练习项目设定患者能够发出一些自动性的短语,如数数字,或其他大量学习过的字词序列之后,才能开始进行。可以让患者尝试背诵这些自动性反应,从而能够重新回复到轻松发音的经验。下面是自动性反应的建议练习清单:数数字从 1 数到 10;背出一周的 7天,或一年的 12 个月;常用的表达用词,如哈喽、你好、我很好、谢谢你、我不知道等;为人所熟知的题材,包括童谣、电视广告中的经典台词、主祷文等;唱出耳熟能详的歌曲。

下一步骤是音素练习,是一种回复到意志性言语表达的练习方式,在此阶段,希望患者会开始尝试自发性地发出言词,虽然言词中可能仍会夹杂着失用性的偏误。Darley 等人推荐使用完整性的刺激,"看我且听我说"的方式,对患者演示这些因素练习的项目。

（1）第一步是选择一个简单的音素如/m/音,在治疗师示范过要做些什么之后,患者依照要求哼出/m/音。

（2）然后患者在/m/音后加上一系列的元音,如买、哞、猫、木、美和米,每个字词都须练习 10～20 遍。

（3）接着进行这些字词的加倍式练习,将米变成米-米,美变成美-美。患者同样练习说出这些字词,各 10～20 遍。

（4）下一步是在这些字词的最后,添加/m/音。

（5）接下来患者开始讲真字词。选择以/m/音开头,且中间音素简单的字词。如同其他所有的步骤,这些字词每个皆需练习 10～20 遍。

（6）下一步是发出两个字为一组的字词或短语,字词中的两字均须以/m/音起始。

（7）此时患者练习发出两个字为一组的词语,词语以/m/音结尾。

（8）患者同样说出两字为一组的词语,但词语中第一字的起始位置和第二字的末尾位置皆应为/m/音。

（9）最后一个步骤,让患者讲包含多音节字词的较长词语。

从此开始,患者将使用与/m/音相同的步骤顺序,做其他辅音的单字发音练习。最后患者将按要求使用他能掌握的辅音作为含有同样元音的单字来练习。最终目标是将这些单字合并成词语和短语,再汇入语句中来使用。

5. 旋律语调疗法(melodic intonation therapy)　旋律语调疗法可被归为是一种速率和节奏类型的失用症治疗。它的设计基础,是由于观察到许多失语症或言语失用症患者能够将同样的字词由歌曲中唱出,比在交谈中说得更流利清楚。与此类型患者有过合作经验的许多治疗师应可发现,这些患者能够清晰地唱出熟悉的歌曲中的字词,但却无法依要求而说出该字词。

旋律语调疗法分为三个级别,每级别包括数个步骤。在前两个级别时,患者练习发出简短的高频字和语词,第三级别则着重在较长而复杂的言语表达。此治疗的整体顺序,是首先将旋律和音调合并入目标言语中,接着逐渐转变成以夸张的语韵说出这些字,最后再用正常的语韵说出该字。以下是旋律语调疗法初级的治疗概要。

（1）首先治疗师哼出或唱出目标字的旋律，以打拍子的方式在字或语词的每个音节处，轻拍患者的手，患者不须回应，只须仔细聆听。

（2）治疗师和患者共同唱出目标字，并齐步轻拍出每个音节。

（3）治疗师和患者开始共同唱出且拍出目标字，但治疗师约在中段时停止，患者需要独立完成后半段。

（4）治疗师先唱且轻拍目标字，患者随即重复做一次。

（5）当患者重复步骤4的字时，治疗师立刻提问问题，例如：你刚刚说什么？患者须尝试说出目标字以回答该问题。

旋律语调疗法中级的治疗步骤依照初级的常规顺序进行，但治疗师在目标字的演示和患者回应之间的时间间隔须延长几秒。此级别中，目标字与语词的长度和复杂度，大约与初级相同。

旋律语调疗法高级部分有五项步骤，与中级同样着重于目标言语的先延迟再重复动作的方式，但早先使用在目标言语上的旋律，在这一级别会修改成较近似正常说话的音调，此步骤称为吟唱。作者认为演说歌曲类似圣诗的朗读，因为朗诵圣诗时，目标语词的节奏和重音均会夸张地呈现出来，但这些字词实际上并非以旋律的方式唱出。在最后的步骤中，治疗师提问问题，患者须静待6s后，以正常的音调说出正确的目标语词。

6. 重组口腔肌肉目标提示法(prompts for restructuring oral muscular targets)　重组口腔肌肉目标提示法是一种构音的运动性治疗方法。此法原本设计为治疗儿童期的言语失用症，合并使用本体感觉提示、压力提示与肌肉动觉的提示，使患者了解在说话时须如何排序口腔动作。治疗师提供这些提示的方式为碰触患者的脸颊，用手来引导其构音器官至适当的构音位置，以发出目标音。这些徒手法的提示，设计目标为提供患者构音接触的位置、下巴张开的程度、发出声音、音节的相对时间点安排、构音方式，与协同构音等有关的感觉性讯息。重组口腔肌肉目标提示法的基本理论是，治疗师负责引导患者的构音器官在说出目标音时，循序进行正确的动作顺序，换言之，治疗师在扮演着患者的外在运动性言语动作规划者的角色。该疗法需要识别出口腔周围、下巴之下以及颈部的许多接触点，治疗师会将手和手指摆放于这些位置，以在言语产出时，引导患者的构音器官移至合适的位置。重组口腔肌肉目标提示法的整体顺序是，治疗师先说出目标音节、字或是语词，然后患者尝试说出该字词。如果说得正确，就展示出下一个目标字，但如果不正确，则治疗师须找出该字所含音素的正确构音接触位置，并以被动方式来移动患者的构音器官，而在治疗师移动至字的正确音素位置的同时，患者须试着再次说出该字。此疗法的提示，有些非常简单，任何治疗师皆可理解，例如双唇音、有声音性和张开下巴等的提示。然而尚有许多提示相当复杂，治疗师须经过专门培训方可充分了解。但无论如何，重组口腔肌肉为目标提示法在临床上对于同时罹患重度Broca失语症和言语失用症的患者，在帮助他们使用一些字词和语词的主要词汇上，是很有成效的。

7. 系统间易化/重组治疗技术(intersystemic facilitate and reorganization)　系统间重组治疗技术指的是采用非言语活动来促进言语的产生，比如肢体运动的速度可以影响言语的速度。手势重组是一个重要方法。该方法采用的策略包括手腕和手指的拍打、脚的拍打、头部动作，或采用一块起搏板来促进速度、节律和模式的改变。在能够良好控制这些手势，但不能正常言语的患者，这些手势会被用来与特定的词语配对来诱导单个词语的表达。

8. 辅助沟通系统(augmentative and alternative communication，AAC)　当患者的言语失用症已严重到无法使用口语沟通时会建议使用 AAC。治疗师在治疗患者时可依其每日的需求设计一组常规程序。比如，可为某个特定的患者将画画、默剧表演及写作都合并在一个全面性的沟通系统内。较为著名的 AAC 有 Amerind 标志、Bliss 标志和 Handi Voice 等。

五、案例示范

(一)案例基本信息

1. 基本资料　患者××，男性，28 岁，公司职员，大学毕业，右利手，因脑梗死后遗症入某医院康复科门诊。

2. 病史　1 年多前患者无明显诱因出现头晕、乏力，偶感心悸，夜间阵发性呼吸困难，不伴头痛，无胸闷、胸痛，无心慌、气紧双下肢水肿等不适。于当地医院就诊，行心脏彩超诊断为"风湿性心脏病"，未行治疗。1 月前患者无明显诱因出现右侧肢体乏力伴吐词不清，伴抽搐，遂于某医院急诊就诊，行心脏彩超示"风湿性心脏病　二尖瓣狭窄(重度)主动脉瓣反流(轻度)"左侧收缩功能测值正常。CTA 等相关检查诊断为"脑梗死"，行"左侧颈内动脉眼动脉段栓塞机械取栓术"，术后肢体功能恢复可，言语功能差。

(二)诊断评估结果与分析

1. 身体功能损伤与身体结构损伤

(1) 影像学检查结果：左侧额、颞、顶、岛叶、外囊、基底节见片状 T_1 稍低/T_2 稍高信号影，FLAIR 呈高信号。右侧小脑半球见斑点长 T_1 长 T_2 信号影。各脑室、脑池形态大小未见异常，中线结构无偏移。双侧上颌窦、筛窦、左侧蝶窦见 T_2 高信号影。左侧大脑上述表现，多系梗死灶，不排除左侧大脑中动脉栓塞可能。右侧小脑半球小梗死灶。

(2) 失语症评定：西方失语成套测试(Western aphasia battery，WAB)失语商(AQ)为 22分，其中自发言语信息量、错语、流畅度、语法得分为 0，是非题、听词指物、指令均为满分，复述、命名均为 0 分。

(3) 简版 Token 测验：得分 167。

(4) 口失用检查：鼓腮、吹气、咂唇、缩拢嘴唇、摆舌、吹口哨均正常。

(5) 言语失用检查：患者偶可在视觉刺激联合听觉刺激的同时模仿发单个元音/ɑ/，并有摸索，其余元音、元音顺序、词序、词复述均不可完成。

2. 活动受限与参与受限　肢体运动功能无障碍，不可用口语与人沟通，但可运用文字沟通。在日常生活中，仅与家人有简单的手势语及文字沟通。

3. 环境因素　公司职员，主要工作内容为宣传、文字编辑。

4. 个人因素　大学毕业，性格开朗，理解能力佳，且可熟练运用电子产品。

5. 综合评估与诊断分析　虽患者失语商得分<93.8，但因其听理解评定结果正常，而所有口语表达项得分均为 0；简版 Token 测验满分；患者舌、唇、喉、咽、颊肌执行自我运动正常，不存在言语肌肉的麻痹、减弱或不协调，但不可执行发音及言语活动，在尝试发音时表现为犹豫、迟疑、摸索；故患者语言障碍诊断为言语失用，无失语症、构音障碍及口失用。

(三)治疗步骤

1. 个体化康复

(1) 治疗目标

1) 长期目标：6 个月治疗后，可应用口语表达简单日常生活需求，可运用文字符号完成交流。调整工作方式,回归工作岗位。

2)短期目标:4周内可引导出发音及言语活动,获得4~6个音节的稳定发音。

(2)治疗方案:每周治疗5次,每次30min。每一个发音练习前用图示或者亲自演示辅以口语说明向患者介绍发音的音位和发音机制,以Rosenbek成人言语失用八步治疗为基础。

(3)治疗设备及辅具:电脑、ipad、手机、纸笔、发音示范口型图卡、镜子。

(4)治疗过程:该患者刚开始治疗时,不可执行发音及言语活动,在尝试发音时表现为犹豫、迟疑、摸索,具体实施训练内容如下:

1)同时给予患者视觉刺激(口型提示/图卡)及听觉刺激,嘱患者尝试与治疗师同步完成单音节单次复述,目标音选择为/a/、/o/、/e/、/i/、/u/、/ü/。开始时摸索表现明显,嘱其对镜模仿治疗师嘴型同时尝试发音,逐渐可发出单音节/a/,多次重复强化,待/a/单音节发音稳定后,逐渐增加一次发音时/a/的重复次数,/a-a/、/a-a-a/……如此逐一练习其他目标音述节;待元音发音稳定后,以同样的方法练习辅音;待辅音发音稳定后,目标音进展为辅音和元音的组合(如/fa/、/ma/、/pa/……)。在单音节单次复述练习中,患者有时候多次重复强化练习依然不能掌握目标音,而是歪曲为其他音节,这时应注意不要强行纠正,而是顺势练习已经诱导出的音节。

2)待1)发音稳定后,减少刺激输入继续练习1)中发音。具体方法为:治疗师先给予视觉及听觉联合刺激,嘱患者在治疗师发音完毕后,与治疗师再次给予的视觉提示同时完成单次发音。练习目标音及发音进展顺序同1)。

3)待2)发音稳定后,进一步减少刺激输入练习。具体方法为:治疗师先给予视觉及听觉联合刺激,之后无提示,嘱患者在治疗师发音完毕后完成单次发音。练习目标音及发音进展顺序同1)。

4)书写单字,同时发音;逐渐进展到书写单词,同时发音;书写短句,同时发音。练习目标音及发音进展顺序同1)。

5)书写单字,延迟发音;逐渐进展到书写单词,延迟发音;书写短句,延迟发音。练习目标音及发音进展顺序同1)。

6)待1)至5)引出的音节发音稳固后,重复1)至5)的刺激给予方式,目标音依次进展为不同数量不同音节的组合:双音节-三音节-四音节-短句,如/a-i/、/a-i-u/、/ba-da-ka-la/……。发音练习时,可同一音串组合多次重复,然后换另一音串,增加患者的训练难度。

7)朗读绕口令/短文,治疗师只听不看文字,逐句提供反馈,及时给予提示并纠正错误发音。

8)待复述及朗读发音稳固,错误频率很低之后,进行模拟对话练习,治疗师事先准备好提问问题,答案为相对应的靶音节/词语,向患者提问,患者回答。

9)情景对话练习。

2. 家庭康复 因患者年轻,接受能力强,配合度高,可进行自我训练,由家人或者利用电子产品录音作为反馈进行家庭训练。

(1)家庭康复内容:根据医院训练的进展,在家庭训练中发音首先集中在已引出的自主发音音节,逐渐增加音节数量,比如患者首先掌握的音节是/a/、/i/,先反复练习单音节发音,稳定后,发双音节/a-a/、/i-i/。当患者被引出的自主发音音节增加,可联合两个至多个不同音节进行发音练习,并可多次重复,然后调换顺序,比如练习/a-i/、/i-a/、/a-i-u/、

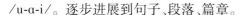

/u-ɑ-i/。逐步进展到句子、段落、篇章。

（2）家庭康复指导：在家庭训练中原则还是先易后难，按照单音节-双音节-多音节-词语-句子的顺序，逐渐增加发音内容的长度及复杂性，逐渐减少发音提示。在患者可发音数量增多后，可着重练习异常发音，可将自己的发音录下来回听，提供反馈。

（四）康复疗效跟踪监控

1. 康复疗效跟踪　结束院内治疗 8 个月后，电话随访，患者的言语流畅性较发病前仍存在差距，但已回归社会，重返工作岗位，可独立完成日常生活沟通。

2. 治疗效果评估　言语失用评价元音顺序"ɑ-u-i""i-u-ɑ"及词序复述"爸爸-妈妈-弟弟"连说 5 遍表现为可正常发音，重复到第 4、5 遍时偶有元音错误，基本无摸索行为，语速较正常语速稍慢；词复述"啪嗒洗手""你们打球""不吐葡萄皮"表现为可正常发音，无摸索行为，语速较正常语速稍慢；可持续朗读 30min，期间偶有发音错误及摸索行为；可完成简单对话交谈。

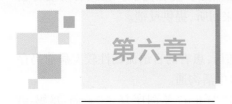

第六章

器质性构音障碍

本章主要描述了器质性构音障碍患者的言语康复治疗方法。首先界定了器质性构音障碍的定义及相关的疾病对其语音的影响,然后介绍器质性构音障碍的治疗原则、治疗方法和流程,最后通过案例分析的形式阐述了三类(腭裂、听力障碍、口腔颌面部肿瘤)典型病例的诊断评估与康复治疗的过程。

第一节 概 述

一、定义

器质性构音障碍指由于发音系统的先天性畸形、后天性损伤和/或畸形等因素造成的发音系统(唇、舌、硬腭、软腭、声带、耳等)组织结构缺损、形态异常、功能受限等,影响构音行为,造成构音困难、语音不清。

二、器质性构音障碍的相关疾病

导致器质性构音障碍常见疾病包括:唇腭裂、听力损失、头颈部肿瘤、外伤造成的口唇及颜面部畸形等。

(一)腭裂的病因机制以及对语音的影响

唇腭裂是最常见的先天性颅颌面畸形,"唇腭裂"为统称,分为唇裂、腭裂和唇腭裂(图6-1-1)。其主要表现为不同程度的唇部、腭部的软硬组织裂开,造成面型、咀嚼、吞咽、呼吸、语音等功能障碍,患病率约为 1∶1 000,可因人种、性别的不同而有所差异。根据最新调查显示,我国非综合征性新生儿颅颌面裂的发生率为 1.67∶1 000,有上升趋势;男女性别比为 1.5∶1,男性多于女性。中国拥有世界上最多数量的唇腭裂患者人群。

唇裂的影响在于患者唇鼻部组织结构缺损和畸形,导致面容异常。与唇裂不同,腭裂最大的影响是由于不同程度的腭部骨组织和软组织的缺损和畸形,口鼻腔相通,造成患者吮吸、进食及语音语言等多项功能障碍,影响患者的日常生活、学习和工作,易造成患者的心理障碍。由于唇腭裂严重影响人口生存质量,已于 2012 年被我国列入大病保障和救助范畴。

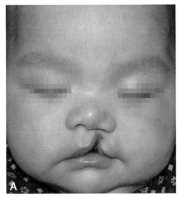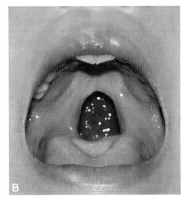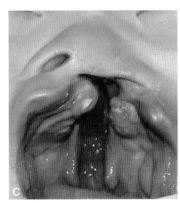

图 6-1-1 唇裂、腭裂、唇腭裂畸形
A. 唇裂;B. 腭裂;C. 唇腭裂

1. 病因　目前尚不明确唇腭裂的确切病因,根据现有的研究显示,可能与遗传及母体怀孕期间胚胎受环境因素影响有关,主要包括以下方面:

(1) 遗传因素:部分的唇腭裂患者,其直系或旁系亲属中发现类似的畸形发生,因而被认为唇腭裂畸形与遗传有一定的关系。

(2) 营养因素:多种原因造成妇女怀孕期间营养缺乏,是唇腭裂的病因之一。

(3) 感染和损伤:临床流行病学调查发现,母体在怀孕前发生过子宫及邻近部位的损伤,例如不全人工流产或不科学的药物堕胎等均能影响胚胎的发育而导致畸形产生。此外,母体在妊娠初期,罹患病毒感染性疾病,例如风疹等,可能影响胚胎的发育诱发畸形。

(4) 内分泌的影响:在妊娠期,孕妇因生理性、精神性及损伤性等原因,体内肾上腺皮质激素分泌增加,有可能诱发先天性畸形。

(5) 药物因素:多数药物进入母体后都能通过胎盘进入胚胎。有些药物可能导致畸形的发生,如环磷酰胺、异维A酸、甲氨蝶呤、抗惊厥药物、抗组胺药物、美克洛嗪(敏克静)、沙利度胺等均可能致胎儿的畸形。

(6) 物理因素:胎儿发育时期,若孕妇频繁接触放射线或微波等,有可能导致唇腭裂的发生。

(7) 烟酒因素:流行病学调查显示,妇女妊娠早期大量吸烟(包括被动吸烟)以及酗酒,其子女唇腭裂的发生率比无烟酒嗜好的妇女高。

(8) 其他因素:其他的疾病如流感、普通感冒、口面疱疹、胃肠炎、鼻窦炎、支气管炎以及心绞痛在妊娠期发作,可增加子女患唇腭裂和单纯腭裂的风险。

2. 病理机制　胚胎发育在第5周时,由于受某些有害因素的影响,一侧上颌突未能与其同侧的中鼻突发生融合,则形成单侧唇裂(图6-1-1A);左右上颌突均未能与同侧的中鼻突发生融合,则形成双侧唇裂(图6-1-2);胚胎发育在第9周时,如果一侧外侧腭突未能与对侧的外侧腭突、前方的内侧腭突和上方的鼻中隔相互融合,则可发生单侧的完全性腭裂(图6-1-3);如两侧外侧腭突彼此未能相互融合或与内侧腭突均未能相互融合,则可发生双侧的完全性腭裂(图6-1-4)。

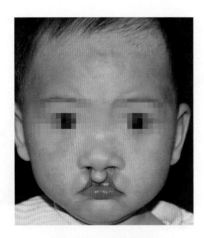

图 6-1-2 双侧唇裂

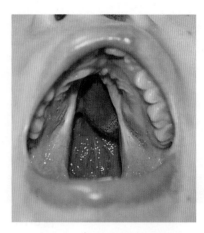

图 6-1-3 单侧完全性腭裂

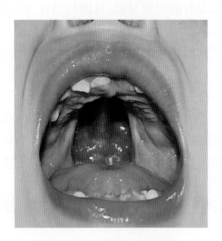

图 6-1-4 双侧完全性腭裂

3. 对语音功能的影响　腭裂患者由于腭部硬软组织的缺损,造成患者口鼻腔完全联通不能分隔,在进食时,食物填充进鼻腔,造成反流。在新生儿期,患儿由于口腔不能产生足够的负压,可能无法吸吮,造成喂养困难,影响生长发育。

腭裂手术前上腭缺损,口鼻腔相通,造成发音时气流分流,口腔气压不足,难以形成压力辅音需要的口腔气压,部分患者即使在手术修复后,因为腭咽闭合不全,仍然表现出以过高鼻音、鼻漏气和压力辅音缺失为特征的"腭裂语音"。

除了以共鸣异常、鼻漏气和构音异常为其主要特点,因为错误的用嗓方式,部分腭裂患者还可能伴随不同类型的嗓音异常。

(二)听力障碍的病因机制以及对语音的影响

听力障碍又称听力残疾、听力损伤、聋等,简称听障。1987 年全国残疾人抽样调查使用"听力残疾"一词以后,我国现有法律、法规中多使用"听力残疾"。听力障碍(即听力残疾)是指:人由于各种原因导致双耳不同程度的永久性听力障碍,听不到或听不清周围环境声及言语声,以致影响日常生活和社会参与。

2006 年全国第二次残疾人抽样调查结果显示,我国听力残疾的现患率为 1.52%,全国共有听力残疾 2 004 万人,占我国各类残疾人总数的 24.16%,17 岁以下单纯听力残疾儿童 22.15 万,多重残疾中的听力残疾儿童 35.93 万,听力残疾的规模位居所调查的各类残疾的第二位。

1. 病因及病理机制　听力障碍的病因及影响因素较多,主要可分为三大类:

(1) 先天性因素

1) 遗传性:50%患儿的耳聋与遗传因素有关,其大多数为常染色体隐性遗传。因而对 0~6 岁的儿童来说,遗传因素被认为是听力障碍的主要病因。

2) 发育缺陷,如母孕期病毒感染、早产和低体重、新生儿窒息、高胆红素血症或全身性疾病都可能会增加或诱发听力障碍出现及概率。

（2）获得性因素：包括中耳炎、自身免疫缺陷性疾病、老年性聋、传染性疾病、药物中毒、创伤或意外伤害以及噪声和爆震。其中，中耳炎、老年性聋以及药物中毒是导致听力障碍的三大主要病因。

1）中耳炎：是最常见的导致儿童听力障碍的病因，与中耳炎相关的永久性听力下降的患病率为 2/10 000~35/10 000。

2）老年性聋：是指因年龄的增长，听觉器官随同身体其他组织器官一起发生的缓慢进行性老化过程，并出现听力减退的生理现象。针对 60 岁及以上人群，无论在 1987 年还是 2006 年的全国调查中均显示老年性耳聋为这一人群的最主要病因。

3）药物中毒：目前已经发现对耳朵有毒性的药物百余种，最常见的耳毒性药物有：①氨基苷类抗生素；②水杨酸类制剂；③呋塞米等强利尿剂；④奎宁、氯喹等抗疟疾药物；⑤顺铂等化疗药物。这些药物均可经过血液循环进入内耳，破坏内耳的新陈代谢使毛细胞变性坏死，造成听力损伤。

此外，多数药物可经胎盘进入胎儿血液循环，引起胎儿耳蜗螺旋器损害，尤其是在妊娠最初 3 个月的妊娠早期更为明显，这与机体发育不全、生理病理变化以及身体功能减退有关。

（3）原因不明及其他。

2. 听力障碍对语音功能的影响　听力障碍对于语音的感知和产生都有显著的影响。

（1）对语音感知的影响：听力障碍会导致患者获取外界信息受到阻塞或限制，表现为听觉能力低下，很难清晰甚至不能获得声音信息，导致对声音听取或辨识发生困难，从而影响也对语音做出全面、清晰的感知，导致"听不清"或"听不见"。听力障碍所引起的声音（尤其语音）的感知困难是一个多因素的问题，其困难程度取决于患者的听障程度（比如重度或是轻度）和年龄（老龄和年轻），以及一些客观因素，比如语音材料（句子或是单词）和听觉环境（安静，嘈杂，有无回响等）。

（2）对语音产生的影响：对于语前聋的听障儿童来说，其听力问题对语音产生的影响较大，会导致儿童由于"听不清"而造成其出现"说不清"，甚至"不会说"的情况。对于语后聋患者（比如老龄化引起）来说，其听力问题对于语音产生的影响相对较小，这类人群的语音产生一般和正常人相差无几。

（三）其他口腔疾病以及对语音的影响

口腔肿瘤、颞颌关节强直和牙列畸形也可导致器质性构音障碍。

1. 口腔肿瘤　癌症细胞侵犯口腔肌肉组织，部分恶性肿瘤，如舌癌、颊癌等，术后舌体或上下颌骨半切或全切后，颌面部结构缺损，构音器官缺失，导致构音困难，语音不清。

2. 颞颌关节强直　颞下颌关节和关节周围及颌间部位，由于纤维瘢痕或骨性粘连，致使下颌骨运动障碍或下颌骨不能运动。引起颞下颌关节强直最常见的是外伤，感染造成颞下颌关节强直的另外一种重要原因。其主要临床症状是张口困难或完全不能开口，在部分严重的张口受限情况下可造成语音不清。

3. 牙列畸形　牙齿除了维持面形、咀嚼食物，还有一个重要功能是发音。严重的反𬌗、开𬌗、错𬌗等，会影响到唇齿音、唇音和部分舌尖音。

（尹　恒）

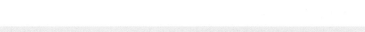

第二节　腭裂的构音治疗

语音的产生是一个复杂的过程,在神经系统的支配下,气流从肺部呼出,通过声门、喉部、咽部,进入口腔或者鼻腔,在构音器官的协同作用下,产生不同的声音。在整个气道内,气流的传输速度和气压,除了受气道长度、性状和面积的影响,也依赖不同的声道阀门的控制。在整个声道内,自下而上,声门、腭咽和唇部形成了三道阀门,在神经系统支配下,通过开放或者关闭,控制气流的传输与共振。其中,腭咽口阀门的作用表现为通过关闭和开放分隔或连通口鼻腔。例如吞咽时,腭咽口关闭,食物进入食管,不会误入鼻腔,造成食物反流;发口腔音时,腭咽口关闭,气流进入口腔,在口腔内形成口腔元音、辅音和非鼻音音节;发鼻音时,腭咽阀门开放,气流进入鼻腔,在鼻腔内共振,形成鼻元音、鼻辅音。未接受修复手术的腭裂患者,腭部裂隙连通口鼻腔,不能形成腭咽阀门,发音时,气流同时进入口腔鼻腔,口腔气压降低,鼻腔共鸣过重,形成过高鼻音,很难保持发压力性辅音所需的气压。即使在手术后,部分患者仍存在腭咽闭合不全,腭咽口阀门不能完全或持续关闭,发口腔音时,多余的气流进入鼻腔,形成高鼻音和鼻漏气;口内的气流减少、气压下降,形成压力辅音省略、弱化、元音简化或者不能说长句,语句停顿增加等各种语音障碍,有些患者为了维持原来的发音方式和发音时的口腔压力,甚至会改变构音位置,形成代偿性构音行为,综合而成“腭裂语音”。

一、临床表现

(一)共鸣异常

腭裂患者当存在腭咽闭合不全、鼻道堵塞或鼻中隔偏曲时,会表现出不同类型的共鸣异常。常见的共鸣异常包括鼻音亢进、鼻音不足、混合性鼻音。

1. 鼻音亢进(hypernasality)　是最常见的腭裂语音表现之一。由于发音时过多的声音能量在鼻腔中共鸣导致的共鸣异常。腭裂患者腭咽口不能完全关闭或者不能持续关闭,口鼻腔在不该相通的时候异常连通,声波能量转移至鼻腔,在口鼻腔中共鸣,造成过高鼻音的听觉感知。临床以等级划分鼻音亢进的程度一般分为无高鼻音、轻度高鼻音,中度高鼻音,重度高鼻音。不同的等级反映不同的腭咽功能障碍程度,鼻音越重,说明腭咽闭合不全的程度也越严重。

2. 鼻音不足(hyponasality)　当鼻腔内共鸣减少或共鸣不足时,产生鼻音低下。鼻音低下在鼻辅音/m/、/n/、/ng/中尤其明显。低鼻音通常由鼻咽气道的解剖性阻塞引起,可能是鼻腔通气道被部分堵塞,也可能是鼻气道开口被部分堵塞。

鼻音不足与鼻音亢进是一组看似对立的共鸣状态,当腭裂患者有腭咽闭合不全时呈现的是鼻音亢进状态,但是部分咽瓣等咽成形术后患者,由于腭咽间隙缩窄咽腔结构变化,鼻音不足是其常见的术后并发症。同时,若患者存在上声道的堵塞时,也可能产生鼻音不足,例如:鼻甲肥大、鼻中隔偏曲、腺样体肥大、扁桃体肥大等。

3. 混合性鼻音(mixed resonance,hyper-hyponasality)　当腭咽闭合不全的患者同时存在鼻道或鼻腔内阻力时,若气道阻力改变了鼻辅音的感知特征但又不足以使鼻腔共鸣完全消失,导致发口辅音时出现鼻音亢进或鼻漏气,而发鼻辅音出现鼻音低下,则称为混合性鼻音。

这种情况常见于咽瓣术后并发腭咽闭合不全的患者,同时存在腭咽闭合不全和鼻咽腔阻塞。部分腺样体肥大的患者,不规则的腺样体表面可能干扰腭咽封闭,同时妨碍声音进入鼻腔,表现为同时存在鼻音低下和鼻漏气。

（二）鼻漏气

鼻漏气(nasal emission)是指发音时气流经鼻腔异常遗漏的现象,提示患者可能存在腭咽闭合不全或者口鼻瘘。鼻漏气通常发生在患者发压力性音节时,口腔内压力升高,同时由于腭咽口不能完全关闭,部分气流从腭咽间隙进入鼻腔排出,形成鼻漏气。发生鼻漏气时,患者还存在相关的特征,例如,鼻部/面部表情扭曲(nasal/facial grimace)、辅音弱化(weak consonants)和发音长度缩短(short utterance length)。鼻漏气只影响辅音,尤其是压力敏感性辅音,不影响元音或者半元音。

对鼻漏气的听觉感知,可分为不可闻及的鼻漏气和可闻及的鼻漏气。鼻湍流和鼻息音是可闻及的鼻漏气的特例。

1. 不可闻及的鼻漏气(inaudible nasal emission)　正常情况下,绝大部分人在连续发非鼻音时都不会听见鼻漏气,而腭咽闭合不全的患者在发压力辅音时会表现出"可视"的气流从单侧或者双侧鼻孔漏出。这种气流逸出虽然不能闻及,但可以表现为雾镜上形成的水雾(图6-2-1)。因此,也称之为"可视"鼻漏气(visible nasal emission)。

2. 可闻及的鼻漏气(audible nasal emission)　是当气流经由鼻气道呼出时,可以听见空气湍流所产生的噪声。正常人也可以通过用力呼气形成可闻及的鼻漏气。这种湍急的气流产生的噪声会影响语音的感知。腭咽口间隙面积从不足 $5cm^2$ 到完全开放都有可能出现可

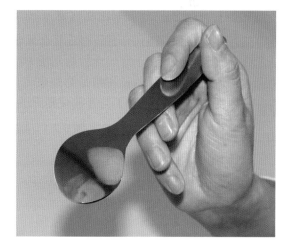

图6-2-1　鼻漏气在雾镜上形成水雾

闻及的鼻漏气。另外,某些构音障碍容易与鼻漏气混淆而被错误归因于腭咽闭合缺陷,如/s/音侧化,两者虽然都是发音时气流方向改变,但原因不同,治疗方法也不同,应注意区分。

3. 鼻湍流/鼻哨音(nasal turbulence/nasal rustle)　是指发音时气流挤过狭窄的腭咽闭合不全间隙时形成湍流,产生摩擦音或者鼻腔内空气阻力明显增加,发音时伴随窄缝处分泌物的水泡产生和破裂形成非常湍急的噪声。鼻湍流的出现提示腭咽闭合不全以及鼻腔内阻力增加。擦音因为发音时压力更高,更容易受到鼻湍流的影响。

（三）构音障碍

1. 腭裂构音障碍的分类及原因　腭裂患者的构音异常并不是随机性错误,往往源于口腔结构的缺陷。在语音和语言发育的早期阶段,婴幼儿的发音运动行为不成熟,且由于腭部的缺陷,容易发展出简化的语音使用规则,导致部分语音省略或者替代。

按构音错误类型主要分为省略性错误、替代性错误和代偿性构音。

（1）省略性错误(omission):包括辅音或元音的省略。其中以压力辅音省略最常见。发压力性辅音需要一定的口腔压力,腭裂患者由于腭咽结构异常,腭咽口不能关闭,口腔气

压分流,不能形成足够的气压,导致在发高压力口腔辅音时存在困难,往往采取省略策略,声调掉压力辅音,只发剩余的元音,形成省略性错误。

(2) 替代性错误(substitution):这是一类常见的构音错误,是患者发音时,用另外的辅音和元音替换了音节中原本的音素。如果患者选择用发育早期的简单音来代替目标音,就形成替代错误;如果患者为了试图达到正确的声音而选择发出最可能接近目标音的语音,就形成扭曲错误。

(3) 代偿性构音(compensatory misarticulations):是一种主动性学习性构音障碍。患者发辅音时,由于口腔气流经闭合不全的腭咽口分流至鼻腔,出现鼻漏气和口内压力不足,导致患者为了在气流分流之前(及低于腭咽口平面的位置)利用声门或者咽部发音,企图用改变构音位置的方法缓解腭咽闭合不全造成的气压不足。

代偿性构音通常保留发音方式,而牺牲发音位置。患者将发音部位靠前的音后移,将原来的构音成阻点移到功能异常的腭咽阀门或者声门,以便利用口咽腔后份更充足的压力形成音节。因此,常见的代偿性构音包括声门塞音、咽擦音及后鼻擦音等。

2. 常见的临床表现

(1) 辅音省略:指一个音节中的辅音或者元音部分缺失,属于音节结构的简化,可表现在音节的各部分:辅音省略、介音省略或复合元音简化(表6-2-1)。其中,复合元音简化为单元音和介音省略的形式在正常的学龄前儿童中很常见,与发音器官结构无关,原因是发音时口型和舌位运动的错误。辅音省略是腭裂患者最常见的语音错误之一,最影响语音的可理解度和清晰度,造成的原因除了与音韵规则有关外,腭咽闭合不全也是最大的影响因素。

表 6-2-1　省略性错误

历程	语音情境	说明
双唇音省略	爸爸/ba ba/—啊啊/a a/	音节结构中前面的双唇音省略 可能省略的双唇音:/b p m/
唇齿音省略	芬芳/fen fang/—恩昂/en ang/	音节结构中前面的唇齿音省略 可能省略的唇齿音:/f/
舌尖音省略	地铁/di tie/—意野/i ie/	音节结构中前面的舌尖音省略 可能省略的舌尖音:/d t l z c s zh ch sh/
舌面音省略	小区/xiao qu/—咬迂/yao u/	音节结构中前面的舌面音省略 可能省略的舌面音:/j q x/
舌根音省略	故宫/gu gong/—务翁/u ong/	音节结构中前面的舌根音省略 可能省略的舌根音:/g k h/

(2) 替代:包括方法替代和位置替代。方法替代指用某一种发音方法的辅音替代另一种发音方法的辅音。例如,用塞音代替擦音,用擦音代替塞擦音,鼻音代替塞音等(表6-2-2)。位置替代指用舌部某一构音区域内的辅音代替另一区域内的辅音,例如,舌前音替代舌后音,舌面音替代舌前音等(表6-2-3)。

(3) 代偿性构音:常见的代偿性构音包括声门塞音、咽塞音、擦音及后鼻擦音等。

声门塞音是患者利用声门的快速开放或者关闭,声带封闭,声门下压力聚集并突然释放形成,产生的一种以塞音为表现的构音错误。由于它最常替代塞音,也可以替代所有的压力性辅音。发声门塞音时可观察到或者触及患者喉部运动。

表 6-2-2　构音方法替代

历程	语音情境	说明
塞音替代	飞机/fei ji/—杯机/bei ji/	用塞音替代擦音、塞擦等
塞擦音替代	叔叔/shu/—猪猪/zhu/	用塞擦音替代擦音、塞音等
擦音替代	鸡/ji/—西/xi/	用擦音替代塞音、塞擦等
送气音替代	肚/du/—兔/tu/	用送气音替代不送气塞擦音和塞音
不送气音替代	兔子/tu zi/—肚子/du zi/	用不送气音替代擦音和送气音等

表 6-2-3　构音位置替代

历程	语音情境	说明
舌根音替代	冬/dong/—宫/gong/	常见用舌根音替代舌前位的辅音
舌尖音替代	课/ke/—特/te/	常见用舌尖音替代舌根音或舌面音
舌面音替代	挑/tiao/—悄/qiao/	常见用舌面音替代舌尖音
双唇音替代	飞/fei/—杯/bei/	常替代唇齿音或舌尖音、舌面音和舌根音
侧化、腭化	口水声、大舌头声	舌位过前,或者过高,气流从舌两侧流出

咽塞音是舌根后缩与咽后壁接触,形成构音点,阻断气流,再快速打开释放。一般替代舌根音/g/、/k/。

咽擦音是当舌位靠后,舌根后份与咽壁之间形成狭窄缝隙,气流摩擦通过产生的声音。常见于替代擦音和塞擦音,尤其是/x/、/s/音。

鼻擦音:发音时舌体或舌背上抬,气流向鼻腔流动,经过狭窄的气道形成摩擦,最常引起咝音的构音障碍,如/s/、/x/、/f/等。

(4) 其他错误类型:同化错误是指在一定的语境里,某个音受邻近音的影响,变成相同的音。同化历程根据构音方法和位置分为唇音同化、齿槽音同化、鼻音同化等,根据构音位置分为前音同化和后音同化。例如,葡萄/pu tao/变成/pu pao/就是前音同化,/pu tao/变成/tu tao/就是后音同化。同化现象在儿童早期语音中常见。

二、治疗原则

1. 严格筛选适应证　腭裂患者由于腭咽结构与功能的特殊性,对语音可产生明显的影响,腭裂语音问题需要联合外科、牙科正畸等学科共同参与,外科手术与正畸可改善结构性缺陷造成的语音影响,语音治疗只能改善患者构音的方法与技巧问题,因此音治疗应筛选需要治疗的、通过语音治疗能改善发音的患者。对于有明确的腭咽闭合不全、错拾等原因造成的语音障碍,需要联合外科手术、正畸治疗错拾,先行手术和正畸治疗,以免耽误治疗。

2. 早期介入　腭裂患者作为语音障碍的高危人群,语音治疗贯穿于腭裂患者的整个治疗中。从腭裂患儿出生后的喂养问题,早期的语音语言干预,术后的语音刺激引导,指导家庭的语音启蒙教育,再到后期系统性语音治疗,专业言语治疗师一直参与其中。

对于外科手术后存在构音错误的患者,语音治疗的也应尽早进行。年龄小的患者构音行为处于发展中,在发育的早期纠正错误构音行为,正确的构音行为更容易建立并稳定,需要的治疗周期较成人更短。

3. 辅音引导原则

（1）前位塞音和擦音优先：在腭裂儿童，比较常见的语音错误是后置构音，这与儿童早期的腭部裂隙有关。大多数儿童为了避免腭部的缺陷，往往将发音位置后移，以获得更多的压力，这也是腭裂患者常见的代偿性构音的原因。而且在汉语辅音中，口腔前位的占大多数，因此可从口腔前位的辅音比如/t/、/x/、/s/、/p/等着手，帮助儿童建立起正确的辅音构音方法和位置。

（2）后位塞音/g/、/k/延后：临床可见很多非腭裂儿童出现/g/、/k/前置即被/d/、/t/替代的现象，比如把"苹果"说成了"苹朵"，"公主"说成"东主"，"上课"说成"上特"，这是一种常见的前置化错误。而腭裂患者/g/、/k/的错误类型多为省略。/g/、/k/作为舌根音，发音时舌的形态和位置不如舌尖音或者唇音那么容易观察识别，腭裂患者练习时容易将构音位置过于后移而出现喉塞或者咽塞音。而代偿性构音一旦形成很难纠正。因此除非是患者本身仅仅是/g/、/k/出现问题，否则不建议以/g/、/k/作为初次目标音。

（3）协同发音：指汉语中，前面的辅音受后面元音的影响，口型变化趋向于后面的元音。在治疗的初级阶段，挑选词汇练习时，要根据练习的辅音的发音方法、音位和口型的特质选择相应的元音，尽量挑选可以协同发音的词汇，避免辅音与元音转接变化中舌位或口型过大的变动，降低学习难度。

汉语的发音口型分为四类：

开口呼：没有韵头，韵腹又不是/i/、/u/、/ü/的韵母，如/a/、/ou/等。

齐齿呼：韵头或韵腹是/i/的韵母，如/i/、/ia/、/iou/等；

合口呼：韵头或韵腹是/u/的韵母，如/u/、/ua/、/uan/等。

撮口呼：韵头或韵腹是/ü/的韵母，如/ü/、/üe/、/ün/。

当辅音与这些不同口型的元音结合成音节时，辅音的口型也会随之改变。比如/ti/，起始的口型并不是典型的展唇，但因为后面连接展唇的元音/i/，因此/ti/的口型表现为展唇，同理/tu/为圆唇。这样在选择音节练习时，需要考虑到协同发音的影响，在练习初期，最好选择口型一致的音节，避免因为口型的变化加深学习难度，让患者能在较快的时间组合出成形的音节，提高患者的成就感和兴趣。

（4）同类迁移：用已经习得的辅音去引发新的目标辅音。如果直接教某一个辅音受阻时，可以根据语音学的原理，找出与目标的辅音在构音方法或位置上最接近的音，用这个音为基础，引发新的辅音。比如，塞擦音/q/，可以借用/x/，告诉患者"把/x/从牙齿里慢慢磨出来"或者"把/x/从牙齿里推出来"，患者就会尝试增加口内的阻塞动作，从而找到/q/的方法。

（5）合理替代：在实际的治疗里，经常会面临某一两个辅音始终教习失败的问题，这时可在患者已有的辅音中，挑选出在构音方法和位置上与之最相似的辅音替代。比如，面对一个具有喉塞音代偿的患儿，当治疗师很艰难地纠正了喉塞音后，大部分辅音都建立起来了，但是总有一两个音始终不成功，比如/z/或者/j/，而且一旦发这两个音，就会出现喉塞。这时治疗师需要换一种角度来思考，/z/和/j/是不送气的塞擦音，在发音方法上来说，比起塞音、擦音是难度最大的音，如果强行练习，可能会颠覆前面的去代偿的成果，所以，与其发展成为更糟糕的代偿性构音行为，不如尝试用其他已经学会的音来替代。替代音建议选择相同位置相同方法的音，比如用/c/代替/z/，/q/代替/j/，目的是让患者学会塞擦音组合音节

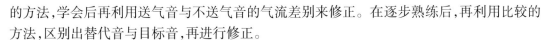

的方法,学会后再利用送气音与不送气音的气流差别来修正。在逐步熟练后,再利用比较的方法,区别出替代音与目标音,再进行修正。

4. 合理利用提示　提示(cue)在语音治疗里是最常用的技术,将抽象的概念理论转化为具体直观的听觉、视觉或者触觉引导,帮助患者快速理解并学习。在腭裂语音治疗中,提示可出现在语音治疗的各个阶段,早期的目标音激发、目标音扩展、后期的稳定,都离不开提示。合理有效的提示包括,提示的频率(次数)、提示的模式,甚至提示的时机(在引发目标音之前还是之后),都影响着治疗效果。

提示的种类包括口语(听觉)提示、视觉提示、触觉提示。每一种提示又有多种运用方法。口语(听觉)提示,既可以是治疗师解释将要学习的声音的要点,也可以是直接发出这个声音,让患者了解要学习哪个声音。视觉提示更为多样,可以是让患者看清楚学习目标的口型,可以是借用外物看到学习目标的某一特质,比如,用柔软的纸巾或者羽毛显示送气音的气流。触觉提示可以由皮肤、舌、牙齿等部位的接触感受,感知学习目标的某些特征,比如让患者用手背皮肤感觉送气音或者擦音的气流,用舌尖触碰外物,提示舌位前移,舌尖上抬触碰腭部,感受舌位前后高低变化。治疗中可以用某一种提示,也可以多种提示组合运用,通常情况下,建议采用多种提示组合,这样能让患儿更全面完整地明确目标音的特质和学习的要点,并顺之尝试。

注意,提示一定要有针对性有意义,不能是"万金油"般的万用法则,必须能准确指向目标音的某一特质,简单易懂,否则无效。治疗中注意一定要避免太抽象、太笼统的提示,诸如"好听的声音"或者"说一个正确的声音"之类的提示。

三、治疗流程和方法

(一)治疗流程

1. 基本病史采集　患者的基本信息,治疗经历,家庭喂养教育情况信息,并进行对颅颌面结构、口腔肌力检查、舌运动检查、腭部检查、牙列检查,确定评估对象是否有存在或潜在的器官结构问题、感知和神经传导性问题。了解患者可能的病因、家庭环境影响、语言发展的水平和目前语音状况对其影响。

2. 治疗前分析　总结评估结果,确定语音障碍类型,为后面确定治疗目标,制订治疗计划,实施治疗方案做好准备。

3. 治疗计划制订　根据障碍表现,确定治疗目标、策略和方法。

(二)治疗方法

1. 构音训练

(1) 音位诱导:对腭裂患者进行音位诱导就是建立对新的语音的认知。通过对声音的特性的描述、解说、示范等方法,帮助患者建立其对目标音的直观认识、理解。腭裂患者最为典型的代偿性构音,通常保留发音方式,而牺牲发音部位,多采用非典型的发音部位来代偿来达到发音所需的压力阈值。因此,可以使用面部侧位图或者使用构音障碍康复训练仪中的发音引导视频描述目标音的发音部位,以/t/发音部位为例(图 6-2-2)。使用面部侧位图告知患者发音部位置于口腔内,并指出口腔的前、中、后的位置。利用/t/的发音教育,通过动态视频让患者理解/t/的发音要点:舌尖与齿龈相接触、气流突然爆破、大量气流流出以及声带不振动。这里特别强调需要指出目标音与错误音构音位置的差异。帮助患者建立正确的发音位置。

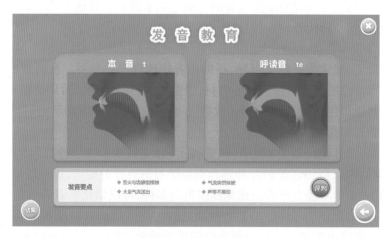

图 6-2-2 /t/发音引导

在治疗过程中,患者学会一个新的目标音后,并不会立刻稳定下来,旧的行为仍然会反复。因此,需要正确与错误音位的对比训练。治疗师可以通过听觉、视觉、触觉等刺激将目标音与错误的发音进行对比,能够让儿童分辨、识别不同的声音,强化对目标音的特征认识。对于一些代偿性错误和气流的错误,在进行对比之前可以让患者认知到"嘴巴的声音"—用来描述口腔的目标音;"喉咙的声音"—指咽部的塞音、擦音或者塞擦音;"声带的声音"—代指喉塞音;"鼻子的声音"—是鼻腔擦音或是其他类型的鼻漏气。这时,治疗师开始示范正确与错误的发音。以/pʰ/和[ʔ]的对比为例,治疗师发正常的/pʰ/音和喉塞音[ʔ](如图 6-2-3),并提示患者观察治疗师的嘴巴和喉部,告知患者这是嘴巴的声音和声带的声音。然后治疗师继续发两个对比的音,让患者指出发音的部位在哪里。通过正确音与错误音的对比训练,让患者避免错误的音,进一步练习正确的发音。相似的方法可以用来治疗其他错误发音。

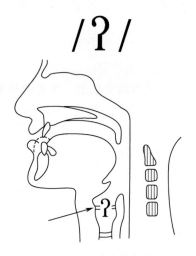

图 6-2-3　喉塞音[ʔ]

(2) 音位习得:治疗师将诱导出来的目标音并延伸到单字、词汇、句子和段落。并将新的构音规则教给患者,并引导她们将这些规则延展到其他语音中去,从而学会其他音。(具体操作可详见本书第三章第二节中的音位习得部分。)

(3) 音位强化:当目标音位习得后,患者就可以基本掌握目标声母音位的发音。学习新的目标音最终目的是能够在生活中自如地应用,因此可以设计不同的主题活动,让患者应用所学目标音位,进一步巩固和强化新的目标音位。具体训练方法可以参见本书第三章第二节中的音位强化训练内容。

2. 鼻漏气的治疗

(1) 使用面部侧位图告知目标音和错误音间位置和气流的不同。

(2) 减少习得性鼻漏气:首先治疗师需要教授患者口腔气流和鼻腔气流的区别,在非言语的情境下,对比口腔吹气和鼻腔吹气区别,能够让患者先区分什么是"嘴巴的气流",什么是"鼻腔的气流"。然后治疗师示范口腔目标音,让患者先以"悄悄话"的方式去发口腔音,再过渡到正常发音。若患者完成有困难,治疗师可以辅助堵鼻帮助完成。

（3）自我监控练习:可以使用可视鼻漏气测试管(see-scape)训练口腔气流,将管子放置鼻孔下方,让患者连续发/pa pa pa/、/pi pi pi/等压力性辅音,或者连续地数数,如果患者有鼻漏气,管子里面的泡沫球便会移动,这是采用视觉反馈的方式教会患者监控鼻漏气,并自我调整,还可以采用可视鼻咽内镜、鼻音功能测量与训练仪提供视觉及听觉反馈。其中鼻音功能测量与训练仪对言语信息进行全面的评估,是一种无损伤、简单实用的检测方法。手握持口鼻分录器,口部向下,鼻部向上,紧贴水平放置在口鼻之间,分隔鼻腔和口腔两个通道,分别对两个通道的信号进行测量(图6-2-4)。通过观察和计算口腔和鼻腔的声强分配,计算鼻流量,给出鼻部和口部信号的平均功率谱、线性预测谱、语谱图等。主要用于鼻腔共鸣功能异常的测量与矫正,以及鼻构音功能障碍的矫治。

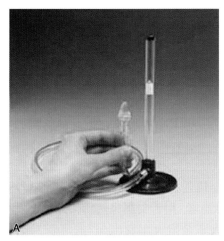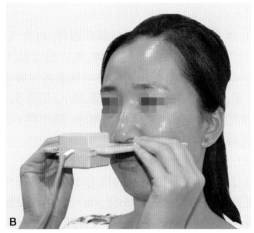

图6-2-4　可视鼻漏气测试管与口鼻分录器模式

四、案例示范

（一）案例基本病史

东东,男孩,5岁,1岁时在××医院行腭裂整复手术。伤口愈合好、无腭瘘,听力正常,智力发展正常。

（二）诊断评估结果与分析

腭咽闭合完全,共鸣正常,无高鼻音;构音障碍,存在辅音省略及代偿性构音的错误发音习惯,无鼻漏气。其中/b/、/d/、/g/、/j/、/z/、/zh/省略并伴有喉塞代偿,/f/、/x/、/s/、/sh/明显的咽部擦音代偿,/t/、/k/、/q/、/c/、/ch/喉塞代偿,语音清晰度仅为28.6%。

（三）治疗方案

先引导舌前位口腔构音去代偿,再引出省略的辅音,最后扩展类化,把正确构音行为带入朗读与自主发音中,流利自然。

（四）治疗步骤

1. 制订目标、计划

（1）长期目标:提高语音清晰度,获得正常沟通交流能力;

（2）短期目标：①教会患者控制口腔气流，保持口腔压力；②教会腹式呼吸，发音时自然呼吸；③去代偿，教会患者用口腔构音，前移构音位置；④修正辅音构音、练习目标音的词组短句；⑤把目标音带入患者的语音系统，提高语音流畅度。

（3）训练时间：每周 3 次，每次 1h。家庭练习每天 20min，复习巩固课堂的内容。

2. 实施计划

（1）口腔气流控制练习

1）保持口腔气压练习：鼓起腮帮、屏住呼吸，并做出欲将气流喷出的姿势保持 5s。

2）口腔吐气练习：①嘟嘴将气流挤出口腔，发出类似"bu"的声音；②鼓起腮帮、紧闭双唇，然后突然松开双唇、并同时将气流吹出去，发出类似"pu"的声音；③开大嘴唇，呼出口腔气流；④用微笑的口型，从前牙间隙吹出气流；⑤用舌头去踢牙齿、把风踢出去，拿一张纸巾对着嘴巴，请他把用舌头的风让纸巾动起来、跳个舞。

3）每个动作练习 10 遍，轮流交替练习。

（2）呼吸练习、放松声带和肌肉

1）练习腹式呼吸：鼻吸气鼓起腹部，再将气流慢慢从口腔吐出。

2）"打嘟法"练习：自然闭嘴、从口腔送出气流使双唇振动，发出"嘟嘟嘟…"的声音。

3）引导舌前位构音：①课前评估患者口腔气流控制及呼吸训练结果，用辅音/t/的练习方法引导舌前位口腔构音，给患者提示：用舌头去踢牙齿、把风踢出去，拿一张纸巾对着嘴巴，请他把用舌头的风让纸巾动起来、跳个舞；②放一些干净的纸屑在患儿的舌尖，让他吐掉，反复练习。

（3）构音治疗

1）在练习舌前位构音的练习中患者已经学会辅音/t/的发音方法，接着把/t/组合元音带入音节练习，如/ta/、/tai/、/tu/，练习/ta/提示患者"用舌头踢风然后张开嘴巴发/a/"，练习/tu/提示患者"吐个舌头，然后开个火车（开火车是指火车发出/u/的声音）"，并示范给患者看。练习/t/的词组、短句，用/t/代替练习内容中/q/、/c/音节的发音，以巩固舌前位。/t/在词组短句中练习不提示发音的情况下正确率达 85%时，可以进入下一个目标音的练习。

2）继续巩固舌前位口腔构音，用/t/的舌位引导/q/、/c/，放慢舌头，延长/t/的气流，提示患儿：发/t/，舌头动慢一点，不要踢太快，踢完舌头把风风吹长一点。引出/q/、/c/，带入/q/、/c/音节练习，正确率达 85%后，带入/q/、/c/位于词首、词中、词末的词组中练习。练习/q/、/c/的短句，正确率达 85%进入下一个目标音的练习。

3）目标音/f/，提示患者上牙轻轻咬住下唇吹风，带入音节，并带入词组及短句，巩固/f/。

4）学习/x/，去代偿，用前面学到的用嘴巴吐气的方法，提示患者嘟起嘴巴，舌头放牙齿背后、挨着牙齿、吹风，似让人悄悄地不说话时发出的嘘/xu/，患者学习能力强，可带入常用词组，比如"胡须""需要""允许""许多"。练习/xue/、/xun/、/xuan/、/xiong/。能带入词组。/xu/吹风时咧开嘴角，发出/x/，练习/x/与/i/、/ia/、/iao/、/ie/、/ian/、/in/、/iang/拼合的音节，带入词组及短句练习。/x/稳定（正确率达 90%），提示患者舌尖抵住牙齿，像吹/x/一样的吹风引导/s/、/sh/，巩固/s/、/sh/的词组及短句，巩固练习前面所学音节。

5）引导诱发/d/，提示患者发/t/，但是少一点风；引出/d/，把发音动作带入到音节，正确率达 85%后带入词组，并用/d/代替词组中出现的/z/、/j/、/zh/的音节。词组正确率达

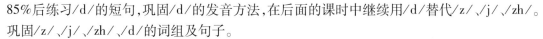

85%后练习/d/的短句,巩固/d/的发音方法,在后面的课时中继续用/d/替代/z/、/j/、/zh/。巩固/z/、/j/、/zh/、/d/的词组及句子。

6)学习/k/、/g/的发音方法,带入音节。/k/的发音动作诱导,方法有:①提示患者并示范仰头、张嘴、舌头往后坠,发出漱口咕水的声音(或者喝一点水在口里,漱水练习)。②用棉签或者压舌板压住舌尖,把舌头向后推,舌根向上抬触碰软腭(可用棉签指需要触碰的位置),发出恐龙/k/的声音。练习/k/的音节及词组,带入短句,然后用已经学会的/k/的发音方法练习/g/。

7)巩固练习:放慢语速,诵读短文,短句对话。放慢语速,自主讲话5~7字句正确率能达80%。教会家长区分正确与错误发音,布置家庭练习作业,回家巩固练习,坚持每天30min亲子阅读,跟读并复述阅读内容,发音有错误时家长提醒。结束治疗,叮嘱家属每个月复诊一次,观察患者发音的稳定情况。

3. 评估计划实施的效果　所有辅音的代偿行为已纠正,/b/、/d/、/g/、/j/、/z/、/zh/朗读时语音清晰度从28.6%提高到100%;自主对话放慢语速语音清晰度达到80%以上。

(尹　恒)

第三节　听力障碍的构音治疗

听力障碍(即听力残疾)是指:人由于各种原因导致双耳不同程度的永久性听力损伤,听不到或听不清周围环境声及言语声,以致影响日常生活和社会参与。

根据不同的分类标准,听力障碍可分为不同的类别。

1. 按听力损伤的程度分　根据听力损伤的程度,第二次全国残疾人抽样调查残疾标准中规定听力障碍分四级,分别为:听力残疾一级、听力残疾二级、听力残疾三级、听力残疾四级。

2. 按听力损伤发生的时间分　根据听力损伤发生在学习语言前后分为:学语前听力障碍和学语后听力障碍。前者听力损伤发生在儿童学会说话前,一般由遗传因素或怀孕时的各种不良因素所造成;后者却是发生在学会说话后丧失听力的。有研究表明,约95%的聋或重听儿童的听力障碍大多发生在两岁以前,为学语前听力障碍;有5%左右的儿童为学语后听力障碍。医学上把听力损伤发生在出生前或出生时称为先天性听力障碍,听力损伤发生在后来生活中的称为后天性听力障碍。

3. 按听力损伤的部位分　根据听力损伤的部位,可以分为传导性听力障碍、感音性听力障碍和混合性听力障碍三类。传导性听力障碍,即传导性耳聋,听力损伤主要发生在外耳和中耳部分,减弱声音传导至内耳的强度。该类障碍很少造成高于60~70dB的听力损伤,可以通过放大声音、医学治疗或手术减轻。感音性听力障碍,即感音神经性耳聋,是由于耳蜗内以及耳蜗后听神经通路病变导致的听力损伤。根据病变部位又可分为:耳蜗性听力障碍,指其病变局限在耳蜗部位,感音功能受影响,也称耳蜗性聋;神经性听力障碍,指其病变发生在耳蜗以后的听神经传导通路上,又称为耳蜗后性聋。中枢性听力障碍,指其病变位于脑干与大脑,累及蜗神经核及其中枢传导通路、听觉皮质中枢,又称为中枢性聋。混合性听力障碍,则是听觉系统多种病变同时存在,造成声波的传导与感受都受到影响,而产生听力损伤。致病原因可能是一种疾病同时损伤耳的传音和感音系统,也可能是不同疾病分别导致中耳和内耳或听传导通路的功能障碍所引起。混合性听力障碍的临床表现多为传导性和感音性听力障碍的混合表现。

4. 据助听的效果分   无论听障个体听力损伤的时间、程度、致病的部位和原因是否相同,听力干预方式是否相同,其听力干预以后的听力水平都可以按照助听效果来进行分级。助听效果标准,是根据听力障碍患者在得到佩戴助听器或植入人工耳蜗等听力干预以后,其频率补偿范围是否在言语香蕉图或 SS 线之内,将助听效果分为最适、适合、较适、看话 4 个层次(表 6-3-1)。

表 6-3-1   听力语言康复评估标准

听力补偿/Hz	言语最大识别率/%	助听效果	康复级别
250~4 000	≥90	最适	一级
250~3 000	≥80	适合	二级
250~2 000	≥70	较适	三级
250~1 000	≥44	看话	四级

言语香蕉图是指测试声场以听力级(HL)水平建立,将测得的助听听阈结果与正常人言语香蕉图(图 6-3-1)比较。SS 线是指正常人长时间会话声谱,测试声场以声压级(SPL)为单位,测得的助听听阈结果与正常人长时间会话声谱(图 6-3-2)相比较,一般认为助听听阈在 SS 线上 20dB 为最佳助听效果,即在正常人听觉言语区域内。

一般而言,对助听效果为最适、适合、较适者进行听觉康复训练效果较为明显,此类患者具备有经言语-语言治疗掌握一定水平口语的潜力。而助听效果为看话者的听觉康复效果较差,建议充分发展他们的读写能力和非口语的语言交流方式。

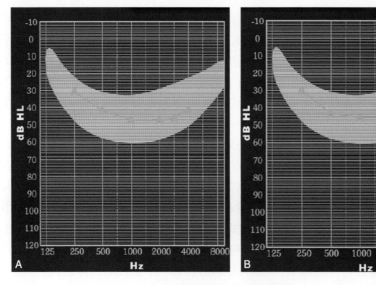

图 6-3-1   言语香蕉图

A. 左耳;B. 右耳

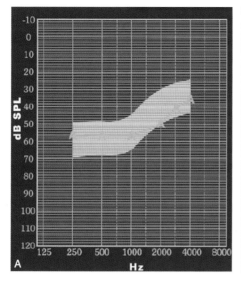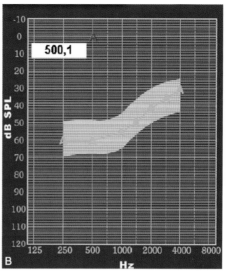

图 6-3-2 SS 曲线
A. 左耳；B. 右耳

一、临床表现

由于听觉是人类接受外界信息的主要通道之一,听力有障碍会对个体的听力、言语、语言等会造成一系列的影响。对于年龄更小的幼儿来说,听力障碍也会对他们各个方面的发展都产生不同程度的影响。

(一)听力

听力障碍会使听障儿童获取外界信息受到阻塞或限制,表现为听觉能力低下,很难清晰甚至不能获得声音信息,导致对声音听取或辨识发生困难,难以利用声音进行定位与感知等活动,影响了他们获知信息的完整性,缩小感知范围,也使他们难以识别物体的某些特性。即使存在一定残余听力的听障儿童也无法对语音做出全面、清晰的感知。

暂时的传导性听力障碍经医治后一般不会造成长期或严重的影响,例如中耳炎或鼓膜穿孔。但感音性听力障碍一般是永久性的,表现为:

1. 语音的分辨能力下降 听不见某些语音,所以常不能明白其他人的说话内容,在日常交谈中常出现"打岔"的现象。

2. 听觉动态范围变窄 较小的声音不能听见,以致能够接受的声音范围相对变小,尤其是耳蜗后损伤者,他们对声音响度的感受异于常人,声音稍变大一点就感觉变响许多,导致"小声听不见,大声又觉得吵",对感觉舒适的音量与正常人不同。

3. 时间的处理能力降低 当大声和小声在同一很短时间内出现,他们比正常人较难察觉到小的声音。当对方说话速度快或周围有噪声干扰时,言语理解往往比较困难。

4. 音频的选择能力降低,听力障碍者的音频选择能力一般比较差,他们无法分辨噪声和言语的频率,所以在噪声环境下很难明白谈话的内容。

现代医学已经可以对新生儿及婴幼儿童进行早期听力筛查和诊断,并用医学科技帮助听障患者补偿或者重建听力,以克服听力问题。

（二）言语

言语障碍是绝大多数听障儿童都存在的主要障碍。听障儿童因在某个年龄阶段或人生发展全程中没有完整的声音输入和听觉反馈，所以几乎无法掌握良好的口语表达。听障儿童的言语特征具体如下：

1. 儿童完全不会说话。

2. 构音不清　这是听障儿童语音发展中最普遍的现象。常见的是构音清晰度差，可表现在声母、韵母或声调上的错误，缺少抑扬顿挫的韵律等。

3. 发声异常　由于缺乏有效的语音自反馈，响度控制不自如；发声异常中最常见的是尖声尖气的"假嗓音"，如音调的窄频异常、高频或低频异常；由于听障儿童大多无法协调运用好发音器官和构音器官，喉发音失去圆滑清亮的音质，出现轻重不同的嘶哑等为问题。

（三）语言

听障儿童的语言特征具体如下：

1. 语言发展落后　大多数听障儿童口语形成晚，词汇量少与正常同龄儿童，而且他们不能分辨同音异义词，语言的理解能力发展不充分，语法比较差，常常出现措词不当、字序颠倒、漏字和替代等错误。

2. 智力发展与语言发展不同步　尽管听障儿童的听力问题阻碍了语言发展，但其智力发展与正常儿童没有明显的差异。

3. 语言缺乏流畅性　听障儿童由于构音不灵活，不能连续发出几个连续的音节，因而表现为语言缺乏流畅性。

二、治疗原则

（一）"三早"原则

听力障碍儿童康复中要实施早期发现、早期矫治、早期教育的"三早"原则，这是目前我国听力障碍儿童康复的主要指导原则之一。对听力障碍儿童进行特殊的早期康复教育是我国听力语言康复教育的本质，它受到来自听力学、言语语言病理学、特殊教育和幼儿教育等领域知识和理念的综合影响。

1. 早期发现　听力障碍者在不同程度上失去接受声音信号的能力，或只能获得畸变的声音信号，也丧失相应的听觉自我监测和自我校正的能力，以至不同程度地阻碍言语功能的建立和完善。如果能在新生儿或婴儿早期及时发现儿童的听力障碍，可使用助听器、人工耳蜗等方式帮助其建立必要的听觉刺激和言语声音环境，则可使语言发育不受或少受损害。早期发现听力障碍在听力语言康复和听障儿童教育中有举足轻重的作用，因此及时接受新生儿听力筛查格外重要。

2. 早期诊断　如果新生儿 42 天复查仍未通过者，应在 3 个月左右进行听力诊断性检查。包括耳鼻咽喉科检查及声导抗、耳声发射、听性脑干诱发电位检测、行为测听及其他相关检查，包括临床病史、家族史、体格检查，涉及耳部、头部、面部和颈部的检查，以及可能与儿童期听损伤相关的组织和器官的实验室检查，并进行医学和影像学评估。有高危因素的新生儿疑似有听力障碍者，在随访过程中亦应进行进一步诊断。

3. 早期干预　早期干预包括早期验配助听器或进行人工耳蜗植入，还包括进行早期听觉语言训练。3 岁以前是儿童学习语言的黄金时期。尽早获得理想的听力补偿或重建，才能为进一步的听力语言训练打下良好的基础，以获得更好的康复效果，最大限度地减少因听

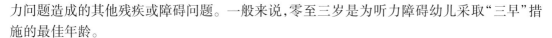

力问题造成的其他残疾或障碍问题。一般来说,零至三岁是为听力障碍幼儿采取"三早"措施的最佳年龄。

(二)个别化原则

听力障碍儿童之间较大的个体差异,要求根据其听力、言语以及其他身心发展特点来制订相应的个别化康复教育目标和计划。个别化原则是听力语言康复乃至言语康复各个领域的一般性原则。个别化原则是通过制定和实施个别化康复教育方案而得以落实的。该方案的重点是听力、言语、语言康复计划,至少包括听力干预计划和言语康复计划两部分。还应注意,听力障碍儿童个别化康复教育方案应在实施过程中不断评估修订,以更加符合个体持续发展的需求。

(三)有序性

听障儿童言语康复的目的是要解决"听得明白""说得清楚"的问题,应该以听力补偿或听力重建为基础,开展循序渐进的科学训练,包括听觉康复、言语矫治、语言训练三部分。听觉康复是为了促进听障儿童听觉功能的恢复与发展,其重点在于解决其"听得明白"的问题。言语矫治是为了促进听障儿童的言语技能的发展,其重点在于解决其"说得清楚"的问题。语言训练是前两者的基础上,通过语言学习,促进听障儿童语言能力和认知水平的发展。这三部分相互联系,相互制约,构成一个有序、完整的系统,反映了听障儿童康复过程的时间顺序。

(四)评估与训练相结合

听障儿童言语功能评估的根本目的是为了掌握该儿童的言语水平,为制定和调整训练计划提供依据,找到言语康复训练的起点,使训练过程更有针对性。治疗过程中的所有功能评估都是紧紧围绕了解该儿童、促进儿童言语功能发展这一目的而展开的。具体来说,评估时要时刻准确把握评估的结果是为训练服务的;评估会根据需要被安排在各个训练阶段;渗透在训练过程中的大小评估都是为了更好地观察与了解该儿童言语发展。

三、治疗流程和方法

(一)治疗流程

1. 资料收集 通过自然交谈、观察和询问病史等,了解诊断听力障碍患者言语障碍的重要线索,包括言语发育情况、口部运动技能(如下颌开合、抿嘴、咧嘴、吸管的使用、吹气等)、进食动作以及目前日常会话的状况(包括言语异常的持续时间及其程度,会话时的可懂度,本人的意识,有无继发性问题,如回避谈话)等。

2. 实施评估 采用构音障碍评定方法和辅助器械对听力障碍患者构音器官的结构形态、运动功能、言语时的协调运动及言语声学特点等进行全面的检查。根据患者的实际情况,有选择地对患者的听力、智力和语言发育等与言语功能相关的能力进行检查,以明确受检者其他方面能力与言语的相互关系,有利于诊断病因和制定针对性的治疗方案。

3. 制订计划 由于不同的患者,存在的问题不是完全相同。制订一个更符合患者实际情况的康复计划,才能使得康复训练更有针对性。康复计划需要治疗师、家属或患者本人共同协商制订。计划内容应涉及患者所面临的所有言语康复领域的问题,包括个别化康复、小组康复和家庭康复内容,还应包括患者回到日常生活环境中可能遇到的问题。康复计划应是一个切实可行的综合的康复治疗方案,对患者的全面康复、长期康复起到十分积极的作用。要根据患者实际康复情况,不断完善康复计划,提高康复治疗的针对性和有效性。疗程结束后要及时将所有康复计划纳入病历中保存,以便管理。

4. 开始训练　对初次进行治疗的患者应及时进行康复评定,明确功能障碍,确立治疗目标,严格执行康复治疗方案,治疗过程中根据患者实际情况决定是否需继续制订康复治疗计划或转诊。

听力障碍患者的言语康复是一个循序渐进的过程,包括听觉康复、言语矫治和语言训练。其中听觉康复是听力障碍者言语康复的第一阶段;言语矫治是通过发音训练,使听障儿童呼吸、发声、共鸣和构音系统协调统一,使他们能自然舒适且准确的构音,从而提高其言语清晰度,为他们的口语表达奠定基础;语言训练是听力障碍患者言语听觉康复成果得以巩固与发展的重要手段,包括句子训练、句群训练和语文学习等。

(二)治疗方法

1. 听觉康复　听觉能力发展阶段有各种不同的提法,其中 Erber(1982)、Ling(1988)及 Romanik(1990)提出的听觉能力发展的四个阶段理论在国内外听觉康复训练中较为通行。这四个阶段分别是听觉察知、听觉分辨、听觉识别和听觉理解,如图 6-3-3 所示。其中,听觉察知能力主要是指判断声音有或没有的能力,听觉分辨能力主要是指判断声音相同或不同的能力,听觉识别能力主要是指把握声音主要特性的能力,听觉理解能力主要是将音和义结合的能力。四个层次的关系是各有侧重、螺旋上升。对于某一阶段的康复,重点强调对应阶段的内容;对于同一内容而言,训练时应努力使得患者逐步实现对该内容的理解。从听觉察知到听觉理解难度逐渐加大。前一阶段为后一阶段的基础,当后一阶段能力基本掌握时,表示前一阶段能力已经具备。四个阶段的含义及作用见表 6-3-2。

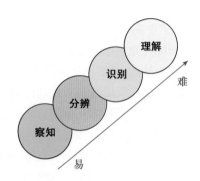

图 6-3-3　听觉能力发展的四个阶段

表 6-3-2　听觉功能四个发展阶段的内涵和作用

	内涵	作用
听觉察知	感知声音的有无,有意识聆听声音	提高听觉反应速度,增强听觉敏感性
听觉分辨	判断声音的异同,区分不同的声音	大脑真正认识声音的开始,学会比较
听觉识别	指出已知的声音,明确声音的特性	分析细节的差异,并整合为总体的特征
听觉理解	实现音义的结合,形成声音的概念	听、视觉与触觉、嗅觉等能力的整合

听觉康复是指对听力障碍者的听力补偿与重建效果进行科学、全面的评估,然后制定和执行个别化康复方案,同时进行监控的过程,其目的在于使听力障碍者"听清、听懂",使他们的交流困难最小化,并减轻交流困难带给他们的痛苦。

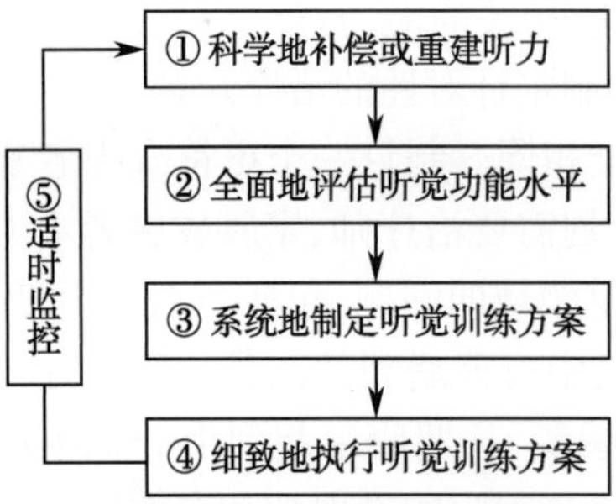

```
┌→ ①科学地补偿或重建听力 ┐
│         ↓              │
⑤  ②全面地评估听觉功能水平  │
适         ↓              │
时  ③系统地制定听觉训练方案  │
监         ↓              │
控  ④细致地执行听觉训练方案 ←┘
```

图 6-3-4　听觉康复的组成

具体来说,听觉康复主要包括 5 个组成部分(图 6-3-4)。第一个重要组成部分是科学地补偿或重建听力,这是听觉康复与听力康复的衔接点。它必须在耳科医生诊断的基础上,由听力学家进行全面测听,同时考虑助听器或人工耳蜗的性能、家庭经济情况、家长期望等,给患者验配助听器或植入人工耳蜗等。该过程的目标是使助听设备最优化,即最大限度地利用残余听力,努力使患者各频段的听阈都能进入言语香蕉图。

第二个重要组成部分是全面地评估听觉能力水平。在最优化助听结果的情况下,全面评估听觉功能水平,明确听觉水平,分析影响因素,权衡预后效果,为康复方案的制订提供合理依据。

第三个重要组成部分是系统地制定听觉训练方案。制订方案时应充分考虑助听器和人工耳蜗的电子学特点、数字信号处理特点、汉语语音声学特点、儿童心理特点等因素,按照由易到难的顺序安排训练内容和训练形式。此外,训练场所、参与训练的人员等也应一并考虑,并以书面的形式呈现。

第四个重要组成部分是细致地执行听觉训练方案。方案制订结束后,应细致地加以执行。但由于听觉能力训练的对象以儿童为主,存在很大的不稳定性,训练形式和内容可能会根据儿童的倾向性进行调整,参与训练的人员应及时交流,以免局限于先期设定的目标和形式。

第五个重要组成部分是适时监控听觉训练结果。训练结果必须适时进行监控。阶段性监控是必需的,但一旦发现患者出现反常现象,应立刻进行评估,甚至请求专家进行会诊,以免延误听力障碍者练习听和交流的最佳时机。

总之,听觉康复是一项系统工程。为保障听觉康复的效率,过程中必须遵从"评估-训练-监控"的治疗模式。其中,评估是指通过全面的阶段评估衡量患者当前的水平,以发现主要问题为主,应严格控制评估的条件,综合考虑各方面因素,从而获得可靠结果;而训练则以循序渐进地解决问题为主,在不断调整难度的过程中使得患者的听觉能力逐步提高;监控则是考察训练是否有效的手段,实质是在某一时段训练后,针对性训练内容进行的评估。

通过"听"和"说"进行交流是日常生活中最便捷、最省力、最普遍的沟通方式。要学会掌握正常的会话能力,必须具备:①足以听到声信号的听敏度(听觉察知能力);②对声信息的强度、频率、时长的差异有正常的辨别能力(听觉分辨能力);③将声信息分割、组合的能力(听觉识别能力);④将声音信息与其他认知途径的信息进行整合的能力(听觉理解能力),并将声音信息与相关内容进行联想,与交流中的另一方紧扣一个主题进行会话的能力。由于听力损失的影响,听力障碍者上述能力的自然发展受到阻碍,导致一系列生活和学习上的困难。如果不付出巨大努力,使用口语进行日常交流几乎不可能。听觉康复主要目的是帮助患者听清、听懂声音。常见的声音主要包括音乐声、环境声和言语声。其中言语声是听觉康复的重点,主要包括词、词语、短句等。听觉康复一般以听觉能力发展的四个阶段为主体框架,各阶段内容有所侧重。在听觉察知阶段,音乐声和环境声占较高的比例,在听觉分辨和识别阶段则以环境声和言语声为主,而在听觉理解阶段,则以言语声中的词语和短句为主。

(1) 听觉察知训练:听觉察知能力训练的核心目标是使患者能够感知声音的有无,有意识地聆听声音。该阶段主要包括无意察知和有意察知两部分,其主要形式为利用丰富的视听材料调动患者对声音的注意,使其首先对声音产生兴趣,以帮助其主动地聆听声音。在训练患者的听觉察知能力方面,可以借助听觉康复训练仪中的"听觉察知"模块和"听觉导航仪"中的"数量学习"模块进行。下面以听觉康复训练仪为例,从主要内容方面介绍该系统在听觉察知训练中的应用。

在听觉康复训练仪中无意察知训练内容主要包括环境声、音乐声和言语声。其中环境声选用动物声、自然环境声、日常生活声等,通过影片进行诱导。音乐声包括了低频的长号、单簧管、大提琴声,中频的长笛、小提琴、圆号声,高频的短号、双簧管声等,通过以动物为主题的动画进行诱导。言语声主要包括儿童常听的童谣、儿童歌曲,通过 flash 动画进行诱导(图 6-3-5)。

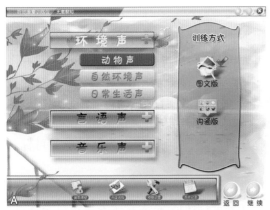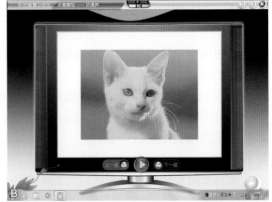

图 6-3-5　无意察知
A. 主界面;B. 无意察知训练界面

有意察知部分的训练内容主要包括环境声和频率特征明显的音乐声和言语声。其中环境声为全频,内容包括动物声、人体声、物体声、活动声等,通过图片进行诱导。音乐声均经过滤波处理,频率集中区明显,内容主要包括低频、中频、高频的声音,通过动画进行诱导。言语声主要包括韵母、声母,并按不同频段进行归类,主要分为低频、中低频、中频、中高频、高频等,通过动态舌位图进行诱导(图 6-3-6)。

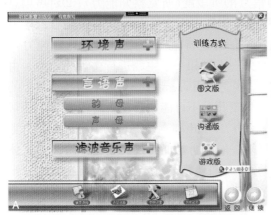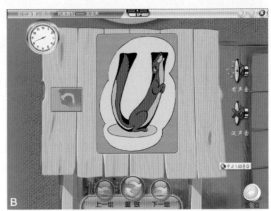

图 6-3-6　有意察知
A. 主界面;B. 有意察知训练界面

(2)听觉分辨能力训练:听觉分辨能力训练的核心目标是提高患者判断声音相同和不同的能力,该阶段主要包括综合分辨和精细分辨两部分,其主要形式是让患者判断经特别处理的声音信号的异同。在训练患者听觉分辨能力方面,可以使用"听觉康复训练仪"中的"听觉分辨"模块和"视听统合训练仪"进行。下面以听觉康复训练仪为例介绍多媒体技术在听觉分辨训练中的应用。

在听觉康复训练仪中综合分辨内容主要包括环境声和言语声。其中环境声选用动物声、人体声、活动声、物体声等(图6-3-7),通过图片和文字诱导,;言语声主要包括叠字短句、童谣和儿童歌曲,其中叠字短句通过图片进行诱导,童谣和儿童歌曲通过 flash 动画进行诱导。

精细分辨内容主要包括了时长分辨、强度分辨、语速分辨和频率分辨,如图6-1-10。其中时长分辨包括元音和词语两部分,训练患者分辨不同时长(长、中、短)的声音(图6-3-8);强度分辨包括元音和词语两部分,训练患者分辨不同强度(强、中、弱)的声音;语速分辨包括元音和单音节词语(动词),训练患者分辨不同速度(快速、中速、慢速)的声音;频率分辨主要包括语调分辨和声调分辨,语调分辨主要为单元音,训练患者分辨不同语调(平调与升调、降调、升降调、降升调)的能力,声调分辨主要为单音节词,训练患者分辨不同声调(一声/四声、一声/三声、二声/四声)的能力。精细分辨均通过图片进行诱导。

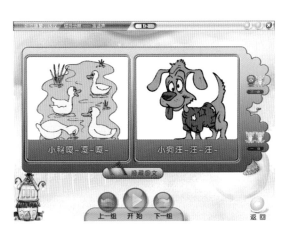

图 6-3-7　综合分辨界面

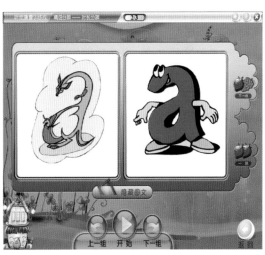

图 6-3-8　精细分辨界面

(3) 听觉识别训练:听觉识别能力训练核心目标在于提高患者把握声音主要特性的能力,分为词语识别和音位识别。在听觉识别能力训练时,可以使用"听觉康复训练仪"中的"听觉识别"模块和"听觉导航仪"中的"功能评估·学习"模块和"听觉识别训练板"进行。下面以听觉康复训练仪为例介绍多媒体技术在听觉识别训练中的应用。

在听觉康复训练仪中词语识别根据声母使用频率的不同分为最常用、常用和次常用三部分,每部分都包含了三音节、双音节和单音节词语。该模块采用多图强化的方式进行诱导(图6-3-9)。

音位识别内容主要包括韵母识别和声母识别。其中韵母识别包括相同结构不同开口、不同结构相同开口、相同结构相同开口、前鼻韵母与后鼻韵母四个部分;声母识别包括擦音与无擦音、浊辅音与清辅音、送气音与不送气音、相同方式不同部位、不同方式相同部位、卷舌音与非卷舌音六个部分(图6-3-10)。该部分也是采用多图强化的方式进行诱导。

(4) 听觉理解训练:听觉理解能力训练的核心目标是提高患者将音和义结合的能力。该阶段要求患者在分析并整合声音特性的基础上,能将声音特性与语言、认知等结合起来,理解意义甚至能做出联想和反馈。在训练患者听觉理解能力时,可以使用"听觉康复训练仪"中的听觉理解模块和"听觉语音训练板"进行。下面以听觉康复训练仪为例介绍多媒体技术在听觉理解训练中的应用。

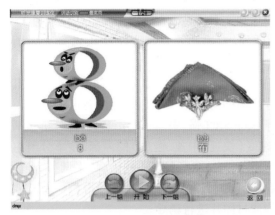

图 6-3-9　词语识别界面

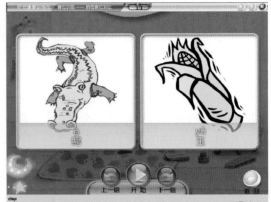

图 6-3-10　词语识别界面

在听觉康复训练仪中词语理解内容主要包括单条件、双条件和三条件词语。其中单条件选用了常见的名词、动词和形容词等,该部分每一训练内容均有十张对应的图片,通过多方位多角度的图片帮助患者理解训练内容;双条件和三条件均包括介宾短语、主谓短语、并列短语、偏正短语、动宾短语五个部分。词语理解的训练都是通过图片、文字和拼音进行诱导(图 6-3-11)。

短文理解内容主要包括情景对话、故事问答和故事复述(图 6-3-12)。其中情景对话是根据不同的主题分为日常生活、公共场所、休闲娱乐、快乐节日四个主题板块。故事问答根据不同的场景和主角分为家庭篇、学校篇、户外篇和动物篇四部分。故事复述根据内容的长短分为三步曲、四步曲和六步曲。

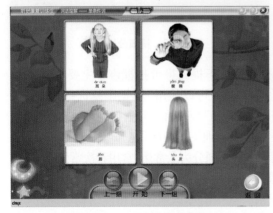

图 6-3-11　词语理解界面

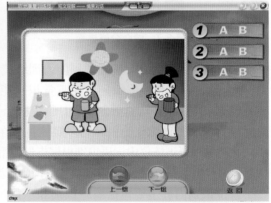

图 6-3-12　短文理解界面

若临床中不具备使用该设备进行听觉康复训练的条件,言语治疗师可借助自备材料进行康复训练。例如在察知、分辨训练中,言语治疗师可借助网络素材或自己录音的方式,将不同类型、不同频率的声音进行察知诱导训练,以及将不同时长、不同强度等音频进行分辨训练。但由于网上素材或治疗师录音的音频可能会由于其未经过滤波处理,导致频率集中区不明显,或强度不明显等因素,导致影响儿童的治疗效果。因此在条件允许的情况下,借助听觉康复训练仪或其他专业设备进行康复训练,康复效果更佳。

2. 言语矫治 正确的口语发音取决于言语器官的协调运动,包括呼吸的改变、声带的开闭、舌唇与下颌的位置和运动、鼻咽通道气流的控制等。虽然听障儿童言语器官的结构形态大多都是正常的,但长期闲置不用,言语运动肌群僵化,说话时有关器官的配合不协调。其言语康复训练的内容包括呼吸训练、发声训练、构音训练、韵律训练等多个方面。

(1) 呼吸训练:有效控制自身说话时呼出的气流,是人进行流畅、清晰的语言交流的重要条件。听障儿童往往表现为说话时呼气气流控制不佳,导致声带控制不佳,极有可能出现发音不清、甚至无法言语的现象。他们经常表现出的言语呼吸问题有包括说话气短、吃力、异常停顿、病理性硬起音或气息声等,归纳起来主要有呼吸方式异常、呼吸支持不足、呼吸与发声不协调三类。

针对听障患儿的这三类呼吸异常,临床中有很多针对性的训练方法,其中既有常规训练,也有现代康复技术(具体内容详见第三章第二节"言语呼吸障碍的治疗方法")。

(2) 发声训练:呼出气流使声带振动是发音的基本条件。听障儿童的声带及相应肌群由于长时间闲置,未用于发声,导致功能僵化,往往不能自如地控制,表现为音调、响度、音质等方面的异常。听障儿童的发声训练可分为基础性训练、针对性训练和综合性训练三部分组成(具体内容详见第三章第二节"重读治疗法"和"言语发声障碍的治疗方法")。

(3) 构音训练:构音器官主要包括唇、舌、软腭、下颌等部位。如果这些器官得不到合理的锻炼,不能协调运动,听障儿童会常出现构音问题。构音训练包括口部运动训练、构音运动训练和构音语音训练三部分。运动治疗是构音训练的基础。构音训练的目的是改善患者构音器官的运动功能,提高患者声母和韵母及声韵调组合的构音清晰度,促进患者能清楚说话。

1) 口部运动训练:口部运动治疗是遵循运动技能发育原理,利用触觉和本体感觉刺激技术,促进口部结构(下颌、唇、舌)的感知觉正常化,抑制其异常的运动模式,从而建立正常的口部运动模式。从形式上又可分为被动治疗和自主运动治疗两种,前者强调通过不同的手法、用具给予患者相对被动的治疗;后者强调诱导患者主动进行口部运动,以促进正确的口部运动模式的形成(具体内容详见第三章第二节"口部运动治疗")。

2) 构音运动训练:构音运动治疗是在口部运动治疗的基础上,促进已经建立的口部运动准确地应用于构音,进一步强化下颌、唇、舌的各种构音运动模式,促进口部运动与构音运动的统一,为准确的构音奠定良好基础(具体内容详见第三章第二节"构音运动治疗")。

3) 构音语音训练:构音语音训练的目的就是让患者掌握韵母音位和声母音位的正确构音。韵母音位构音异常矫治的流程包括发音认识、口部运动治疗和构音运动治疗三部分;声母音位构音异常的矫治包括音位诱导、音位习得、音位对比和音位强化四个主要环节(具体内容详见第三章第二节"构音语音训练")。

(4) 韵律训练:在口语表达时,韵律(prosody)的实现涉及语音的重音,停顿、时延、声调等要素,是人类口语中极为重要的一个组成要素,对交流中的表情达意具有重要的帮助,对言语的清晰度·可懂度也具有极大的影响。国外多用重读治疗法对患者的言语韵律进行训练。它是以音乐节奏为引导,首先对患者进行不同节律模式包括慢板、行板、快板的简单言语训练,让患者的呼吸、发声等相关系统打下良好基础后,再由易到难地进行句子、短文的韵律训练的一种方法。在句子、短文的训练中,要求患者先分析材料的韵律结构,然后再配以不同的节拍进行朗读。该方法紧扣口语表达时的"重音",将节拍与言语结合进行训练,能取得良好的训练效果(具体内容详见第三章第二节"重读治疗法")。

除此之外,还可以通过儿歌来培养听损儿童的节奏感、韵律感。通常,引导儿童按照一定的节拍进行,配以适当的动作、表情,以配合律动。在选择朗诵训练材料时,还要注意选用不同韵脚的字,以便听损儿童练习不同的押韵形式。

3. 语言训练　听力障碍康复训练的最终目的是让患者获得口语交往的能力,这与语言的学习密切相关。在康复训练中,应把语词的听辨练习与语词的学习相结合。语言训练内容包括词语训练、句子训练、对话训练、复述训练、朗诵训练和体态语等方面的训练。我们要利用各种机会和手段,创设听力障碍患者听觉输入和语言训练的环境。利用家庭生活、外出游玩、收音机、电视等各种机会和手段为儿童提供一个听觉能力训练的环境,动员家庭成员多和孩子讲话。让孩子与听健儿童多交流。绝对不应该因孩子听力有问题而将其隔离起来,从而影响孩子其他方面的正常发展。

四、案例示范

(一)案例基本信息

王××,男,6岁1个月。患儿为家中独子,其母妊娠期及围生期无异常,1岁左右因药物致聋,患儿左耳重度感音神经性聋(81dB),右耳重度感音神经性聋(85dB),18个月大时左耳佩戴助听器,2周岁时右耳佩戴助听器,目前助听效果为适合。因说话时的言语清晰度较差来就诊,无其他疾病。

(二)诊断评估结果与分析

为了评估言语障碍的有无、种类和程度,了解听力障碍患者言语问题的病因,要结合听力学检查、听觉功能评估和言语功能评估结果等进行综合评价。

1. 听力学检查　佩戴助听器后的听力学检查结果显示,患儿左耳4 000Hz在香蕉图外,右耳4 000Hz在香蕉图边缘,听力补偿效果为适合。可建议家长进行助听器调试。

2. 听觉功能评估

(1)采用"儿童语音均衡式识别能力评估"进行评估,结果显示语音均衡式声母部分得分为80%。

(2)采用"儿童音位对比式听觉识别能力"词表进行评估,结果显示音位对比式听觉识别声母部分得分为81.22%。

(3)采用"儿童听觉理解能力评估词表"进行听觉理解评估,结果显示单条件理解得分为90%,双条件理解得分为90%,三条件理解得分为85%。

综合评价得出,儿童的各项听觉功能均已达到80%及以上,建议在构音训练中巩固并监控儿童的听觉功能,尤其是在音位对比训练中,若在训练过程中出现问题,应再次进行功能评估并开展针对性训练。

3. 言语功能评估　可借助言语障碍测量仪进行呼吸、发声、共鸣功能的测量(具体测量方法详见第二章第二节"呼吸、发声、共鸣功能评估")。

(1)呼吸功能评估结果显示:呼吸方式为腹式呼吸,最长声时和最大数数能力都已达到参考标准值,但S/Z比无法测得。综合评价得出,儿童的呼吸功能基本达到同年龄同性别儿童的正常范围,可不进行针对性的呼吸训练。但在治疗过程中应通过听觉感知来监控儿童的呼吸功能,若在治疗过程中发现可能存在问题,应再次进行功能评估并开展针对性训练。

(2)发声功能评估结果显示:①患儿言语基频偏低,基频标准差、强度、强度标准差基本正常;②主观判断患儿存在轻中度粗糙声和嘶哑声。

（3）共鸣功能评估结果显示：①/i/的第二共振峰（F_2）略低于同年龄、同性别儿童的正常范围，提示存在后位聚焦；②/a/的第一共振峰（F_1）、第二共振峰（F_2）和/i/的 F1、F2 都基本正常。主观判断患儿的喉部肌群肌张力偏高。

4. 口部运动评估　在自然放松状态下、模仿口部运动状态下和言语状态下评估患儿下颌、唇、舌的运动功能。结果显示：

（1）下颌：模仿运动状态下，半开位时下颌有左歪现象，言语状态下，发/e/音时半开位不明显。

（2）唇：唇内收力量欠佳，模仿运动状态下，圆唇不充分，展唇欠佳，不会圆展交替运动，言语状态下，圆唇、展唇运动均不充分。

（3）舌：舌肌力量尚可，舌根部较硬，模仿运动状态下，舌尖上抬及舌左右运动均未于下颌运动分离，舌精细分化运动欠佳。

5. 构音能力能力评估　采用"构音语音能力评估表"进行评估，结果显示该患儿汉语总体构音清晰度为 51.35%，明显落后于同龄儿童水平。其中：①声母已习得/b、m、d√、p、t/，未稳定习得/h/√、k、g、n/√、f/√、l/√，未习得/j、q、x√、z、s、r/√、c、zh、ch、sh/，声母构音清晰度为 39.13%；②韵母已习得/a√、o√、u√、ü√、ai√、in√、uan√、ang√、uang/，其他均未习得，韵母构音清晰度为 63.63%；③声调：已基本习得四个声调，声调构音清晰度为 100%。

6. 其他检查　智力和运动功能等未见异常。

综合分析得出，该患儿的临床诊断结果为重度听力障碍，伴随有明显构音障碍，以及轻度发声和共鸣异常问题。建议主要开展构音能力训练，包括口部运动治疗和构音语音训练，在构音训练中监控儿童的听觉功能。并在以上训练过程中同时进行适量、必要的发声和共鸣功能训练。

（三）治疗步骤

该儿童的言语障碍康复治疗主要包括三个环节，即个别化康复、小组康复和家庭康复，三个环节相互配合、相互衔接。个别化康复主要针对儿童听觉、呼吸、发声、共鸣所存在的问题进行针对性矫治并进行未习得音位的音位诱导训练；小组康复主要进行与个别化康复相配套的声母音位习得和音位对比训练；家庭康复则主要巩固强化个别化康复和小组康复内容并将训练内容迁移到日常生活中。

1. 个别化康复　该听力障碍患儿存在的主要言语问题是构音不清，且集中体现在声母方面；呼吸功能未见明显异常，发声及共鸣方面有轻微异常表现。因此，该患儿言语康复的难点和重点是声母音位治疗。

（1）治疗目标

1）长期目标（8~12 周）：①口部运动方面：改善唇、舌的感知觉和肌力，口部运动和构音运动达到正常模式；②构音语音方面：能正确诱导出未习得的/e√、i√、an√、ao√、ing/等韵母音位和/h/√、k、g、n/√、f/√、l/√、j、q、x√、z、s、r/√、c、zh、ch、sh/等声母音位。并可将新习得的音位应用到音节及词汇中，并能在与人沟通时使用新习得词汇。

2）短期目标（4~6 周）：①口部运动方面：下颌、唇、舌的稳定性达到正常水平并达到正常模式；②构音语音方面：诱导出韵母音位/e√、i√、an√、ao/，和声母音位/h/√、k、g、n/√、f/。在训练过程中，将构音运动与构音语音紧密结合起来。

（2）治疗方案

1）呼吸方面：在治疗过程中应通过听觉感知来监控儿童的呼吸方式、呼吸支持能力和呼吸发声的协调性,若在治疗过程中发现可能存在问题,应再次进行功能评估并开展针对性训练。

2) 发声方面:监控患儿的音调和音调变化能力,并通过音调感知等训练方法改善患儿音调偏低的情况。

3) 共鸣方面:监控儿童的口腔和鼻腔共鸣功能,并加入前位音训练改善儿童的后位聚焦现象。

4) 构音方面:①改善唇、舌的感知觉和肌力,提高展唇运动、唇齿接触、舌尖或舌根上抬运动模式的稳定性,加强唇闭合运动及舌体分级运动训练以提高协调性;②主要开展未习得韵母音位和声母音位的训练,矫正错误的发音方式和发音部位、进行正确构音动作的再学习。在构音训练过程中,言语治疗师需重点关注该儿童是否存在由于听觉功能所导致的音位替代情况,若存在,需及时进行听识别训练,保证儿童在听识别正确的前提下再开展构音训练。

(3) 治疗设备及辅具:构音障碍康复训练仪、舌运动训练器或压舌板、吸管、纸条、蜡烛等。

(4) 治疗过程:整个治疗过程可持续 8~12 周,每周根据儿童能力情况和家庭情况来安排个别化康复训练次数,每次训练进行 35~50min 为宜。该儿童未习得音的发音方式多为歪曲,在教其学习正确音位的同时,应注重改善其唇、舌、下颌的交替运动范围及协调性,还要注意语速的控制。下面以唇齿音/f/的治疗为例进行详细讲解。

1) 训练前测(3~5min):利用构音障碍康复训练仪进行前测,选择前测语料"/fɑ/发、/fo/佛、/fu/孵",通过复述的形式,让儿童每个音节说三次并录音,记录音位/f/发音的正确与否并计算正确率(表 6-3-3)。

2) 口部运动方面(5~10min):首先可用唇部按摩放松训练或冰刺激,以增强唇的感知觉。在患儿双唇具备一定感知能力后,借助压舌板法或纽扣法,进行唇肌肌力训练,提高其双唇闭合能力。然后开展圆、展唇训练和圆展交替训练,提高唇的分级运动能力;在患儿双唇具备一定运动能力之后,通过夹饼干、吃果酱等方法开展唇齿接触治疗,提供其唇齿接触的运动能力。

3) 构音语音训练(10~20min)

A. 音位诱导:通过视觉提示认识目标音位/f/,观察发/f/音时舌的运动、气流的变化,认识唇齿音/f/的发音部位及发音方法,发音时,上齿要轻轻接触下唇。借助果酱、蜂蜜、海苔(涂抹在患儿下唇上,要求用上齿舔食),诱导儿童准确找到发音部位。气流从上齿和下唇的缝隙中摩擦而出,同时提醒儿童发音时要保持正确的发音方法。由于儿童在声母诱导过程中,存在构音歪曲现象,但并未出现替代问题,因此可排除其由于听觉功能问题导致的听识别问题。考虑其构音问题主要是由于口部运动受限及对发音部位和发音方式不熟练所导致。通过言语治疗师的多次辅助和提示,儿童能准确的发出声母/f/(图 6-3-13)。

B. 音位习得:儿童首次发出目标音后,反复练习是关键,治疗师要注意反复强调正确的发音部位和发音方法,及时给予反馈。让患儿从需要治疗师辅助发音直至儿童可独立、准确发音。

C. 音位对比:在掌握/f/的发音方法和发音部位后,借助吹纸条、蜡烛等游戏、气流感知和视觉观察帮助儿童习得最小音位对/b/和/f/的不同,即塞音和擦音的发音方式训练。通过视觉观察等习得双唇音/b/和唇齿接触音/f/的发音部位不同。通过这些声母音位的区分练习,掌握二者的不同点,可以帮助患者进一步巩固和强化新习得的声母音位,减少发音混淆。

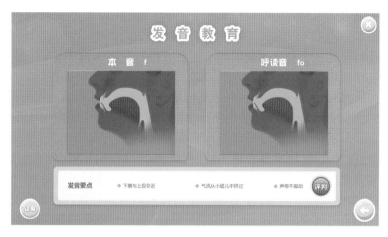

图 6-3-13　发音教育

D. 音位强化:将由新习得音/f/与不同韵母组成的音节及词汇运用于日常生活。通过日常情境中的音位强化训练,帮助患者将所习得的目标音位更快地迁移到日常生活的使用中去,增加在与人沟通时新习得音节及词汇的使用频率。可放在小组康复和家庭康复中进行。

4)训练后测(3~5min):后测语料、方式和结果记录同前测相同(表6-3-3)。

表 6-3-3　个别化康复训练前后测结果

日期	阶段	音位	语料	音位习得情况					
				前测	错误走向	正确率	后测	错误走向	正确率
6.3	三	/f/	发	000	⊗	16.7%	101	⊗	55.6%
			佛	100	⊗		110	⊗	
			孵	000	⊗		001	⊗	

2. 小组康复　本案例中,该儿童是通过传统小组康复模式进一步将习得音位应用到交流情景中去。

言语治疗师也可采用智慧小组康复模式来进行与个别化康复相配套的声母音位习得和音位对比训练(具体内容参见第三章第一节"治疗形式")。

(1)治疗目标

1)长期目标:王××在8~12周内可在集体环境中与治疗师和其他患儿用所有新习得音节及词语进行简单言语沟通。

2)短期目标:王××在4~6周内可将近期习得音位/h、k、g、f、n/准确应用于音节及词组中,并与熟悉的人进行简单言语沟通。

(2)治疗方案

1)构音方面:/h、k、g、f、n/的音节及词组的强化训练。针对儿童在个别康复训练中习得的音节和词组,设计音位强化训练的语料和游戏,或在已学习的音节基础上说出新词语、词组和句子,也可设计儿歌、绕口令等儿童感兴趣的训练内容。

2)交流方面:通过角色扮演及主题活动,使患儿运用已习得音与其他患儿及治疗师进行言语沟通。游戏活动参与的人数应逐渐增多,使儿童可以和每个参与者逐渐熟悉并开始沟通。游戏活动的内容也可以从简单到复杂,从较少使用言语沟通逐渐增加到随时需要主动使用言语沟通。

（3）治疗设备及辅具：教具及强化物，如音节词、儿歌的卡片、沟通板等。

（4）治疗过程

1）构音方面：患儿在个别化康复训练中正在习得的音/h、k、g、f、n/，应通过小组活动及日常活动随时进行迁移，从无意义的音节，过渡到有意义的音节词或短句。通过游戏活动，使儿童对言语沟通感兴趣，真正参与到有意义的集体游戏、学习、生活当中去。

2）交流方面：在训练初期只对患儿进行个别化康复，一周后逐渐加入小组康复。小组康复初期由负责其个别化康复的治疗师进行训练，与其一同训练儿童的人数由1人开始，逐渐增加，最多不超过6人，且应尽量安排热情、主动、参与性强的儿童。

小组康复的频次也从每日1次逐渐增加到每日3次。在设计游戏活动时从儿童的兴趣出发，开始时可较少使用言语沟通，逐渐增加使用言语的概率。需注意的是，如果儿童在游戏活动中出现使用新习得音的情况，应立即给予强化，即使出现歪曲音，也不要立即纠正，可在个别化康复中配合训练，这样可以提高儿童参与言语沟通的积极性。可以通过角色扮演游戏、主题活动来实现。

（5）进度：每日2~3次小组训练，每次25~30min。

3. 家庭康复　由治疗师根据患儿每次康复训练的完成情况选择相应、合适的训练内容和比较简单易操作的训练方法，在每次康复训练后对家长进行指导，然后由家长按照治疗师要求进行家庭康复，以强化和巩固机构康复的效果。

（1）家庭康复内容

1）利用实际情景进行康复训练：可带领儿童到其他场所中去（如超市、餐厅、朋友家等）或在家中随时进行新习得音位训练内容的强化，情景可以是实际发生的，也可以是家长刻意安排的。

2）目标要细化到生活情景的细节：治疗师可给出大目标做参照，同时参考家长急需解决的问题，帮助家长将目标细化到生活情景的各个方面。如可帮助家长制定需要练习巩固的具体音节词及使用的情景。

3）利用家居物品进行训练：可利用家中现有或刻意添置的物品进行强化训练。

（2）家庭康复指导：主要包括①帮助家长学会观察并了解患儿的需求和功能；②从儿童最感兴趣的事物出发，鼓励其接受陌生环境及新朋友；③学习行为干预策略，不强迫儿童交流；④鼓励儿通在交流过程中使用口语语言；⑤在正确的时机纠正儿童错误构音。

（四）康复疗效跟踪监控

1. 听觉康复疗效监控　由于该患儿是佩戴助听器的听障儿童，助听效果为适合，训练前其语音均衡式声母部分得分为80%，音位对比式听觉识别声母部分得分为81.22%。听觉理解结果显示：单条件理解得分为90%，双条件理解得分为90%，三条件理解得分为85%。在未进一步改善听力补偿条件的情况下，未安排专门的听觉康复训练。经过一段时间的言语康复训练，再次对其听觉功能进行评估，发现其听觉识别和听觉理解的通过率略有上升，但与训练前相比变化不大。

2. 构音治疗疗效监控　经过一个半月的言语康复后再次对该患儿的构音进行评估，从而对这段时间的康复效果加以评价。因言语康复前的诊断评估结果显示该儿童主要是构音能力存在异常，故本次效果评估仅围绕儿童的构音语音能力开展，结果比较如表6-3-4所示。评估结果显示汉语构音清晰度为75%，仍低于同龄健听儿童参考标准，但较康复治疗前的构音清晰度66.7%有较大的提高。同样声母、韵母的构音清晰度也得到较大的进步。由此可见该儿童的功能性构音障碍已经得到很大程度的改善。

表 6-3-4　康复前后构音语音能力评估结果比较

	治疗前/%	治疗后/%
汉语构音语音清晰度	51.37	63.12
声母构音清晰度	39.13	61.30
韵母构音清晰度	63.63	67.43
声调构音清晰度	100	100

同样经过这段时间的言语康复,在治疗师和家长的共同努力下,患儿交流的主动性和积极性在不断提高,与同龄儿童的互动也增加了,从而使其生活质量得到了提高。

（张伟锋）

第四节　其他口腔疾病的构音治疗

头颈部肿瘤、牙𬌗面畸形常导致器质性构音障碍。口腔颌面部肿瘤的发病率较高,包括唇、舌、上颌窦、咽等部位癌瘤,其中舌癌是口腔颌面部发病率第一位的口腔癌。目前手术仍是治疗口腔颌面部肿瘤最有效的方法,手术后导致部分或全部构音器官缺失及放化疗导致肌肉纤维失去弹性、喉上抬及前向运动受限等造成器质性构音障碍。牙𬌗面畸形是口颌系统结构的异常表现,口颌系统的形态结构与语音功能关系密切,严重的错𬌗畸形可导致构音障碍。

一、舌癌

舌癌(carcinoma of the tongue)是最常见的口腔癌,多发于舌缘,其次为舌尖、舌背,常为浸润型或溃疡型。一般恶性程度较高,男性多于女性,常为鳞癌,生长快,浸润性强,常波及舌肌,使舌体运动受限(图 6-4-1)。针对早期舌癌,首选手术根治,颈部行 I 期或 II 期颈清术。晚期舌癌应采取综合疗法,主张先进行诱导化疗,再手术,术后再放疗。针对舌尖、舌背及舌前 2/3 边缘部分小且分化好的肿瘤,可采用包括部分正常组织在内的局部手术切除(图 6-4-2)。一般来说,超过 1/2 以上舌体缺损应行一期舌再造术来恢复舌的功能(图 6-4-3)。

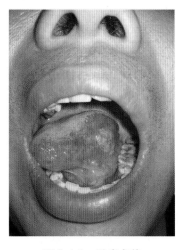

图 6-4-1　舌癌术前

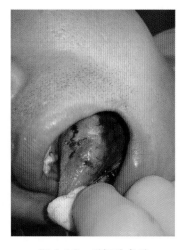

图 6-4-2　舌切除术后

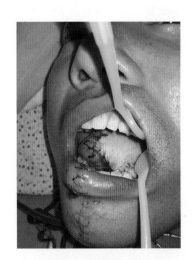

图 6-4-3   组织部片植入术

舌参与语音、吞咽等重要功能,舌癌术后患者常常因为手术组织切除和重建、放射线治疗、化学治疗导致构音障碍、嗓音障碍及吞咽障碍,可通过肿瘤 T 分级预测患者语音及吞咽功能,肿瘤等级越高,对舌及邻近结构破坏越大,语音及吞咽功能越差。目前舌癌治疗后功能重建是口腔颌面部缺损研究的热点,提高舌癌患者生活质量是医患共同追求的目标。

（一）临床表现

1. 构音障碍   发音的过程是口腔构音器官的动作对喉部发出的声束和肺呼出气流的节制加工的过程。构音器官包括呼吸器官、喉部声带及唇、舌、上下齿、硬腭、软腭等,其中舌肌活动在构音过程中最为重要,舌肌可以改变口腔面积及形式而发出各种声音。任何舌部肿瘤及相关手术治疗对舌的形态、功能造成影响,进而导致构音障碍。大部分舌癌患者术前语音是正常的,舌部恶性肿瘤对语音的影响是一个渐进的过程,舌体通过代偿适应减少肿物对其功能的影响,但口底、舌根、口咽部肿物对构音及共鸣影响显著。舌癌术后患者由于组织切除部位、范围和重建方法差异,术后的构音特点及功能恢复对构音清晰度及共鸣影响也不尽相同,其中手术方法是其主要影响因素。

舌癌术后构音障碍的临床特点表现为:第一,舌前部切除主要影响辅音的发音,即舌尖小范围缺损,对舌尖前音、舌尖中音、舌尖后音有显著影响;第二,舌后部切除使共鸣腔发生改变,主要影响元音。第三,舌前部切除后,多造成舌尖音与舌面音混淆;舌侧缘切除常造成塞音被塞擦音和滑音替代。第四,病变部位在舌根、舌腹等部位的构音障碍程度轻于舌尖,手术尽量保留舌前部组织对构音功能有重要意义。

2. 吞咽障碍   舌癌患者经综合治疗后,多伴有吞咽问题。舌在吞咽的口咽期发挥重要作用,舌肌运动范围大,可参与食团的形成并推动食团向后运动。舌切除部位是影响患者吞咽功能的主要因素。舌前切除易造成舌上抬、成形、推送食团异常,舌后切除体积超过 25% 将导致舌根与咽后壁接触面积减少,产生压力减小,致使吞咽启动延迟、喉提升减少、咽清除障碍,进而引起术后误吸。部分舌癌患者需进行放射治疗,放射治疗早期会改变组织本身、损害周围神经及增加黏膜感染风险,慢性期表现为使咽喉部位肌肉纤维失去弹性、喉上抬及前向运动受限因而造成呼吸道闭合不完全及增高进食时误吸异物的风险。临床表现为:

（1）口腔控制减弱,口咽期时间延长:难以将食团从前向后转移,食物由口腔传递到咽部所需的时间增加。对食团的控制及咀嚼能力下降,导致长期流食。

（2）口腔及咽部感觉减退,导致对口腔内食团位置定位不敏感,口腔内压力不足,无法协助食团推入咽部。

（3）嘴唇无法完全闭合,导致口内食物或液体漏出。

（4）舌体运动功能受限、舌肌肌力及运动协调性下降,难以将食物形成团状。

（5）如软腭受到影响,将导致鼻反流或漏出。

（6）腭咽部肌肉受到直接（手术）或间接（肿胀）及咽壁残留的影响,导致误吸的发生。

3. 嗓音障碍   舌癌患者经手术、放射治疗、化学药物等治疗后,常引起嗓音音质改变,临床表现如下:

（1）声音嘶哑和发声时易感到疲惫：常因放化疗副作用导致的声带弹性变差和声道干燥，无法产生明显的黏膜波（mucosal wave），声带振动不对称，影响嗓音品质。

（2）说话时呼吸协调不良：经过综合治疗后，肌肉结构及张力产生变化、影响发生时呼吸协调，表现为说话时呼吸短促、呼吸支持不足。

（3）声调较平、缺乏起伏变化：因声带弹性变差，患者容易出现破声，不能产生较多的音调变化。

（二）治疗原则

1. 早期介入 舌癌术后患者应及时介入吞咽及言语治疗，早期介入不仅可预防肌肉萎缩及失用，减少放化疗对声音及吞咽的影响，也可帮助患者重新调整心态，正向面对治疗。临床确诊后，语音治疗师的参与应贯穿于整个治疗阶段。在手术治疗前，语音治疗师应参与病例讨论，并对舌癌患者及其家属进行早期宣教，让患者了解手术、放化疗对构音、吞咽及嗓音的影响，说明治疗后可能产生的吞咽、言语障碍，强调进行吞咽及言语治疗重要性，示范吞咽及言语训练的动作。患者术后3周至门诊复查，由口腔颌面科医师评估术后伤口恢复稳定后，语音治疗师即可进行早期治疗，密集进行吞咽及言语治疗，即使在接受放化疗治疗期间，仍保持至少每周一次的康复治疗。治疗目标主要为提高舌体的活动度，促进伤口瘢痕吸收及软化。在后期康复治疗中，使残余舌体能进行有效代偿运动与舌腭进行接触，最大限度地利用舌体残余组织、移植组织及相邻组织，改善构音清晰度、吞咽功能。

2. 个体化治疗 影响舌癌患者术后语音、吞咽功能主要受肿瘤等级、舌切除部位、修复方式、放化疗等因素的影响，应从患者的残存功能入手，逐步扩大其吞咽及言语功能。治疗计划要适合患者的自身情况，先易后难，循序渐进。

3. 可逆性原则 舌癌患者的构音及吞咽功能的退化速度比训练后恢复功能速度要快，因此即使达到训练目标，仍需要进行维持训练来稳定，尽早使用已习得的辅音及特定的吞咽运动来稳定训练成果。

4. 多样性原则 训练过程中需要设计各种不同的构音器官运动训练来达到统一训练目标，整体性及多样化训练有助于加强构音及吞咽功能的协调性，因此要针对整个口腔结构、喉部结构及吞咽系统进行治疗方案的设计。

5. 配合心理治疗方式灵活多样 治疗中应注意患者的心理与生理上的变化，适时介入心理治疗师，协助患者面对疾病处理问题。当治疗取得进展时，要及时鼓励患者，使其增强信心；患者精神饱满时，可适当增加训练难度，患者心情低落时，可缩短治疗时间及增加治疗的趣味性。

（三）治疗流程和方法

1. 治疗流程

（1）基本资料收集：通过询问患者的姓名、年龄、职业、既往史、现病史、康复治疗及训练史等基本信息，了解其构音清晰度、音量、音调变化。并检查其肺、喉、面部、口部肌肉、舌、硬腭、软腭、腭咽机制、下颌、反射，观察安静状态时构音器官的同时，通过指示和模仿，使其进行粗大运动，确定评估对象构音器官的形态、运动（速度、范围、肌力）、感知和协调问题。了解患者损伤程度、家庭环境影响、心理状况和目前语音、吞咽、嗓音障碍对其影响。

（2）治疗前分析：总结评估结果，确定原有疾病及损伤部位，确定构音障碍的有无、种类及程度判定，为后面确定治疗目标，制订治疗计划，实施治疗方案做好准备。

（3）治疗计划制订：根据障碍表现，确定治疗目标、策略和方法。

2. 治疗方法　治疗方法分为言语康复训练和吞咽训练。言语康复训练的内容包括呼吸训练、发声训练、构音训练等方面。

（1）呼吸训练：呼吸是发音的动力，在言语过程中，喉的发声包括从肺产生气流的过程和在声门将呼气流转变成间断气流并生成声波的过程。自主的呼吸控制使声音的变化得到相应的气息状态支持。声音的高低、强弱、明暗、虚实等变化，都是通过声带闭合和气息压力的变化实现。舌癌患者在经历不同治疗方法后，常因治疗方法本身改变肌肉结构及张力，进而使呼吸与言语协调不畅。他们经常表现为说话时呼吸短促、呼吸支持不足的情况。

呼吸训练的目的是增强正常呼吸控制，为发声、发音动作坚定基础。呼吸训练包括呼吸放松训练、呼吸控制训练及言语呼吸训练。具体治疗方法可参见上节内容。

（2）发声训练：舌癌患者经历手术、放化疗治疗后，导致其生理结构发声改变，常出现嘶哑声、无法大声说话、发声时易感疲惫、声调较平及咳嗽力道微弱等问题。与一般嗓音障碍相比，其治疗效果有限。有些患者在接受吞咽治疗时，增加了声带的弹性及力量训练，也可间接改善及嗓音问题。舌癌患者的发声训练可包括基础性训练、针对性训练两个部分。

基础性训练主要是发声器官及相应组织的放松训练，由颈部放松、声带放松、哈欠-叹息法和咀嚼法等方法组成，其主要目的是通过让喉部肌群进行紧张与松弛的交替运动，使呼吸肌群、发声肌群以及构音肌群之间达到协调与平衡。

针对性训练是指发声异常的矫治。舌癌患者嗓音异常的矫治包括共鸣位置矫治、音域过窄矫治、嗓音使用不当矫治、喉部上提不佳矫治，其主要目的是对症治疗，分别针对具体的异常情况采用相应的治疗方法和手段进行治疗。前者是后者的基础，被称为"热身运动"，后者只有在前者的基础上才可以获得较好的矫治效果。

（3）构音训练：构音训练包括本体感觉神经肌肉促通法、构音运动训练和构音语音训练三部分。构音器官运动治疗是构音训练的基础。构音训练的目的是改善患者构音器官的运动功能，去除或减少错误发音，提高舌癌患者构音清晰度。

1）本体感觉神经肌肉促通法：包括感觉刺激和手法诱发的运动训练。

感觉刺激：用冰块由前向后轻刷舌癌患者舌、硬腭、软腭，时间 3~5s，反复刺激。机制是刺激肌肉表面温度感受器，冲动通过神经纤维到达中枢，肌梭敏感性增加、神经肌肉兴奋、肌肉收缩。也可用软毛刷轻刷上述部位 1min。

手法诱发：由手指指腹或口镜对舌肌的肌纤维触压，下压舌骨，对吞咽有益。患者构音器官不能独立完成某一动作时，通过压力及牵拉技术辅助其运动，当运动功能改善时，可以再进行抗阻技术。抗阻技术为对运动施加相反的力，让患者进行抗阻运动，适用于患者构音器官能抗自身重力，独立进行运动的情况。

2）构音运动训练：通过对舌癌患者构音器官进行评价，可发现构音器官的运动力量、范围、准确性与协调性是否正常，随后再进行速度、重复及交替训练。构音运动训练对清晰准确言语的产生非常重要。构音运动训练包括下颌、唇和舌三部分的单一运动模式和转换运动模式训练。治疗包括下颌、唇、舌、软腭的顺序进行，一般先进行单一构音运动训练，再进行转换构音运动训练。

下颌运动训练包括①颌抬高，尽可能地张大嘴，然后再复位，使上下颌保持最大运动范围，开始时缓慢地重复 10 次，保证运动的准确性，之后加速开闭颌运动速度；②下颌前伸；③下颌左右运动。每天进行间断的训练，一天 3 次为宜，每次 10min。

唇肌运动训练：唇肌运动训练目的为增加双唇肌力，协助闭合及减少流涎。包括：①双唇用力向前噘起,可发元音/u/,然后收回展唇,发元音/i/。②双唇抗阻运动:将压舌板放置双唇之间,双唇紧闭,夹住压舌板,增加唇闭合力量,或者可以将绑着细线的纽扣置于双唇后方,将嘴唇闭紧,用手拉线的时候不可让纽扣掉出口外,保持3s后放松。③气流鼓腮数秒,患者可再鼓腮时,向两颊施加压力,让患者保持气流不从口角溢出,坚持3s。

舌肌运动训练:舌肌运动训练目的主要用于提升构音清晰度及口腔期的功能,提高对食团控制、处理及向后传送的能力。包括:①舌头前伸;②舌头侧动;③舌头上抬;④舌头三明治。通过对舌肌运动训练,提高舌体的灵活度,改善构音及吞咽功能。

交替运动:交替运动主要是唇、舌的运动。训练交替运动的早期,仅完成动作不发音,动作协调后,配合发音完成动作。包括:①上下颌开闭交替;②唇的前伸后缩交替;③舌的交替运动:包括前伸后缩,抬高降低,左右侧向运动;④加快运动速度,并配合发音。

3)构音语音训练:舌癌术后构音障碍的表现为舌前部切除影响辅音的发音,病变部位在舌根、舌腹等部位的构音障碍程度轻于舌尖。因此根据对构音错误辅音发音部位及方法的分析结果,按照由易到难的顺序,治疗流程为按照音素-音节-词组-短句-文章顺序进行治疗。如:患者舌尖前音/s/被舌面音/x/替代,发音部位错误,发音方法正确。因此应使用图解法讲解/s/的发音部位,可将舌尖置于上下齿间,将气流由牙及舌尖挤出,然后将舌退于上下齿背后,展唇,将气流挤出。稳定后,进行大量音节、词组训练,巩固治疗效果。

(4)吞咽训练:舌癌患者接受放化疗后常伴发吞咽障碍,他们需要早期吞咽治疗的介入,并且每天需要多次训练以保证器官的功能。根据吞咽评估结果制订个体化吞咽治疗计划,并尽早开始吞咽治疗介入。在治疗中常需使用改良式钡剂吞咽摄影或鼻咽纤维镜追踪疗效及病程变化。舌癌患者常表现为吞咽启动延迟,喉提升减少,咽清除障碍,饮食受限,误吸增多。治疗包括调整饮食、补偿策略、口咽腔及喉部运动训练。

（四）案例示范

1. 案例基本信息　张××,女,44岁10个月,经舌骨上、肩胛舌骨上功能性颈淋巴清扫术及同期前臂皮瓣修复术后半年,术前、术后无放射治疗史。于2017年5月在北京××医院行病理检查示(左侧舌黏膜活检)鳞状细胞癌,早期浸润。同月行舌骨上、肩胛舌骨上功能性颈淋巴清扫术及同期舌缺损的皮瓣修复,手术切除舌体病变外1.5cm,皮瓣存活良好。主诉:舌部肿物切除术后发音不清。查体:患者皮瓣存活良好,前臂皮瓣重建半舌缺损后舌外形满意,无颌骨缺损及前牙缺失。

2. 诊断评估结果与分析

(1)身体功能损伤与身体结构损伤:舌癌术后患者由于构音器官舌形态学改变,对其语音及吞咽功能影响尤为显著,应进行综合评估。应同时由语音病理医师及口腔颌面外科医师共同对患者进行评估,包括主观评估和客观评估。客观评估常用电子鼻咽纤维镜来评估患者的腭咽闭合功能。

1)呼吸功能评估:头颈部肿瘤患者经过手术、化疗等治疗后会造成瘢痕或肌肉结构及张力的变化,可影响到发声时的呼吸协调,尤其是颌面部肌肉、前后颈部肌肉张力的变化,若肌肉张力过大将影响喉内肌张力,进而使呼吸和发声受到影响,常产生呼吸功能支持不足将产生呼吸急促的表现。

A. 主观评估:通过对患者在平静状态和言语状态下的呼吸方式进行视觉和触觉感知,发现患者在平静状态和言语状态下均采用腹式呼吸方式,无笨拙、费力、肩上抬等现象,提示该患者呼吸方式正常。

B. 客观测量:对患者的最长声时(MPT)进行测量以评价患者的呼吸支持能力:即让患者深呼吸一口气,持续的发/i/,声音持续时间越长越好,同时记录时长,得到患者的 MPT 值为 20s(表 6-4-1),已达到同龄同性别正常人的参考标准,提示言语呼吸支持能力正常。

表 6-4-1　MPT 测量结果

日期	第 1 次测 MPT_1	第 2 次测 MPT_2	MPT	MPT 最小要求	MPT 训练目标	相对年龄	腹式呼吸吗?
6.22	18s	22s	20s	15s	15~25s	44 岁	是

2) 发声功能评估

A. 主观评估:主要对患者的音调、响度和音质进行听觉感知评估,经评估发现该儿童音调正常、响度适中,且未见存在异常的音质及声调,如音调过高、嘶哑声、粗糙声等。

B. 客观测量:通过测量患者的嗓音基础频率(fundamental frequency,F_0,简称"基频")及 s/z 比值(s/z ratio)来评估儿童的音调水平及嗓音:发现患者的言语基频符合同龄同性别正常成年女性的参考标准(表 6-4-2),s/z 比值为 1.2,提示该患者音调正常,无嗓音异常。

表 6-4-2　嗓音基础频率结果

日期	嗓音基频(F_0)	言语基频范围训练目标	实际年龄	相对年龄
6.22	330Hz	200Hz	44 岁	44 岁

3) 构音能力评估:构音能力评估主要以主观评估的形式进行,主要对该儿童进行口部运动功能评估和构音语音能力评估。

口部运动功能评估

A. 舌体运动度(tongue mobility):用数字模拟尺来评价舌部运动完成的情况,运动程度用 1 到 7 这 7 个数字表示,1 表示活动严重受限、运动完成差,7 表示活动流畅、正常(表 6-4-3),4 表示完成动作尚可。被测者按照测试内容先完成测试动作,语音病理医师按照测试任务示范动作,被测者要求模仿重复任务。语音病理医师根据被测者任务完成情况评价其舌体运动程度。该患者自发运动均值为 4.25,完成动作尚可,活动模仿均值为 5.63,优于自发运动,其中以舌体上抬动作完成较差。

表 6-4-3　舌体运动度结果

位置	自发运动	活动模仿
1. 外伸	4	5
2. 上抬至上切牙	3	4
3. 上抬至硬腭	3	4
4. 后缩	6	6
5. 舔唇左右侧	5	5
6. 抬高	4	5
7. 压低	4	5
8. 清除腭部食物	5	6

B. 口腔轮替运动速率(diadochokinetic rate):舌部轮替运动主要用来评价舌的快速运动(交替运动率)。被试者需要完成一个重复动作或者发出一个音节,起始位置从口腔前部开始,比如舌尖中音/ta/;然后发音部位转到口腔中部,比如发舌尖后音/cha/;最后是口腔后部,比如发舌根音/ka/。评价方法:数字模拟尺(arbitrary number scale,ANS)来评价舌体轮替运动情况,在模拟尺的一面标有数字,一共分为三个等级,音节或运动反应正常为"良好"(7),运动反应差为"差"(1),处于中间水平的运动反应评为"尚可"(4)(表6-4-4)。在评价时,语音病理医师面对有刻度的一面,根据被测者完成测试音节或动作的情况来进行记录。患者轮替运动均值为4.5,处于中等水平,其中与舌尖中音及舌体上下轮替运动较差。

表 6-4-4　轮替运动

测试音节/动作	好	尚可	差
ta-ta-ta			3
cha-cha-cha		5	
ka-ka-ka	7		
侧向运动		5	
内/外		4	
上/下			3

C. 构音清晰度(articulation intelligibility):采用包含上海交通大学编写的100个汉字的汉语语音清晰测试字表对患者的构音清晰度进行评估。检测方法为患者朗读评估字表,对于不识字者则有语音治疗师带读,通过专业语音工作站进行录音。由3名语音师进行判听记录,根据辅音发音部位和错误类型进行归类,并对语音清晰度进行评分,语音清晰度为正确发音字数/语音字表总数×100%。该患者汉语构音清晰度为55.7%,评价结果表明为中度构音异常。辅音的主要错误走向为替代,发音错误表现为固定状态,有橄榄音,偶有波动性。其中,辅音/t/、/c/被/k/替代,/s/被/h/替代,/d/、/z/被/g/替代,元音/i/、/e/由于舌尖背面上抬受限,主要错误走向为歪曲。

4) 吞咽功能评价:舌部肿瘤接受癌症治疗后其吞咽功能会受到影响。吞咽功能评估包括主观评估和客观评估。客观评估可使用改良式钡剂吞咽摄影(modified barium swallowing video study)和电视内镜吞咽功能检查(videoendoscopy swallowing study,VESS),观察患者是否有吞咽功能的异常。

A. 主观评估:通过对患者进行病史询问和临床检查、口腔功能评估和饮水试验检查发现该患者的进食内容、时间、方式、体位与之前相比改变不明显,通过饮水试验测试,其可将30ml水在5s内一次性喝完无呛咳,基本排除其吞咽障碍,提示该患者吞咽功能正常。

B. 客观评估:采用电视内镜吞咽功能检查(VESS)对患者进行评估。VESS检查时,经局麻后的一侧鼻孔至口咽部,可以对腭咽、舌根、会厌、咽后壁及咽侧壁、勺状软骨、声带等解剖结构及功能进行评价。经检查,该患者吞咽前咽侧壁向中心点收缩,杓状软骨向内靠近,吞咽后会厌软骨回到吞咽前位置,杓状软骨恢复到打开位置,无食物残留,提示该患者腭咽闭合功能正常。

(2) 活动受限与参与局限:该患者性格较为乐观,日常生活活动(activity of daily living,ADL)能力正常,能够比较积极地与医护人员以及家人亲属进行沟通交流,但由于部分音位的发音不清对其与他人的言语交流有一定程度的影响,其性格也受到一定影响,心理产生自卑感,生活质量降低。

（3）评估结果分析

1）呼吸功能:该患者呼吸方式正常,具备充足的呼吸支持能力,呼吸与发声协调,因此言语呼吸功能正常。

2）发声功能:音调、响度、音质正常,嗓音功能正常,因此言语发声功能正常。

3）构音能力:舌癌手术后,舌体的长度及宽度短于术前,舌体灵活性降低,部分舌尖音、舌面音受到影响,其他构音器官形态无明显异常,应增强舌体功能训练,加强舌体肌力和运动速度,使其接近或恢复至正常水平。患者构音清晰度低于同龄正常人群,构音错误走向主要为替代和歪曲。因此该患者的言语障碍可诊断为结构性构音障碍。后续康复治疗应对舌体肌力及运动开展针对性训练,并围绕其构音异常音素开展构音训练。

3. 治疗步骤　该患者的言语康复治疗主要包括两个环节,即个别化康复和家庭康复,两个环节相互配合、相互衔接。对于该患者来说,个别化康复主要对于患者所存在的问题进行针对性矫治并进行未习得音位的音位诱导训练;家庭康复则主要巩固强化个别化康复内容并将训练内容迁移到日常生活中。

（1）个别化康复

1）治疗目标

A. 长期目标:在8~12周内达到以下目标:①口部运动功能:通过舌体功能训练,使舌切除术后的患者最大限度地利用舌剩余组织、移植组织及相邻组织,使患者舌体肌力和速度恢复或接近正常。②构音方面:重新建立辅音/t/、/c/、/s/、/d/、/z/和元音/i/、/e/的发音部位和方法。

B. 短期目标:在1~2周内达到以下目标:构音方面:口部运动功能尤其是舌的运动功能得到一定改善,运动稳定性有所提高;正确诱导出辅音音素/t/、/c/、重新建立辅音/t/、/c/、/s/、/d/、/z/和元音/i/、/e/。

2）治疗方案

A. 呼吸、发声方面:患者呼吸、发声功能未见明显异常,所以在治疗过程中应通过听觉感知来监控患者的呼吸方式、呼吸支持能力和呼吸发声的协调性以及患者的音调、响度和嗓音音质。若在治疗过程中发现可能存在问题,应再次进行功能评估并开展针对性训练。

B. 构音方面:主要开展未习得辅音音素及元音诱导训练,同时结合口部运动治疗提高舌体肌力、运动速度及稳定性,改善舌体轮替运动及舌上、下、内、外、左、右运动的范围和协调性。主要以辅音音素/t/、/d/的诱导为例来进行说明。

声母音位/t/、/d/的诱导:/d/不能单独发音,需要借助元音/e/才能读出,在音位诱导方面,首先通过观看发音教育视频引导患者认识发音部位和发音方式;然后借助压舌板或棉签诱导患儿,让患者将舌尖抵住上齿龈,憋住气流,然后舌尖突然松开,不送气。发/t/音时舌位同/d/,并伴随着较强的气流喷出,可借助吹纸条、吹手背等游戏,通过视觉提示和触觉感知帮助患者习得/d/不送气塞音和/t/送气塞音的发音方式。

3）治疗设备及辅具:口镜、棉签、纸条、消毒湿巾、一次性手套等。

4）治疗过程:整个治疗过程可持续8~12周,每周根据患者能力情况和家庭情况来安排个别化康复训练次数,每次训练进行30~40min为宜。治疗主要以辅音音素诱导训练为主线开展,同时结合舌体运动功能训练及元音诱导训练,下面仅以一次个别化康复训练过程

(声母/t/的音位诱导)为例进行详细讲解。

A. 舌体运动治疗(10~20min)

舌尖前伸:将压舌板或口镜放在舌尖,使用推舌法来提高患者的舌尖肌力,让患者尽可能向外伸出舌尖,治疗师把压舌板放在舌尖上并用力把舌尖向里推,要求患者用舌尖用力向外顶压舌板(图 6-4-4)。相互抵抗持续 5s 后放松,每组重复 10 次,每次 3~5 组。

舌尖侧向运动:将压舌板或口镜放在舌尖侧边,治疗师将压舌板用力把舌尖侧边向内推,要求患者用舌尖用力向外顶压舌板(图 6-4-5)。相互抵抗持续 5s 后放松,舌尖两侧轮替进行,每组重复 10 次,每次 3~5 组。

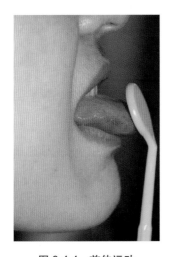
图 6-4-4 前伸运动

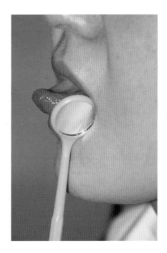
图 6-4-5 侧向运动

舌体上抬:将压舌板或口镜放在舌尖前 1/3 位置,治疗师将患者下颌固定,要求患者用舌尖上抬用力顶压舌板(图 6-4-6)。相互抵抗持续 5s 后放松,每组重复 10 次,每次 3~5 组。

舌体后缩:患者将舌尖尽力外伸,治疗师用无菌纱布包裹患者舌部前 1/3,将舌体前部固定后,嘱患者用力将舌体后缩 3 次,在第三次时,治疗师松手,患者即刻做吞咽动作(图 6-4-7),每组重复 10 次,每次 3~5 组。

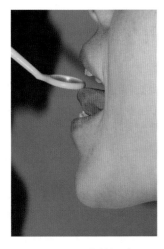
图 6-4-6 上抬运动

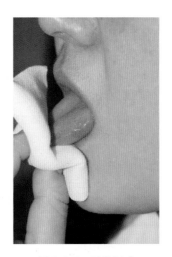
图 6-4-7 后缩运动

B. /t/的音位诱导(10~20min):首先借助构音障碍康复训练仪(S3)中的发音教育视频(图6-4-8),帮助患者通过视听通道来认识目标音位/t/发音部位和发音方法,引导患者注意观察发/t/音时舌的运动、气流的变化等。要求患者认识到发/t/音时,舌尖先抵住上齿龈,突然松开舌,以较强的气流冲出口腔,爆破成音。其次使用冷冻后的湿棉签轻刮舌尖及上齿龈,即刻要求患者舌尖前伸上抬舔擦拭过的上齿龈,并能维持3s以上,从而使得患者找到正确的发音部位并建立正确的构音运动。最后通过将手或纸条放置在口部进行触觉、视觉感知来帮助患者掌握目标音位/t/送气塞音的发音方式。

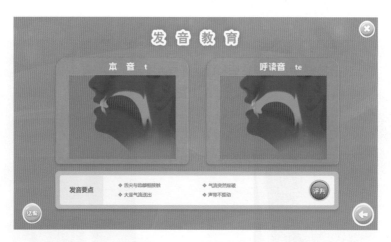

图6-4-8   /t/的发音教育

(2) 家庭康复

1) 家庭康复内容:巩固和强化训练内容:治疗师给患者进行训练时,可选一位学习能力较强的家属进行陪同学习,并对家属进行指导,由家属按照治疗师要求开展家庭康复。巩固治疗师课上要求患者完成的训练内容及方法。

2) 家庭康复指导

A. 教导家属学会简单易操作的语音训练方法来巩固强化训练内容。

B. 评估家属对学习辅音音素的辨听能力。

C. 帮助家属学会观察并了解患者的需求和功能。

D. 从患者生活中常用的事物出发,诱导患者对习得辅音的练习。

4. 康复疗效跟踪监控   一共三期评估:治疗前评估,对患者的口腔构音器官运动功能及构音清晰度进行评估,并通过语音工作站进行录音录像记录;治疗中期评估,在所有辅音音素、音节习得后进行,评估患者已习得辅音的构音清晰度,再决定是否进入双音节词组、短句、文章阅读的训练;治疗后评估治疗计划的合理性和有效性,是对整个治疗策略和设计以及实施效果的检测。

二、牙殆面畸形

牙殆面畸形(dentomaxillofacial deformities)是一种因颌骨生长发育异常引起的颌面体积、形态结构以及上下颌骨之间及其与颅面其他骨骼之间的位置关系失调,临床表现为颜面外形异常、咬合关系错乱、口颌系统功能障碍及语言功能异常。又称为骨性错殆(skeletal malocclusion)(图6-4-9)。据国内外流行病学报道错殆畸形的发生率占正常人群的40%。正牙合手术常用于治疗错牙合畸形患者咬合关系（图 6-4-10），手术前后将会导致错牙合畸形患者的咀嚼肌、咬合关系、腭咽闭合、口腔间隙等方面的变化，因而必然对语音形成某环节造成影响。

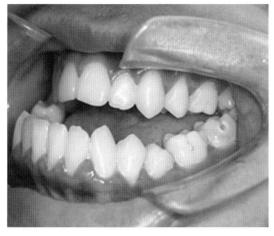

图 6-4-9　错牙合畸形

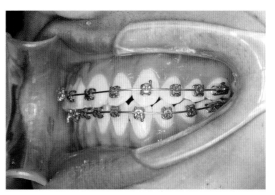

图 6-4-10　正牙合术后正畸

（一）临床表现

1. 腭咽功能异常　正牙合术后患者构音清晰度常有改善，但也可能使其腭咽结构关系发生改变，上颌骨的移动将影响硬腭后缘与软腭的运动。正常人群单纯发育性错牙合畸形，其软腭及肌肉发育正常，正牙合手术使其上颌骨前移距离通过腭咽肌肉及黏膜软组织代偿，对其腭咽闭合影响不大，正牙合术后致腭咽闭合不全鲜见报道。唇腭裂患者继发颌骨畸形、颌关系紊乱需采用正牙合外科矫正常，正牙合外科治疗是唇腭裂序列治疗的重要组成部分。唇腭裂患者特别是边缘性腭咽闭合的患者，正牙合术后导致腭咽闭合不全风险较高。与腭咽闭合相不全最相关的语音特征为鼻音亢进、鼻漏气、辅音弱化。

2. 构音障碍　60%需要进行正牙合手术的患者术前存在语音障碍，其中87%骨性Ⅱ类和Ⅲ类错牙合畸形需外科正畸治疗患者存在构音障碍。牙牙合面畸形对患者总体发音水平影响不大，多数牙牙合面畸形患者可以通过唇、舌、下颌等构音器官代偿运动减少或消除代偿性构音。当患者存在较严重的牙牙合面畸形时，其构音器官通过运动难以代偿，因此构音障碍产生。易产生构音障碍的牙牙合面畸形主要包括前牙间隙和前牙开牙合两种牙牙合面畸形，其他牙牙合面畸形没有显著性相关。牙牙合面畸形构音障碍表现以塞擦音和擦音受累最为常见，错误类型为受累辅音包括舌尖后音/zh、ch、sh/，舌尖前音/z、c、s/。其他牙牙合面畸形临床表现如下：

（1）上颌骨形状异常

1）局部反牙合：构音错误表现为舌尖前音/z、c、s/边音化。

2）腭弓低平：舌体前部明显拥挤可导致患者发舌尖前音/z、c、s/时舌贴近上唇或上切牙的切缘，而发舌尖中音/d、t、n、l/时则用舌体中部或舌根抬起抵住硬腭或软腭。

3）上颌前突（骨性Ⅱ类错牙合）：上颌骨相对于下颌骨处于前突位，构音错误表现为双唇音/p、b、m/常被唇齿音/f/替代。

（2）下颌前突合并上颌后缩（骨性Ⅲ类错牙合）：下颌骨与上颌骨处于前突位与后缩位，舌的位置靠前，构音错误表现为双唇音/p、b、m/、舌尖中音/d、t、n、l/、舌尖前音/z、c、s/受累。

（二）治疗原则

1. 多学科联合　颌骨的生长发育与手术、语音功能的关系一直是错𬌗畸形治疗关注的焦点问题之一、正畸医师、正颌外科医师与语音治疗师之间对错𬌗畸形患者的评估、治疗各有侧重,治疗结果往往不能兼顾。随着现在对语音功能的重视,因错𬌗畸形导致的构音障碍,应及早进行诊断,联合口腔正畸、正颌外科、语音康复共同制定治疗方案,这样才能对语音功能恢复产生更为积极的效果。如患者需进行正畸、正颌外科治疗,语音治疗师通过鼻咽纤维镜等客观评估手段评估其腭咽闭合功能,预判其术后腭咽闭合状态,语音训练应在其手术治疗后进行。

2. 早期介入　正颌术后 4~5 周后即可进行语音训练及恢复颌周肌肉及颞下颌关节功能为目的的康复训练,对其发音部位及方法进行调整,保证其主动及被动关节活动度正常。

3. 了解患者心理特点,增加训练兴趣　错𬌗畸形患者常因牙𬌗畸形、语音异常、手术后活动受限及学校缺课等感到精神紧张而产生严重的心理压力。手术治疗纠正以往异常的咬合关系及面部形态,对颌面畸形所造成的不良心理情况有所改善。训练中一方面纠正其发音错误,另一方面积极与他们进行沟通,使患者产生信任感,树立治疗信心。

（三）治疗流程和方法

1. 治疗流程

（1）基本资料收集:通过询问患者的姓名、年龄、职业、既往史、现病史、康复治疗及训练史等基本信息,了解其构音清晰度、音量、音调变化。并检查其肺、喉、面部、口部肌肉、舌、硬腭、软腭、腭咽机制、下颌、反射,观察安静状态时构音器官的同时,通过指示和模仿,使其进行粗大运动,确定评估对象构音器官的形态、运动(速度、范围、肌力)、感知和协调问题。了解患者家庭环境影响、心理状况和目前语音障碍对其影响。

（2）治疗前分析:总结评估结果,确定构音障碍的有无、种类及程度判定,为后面确定治疗目标,制订治疗计划,实施治疗方案做好准备。

（3）治疗计划制订:根据障碍表现,确定治疗目标、策略和方法。

2. 治疗方法　言语康复训练治疗内容包括构音训练和腭咽功能训练两方面。

（1）构音训练:构音训练包括构音运动训练和构音语音训练两部分。正颌术后构音器官运动治疗是构音训练的基础。正颌术后因为口腔解剖结构发生较大改变,改变了颌骨的位置,咀嚼肌的工作长度也发生变化,发音器官需重新调整适应口腔环境,才能找到正确发音部位,并且手术后需保持颌间制动,对患者的开口度影响较大。构音训练的目的是改善患者颌关节的关节活动度、相关肌肉协调功能和构音器官的运动功能,对构音异常辅音的发音部位及方法进行矫正,提高正颌术后患者构音清晰度。

1）构音运动训练:通过对正颌术后患者构音器官进行评价,构音运动训练包括下颌、唇、舌、软腭四部分训练。治疗包括下颌、唇、舌、软腭的顺序进行,增加疼痛肌肉的按摩、肌肉牵张、柔和等长等张抗阻运动,以保持关节的被动及主动关节活动度。

A. 疼痛肌肉按摩:将手指放置颧骨上,自颧骨至下颌轻轻按揉面部肌肉。当手指移动时,找到感觉肌肉紧张或疼痛的部位,顺时间环形按摩 30s,每天 20 次。

B. 肌肉牵张训练

a. 被动训练:将牙咬胶或楔形木塞至于患者后磨牙处,嘱其做张口动作,治疗师辅助牵张下颌关节保证开口度,持续 1~2min。如果训练引起疼痛、麻木或刺痛,立即停止。

b. 主动训练:嘱患者做开口动作,左手拇指放在其上切牙处,右手拇指放在下切牙处,保持上下拇指不接触,持续 1~2min。

c. 咀嚼肌训练:选用不同厚度的牙咬胶进行咬合运动训练。训练内容包括单侧咬合及双侧咬合,可增加下颌的稳定性及开口度。

d. 下颌运动:主要包括下颌的上、下、左、右、前、环转运动。训练时感到肌肉牵张但不引起疼痛为宜。

2) 构音语音训练:牙𬌗面畸形构音障碍表现以塞擦音和擦音受累最为常见,错误类型为替代及歪曲。受累辅音以舌尖后音/zh、ch、sh/,舌尖前音/z、c、s/为主。因此正𬌗术后患者恢复颌关系后,根据对构音错误辅音发音部位及方法的分析结果,按照由易到难的顺序,治疗流程为音素-音节-词组-短句-文章进行治疗。如:患者因错𬌗畸形下颌骨处于前突位,因而舌的位置靠前,导致舌尖前音/z、c、s/发音时舌贴近上唇或上切牙的切缘,发音部位错误,发音方法正确。正𬌗术后患者颌关系改善恢复后,使用图解法讲解/z、c、s/的发音部位,将舌尖置于下齿背后,展唇,将气流挤出。发音部位稳定后,进行大量音节、词组训练,巩固治疗效果。

(2) 腭咽功能训练:正𬌗术后患者接受手术治疗后,需进行腭咽功能评估,用以评价其腭咽闭合结构是否正常。如患者术后继发腭咽闭合不全,需联合口腔外科医师进行会诊,制定手术治疗方案,并术后进行腭咽功能恢复训练。治疗包括腭咽部肌肉本体感觉训练、软腭运动训练及软腭运动构音训练。

1) 腭咽部肌肉本体感觉训练:用冰棉棒大范围、长时间接触刺激软腭、咽侧壁、咽后壁,每次 1min,然后嘱患者大声发元音/ɑ/持续 30s 以上,每天 10 组,10~20 次/组。

2) 软腭运动训练:包括传统的吹水泡训练、口含吸管做吸吮动作、含水漱口及空吞咽动作练习,改善软腭动度。

3) 软腭运动构音训练:包括腭咽闭合持续性训练及压力性辅音训练。①腭咽闭合持续性训练为分别大声发单个元音如/ɑ、o、e、i、u/,发音时每次保持 20s 以上。②患者适应良好后,训练难度可逐渐增加,变为持续发 4~5 个元音,连读如/ɑ-i-u-e/中间不换气,发音时间持续 30s 左右。③可配合压力性辅音音节进行训练,如/pɑ/、/ti/、/kɑ/等。④配合鼻咽镜反馈治疗,鼻咽镜检查时,患者面对电子屏幕,持续发元音或闭合较好的辅音,通过患者视觉反馈,改善发音时腭咽闭合控制。

（四）案例示范

1. 基本病史　林×,男,19 岁 6 个月,8 个月时在外院行腭裂整复术,19 岁行正𬌗手术,术后 3 个月前来复查。术后伤口恢复良好,开口度基本正常(两指),听力、智力正常。

2. 语音表现　腭咽闭合完全,无过高鼻音、鼻漏气等共鸣问题。构音障碍类型主要表现为替代。唇齿音/f/被舌根音/h/替代,舌尖中音/t、d/被舌根音/g、k/替代,舌尖前音/z、c、s/侧化。构音清晰度为 63%。

3. 治疗方案　按照语音发育顺序由易到难选择目标辅音。重新建立目标辅音音素正确发音部位及方法,习得后以音节、词组、短句、对话训练进行巩固。

4. 治疗方法步骤

（1）治疗目标:长期目标:提高语音清晰度,获得正常沟通交流能力。短期目标:①纠正辅音构音方法、练习目标音的词组短句;②使患者熟练应用目标音,说话自然流利。

（2）训练时间:每周 3 次,每次 30min。回家后自行巩固复习训练内容 2h。

（3）构音治疗

1）声母音位/t、d/的诱导:/d/不能单独发音,需要借助元音/e/才能读出,在音位诱导方面,首先通过观看发音教育视频引导患者认识发音部位和发音方式;然后借助压舌板或棉签诱导患者,让患者将舌尖抵住上齿龈,憋住气流,然后舌尖突然松开,不送气。发/t/音时舌位同/d/,并伴随着较强的气流喷出,可借助吹纸条、吹手背等游戏,通过视觉提示和触觉感知帮助患者习得/d/不送气塞音和/t/送气塞音的发音方式。

2）声母音位/f/的诱导:/f/由中切牙与下唇内缘成阻。可用镜子进行练习,发音时嘱患者中切牙向下唇内侧靠拢,形成间隙,使气流从该间隙摩擦通过成声。

3）声母音位/z、c、s/的诱导:这组为舌尖前音,发音部位为舌尖放在下齿背后,抬起舌尖稍后部位轻触上齿背形成阻塞,瞬间接触阻塞时,气流从间隙出而成声。避免舌尖置于上下牙列之间。

（4）治疗效果:所有辅音的代偿行为已纠正,/t、d、f、z、c、s/构音音清晰度从63%提高到100%;自主对话放慢语速语音清晰度达到95%以上。

（张文婧）

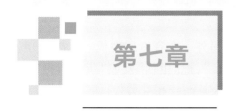

第七章

功能性构音障碍

本章主要讲解功能性构音障碍的康复治疗方法和过程。首先界定功能性构音障碍的定义和临床表现，然后介绍功能性构音障碍的治疗原则和形式以及治疗方法和流程，最后列举3个典型病例以案例分析的方式重点阐述如何开展诊断评估和康复治疗。

第一节 概 述

一、定义

功能性构音障碍(functional articulation disorder,FAD)是指构音器官无形态和结构异常、口部运动功能无明显异常，即可以进行正常生理活动(如进食、言语、表情等活动)，但构音清晰度低于同年龄同性别正常儿童，且构音错误表现为固定状态，排除因智力障碍、听力障碍、腭裂、错位咬合、严重的舌系带短缩等引起的构音问题。

FAD在儿童中发病率较高，相关原因目前尚未明确，神经系统发育不成熟可能是其产生构音障碍的主要原因之一，患儿对获得性构音动作技能的运用、语音的听觉接受、语音辨别、认知、感知觉以及注意等可能存在缺陷，还可能与饮食习惯、语言环境(如多种文化背景、多种方言、主要照顾者或家庭成员中存在发音不清者)等有关。

功能性构音障碍患儿由于吐字不清不仅影响其语言表达、社交与沟通；有的还会出现害羞胆怯的性格，影响其身心健康发展；有的上学后还可能出现学习困难，所以针对FAD的研究与治疗具有重要的临床及社会意义。

二、临床表现

功能性构音障碍的临床表现主要为不同程度的构音错误，部分儿童可能伴有口面部触觉异常以及口部构音运动功能异常。构音错误主要表现为替代、省略，还有少部分是歪曲，累及声母、韵母和声调，声母较为常见，主要为舌尖后音、舌尖中音、舌尖前音和舌根音等。口面部触觉异常包括触觉超敏、触觉弱敏和混合性口面部触觉敏感；口部构音运动异常是指儿童可以进行常规的吃饭、喝水、漱口、咳嗽以及模仿表情等其他口部运动，但在言语状态下

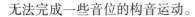

无法完成一些音位的构音运动。

（一）构音异常的临床表现

FAD 患儿的构音错误包括声母构音错误、韵母构音错误和声调构音错误。按照构音错误的方式可以分为替代现象、省略现象和歪曲现象。

1. 替代现象　指在构音音节中声母、韵母或声调被另外一个音素所替代。包括：①声母替代有/g/、/k/被/d/、/t/替代，如把"公公"发成"东东"，把"蛋糕"发成"蛋刀"，把"手铐"发成"手套"等，或者是相反的发音方式;/zh、ch、sh/与/z、c、s/相互替代，如"老师"发成"老思";/l/与/n/相互替代，如"南"发成"兰"或相反;/qi/→/ji/、/xi/→/ji/等。②韵母替代有后鼻音发成前鼻音，如/ang/→/an/、/ing/→/in/、/uang/→/uan/等。③声调替代常见是第三声被第二声替代。

2. 省略现象　指在构音音节中省略了声母、韵母或声调。包括：①声母省略，如/ga/→/a/、/ji/→/i/;②韵母省略，如/bai/→/ba/、/jiao/→/jia/等;③声调省略，如把四个声调都发成轻声。

3. 歪曲现象　指在构音中把声母、韵母或声调发成难以听懂的音素。包括：①声母歪曲，如/ge/发成/＊e/;②韵母歪曲，如/e/发成/＊e/，把/i/发成/＊m/等;③声调歪曲，指声调发音不准，四个声调发音相似，无法区分等。

（二）口部运动功能异常的临床表现

1. 下颌运动功能异常　下颌是口部结构中最基本的运动部分，从发育角度来看，是口部结构中功能发育最早的部分，下颌运动的发育水平决定着唇和舌运动的成熟水平。下颌运动包括向下、向上、向左、向右、向前、向后和旋转运动。功能性构音障碍患儿下颌运动功能异常通常发生在言语状态下，表现为下颌在模仿发音时存在某些方向的运动不充分、运动灵活性或协调性差。例如，下颌分级运动不充分，常见有/ai/→/a/（拜拜发成拔拔）、/ie/→/ia/（爷爷发成牙牙）等发音错误;下颌旋转运动不充分或协调性差，常见有/iao/→/ia/（浇发成家）等。

2. 唇运动功能异常　唇是口部结构中一个重要的运动器官，是口腔开合的阀门。唇的运动能力直接影响进食、流涎以及构音语音的清晰度。唇运动包括展唇、圆唇、双唇闭合、唇齿接触、圆展交替运动。功能性构音障碍患儿唇运动功能异常通常发生在言语状态下，表现为唇在模仿发音时可能存在某些运动不充分、运动灵活性或协调性差。例如，圆唇运动不充分，常见有"喔喔"发音歪曲;唇齿接触运动协调性差，常见有/f/→/b/（飞机发成杯机，吃饭发成吃半）等发音错误。

3. 舌运动功能异常　舌是口部结构中最灵活和最重要的器官。舌的运动功能直接影响进食、吞咽和构音清晰度。绝大部分元音和辅音的构音都需要舌运动的参与。舌运动包括舌向前运动、舌向后运动、舌前后转换运动、马蹄形上抬运动、舌根上抬运动、舌侧缘上抬运动、舌尖上抬与下降运动、舌前部上抬运动和舌叶上抬运动。功能性构音障碍患儿舌运动功能异常通常发生在言语状态下，表现为舌在模仿发音时可能存在某些运动不充分、运动灵活性或协调性差或感知觉能力低下。例如，舌尖上抬运动不充分，表现为声母/l/的发音错误;舌根上抬运动不充分，表现为/ge/→/de/、/ke/→/te/等;舌在口腔内感知觉能力低下，对辅音的发音方式或发音部位感知不足，常表现为/ji/→/i/、/qi/→/i/、/xi/→/i/、/q/→/j/、/x/→/j/、/s/→/z/、/c/→/z/、/sh/→/zh/、/ch/→/zh/、/zh/→/z/、/sh/→/s/等。

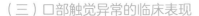

（三）口部触觉异常的临床表现

1. 口部触觉超敏　口部触觉超敏（hypersensitivity）是指对口内及口面部的适度触觉刺激反应过度敏感。表现为拒绝触碰口周及面部皮肤；对适度的触摸哭闹或逃避等。功能性构音障碍儿童可能存在轻度至中度的口面部触觉高敏问题。

2. 口部触觉弱敏　口部触觉弱敏（hyposensitivity）是指对口内及口面部的适度刺激没有反应或反应不敏感。这类儿童特别喜欢或寻求口部触觉刺激，经常把整个手塞在嘴里，或把玩具和其他物体放在嘴里玩等。功能性构音障碍儿童可能存在轻度至中度的口面部触觉低敏问题。

3. 混合性口部触觉敏感　有部分患儿可能同时伴有触觉超敏和弱敏。即在口部结构中，有些部分触觉超敏，而有些部分则触觉弱敏。例如，外部的脸颊和双唇可能是超敏的，而口腔内皮肤黏膜触觉是弱敏的，或者相反。功能性构音障碍儿童可能存在轻度至中度的混合性口面部触觉问题。

第二节　治疗流程与技术

一、适应证

1. 符合功能性构音障碍的诊断。

2. 构音器官形态无异常，无腭裂、错位咬合、严重的舌系带短缩；

3. 听力正常，但要注意轻度至中度听力障碍、高频突发性聋、高频区辅音的听力障碍，往往会出现构音异常。要除外这些原因。

4. 存在构音错误，且构音清晰度低于同年龄同性别正常儿童，构音错误已经固定化。但 2~4 岁儿童处于语音发育阶段，某些构音错误也可以认为是发育过程中未成熟的发音。因此，对于构音错误应该进行专业的评估，才能判断是否属于功能性构音障碍，从而尽早进行针对性的干预治疗。

二、治疗原则与形式

（一）治疗原则

1. 根据构音障碍的临床表现确定构音的治疗方向　FAD 患儿有不同程度的构音错误，通过评定找出构音错误的特点（是替代型、省略型、歪曲型还是混合型），根据声母、韵母的发音部位和发音方式，以及声调的发音特点，逐一进行矫正。

2. 根据口部触觉情况和口部运动特点确定口部治疗的方向　口部治疗的目的是促进 FAD 患儿口部触觉以及口部运动功能的正常化。当患儿的触觉超敏时，应该降低触觉敏感性，当患儿触觉低敏时，应该提高触觉敏感性。另外，口部治疗可以增加下颌、唇、舌、软腭的运动能力，使口部器官的各项运动趋于成熟，使灵活性和协调性增加。

3. 有针对性地进行训练　每例患者都是通过系统的、详细的评估，对评估结果进行分析，进而拟定针对性的治疗策略，设计有效的治疗方案，阶段性地进行治疗，遵从"评估—治疗—监控"的治疗模式。

4. 确定合适的训练强度和频次　依据 FAD 的评估结果、患儿言语障碍的严重程度及其年龄、性格、就学情况,合理安排其训练频次和强度。

5. 遵循构音发育规律,从易到难循序渐进进行　儿童构音发育一般遵循"唇音—塞音—塞擦音—边音"的规律,但有的儿童略有不同,依据发育的一般规律和儿童的个体差异性,从易到难地进行构音训练。

6. 治疗与家庭训练相结合,并在日常生活中泛化　家长是孩子陪伴者和照顾者,孩子在家庭中的时间也是最多的,因此康复治疗与家庭训练相结合的原则是至关重要的。言语治疗师必须和家长充分地沟通,并传授相关的康复知识和技能,布置家庭训练内容,督促家长完成,指导家长和患儿把已掌握的技能在日常生活中泛化,巩固疗效,提高康复效率。

(二)治疗形式

言语治疗形式是多样化,应该利用各种治疗形式和手段,最大限度地调动儿童的积极性和主动性参与到康复治疗中。功能性构音障碍康复治疗的形式主要包括个别化康复训练、小组康复训练和家庭康复训练,这三种治疗形式各有优缺点,应扬长补短、有机结合,才能发挥最大效能。(具体内容详见第三章第一节"言语障碍的治疗原则")

三、治疗流程和方法

(一)基本信息采集

基本信息包括患者的基本信息、语言发育史、家庭语言环境、家庭喂养情况、咀嚼功能、挑食情况、生活习惯,以及是否有家族史等。

(二)评估与监控

功能性构音障碍评估包括了患者基本信息采集、诊断评估与精准评估三部分。诊断评估作为阶段性评估,1~3个月为一个训练阶段,每个阶段的训练之后进行该评估,对比每个阶段性评估的结果,监控每个阶段的治疗效果。精准评估作为每次训练的前后测,跟踪训练的效果。

1. 患者基本信息采集　患者的基本信息需要采集患者的姓名、年龄、临床诊断、障碍类型、家庭信息、孕产史、既往病史、过敏史、康复史、用药史、主要言语症状等。

2. 诊断评估　包括言语嗓音功能(呼吸、发声、共鸣功能)诊断评估、口部运动功能评估、构音语音能力评估和口部触觉评估。

(1)言语嗓音功能(呼吸、发声、共鸣功能)诊断评估:包括对呼吸、发声、共鸣功能的评估。

1)言语呼吸功能评估:包括呼吸方式的判断、最长声时测试与最大数数能力测试,判断患儿的呼吸功能是否存在异常(具体内容详见第二章第二节"呼吸功能评估")。

2)发声功能评估:包括对音调、响度和音质的主观评估和客观测量。客观测量包括平均言语基频测试、嗓音声学测量以及电声门图测量。用于判断患者的发声功能是否存在异常(具体内容详见第二章第二节"发声功能评估")。

3)共鸣功能评估:包括口腔共鸣功能和鼻腔共鸣功能的主观评估和客观测量。主观评估包括/a/、/i/、/u/的听感评估与堵鼻测试。客观评估包括共振峰测量等。用于判断患者的共鸣功能是否存在。异常(具体内容详见第二章第三节"共鸣功能评估")

(2)构音语音能力评估:采用黄昭鸣-韩知娟"构音50词"汉语构音能力评估表进行评估。包括音位习得能力评估以及对音位对比能力评估,判断患儿构音能力所处阶段,以及构音错误走向,为治疗提供依据。(具体内容详见第二章第一节中的"普通话构音语音能力评估"）。

（3）口部运动功能评估:评估患者的下颌、唇和舌自然放松状态下、模仿口部运动状态下、言语状态下的生理运动是否正确,判断运动异常的类型,分析导致运动异常的原因,为治疗提供依据(具体内容详见第二章第一节"构音器官评估")。

（4）口部触觉评估:对病史进行采集以及用手、手指指腹或布依次刺激脸颊、鼻子、双唇、颈部等了解儿童的口部触觉情况。

3. 精准评估　精准评估包括音位习得精准评估、音位对比精准评估、构音运动功能精准评估和言语支持精准评估。通过对当次训练的前测与后测,跟踪每一次训练的有效性,主要为日康复计划的实施与监测提供服务(具体内容详见第二章第四节"言语障碍精准评估")。

（三）治疗流程

功能性构音障碍的治疗是在对构音器官的触觉情况、口部运动功能以及构音语音能力进行评估分析后,找出错误的发音方式和构音位置,制定与之相应的治疗方案,并采用各种方法进行针对性治疗的过程。它包括触觉功能异常的治疗、口部运动异常的治疗和构音异常的治疗三大部分。

（四）治疗方法

1. 言语嗓音功能训练　主要针对呼吸、发声和共鸣功能三部分进行基本放松训练和训练和对症训练。

（1）呼吸功能的基本放松训练包括呼吸放松训练。对症训练包括:①呼吸方式异常的纠正,主要通过生理腹式呼吸训练、"嗯哼"法等来进行训练;②呼吸支持不足的治疗,主要通过快速用力呼气法、缓慢平稳呼气法等来进行训练;③呼吸与发声不协调的治疗,主要通过唱音法和啭音法来进行训练(具体内容详见第三章第二节"言语呼吸障碍的治疗方法")。

（2）发声功能的基本放松训练包括发声放松训练。对症训练包括:①音调异常的治疗,主要通过音调感知训练、手指按压法法等进行训练;②响度异常的治疗,主要通过响度感知训练、用力搬椅法等来进行训练;③音质异常的治疗,主要通过喉部按摩法、咀嚼法等来进行训练(具体内容详见第三章第二节"言语发声障碍的治疗方法")。

（3）共鸣功能的基本放松训练包括口腔放松训练和鼻腔放松训练,分别对患者的下颌、唇、舌、软腭进行放松。对症训练包括:①口腔共鸣异常的治疗,主要通过后位音法、前位音法等来进行训练;②鼻腔共鸣异常的治疗,主要通过减少鼻音训练、口腔共鸣法等来进行训练(具体内容详见第三章第二节"言语共鸣障碍的治疗方法")。

2. 构音语音训练

（1）韵母音位的发音较为简单,因为除了鼻韵母外,其余的韵母皆为单纯的元音,发音时声道不会受到阻碍,仅涉及下颌、唇、舌不同位置的摆放及转换,因此通过口部运动治疗和构音运动治疗,基本能解决韵母音位的构音问题。训练流程包括发音认识、口部运动治疗和构音运动治疗三部分。

（2）声母音位的发音则较为复杂,需要两个不同部位形成不同程度的阻塞或约束,即患者首先必须明确是哪两个部位形成阻塞或约束,其次必须能理解、掌控这两个部位如何通过特定的运动形成特定程度的阻塞或约束,因此需要对患者进行系统有序的引导和训练。声母音位构音异常的矫治,应包括音位诱导、音位习得、音位对比和音位强化四个主要环节。

通过构音障碍康复训练仪或相关的卡片单音节、双音节、进行音节词以及短语句子的构

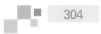

音练习,再利用构音重读训练强化和巩固目标音位,提高目标音在词语和句子中的清晰度,并在生活中泛化(具体内容详见第三章第二节"构音语音训练")。

3. 口部运动治疗 口部运动治疗是遵循运动技能发育原理,利用触觉和本体感觉刺激技术,促进口部结构(下颌、唇、舌)的感知觉正常化,抑制其异常的运动模式,从而建立正常的口部运动模式。口部运动治疗的目的就是建立"令人满意的"和"满意的"口部运动模式。并通过使用相应的口部运动训练器,辅助声母、韵母音位的习得,增加口腔内音位的感知功能。如/l/的音位感知,首先建立舌的上抬功能、上下交替运动功能,可以利用舌尖训练器进行辅助,建立/l/的本音和呼读音的建立,巩固其发音位置。(具体内容详见第三章第二节"口部运动治疗")。

4. 口部触觉训练 包括口部触觉技术、本体感觉刺激技术和口部探索游戏治疗,帮助儿童促进其口部结构(下颌、唇、舌)的感知觉正常化。口部触觉技术包括冷刺激法、热刺激法、振动法、触摸法、食物刺激法、视觉反馈法、刷皮肤法等。本体感觉刺激技术包括位置觉、运动觉、振动觉以及皮肤的精细触觉等。口部探索游戏治疗包括玩具治疗法、工具治疗法、冰块治疗法、毛巾治疗法、食物治疗法等。

四、注意事项

1. 2~5 岁是言语语言发育的关键期,因此"早发现、早诊断、早治疗"与功能性构音障碍的预后相关。

2. 治疗前需要进行详细的评估,康复训练应在评估后有针对性地进行。

3. 应按照正常儿童的发育规律,根据孩子的具体情况制订康复计划,治疗需要因人而异,切忌一概而论。

4. 对于功能性构音障碍儿童,家庭喂养情况以及生活环境的影响较大,在训练中同时要改正不良的喂养习惯和排除生活中不良环境的影响。

第三节 功能性构音障碍的治疗

功能性构音障碍常见类型有替代型构音障碍、省略型构音障碍、歪曲型构音障碍,以下分别介绍三类常见类型构音障碍治疗的案例示范。

一、替代型构音障碍治疗的案例示范

(一)基本信息采集

易××,男,5 岁 2 个月,G1P1,孕期无殊。高龄初产,孕 40 周顺产,出生体重 3 650g,出生时无明显异常。患儿运动功能发育同正常小儿,13 个月龄可独走,10 个月开始咿呀学语。2017 年 2 月,主诉:构音不清,就诊于某康复中心。

体格检查:神清,反应可。面容无殊,双肺呼吸音清,心律齐,心音可,心前区未及杂音。腹软,肝脾肋下未及肿大。四肢张力可,未引出病理反射。

辅助检查:格塞尔(GESELL)婴幼儿发展量表:动作能 DQ,粗大:80 分,精细:76 分,应物能 DQ:88 分,言语能 DQ:68 分,应人能 DQ:74 分,SM:10 分。儿童孤独症家长评定量表:62 分(排除自闭症)。儿童听觉发育行为测试:正常。

（二）诊断评估结果与分析

对儿童的诊断评估要在 ICF-CY 理论架构下进行综合评估，不仅要从身体功能和结构上进行评估，更重要的是要考虑活动和参与层面，同时也要考虑环境因素和个人因素。

1. 身体功能损伤与身体结构损伤　儿童在身体功能及身体结构上可能存在智力、言语、情绪行为、认知等方面的障碍。通过智力测试显示该儿童智力在正常范围（参见辅助检查），通过儿童孤独症评定排除孤独症可能，无情绪行为障碍；认知功能评定显示认知功能在正常范围，但儿童构音清晰度严重落后于同龄正常儿童，故康复障碍诊断：功能性构音障碍。该儿童需进行言语功能的详细评估，分别为呼吸、发声、共鸣、构音能力的评估，并对评估结果进行分析，确定阶段性康复方案。

（1）呼吸功能评估

1）主观评估：通过对患儿在平静状态和言语状态下的呼吸方式进行视觉和触觉感知，发现患儿在平静状态和言语状态下均采用腹式呼吸方式，提示呼吸方式正常。

2）客观测量：采用言语障碍测量仪对患儿的最长声时进行测量（图 7-3-1）以评价患儿的呼吸支持能力：得到患儿的 MPT 值为 3.2s（表 7-3-1），小于同龄正常儿童的参考标准，提示言语呼吸支持能力不足。

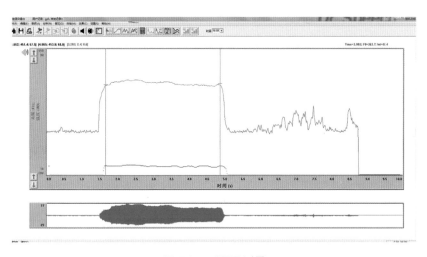

图 7-3-1　MPT 测量

表 7-3-1　MPT 测量结果

日期	第1次测 MPT₁	第2次测 MPT₂	MPT	MPT 最 小要求	MPT 训 练目标	相对年龄	腹式呼吸吗？
2.16	3.1s	3.2s	3.2s	4s	5s	5 岁	是

采用言语障碍测量仪对患儿的最大数数能力进行测量（图 7-3-2）以评价患儿的呼吸与发声的协调性：得到患儿的 MCA 值为 2.7s（表 7-3-2），小于同龄正常儿童的参考标准，提示患儿呼吸与发声功能不协调。

（2）发声功能评估

1）主观评估：对患儿的音调、响度和音质进行听觉感知评估，评估结果说明患儿在不同场合中音调正常、响度适中，且不存在明显的音质问题，即没有明显的气息声、嘶哑声、粗糙声等。

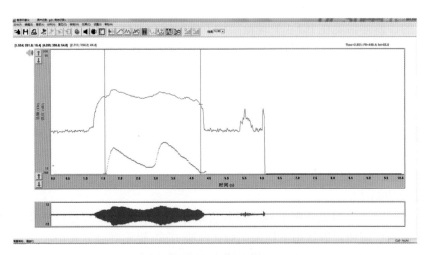

图 7-3-2　MCA 测量

表 7-3-2　MCA 测量结果

日期	第 1 次测 MCA₁	第 2 次测 MCA₂	MCA	MCA 最小要求	MCA 训练目标	吸气和呼气协调吗?
2.16	2.4s	2.7s	2.7s	3s	5s	不协调

2)客观测量:采用言语障碍测量仪测量患儿的言语基频以评估患儿的发声功能:发现患儿的言语基频符合同龄同性别正常儿童的参考标准,言语基频标准差也符合正常标准(表 7-3-3)。

表 7-3-3　言语基频测量结果　　　　　　　　　　　　　　单位:Hz

日期	平均言语基频 F_0	m−2σ	m−σ	F_0	m+σ	m+2σ	言语基频标准差 F_0SD	F_0SD 状况(偏小、正常、偏大)	言语基频范围训练目标	实际年龄	相对年龄
2.16	358	306	330	355	380	404	25	正常	200	5 岁	5 岁

另外,借助喉功能检测仪对患儿进行嗓音声学测量(表 7-3-4)和电声门图测量(表 7-3-5),测量结果显示发声功能正常,说明患儿不存在嘶哑声、气息声和粗糙声等嗓音问题,嗓音功能正常。

表 7-3-4　嗓音声学测量结果

日期	基频/Hz	基频标准差/Hz	基频微扰/%	幅度微扰/%	声门噪声/dB	能量比率/%	嘶哑声	粗糙声	气息声
2.16	348	1.99	0.25	21.26	−14.43	47%	0	0	0

参考标准:基频微扰:<0.5%;幅度微扰:<3%;基频标准差:<3Hz;声门噪声:<−10dB

表 7-3-5　电声门图测量结果

日期	基频/Hz	基频标准差/Hz	CQ 接触率/%	接触率微扰/%	CI 接触幂/%	接触幂微扰/%	声门关闭程度	声带振动规律性
2.16	350	2.10	57.12	0.46	−0.59	2.37	0	0

参考标准:接触率 CQ:50%~70%;接触率微扰 CQP:<3%;基频标准差:<2Hz

（3）共鸣功能评估

1）主观评估：对患儿的口腔共鸣功能和鼻腔共鸣功能进行听觉感知评估。让患儿用舒适的方式发/ɑ、i、u/三个音，主观听觉评估结果为不存在口腔共鸣障碍；采用堵鼻和非堵鼻状态下发/ɑ/和/m/，主观听觉评估显示患儿鼻腔共鸣功能正常。

2）客观测量：借助言语障碍测量仪对患儿发/i/、/u/时的共振峰进行客观测量来评估患儿的口腔共鸣功能：发现患儿/i/、/u/的第二共振峰 F_2 已达到同龄正常儿童的正常范围（表7-3-6、表7-3-7），提示不存在口腔聚焦的问题。

表 7-3-6　/i/的 F_2 测量结果　　　　　　　　　　　　　　　　单位：Hz

日期	F_2	m−2σ	m−σ	m	m+σ	m+2σ	错误走向
2.16	3 255	2 723	3 033	3 343	3 653	3 963	正常

表 7-3-7　/u/的 F_2 测量结果　　　　　　　　　　　　　　　　单位：Hz

日期	F_2	m−2σ	m−σ	m	m+σ	m+2σ	错误走向
2.16	1 033	224	499	774	1 049	1 324	正常

（4）构音语音能力评估：采用黄昭鸣-韩知娟"构音50词"汉语构音能力评估表对患儿的构音语音能力进行评估。评估结果表明儿童构音能力处于声母习得第二阶段，声母构音清晰度为47.8%，韵母清晰度为50%，汉语构音总清晰度为52.8%（表7-3-8），低于同龄正常儿童的参考标准。未习得的声母和韵母主要错误走向为替代，发音错误表现为固定状态，个别声母（如/r/）发音歪曲。其中，已习得的声母音位有/b/、/m/、/d/、/h/、/p/、/t/、/n/、/f/、/j/、/q/、/x/、/l/、/z/、/s/、/c/。未习得的声母音位有/g/、/k/、/r/、/zh/、/sh/、/ch/。未习得的韵母包括/ang/、/ing/、/uang/、/iao/，其他均已习得。声调均已习得（详细内容见附录7-1）。

表 7-3-8　汉语构音清晰度

类别	正确习得音位对数量	音位对总数	构音清晰度
汉语	19	36	52.8%
声母	11	23	47.8%
韵母	5	10	50%
声调	3	3	100%

（5）口部运动功能评估：分别对下颌、唇、舌等主要构音器官的运动功能进行评估。评估结果如下：

1）下颌：自然状态下，基本正常；模仿状态下，下颌向左、向右运动不稳定，下颌转换运动不充分；言语状态下，下颌分级运动不稳定；下颌触觉正常，咀嚼能力4级。

2）唇：自然状态下，基本正常；模仿状态下，圆唇、展唇运动不稳定，圆展交替运动不充分；言语状态下，圆展交替构音不充分。唇的触觉基本正常，本体觉较迟钝。

3）舌：自然状态下，基本正常；模仿状态下，舌尖无力，舌尖的前伸、上下、左右运动稳定性欠佳，舌的交替运动不充分，舌尖上抬下降不稳定，舌后部上抬不足，舌两侧缘上抬不足、舌叶上抬不稳定;言语状态下,舌的精细分化较差。口腔内触觉低敏,舌部本体觉迟钝。

2. 活动受限与参与局限 该儿童性格温和、开朗,与家人、幼儿园老师和小朋友之间能够主动沟通交流,但因发音不清,经常使他人无法理解,常使用手势动作等辅助表达,喜爱参与同龄儿童的游戏与学习,但不主动回答问题及发表意见,使其经常被他人忽略。由于发音不清,他不喜欢结交新朋友,不主动和外人打招呼,融入和参与活动受到一定影响。

3. 环境因素 该儿童自幼和父母一起生活在上海,父亲上班比较忙,和父亲相处时间较少,主要照顾者是母亲,交流和语言学习机会较单一,较少接触陌生环境及陌生人。进入普通幼儿园2年左右,可以参与同龄儿童的游戏与学习中,语言表达增加,但构音清晰度提高不明显。

4. 个人因素 自幼妈妈照顾周到,喂养精细,也比较受宠,所以该儿童自尊心强,生活依赖性大,一旦被批评或忽视容易生气、不理别人,影响其与同龄儿童的交流游戏。

5. 评估结果分析

(1) 呼吸功能:该儿童呼吸方式正常,但言语呼吸支持能力不足,呼吸与发声不协调,因此存在言语呼吸功能障碍。

(2) 发声功能:音调、响度、音质正常,嗓音功能正常,因此言语发声功能正常。

(3) 共鸣功能:口腔共鸣功能和鼻腔共鸣功能无明显异常。

(4) 构音语音能力:处于声母习得第二阶段,构音清晰度低于同龄正常儿童,构音错误走向主要为替代。因此该儿童的言语障碍诊断为功能性构音障碍(替代型)。

(5) 口部运动功能:构音器官结构形态无明显异常,但下颌、唇、舌在言语状态下运动不充分;口面部触觉正常,但口腔内黏膜触觉处于低敏。

(三) 治疗步骤

该儿童的言语障碍康复治疗主要包括三个环节,即个别化康复、小组康复和家庭康复,三个环节相互配合、相互衔接。个别化康复主要针对儿童呼吸、发声、共鸣所存在的问题进行针对性矫治并进行未习得音位的音位诱导训练;小组康复主要进行与个别化康复相配套的声母音位习得和音位对比训练;家庭康复则主要巩固强化个别化康复和小组康复内容并将训练内容迁移到日常生活中。

1. 个别化康复

(1) 治疗目标

1) 长期目标(8~12周):①呼吸、发声方面:MPT达到5.0s,MCA达到5.0s,达到同龄正常儿童的参考值;②口部运动方面:唇圆展交替运动4级,舌尖上下交替3级,舌根上抬4级以及增加口腔内黏膜触觉敏感性;③构音方面:感知并习得/g/、/k/发音位置,习得/g/、/k/的单音节词4个、双音节词3个以及韵母/ang/的音位感知和习得;④社会融入:增加与他人沟通的主动性。

2) 短期目标(1~2周):①呼吸、发声、共鸣方面:MPT达到3.8s,MCA达到3.2s,增加呼吸发声的协调性;②口部运动方面:圆唇运动4级,展唇运动4级,舌尖舔上唇3级,舌根上抬3级;提高舌触觉敏感性,促进舌前后运动;③构音方面:/g/的音位感知,以及/g/的单音节词、双音节词、三音节词习得;/ang/的音位感知;④社会融入:主动和老师进行交流对话。

(2) 治疗方案

1) 呼吸功能方面:①增加肺活量的训练:吹笛子、吹喇叭、吹蜡烛等;也可以指导患儿增加体能方面的训练,以增加肺活量;②最长声时训练:采用言语障碍矫治仪进行"最长声时"的游戏训练,如"买蛋糕游戏"(图7-3-3),当儿童在言语治疗师的指导下缓慢平稳持续发音时,小老虎持续前进;当持续发音时间达到言语治疗预先设定的目标值时,小老虎买蛋糕成功,则训练成功,反之则失败;③一口气数数训练:一口气尽可能多地数数,即"吸气——,1、2、3……;吸气——,1、2、3、4……";④哼音训练:吸气——,发i或u的哼音,伴随着声调和响度的起伏变化,像螺旋一样尽可能长的发音,目的是增加呼吸与发声的协调能力;⑤重读训练:采用慢板节奏Ⅱ或行板节奏Ⅰ,结合核心韵母进行重读训练,提高儿童的呼吸与发声协调性。如:"i-I-i"(图7-3-4)。

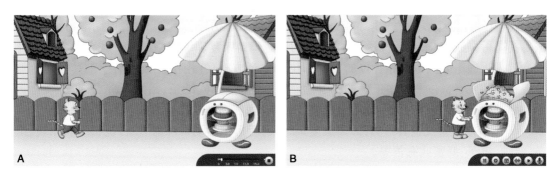

图7-3-3 最长声时训练
A.发声持续界面;B.训练成功界面

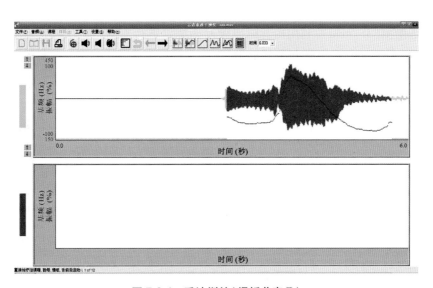

图7-3-4 重读训练(慢板节奏Ⅱ)

2)发声功能、共鸣功能方面:儿童在发声、共鸣方面未见明显异常,所在治疗过程中应通过听觉感知监控儿童的音调、响度和嗓音音质以及口腔共鸣和鼻腔共鸣。若治疗过程中发现中发现可能存在问题,应再次进行功能评估并开展针对性训练。

3)构音语音、口部运动方面:主要开展未习得韵母音位和声母音位的音位诱导训练,同时结合口部运动治疗提高口腔内黏膜的触觉敏感性,增加舌的运动能力和感知能力,促进舌根上抬,舌尖抵住硬腭等运动,促进下颌分级运动、圆展唇交替运动,及下颌、唇、舌在言语中的协调性。主要以韵母音位/ang/、/ing/的诱导和声母/g/、/k/的诱导为例来进行说明。

A. 口部运动训练:①利用温度(冰刺激)、毛刷、振动器等增加口腔内黏膜的敏感性,促进舌的前后运动;②用漱口法、模仿咳嗽法,以及舌中线刺激法促进舌根上抬运动;③使用舌后位训练器辅助患儿发出"gaga、kaka"等音,强化舌根上抬运动。

B. 韵母音位/ang/、/ing/的诱导:①由于该儿童已习得前鼻韵母/an/、/in/,但是后鼻韵母/ang/、/ing/未能掌握,所以先进行/an-ang/和/in-ing/音位对比训练,如"篮--狼""贫--瓶"等;②结合口部运动治疗促进舌的后缩,同时软腭向下运动,发出后鼻韵母;③最后,结合后鼻韵母的重读治疗巩固发音,如/ing-ING-ing/,樱桃;/ing-ING-ANG-ANG/,铃铛。

C. 声母音位/g/、/k/的诱导:①利用口部运动治疗诱导舌后部上抬,使用漱口法、抵抗法等提高舌根肌力;②在音位诱导方面,借助构音障碍康复训练仪中的发音教育视频帮助儿童通过视听通道来认识目标音位的发音部位和发音方式;③用压舌板或治疗工具辅助儿童掌握正确的发音部位并建立正确的构音运动;④最后借助吹纸条、蜡烛等游戏,通过视觉提示和触觉感知帮助患儿习得/g/不送气塞音和/k/送气塞音的发音方式。

(3) 治疗设备及辅具:构音障碍康复训练仪、舌后位运动训练器、压舌板、牙刷、冰块、纸条、蜡烛、笛子、蜂蜜或海苔等。

(4) 治疗过程:整个治疗过程一般为8~12周(长期目标),每周根据儿童接受能力和家庭情况合理安排个别化康复训练次数,每次训练进行35~50min为宜。治疗主要以声母音位诱导训练为主线开展,同时结合言语呼吸训练、最长声时训练和韵母诱导训练,下面仅以一次个别化康复训练过程(声母/g/音位诱导)为例进行详细讲解。

1) 训练前测(3~5min):利用构音障碍康复训练仪进行前测(图7-3-5),选择前测语料"/ga/嘎、/gu/骨、/gao/高",通过复述的形式,让儿童每个音节说三次并录音,记录音位/g/发音的正确与否并计算正确率(表7-3-8)。

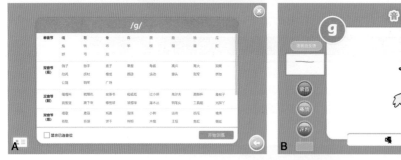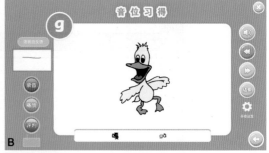

图 7-3-5　个别化康复训练前测
A. 选择语料;B. 进行前测

2) 呼吸功能训练(5~10min):首先根据儿童的兴趣和呼吸能力选择难度合适的笛子或喇叭进行肺活量训练,也可以采用蜡烛进行呼吸控制训练;然后进行最长声时训练,采用言语治疗矫治仪,设定训练目标 MPT 为 3.5s,进行"最长声时"的游戏训练,如果达到目标,给予奖励,并进一步增加难度,延长训练目标。

3) 口部运动治疗(5~10min):首先用毛刷蘸取少量冰水从后往前刷舌面、用振动牙具分别刺激舌的不同部位增加口腔内黏膜的敏感性。然后指导患儿用吸管吸黏稠的食物(如酸奶、果汁)促进舌后缩,或用仰头漱水法、舌中线刺激法(图 7-3-6)等促进舌根上抬运动。最后可应用舌后位运动训练器辅助舌根上抬运动。

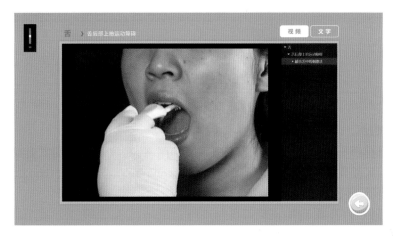

图 7-3-6　舌中线刺激法

4)/g/的音位诱导(10~20min):首先借助构音障碍康复训练仪中的发音教育视频(图 7-3-7),帮助儿童通过视听通道来认识目标音位/g/发音部位和发音方式,引导儿童注意观察发/g/音时舌的运动、气流的变化等。其次借助压舌板或舌后位运动训练器,向下向后压住患儿舌前部,诱导患儿舌根抵住软腭,并能维持 3s 以上,从而使得儿童找到正确的发音部位并建立正确的构音运动。最后可在辅助下指导患儿发出/ga ga/音。

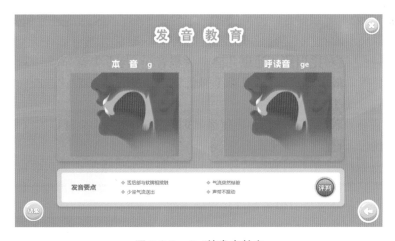

图 7-3-7　/g/的发音教育

5)训练后测(3~5min):后测语料、方式和结果记录与前测相同(表 7-3-9)。

2. 小组康复　本案例中,该儿童是通过智慧小组康复模式来进行与个别化康复相配套的声母音位习得和音位对比训练(具体内容参见第三章第一节"治疗形式)。

若言语治疗师不具备采用智慧小组康复模式进行训练的条件,可采用传统小组康复的形式,将障碍特点相近、能力相当的几名患者组成小组,由一名言语治疗师同时对这个小组进行康复。具体的训练目标与康复内容与智慧小组康复模式一致。

表 7-3-9　个别化康复训练前后测结果

日期	阶段	音位	语料	音位习得情况					
				前测	错误走向	正确率	后测	错误走向	正确率
2.28	二	/g/	嘎	000	d	11.1%	101	d	55.6%
			骨	010	d		101	d	
			高	000	d		001	d	

记录说明:每个词语测三次,正确记为1,错误记为0;错误走向——正确"√";歪曲"⊗";遗漏"⊖";替代:实发音

（1）治疗目标

1）长期目标(8~12周):①能正确感知声母/g/、/k/、/zh/、/r/的发音位置,分别习得单音节词4个、双音节词2个;②能正确进行韵母/ang-an/、/ing-in/、/uang-uan/的音位对比,习得后鼻韵母/ang/的单音节3个。

2）短期目标(1~2周):能正确习得与声母音位/g/、/k/相关的单音节词、双音节词和三音节词,习得正确率达到50%以上。

（2）治疗方案:主要进行未习得声母音位/g/、/k/、/zh/、/r/相关单音节词、双音节词和三音节词的习得训练。以/g/的音位习得训练为例进行说明。

1）首先采用言语重读干预仪进行/g/和核心韵母结合的慢板节奏Ⅱ训练,如"/ga-GA-ga/-嘎""/gu-GU-gu/-鼓"等,诱导发出嘎/ga/、鼓/gu/等单音节词。

2）再按照难易程度结合慢板节奏Ⅱ依次进行/g/的单音节、双音节前、双音节后、三音节前、三音节后、三音节中的词语习得训练。在训练过程注意监控言语支持能力,即呼吸、发声等言语支持能力。

3）因该儿童的主要错误走向为替代,将/g/发成了/d/。因此需进行/g-d/的音位对比训练。首先针对/g/-/d/这一音位对进行听觉识别训练,确保儿童可以在听觉上将两个音位识别出来,再进行音位对比训练。让患儿感知舌根音/g/与舌尖音/d/不同的发音部位,如"高-刀""骨-堵"等。最后,结合行板节奏Ⅰ强化音位对的习得和对比,如/ga-GA-GA-GA/、/da-DA-DA-DA/、/ga-DA-GA-DA/等。

（3）治疗设备及辅具:压舌板、舌后位运动训练器、构音障碍康复训练仪小组康复设备、言语障碍测量仪、言语重读干预仪等。

（4）治疗过程:整个治疗过程可持续8~12周,每周小组康复训练次数也是根据儿童能力情况和家庭情况来安排,一次训练进行35~50min为宜。主要进行声母音位的音位习得训练,下面将以声母/g/的音位习得为例进行详细介绍。

1）训练前测与训练内容分配(5~10min)

A. 音位习得能力前测:由中高级言语治疗师借助构音障碍康复训练仪小组康复设备的主控端来进行前测(图7-3-8),选择前测语料"嘎、哥、骨、高、盖",通过复述的形式,让儿童每个音节说三次并录音,记录音位/g/发音的正确与否和错误走向并计算正确率(表7-3-10)。

B. 言语支持能力前测:采用言语障碍测量仪进行言语支持能力的前测,包括停顿起音、音节时长和音调变化的测量:①停顿起音的测量要求儿童连续说词语,第一次以正常呼吸进行停顿(适中),发音为"嘎-正常呼吸-嘎",第二次以深呼吸进行停顿(缓慢),发音为"嘎-深呼吸-嘎",采用实时言语测量仪测量两次词语之间的停顿时间并比较(图7-3-9);②音节时长的测量要求儿童第一次以习惯发音发/ga/,第二次延迟韵母发音发/ga——/,采用实时言

语测量仪测量并比较两次的发音时长(图7-3-10)。音调变化的测量则要求儿童第一次以习惯音调发/gɑ/,第二次提高音调发/gɑ/,采用实时言语测量仪测量并比较两次发音的平均基频(图7-3-11)。三种测量均是比较两次的测量结果是否有明显差异,差异明显是指两次测量的差异至少大于10%,发现儿童三种测量均差异明显(表7-3-12),说明其具备较好的言语支持能力,可不再进行针对性训练和后测。

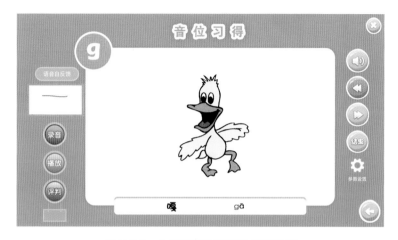

图7-3-8　小组康复音位习得训练前测

表7-3-10　小组康复言语支持训练前测结果

日期	发音状态	语料	前测		差异
3.5	停顿起音(适中-缓慢)	嘎	0.5s	1.9s	Y
	音节时长(习惯-延长)	嘎	0.6s	6.1s	Y
	音调变化(习惯-高/低)	嘎	343Hz	496Hz	Y

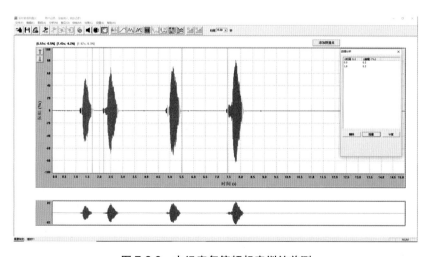

图7-3-9　小组康复停顿起音训练前测

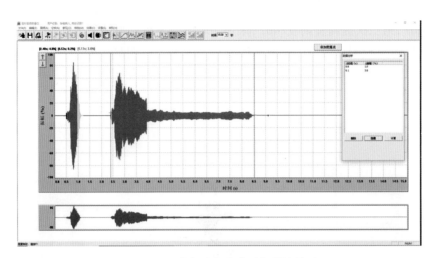

图 7-3-10   小组康复音节时长训练前测

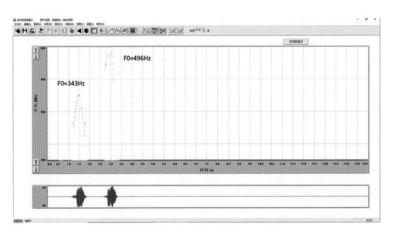

图 7-3-11   小组康复音调变化训练前测

C. 训练内容分配:根据前测结果和儿童的学习能力及其状态,选择训练语料"嘎、哥、骨、高、盖"(图 7-3-12),并发送给小组终端。

2)/g/的单音节习得训练(20～25min):首先进行核心韵母的慢板节奏Ⅱ训练,如"/ga-GA-ga/-嘎""/gu-GU-gu/-鼓"等,诱导发出嘎/ga/、鼓/gu/、哥/ge/等单音节词。可以从"重读治疗法教程"中选择样板音频如/a-A-a/,再结合声韵组合嘎/ga/、骨/gu/让儿童进行模仿匹配训练,如"/g-A-a/-嘎"。也可以利用言语重读干预仪由言语治疗师录制样板音频如"/g-A-a/-嘎",再由儿童进行模仿匹配。当儿童能够较好地发出嘎/ga/、骨/gu/、哥/ge/后可借助构音障碍康复训练仪小组终端进行其他几个单音节词的习得训练(图 7-3-13),在训练过程中可以将儿童的发音录制下来并播放给儿童听,利用听觉反馈来强化儿童/g/的单音节词习得。再按照难易程度结合慢板节奏Ⅱ依次进行/g/的单、双、三音节词训练。

3)训练后测(3～5min):音位习得能力后测的语料、方式和结果记录与前测相同(表 7-3-11)。

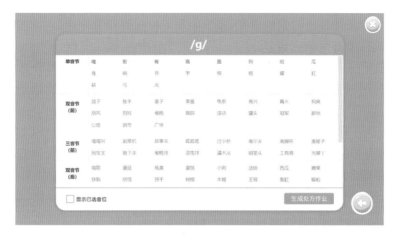

图 7-3-12 主控端分配训练内容

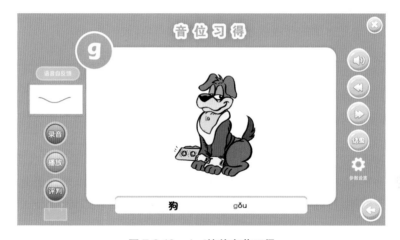

图 7-3-13 /g/的单音节习得

表 7-3-11 小组康复音位习得的训练前后测记录

日期	阶段	音位	语料	音位习得情况					
				前测	错误走向	正确率	后测	错误走向	正确率
			嘎	000	d		011	d	
			哥	010	d		011	d	
3.8	二	/g/	骨	110	d	20%	101	d	73.3%
			高	000	d		101	d	
			盖	000	d		111	√	

记录说明:每个词语测三次,正确记为1,错误记为0;错误走向——正确"√";歪曲"⊗";遗漏"⊖";替代:实发音

3. 家庭康复

（1）家庭康复内容

1）巩固和强化机构康复内容:若借助构音障碍康复训练仪小组康复设备来开展康复训

练时,可由言语治疗师根据儿童每次康复训练的完成情况选择对应的、合适的训练内容生成扫码作业并指导家长如何进行家庭康复,家长使用手机扫码获取作业后,可按照言语治疗师的指导借助扫码作业开展家庭康复。

若不具备这些条件,可由言语治疗师根据儿童的训练完成情况选择合适的训练内容和比较简单易操作的训练方法告知家长,并对家长进行指导,由家长按照言语治疗师要求开展家庭康复。

2）日常生活迁移:利用实际场景进行康复训练,可在实际生活场景中(如家里、超市、餐厅等)进行训练内容的迁移泛化,场景可以是实际发生的,也可以由家长刻意安排。比如布置“开、关”的游戏让儿童在家里练习和巩固/g/、/k/的词语,在游戏中主要表达“开门/关门、开窗/关窗、开灯/关灯”等。或利用家中的人物称呼、喜欢的动物、食物,如“外公、姑姑、哥哥、小狗、糕点、蛋糕、饼干”等进行迁移训练,强化儿童“/g/”的发音和运用。

（2）家庭康复指导

1）指导家长如何使用扫码作业,并教导家长学会简单易操作的康复技能来巩固强化机构康复。

2）指导家长学习简单的呼吸放松训练操和口部器官放松操。

3）帮助家长学会观察并了解儿童的需求和功能。

4）从儿童最感兴趣的事物出发,鼓励其接受陌生环境及新朋友。

5）学习行为干预策略,不强迫儿童交流。

6）鼓励儿童在交流过程中使用语言,并在正确的时机纠正儿童的错误构音。

（四）康复疗效跟踪监控

1. 康复疗效跟踪　每次进行康复治疗时都应进行前后测以监控本次治疗的效果,比如,患儿进行/g/构音训练时一周的康复疗效跟踪(表7-3-12),可以发现患儿每次训练后测的正确率都高于前测,且随着训练次数增加正确率总体呈现上升态势,证明了康复治疗的即时有效性。

表 7-3-12　一周康复疗效跟踪

日期	音位	声韵组合	音位习得情况					
			前测	错误走向	正确率	后测	错误走向	正确率
		嘎	000	d		100	d	
		哥	000	d		010	d	
2.20	/g/	骨	100	d	6.7%	101	d	33.3%
		高	000	d		000	d	
		盖	000	d		001	d	
		嘎	100	d		111	√	
		哥	011	d		011	d	
2.21	/g/	骨	111	√	46.7%	111	√	80%
		高	000	d		101	d	
		盖	100	d		110	d	

续表

日期	音位	声韵组合	音位习得情况					
			前测	错误走向	正确率	后测	错误走向	正确率
		盖	111	√		111	√	
		姑妈	100	d		111	√	
2.22	/g/	鸽子	000	d	53.3%	111	√	86.7%
		胳膊	110	d		101	d	
		给你	100	d		011	d	
		胳膊	111	√		111	√	
		给你	110	d		111	√	
2.23	/g/	搞笑	000	d	46.7%	001	d	73.3%
		桂花	010	d		011	d	
		橄榄	010	d		101	d	
		搞笑	110	⊗		111	√	
		胖哥	010	⊗		111	√	
2.24	/g/	饼干	110	⊗	40%	111	√	80%
		鬼怪	010	⊗		101	√	
		糕点	000	⊗		100	⊗	

2. 治疗效果评估 经过 3 个月的康复治疗后再次对患儿的言语功能进行评估,从而对这段时间的康复效果加以评价。因康复治疗前的诊断评估结果显示该患儿存在言语呼吸功能较差、口部运动落后、构音清晰度低于同龄同性别正常儿童等问题,故本次效果评估围绕这三个方面进行,评估结果可见表 7-3-13、表 7-3-14。

表 7-3-13 MPT 测量结果

日期	第 1 次测 MPT₁	第 2 次测 MPT₂	MPT	MPT 最小要求	MPT 训练目标	相对年龄	腹式呼吸吗?
2.16	5.0s	5.3s	5.3s	4s	5s	5 岁	是

表 7-3-14 MCA 测量结果

日期	第 1 次测 MCA₁	第 2 次测 MCA₂	MCA	MCA 最小要求	MCA 训练目标	吸气和呼气协调吗?
5.16	4.8s	5.0s	5.0s	3s	5s	协调

(1) 呼吸功能评估:①主观评估发现患儿的呼吸方式为腹式呼吸,言语呼吸能力增强,一口气数数能力增强,呼吸功能得到改善。②客观测量:MPT 为 5.3s(表 7-3-13),MCA 为 5.0s(表 7-3-14),达到正常儿童的参考标准,说明言语呼吸功能正常。

(2) 构音语音能力评估:3 个月康复治疗前后构音语音能力评估结果比较如表 7-3-15

所示。评估结果显示汉语构音清晰度为83.3%,达到同龄正常儿童参考标准,较康复治疗前(构音清晰度52.8%)有显著的提高。由此可见该患儿的功能性构音障碍得到很大程度的改善(详细内容见附录7-2)。

表7-3-15　治疗前后构音语音能力评估结果比较

类别	治疗前			治疗后		
	正确习得对数	总对数	构音清晰度	正确习得对数	总对数	构音清晰度
汉语	19	36	52.8%	30	36	83.3%
声母	11	23	47.8%	18	23	78.3%
韵母	5	10	50%	9	10	90%
声调	3	3	100%	3	3	100%

(3) 口部运动功能评估:口部运动功能总分为85.6%,较治疗前(75.76%)有显著提高。下颌左右运动能力增强,下颌分级运动改善;唇圆展交替运动改善,唇的触觉、本体觉基本正常;舌前伸、上下、左右运动增强,舌尖上抬下降运动良好,舌后部上抬3级接近正常,舌精细运动能力增强,口腔内黏膜触觉敏感性增加,触觉正常(表7-3-16)。

表7-3-16　口部运动功能评估结果

下颌运动功能		唇运动功能		舌运动功能			
项目	得分	项目	得分	项目	得分	项目	得分
自然状态	4/4	自然状态	4/4	自然状态	4/4	舌尖左右交替	3/4
咬肌肌力	4/4	流涎	4/4	舌肌力检查	3/4	舌尖前后交替	3/4
向下运动	4/4	唇面部肌群肌力	4/4	舌尖前伸	3/4	舌尖上下交替	3/4
向上运动	4/4	展唇运动	4/4	舌尖舔下颌	3/4	马蹄形上抬模式	3/4
向左运动	3/4	圆唇运动	4/4	舌尖舔上唇	3/4	舌两侧缘上抬模式	3/4
向右运动	3/4	唇闭合运动	4/4	舌尖舔上齿龈	3/4	舌前部上抬模式	3/4
前伸运动	4/4	圆展交替运动	3/4	舌尖舔左嘴角	3/4	舌后部上抬模式	3/4
上下连续运动	4/4	唇齿接触运动	3/4	舌尖舔右嘴角	3/4		
左右连续运动	4/4			舌尖舔硬腭	3/4		
下颌总分	34/36	唇总分	30/32	舌总分			49/64
口部运动功能总分		113/132＝85.6%					

同样经过这段时间的康复治疗,在言语治疗师和家长的共同努力下,患儿交流的主动性和积极性在不断提高,与同龄儿童的互动也增加了,从而使其生活质量得到了提高。

二、省略型构音障碍治疗的案例示范

(一)基本信息采集

严××,男,6岁6个月,剖宫产、足月出生,出生时无明显异常。2017年6月,主诉:发音不清,就诊于上海××康复中心,构音器官未见明显器质性异常。目前就读于正常学校一年级,常因发音不清造成与他人沟通交流出现问题。

（二）诊断评估结果与分析

对儿童的诊断评估要在 ICF-CY 理论架构下进行综合评估,不仅要从身体功能和结构上进行评估,还要考虑活动和参与层面,同时也要考虑环境因素和个人因素。

1. 身体功能损伤与身体结构损伤　儿童在身体结构无障碍,身体功能方面构音器官存在口腔感知觉超敏、自然言语时声音响度较小、构音不清等言语功能障碍,应从儿童呼吸、发声、共鸣、构音能力等方面进行言语功能评估。言语功能评估主要包括主观评估和客观测量。由于主观评估受到的影响因素较多,因此必须与客观测量相结合。通过对主观评估和客观测量结果进行综合分析,才能得到精准的评估结果,并为康复方案的制定提供依据。客观测量一般主要采用言语障碍测量仪和喉功能检测仪进行,可利用数字信号处理技术和实时反馈技术对言语声波信号进行实时定量测量,测量数据精准有效。

（1）呼吸功能评估

1）主观评估:分别对患儿在平静状态和言语状态下的呼吸方式进行视觉和触觉感知的主观评估:发现患儿在两种状态下均采用腹式呼吸方式,提示呼吸方式正常。

2）客观测量:通过测量患儿的最长声时来评价患儿的呼吸支持能力:患儿的 MPT 值为 8.3s(表 7-3-17),已达到同龄正常儿童的参考标准,提示言语呼吸支持能力正常。

表 7-3-17　MPT 测量结果

日期	第 1 次测 MPT$_1$	第 2 次测 MPT$_2$	MPT	MPT 最小要求	MPT 训练目标	相对年龄	腹式呼吸吗?
6.27	8.3s	7.9s	8.3s	6s	6.9~7.9s	6 岁	是

通过测量患儿的最大数数能力来评价患儿呼吸与发声的协调能力:患儿的 MCA 值为 6.9s(表 7-3-18),已达到同龄正常儿童的参考标准,提示患儿不存在呼吸与发声协调性的问题。

表 7-3-18　MCA 测量结果

日期	第 1 次测 MCA$_1$	第 2 次测 MCA$_2$	MCA	MCA 最小要求	MCA 训练目标	吸气和呼气协调吗?
6.27	6.7s	6.9s	6.9s	3s	6s	协调

（2）发声功能评估

1）主观评估:主要对儿童的音调、响度和音质进行听觉感知评估,经评估发现该儿童音调正常、响度适中,且未见存在异常的音质,如气息声、嘶哑声、粗糙声等。

2）客观测量:首先通过对患儿的言语基频进行测量来评估患儿的音调水平。发现患儿的言语基频为 331Hz,符合同龄正常儿童的参考标准,言语基频标准差也处于正常范围(20~35Hz)内(表 7-3-19)。

表 7-3-19　言语基频测量结果　　　　　　　　　　　单位:Hz

日期	平均言语基频 F_0	m-2σ	m-σ	F_0	m+σ	m+2σ	言语基频标准差 F_0SD	F_0SD 状况(偏小、正常、偏大)	言语基频范围训练目标	实际年龄	相对年龄
6.27	331	268	297	325	353	382	30	正常	200	6 岁	6 岁

借助喉功能检测仪分别对患儿进行嗓音声学测量(表 7-3-20)和电声门图测量(表 7-3-21),发现基频微扰、幅度微扰、基频标准差、声门噪声以及接触率、接触率微扰等均处于正常值范围内,说明患儿不存在嘶哑声、气息声和粗糙声等嗓音问题,嗓音功能正常。

表 7-3-20　嗓音声学测量结果

日期	基频/Hz	基频标准差/Hz	基频微扰/%	幅度微扰/%	声门噪声/dB	能量比率/%	嘶哑声	粗糙声	气息声
6.27	329	2.19	0.36	2.35	−15.45	37%	0	0	0

参考标准:基频微扰:<0.5%;幅度微扰:<3%;基频标准差:<3Hz;声门噪声:<−10dB

表 7-3-21　电声门图测量结果

日期	基频/Hz	基频标准差/Hz	CQ 接触率/%	接触率微扰/%	CI 接触幂/%	接触幂微扰/%	声门关闭程度	声带振动规律性
6.27	334	1.97	63.27	1.23	−0.55	2.26	0	0

参考标准:接触率 CQ:50%~70%;接触率微扰 CQP:<3%;基频标准差:<2Hz

(3) 共鸣功能评估

1) 主观评估:主要包括口腔共鸣功能和鼻腔共鸣功能两项评估。让患儿用舒适的方式发/ɑ、i、u/三个音进行口腔共鸣评估,主观听觉评估结果为不存在口腔共鸣障碍;然后通过让患儿在堵鼻和非堵鼻状态下发/ɑ/和/m/,主观听觉评估显示患儿鼻腔共鸣功能正常。

2) 客观评估:借助言语障碍测量仪对患儿发/i/时的共振峰进行客观测量来评估患儿的口腔共鸣功能:发现患儿/i/的第二共振峰 F_2 为 3 077Hz,已达到同龄正常儿童的正常范围(表 7-3-22),不存在口腔聚焦的问题。

表 7-3-22　/i/的 F_2 测量结果　　　　　　　　　　　　　　单位:Hz

日期	F_2	m−2σ	m−σ	m	m+σ	m+2σ	错误走向
6.27	3 077	2 807	3 097	3 387	3 677	3 967	正常

(4) 构音语音能力评估:构音语音能力评估发现患儿的汉语构音清晰度为 66.7%(表 7-3-23),低于同龄健听儿童参考标准。评估发现该患儿未习得的声母和韵母主要错误走向为遗漏,未习得韵母/an/、/ang/、/in/、/ing/、/uan/和/uang/。该患儿未习得的声母包括/l/、/z/、/s/、/r/、/c/、/zh/、/ch/、/sh/。该患儿对四个声调均已习得。(详细内容可见附录 7-3)

表 7-3-23　汉语构音清晰度

类别	正确习得音位对数量	音位对总数	构音清晰度
汉语	24	36	66.7%
声母	16	23	69.6%
韵母	5	10	50%
声调	3	3	100%

(5) 口部运动功能:分别对下颌、唇、舌等主要构音器官的运动功能进行评估。评估结果如下:

1）下颌：自然状态下，基本正常；模仿状态下，下颌向左、向右、前伸运动不稳定，下颌上下、左右转换运动不充分；言语状态下，基本正常。

2）唇：自然状态下，基本正常；模仿状态下，能完成展唇、圆展交替、唇齿接触动作但不稳定；言语状态下，基本正常。

3）舌：自然状态下，基本正常；模仿状态下，舌尖和舌两侧缘肌力较弱无力，舌尖的前伸、上下、左右的单一运动和转换运动稳定性均欠佳且运动不充分，舌前部和舌两侧上抬运动不稳定、运动幅度小，言语状态下，舌的精细分化较差。

2. 活动受限与参与局限　该儿童在说和交谈时表现为活动受限及参与局限，同学听不清他说话而排斥与他一起玩，语文课老师多次建议家长带其至医院进行言语矫治。家长诉其吃东西时经常会有干呕的表现，不喜欢吃一些硬的、大块的食物。

3. 环境因素　该儿童与同龄孩子相比，朋友的数量不足，表现为班级的很多学生不喜欢和他一起玩，其他环境方面尚可满足。目前该儿童暂未有任何情绪性格方面的异常。

4. 个人因素　该儿童年龄为 6 岁半，因此可暂不考虑个人因素。

5. 评估结果分析

（1）呼吸功能：该儿童呼吸方式正常，具备充足的呼吸支持能力，呼吸与发声协调，因此言语呼吸功能正常。

（2）发声功能：音调、响度、音质正常，嗓音功能正常，因此言语发声功能正常。

（3）共鸣功能：口腔共鸣和鼻腔共鸣功能无明显异常。

（4）构音语音能力：处于声母习得第四阶段，构音清晰度低于同龄正常儿童，构音错误走向主要为遗漏。因此该儿童的言语障碍可诊断为遗漏型功能性构音障碍。后续康复治疗应对口腔感知觉超敏进行治疗，同时建立正常的构音运动模式，围绕其未习得的音位开展构音训练，以达到遗漏型功能性构音音节从无到有的目的。

（5）口部运动功能：构音器官形态无明显异常，但下颌、唇、舌运动的稳定性有待加强。

（三）治疗步骤

该儿童的言语康复治疗主要包括三个环节，即个别化康复、小组康复和家庭康复，三个环节互相配合、互相衔接。个别化康复主要对儿童的口腔超敏进行脱敏及下颌、唇、舌等构音器官的肌肉力量和运动控制能力进行针对性的矫治，在此基础上进行未习得音位的诱导训练。小组康复主要进行与个别化康复相配套的声母音位习得训练；家庭康复则主要巩固强化个别化康复和小组康复内容，并将训练内容迁移到日常生活中。

1. 个别化康复

（1）治疗目标

1）长期目标（8~12 周）：①口部运动方面：口腔超敏得到改善，口部运动和构音运动达到正常模式；②构音语音方面：能正确诱导出未习得的/an／、/ang／、/in／、/ing／、/uan／、/uang／等韵母音位和/l／、/z／、/s／、/r／、/c／、/zh／、/ch／、/sh/等声母音位。

2）短期目标（1~12 周）：①口部运动方面：口腔超敏正常化，下颌和唇的稳定性达到正常水平，舌运动功能有改善；②构音语音方面：诱导出韵母音位/an／、/uan／，和声母音位/l／、/z／、/c/。在训练过程中，将构音运动与构音语音紧密结合起来。

（2）治疗方案

1）呼吸、发声、共鸣方面：儿童呼吸、发声、共鸣功能未见明显异常，所以在治疗过程中应通过听觉感知来监控儿童的呼吸方式、呼吸支持能力和呼吸发声的协调性以及儿童的音调、响度和嗓音音质以及共鸣功能。若在治疗过程中发现可能存在问题,应再次进行功能评估并开展针对性训练。

2) 口部运动方面:首先针对儿童存在的口腔超敏进行脱敏治疗。其次,针对下颌、唇、舌的运动障碍进行训练,建立正常构音运动模式。

A. 口腔脱敏:采用冷刺激法、热刺激法、深压法、食物刺激法等方法对口腔进行脱敏治疗。

B. 口部运动:采用抵抗法,进行下颌向左、向右和向前运动的肌肉力量训练;通过微笑-皱眉-微笑-皱眉的方法为原则进行唇的圆展交替训练;采用刷舌、抵抗法、舌运动障碍针对性治疗等方法进行舌肌力量和运动控制能力的训练。

3) 构音语音方面:主要开展未习得韵母音位和声母音位的音位诱导训练,主要以韵母音位/an/、/ang/的诱导和声母/l/、/z/和/c/的诱导为例来进行说明。

A. 韵母音位/an/、/ang/的诱导:儿童单韵母/a/和声母/n/均正确构音,而复韵母/an/、/ang/音不能构出,考虑构音器官的轮替运动障碍。因此,在口部运动治疗的基础上,复韵母的音位诱导以构音运动治疗为主,结合重读治疗进行,如/a-A-a/、/a-A-A-A/、/an-AN-an/、/an-AN-AN-An/。

B. 声母/l/的诱导:构音运动方面,借助压舌板和舌尖训练器使用推舌法、抵抗法等强化舌尖力量,并刺激舌两侧缘,使用舌尖运动运动器帮助患儿提高舌尖上抬与下降的能力;音位诱导方面:使用舌尖运动运动器,诱导患儿舌尖上抬抵住硬腭前部,舌尖快速下降的同时发/l/音;通过将手放置在喉部的触觉感知,进行浊音的发音方式训练。

C. 声母音位/z/、/c/的诱导:在口部运动方面,可使用推舌法、抵抗法等提高舌尖肌力,还可借助舌尖运动训练器进行舌前伸运动治疗帮助提高儿童的舌尖前伸能力。在音位诱导方面,首先通过观看发音教育视频引导儿童认识发音部位和发音方式;然后借助舌尖运动训练器或压舌板诱导患儿舌尖抵住下齿龈内侧,舌两侧上抬,使儿童掌握正确的发音部位并建立正确的构音运动;最后借助吹纸条、蜡烛等游戏,通过视觉提示和触觉感知帮助患儿习得/z/不送气塞擦音和/c/送气塞擦音的发音方式。

(3) 治疗设备及辅具:构音障碍康复训练仪,舌尖运动训练器、压舌板、乳胶牙刷、蜂蜜或海苔等。

(4) 治疗过程:整个治疗过程可持续8~12周,每周根据儿童能力情况和家庭情况来安排个别化康复训练次数,每次训练进行35~50min为宜。治疗主要以声母音位诱导训练为主线开展,同时结合韵母诱导训练,下面仅以一次个别化康复训练过程(遗漏声母/l/的音位诱导)为例进行详细讲解。

1) 训练前测(3~5min):利用构音障碍康复训练仪进行前测(图7-3-14),选择前测语料"/la/辣、/li/梨、/lu/鹿",通过复述的形式,让儿童每个音节说三次并录音,记录音位/l/发音的正确与否并计算正确率(见表7-3-23)。

2) 口腔触觉超敏训练(5~10min):言语治疗师用冰棉签或冷毛巾刺激患者双唇和口腔。首先刺激上唇和下唇外侧;然后刺激上牙龈,从中线处向后逐渐移动至一侧臼齿处,再回到中线处逐渐移动至另一侧臼齿处,按同样的顺序刺激下牙龈,同时刺激脸颊内表面。对舌的刺激是先刺激整个舌的上表面。然后是舌尖,再沿着中线至舌后部。

3) 口部运动治疗(5~10min):首先借助压舌板使用推舌法来提高儿童的舌尖肌力,让儿童向外伸出舌尖,言语治疗师把压舌板放在舌尖上并用力把舌尖向里推,要求儿童用舌尖用力向外顶压舌板。然后言语治疗师用压舌板从舌尖向舌后部刷,促使儿童舌尖向上翘起,然后将舌尖运动训练器凹面朝下贴其上腭放入,将小孔正好放在上齿龈处,让患者将舌尖伸至勺中间的小孔中,然后做舌尖上下轮替运动(图 7-3-15)。

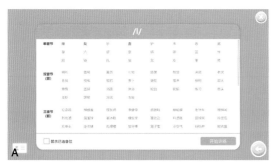
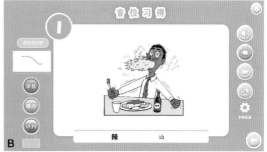

图 7-3-14 个别化康复训练前测
A. 选择语料;B. 进行前测

4)/l/的音位诱导(10~20min):首先借助构音障碍康复训练仪中的发音教育视频(图 7-3-16),通过视频帮助儿童认识目标音位/l/发音部位和发音方式,引导儿童注意观察发/l/音时舌的运动。要求儿童认识到发/l/音时,舌尖先上抬轻触上齿背,然后再向下运动,气流从舌两侧流出,形成边音/l/,从而使得儿童找到正确的发音部位并建立正确的构音运动。同时,让儿童将拇指和示指放在喉部甲状软骨两侧,感受发音时声带振动。

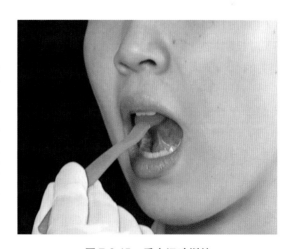

图 7-3-15 舌尖运动训练

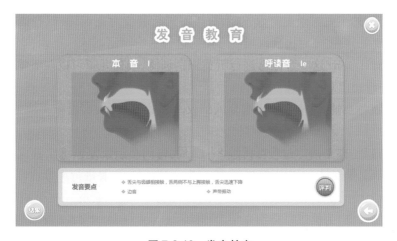

图 7-3-16 发音教育

5）训练后测（3~5min）：后测语料、方式和结果记录同前测相同（表7-3-24）。

表7-3-24   个别化康复训练前后测结果

日期	阶段	音位	语料	音位习得情况					
				前测	错误走向	正确率	后测	错误走向	正确率
			辣	000	⊖		101	⊖	
6.28	四	/l/	梨	100	⊖	16.7%	110	⊖	55.6%
			鹿	000	⊖		001	⊖	

记录说明：每个词语测三次，正确记为1，错误记为0；错误走向——正确"√"；歪曲"⊗"；遗漏"⊖"；替代：实发音

2. 小组康复   本案例中，该儿童是通过智慧小组康复模式来进行与个别化康复相配套的声母音位习得和音位对比训练（具体内容参见第三章第一节"治疗形式）。

若言语治疗师不具备采用智慧小组康复模式进行训练的条件，可采用传统小组康复的形式，将障碍特点相近、能力相当的几名患者组成小组，由一名言语治疗师同时对这个小组进行康复。具体的训练目标与康复内容与智慧小组康复模式一致。

（1）治疗目标

1）长期目标（8~12周）：能正确习得/l/、/z/、/s/、/r/、/c/、/zh/、/ch/、/sh/等声母音位相关的单音节词、双音节词和三音节词，各声母音位的习得正确率均能达到66.7%以上。

2）短期目标（1~2周）：能正确习得出韵母音位/an/、/uan/，和声母音位/l/、/z/、/c/，相关的单音节词、双音节词和三音节词，习得正确率达到66.7%以上。

（2）治疗方案：主要进行未习得声母音位/l/、/z/、/s/、/r/、/c/、/zh/、/ch/、/sh/相关单音节词、双音节词和三音节词的习得训练。以/l/的音位习得训练为例进行说明：

1）首先进行/l/和核心韵母结合的慢板节奏Ⅱ训练，如"/a-A-a/-辣""/l-A-a/-辣"等，诱导发出辣/la/、梨/li/、鹿/lu/等单音节词。

2）再按照难易程度结合慢板节奏Ⅱ依次进行/l/的单音节、双音节前、双音节后、三音节前、三音节后、三音节中的词语习得训练。在训练过程注意监控言语支持能力，即呼吸、发声等嗓音支持能力。

3）因该儿童的主要错误走向为省略，故可不进行音位对比训练，但若治疗过程中出现了音位混淆的现象，则需要对出现混淆的音位对进行音位对比训练。比如若/l/、/n/出现混淆，则：首先针对/l/-/n/这一音位对进行听觉识别训练，确保儿童可以在听觉上将两个音位识别出来；再进行音位对比训练。

（3）治疗设备及辅具：构音障碍康复训练仪小组康复设备、言语障碍测量仪、言语重读干预仪等。

（4）治疗过程：整个治疗过程可持续8~12周，每周小组康复训练次数也是根据儿童能力情况和家庭情况来安排，一次训练进行35~50min为宜。主要进行声母音位的音位习得训练，下面将以与上述的个别化康复（声母/l/的音位诱导）相配套的一次小组康复训练过程（声母/l/的音位习得）为例进行详细介绍。

1）训练前测与训练内容分配（5~10min）

A. 音位习得能力前测：由中高级言语治疗师借助构音障碍康复训练仪小组康复设备的

主控端来进行前测,选择前测语料"辣、梨、鹿、乐、来、俩",通过复述的形式,让儿童每个音节说三次并录音,记录音位/l/发音的正确与否和错误走向并计算正确率。

B. 言语支持能力前测:采用言语障碍测量仪进行言语支持能力的前测,包括停顿起音、音节时长和音调变化的测量。停顿起音要求测量两次词语之间的停顿时间并进行比较。音节时长要求测量并比较两次的发音时长。音调变化则要求测量并比较两次发音的平均基频。三种测量均是比较两次的测量结果是否有明显差异,差异明显是指两次测量的差异至少大于10%,发现儿童三种测量均差异明显(表7-3-25),说明其具备较好的言语支持能力,可不再进行针对性训练和后测。

表 7-3-25　小组康复言语支持训练前测结果

日期	发音状态	语料	前测		差异
	停顿起音(适中-缓慢)	辣	0. 53s	1. 2s	Y
6. 28	音节时长(习惯-延长)	辣	0. 4s	3. 8s	Y
	音调变化(习惯-高/低)	辣	326Hz	446Hz	Y

记录说明:差异明显 Y,差异不明显 N

C. 训练内容分配:根据前测结果和儿童的学习能力及其状态,选择训练语料"辣、梨、鹿、乐、来、俩、老",并发送给小组终端。

2) /l/的单音节习得训练(20~25min):首先借助言语重读干预仪进行核心韵母/ɑ/、/i/、/u/的慢板节奏Ⅱ训练。言语治疗师录制样板音频如"/l-A-ɑ/-辣"(图7-3-17),再由儿童进行模仿匹配。当儿童能够较好地发出辣/lɑ/、梨/li/、鹿/lu/后可借助构音障碍康复训练仪小组终端进行其他几个单音节词的习得训练,在训练过程中可以将儿童的发音录制下来并播放给儿童听,利用听觉反馈来强化儿童/l/的单音节词习得。

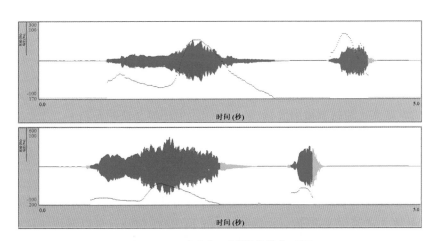

图 7-3-17　"/l-A-ɑ/-辣"的模仿匹配

3) 训练后测(2~5min):音位习得能力后测的语料、方式和结果记录与前测相同(表7-3-26)。

3. 家庭康复

(1) 家庭康复内容

表 7-3-26 小组康复音位习得的训练前后测记录

日期	阶段	音位	语料	音位习得情况					
				前测	错误走向	正确率	后测	错误走向	正确率
			辣	100	⊖		111	√	
			梨	111	√		111	√	
6.28	四	/l/	鹿	110	⊖	46.7%	111	√	93.3%
			乐	000	√		101	√	
			来	100	⊖		111	⊖	

记录说明:每个词语测三次,正确记为1,错误记为0;错误走向——正确"√";歪曲"⊗";遗漏"⊖";替代:实发音

1) 巩固和强化机构康复内容:若借助构音障碍康复训练仪小组康复设备来开展康复训练时,可由言语治疗师根据儿童每次康复训练的完成情况选择对应的、合适的训练内容生成扫码作业并指导家长如何进行家庭康复,家长使用手机扫码获取作业后,可按照言语治疗师的指导借助扫码作业开展家庭康复。

若不具备生成扫码作业的条件,可由言语治疗师根据儿童的训练完成情况选择合适的训练内容和比较简单易操作的训练方法告知家长,并对家长进行指导,由家长按照言语治疗师要求开展家庭康复。

2) 日常生活迁移:利用实际场景进行康复训练,可在实际生活场景中(如家里、超市、餐厅等)进行训练内容的迁移泛化,场景可以是实际发生的,也可以由家长刻意安排。比如设置让儿童比较不同口味薯片的场景(麻辣味薯片、番茄味薯片、原味薯片等),强化儿童"辣/lɑ/"的发音和理解。或利用家中现有或刻意添置的家居物品、生活用品、食物、日常生活活动等进行迁移训练。如倒垃圾,强化儿童"垃/lɑ/圾"的发音、理解和动作。

(2) 家庭康复指导

1) 指导家长如何使用扫码作业,并教导家长学会简单易操作的康复技能来巩固强化机构康复。

2) 指导家长学习简单的口腔脱敏方法和口部运动训练的方法。

3) 帮助家长学会观察并了解儿童的需求和功能。

4) 从儿童最感兴趣的事物出发,鼓励其接受陌生环境及新朋友。

5) 学习行为干预策略,不强迫儿童交流。

6) 鼓励儿童在交流过程中使用语言,并在正确的时机纠正儿童的错误构音。

(四)康复疗效跟踪监控

1. 康复疗效跟踪 每次进行康复治疗时都应进行前后测以监控本次治疗的效果,表7-3-27 显示的是该儿童进行/l/的构音训练时一周的康复疗效跟踪,可以发现儿童每次训练后测的正确率都高于前测,且随着训练次数增加正确率总体呈现上升态势,证明了康复治疗的即时有效性。

2. 治疗效果评估 经过8周的康复治疗后再次对儿童的言语功能进行评估,从而对这段时间的康复效果加以评价。因康复治疗前的诊断评估结果显示该儿童口腔超敏且伴随口部运动功能减弱,构音能力存在异常,故本次效果评估主要进行口部运动功能评估和构音语音能力评估。

表 7-3-27　一周康复疗效跟踪

日期	阶段	音位	声韵组合	音位习得情况					
				前测	错误走向	正确率	后测	错误走向	正确率
6.28	四	/l/	辣	000	⊖	16.7%	101	⊖	55.6%
			梨	100	⊖		110	⊖	
			鹿	000	⊖		001	⊖	
6.29	四	/l/	辣	100	⊖	46.7%	111	√	93.3%
			梨	111	√		111	√	
			鹿	110	⊖		111	√	
			乐	000	⊖		101	⊖	
			来	100	⊖		111	√	
6.30	四	/l/	喇叭	100	⊖	50%	110	⊖	91.7%
			篱笆	000	⊖		111	√	
			路牌	011	⊖		111	√	
			旅馆	111	√		111	√	
			来宾	000	⊖		100	⊖	
7.1	四	/l/	猎豹	010	⊖	33.3%	000	⊖	66.7%
			写字	111	√		111	√	
			聊天	010	⊖		111	√	
			淋浴	010	⊖		111	√	
			柳树	100	⊖		111	√	
7.2	四	/l/	篮球	010	⊖	40%	111	√	93.3%
			榔头	110	⊖		111	√	
			色拉	110	⊖		111	√	
			生梨	000	⊖		110	⊖	

（1）构音语音能力评估：评估结果显示（表 7-3-28）汉语构音清晰度为 83.3%，仍低于同龄普通儿童参考标准，但较康复治疗前的构音清晰度 66.7% 有较大的提高，同样声母、韵母的构音清晰度也得到较大的进步。由此可见该儿童的功能性构音障碍已经得到很大程度的改善。（详细内容见附录 7-4）

（2）口部运动功能：分别对下颌、唇、舌等主要构音器官的运动功能进行评估。评估结果如下：

1）下颌：模仿状态下，下颌向左、向右、前伸运动正常，下颌上下、左右转换运动正常。

2）唇：模仿状态下，能够稳定完成展唇、圆展交替、唇齿接触动作。

3）舌：模仿状态下，舌肌力正常，舌尖的前伸、上下、左右的单一运动正常，舌前后转换运动不流畅，舌两侧上抬运动不稳定、运动幅度小，言语状态下，舌的部分精细分级和控制建立。

表 7-3-28　治疗前后构音语音能力评估结果比较

类别	治疗前			治疗后		
	正确习得对数	总对数	构音清晰度	正确习得对数	总对数	构音清晰度
汉语	24	36	66.7%	20	36	83.3%
声母	16	23	69.6%	18	23	78.2%
韵母	5	10	50%	9	10	90%
声调	3	3	100%	3	3	100%

同样经过这段时间的康复治疗,在言语治疗师和家长的共同努力下,儿童与陌生人交流的主动性和积极性在不断提高,不再对陌生环境和陌生人抱有较大的抵触情绪,从而使其生活质量得到了提高。

三、歪曲型构音障碍治疗的案例示范

(一)基本信息填写

姚××,女,4 岁 10 个月,剖宫产、足月出生,出生时无明显异常。3 个月抬头,12 个月独走,12 个月始语。2017 年 5 月,主诉:发音不清,就诊于上海某儿童医院,查体构音器官未见明显器质性异常。已做听力检查,属正常范围内。该儿童 3 岁时进入普通幼儿园,有时会由于发音不清影响与其他儿童和老师的沟通、交流。

(二)诊断评估结果与分析

对儿童的诊断评估要在 ICF-CY 理论架构下进行综合评估,不仅要从身体功能和结构上进行评估,还要考虑活动和参与层面,同时也要考虑环境因素和个人因素。

1. 身体功能损伤与身体结构损伤　儿童在身体功能及身体结构上可能存在智力功能、感知觉、言语功能、注意力功能、高水平认知功能等方面的障碍。而本案例的儿童主要存在言语功能的问题,应从儿童呼吸、发声、共鸣、构音能力等方面进行言语功能评估。言语功能评估主要包括主观评估和客观测量。由于主观评估受到的影响因素较多,因此必须与客观测量相结合。通过对主观评估和客观测量结果进行综合分析,才能得到精准的评估结果,并为康复方案的制定提供依据。客观测量一般主要采用言语障碍测量仪和喉功能检测仪进行,可利用数字信号处理技术和实时反馈技术对言语声波信号进行实时定量测量,测量数据精准有效。

(1)呼吸功能评估

1)主观评估:通过对儿童在平静状态和言语状态下的呼吸方式进行视觉和触觉感知,发现儿童在平静状态和言语状态下均采用腹式呼吸方式,无笨拙、费力、肩上抬等现象,提示该儿童呼吸方式正常。

2)客观测量:采用言语障碍测量仪对儿童的最长声时进行测量(图 7-3-18)以评价儿童的呼吸支持能力:得到儿童的 MPT 值为 5.5s(表 7-3-29),已达到同龄同性别正常儿童的参考标准,提示言语呼吸支持能力正常。

采用言语障碍测量仪对儿童的最大数数能力进行测量(图 7-3-19)以评价儿童的呼吸与

发声功能的协调性:得到儿童的 MCA 值为 4.1s(表 7-3-30),已达到同龄同性别正常儿童的参考标准,提示儿童不存在呼吸与发声协调性的问题。

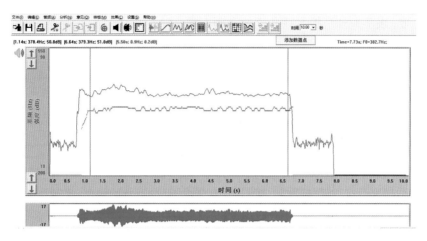

图 7-3-18 MPT 测量

表 7-3-29 MPT 测量结果

日期	第 1 次测 MPT$_1$	第 2 次测 MPT$_2$	MPT	MPT 最小要求	MPT 训练目标	相对年龄	腹式呼吸吗?
6.22	5.1s	5.5s	5.5s	4s	4.6~5.6s	5 岁	是

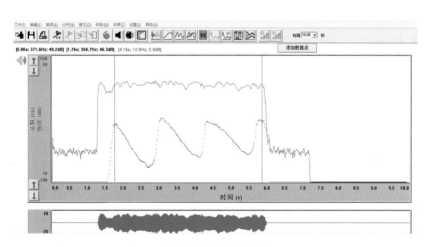

图 7-3-19 MCA 测量

表 7-3-30 MCA 测量结果

日期	第 2 次测 MCA$_1$	第 2 次测 MCA$_2$	MCA	MCA 最小要求	MCA 训练目标	吸气和呼气协调吗?
6.22	3.6s	4.1s	4.1s	3s	3s	协调

(2) 发声功能评估

1) 主观评估:主要对儿童的音调、响度和音质进行听觉感知评估,经评估发现该儿童音调正常、响度适中,且未见存在异常的音质,如气息声、嘶哑声、粗糙声等。

2)客观测量:首先通过测量儿童的言语基频(采用言语障碍测量仪进行)来评估儿童的音调水平:发现儿童的言语基频符合同龄同性别正常儿童的参考标准,言语基频标准差也符合正常标准(表7-3-31),提示该儿童的音调正常。

表7-3-31　言语基频测量结果　　　　　　　　　单位:Hz

日期	平均言语基频 F_0	m−2σ	m−σ	F_0	m+σ	m+2σ	言语基频标准差 F_0SD	F_0SD状况(偏小、正常、偏大)	言语基频范围训练目标	实际年龄	相对年龄
6.22	331	301	328	335	382	409	34	正常	200	5岁	5岁

另外,借助喉功能检测仪对儿童进行噪音声学测量(图7-3-20)和电声门图测量(图7-3-21),发现基频微扰、幅度微扰、基频标准差、声门噪声(表7-3-32)以及接触率、接触率微扰(表7-3-33)等均处于正常值范围内,说明患儿不存在嘶哑声、气息声和粗糙声等噪音问题,噪音功能正常。

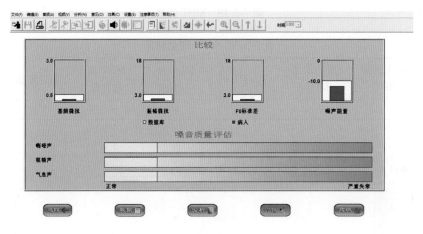

图7-3-20　噪音声学测量

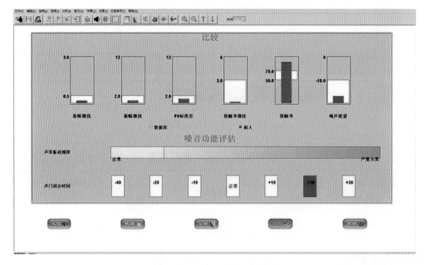

图7-3-21　电声门图测量

表 7-3-32　噪音声学测量结果

日期	基频/Hz	基频标准差/Hz	基频微扰/%	幅度微扰/%	声门噪声/dB	能量比率/%	嘶哑声	粗糙声	气息声
6.22	348	1.99	0.25	21.26	−14.43	47%	0	0	0

参考标准:基频微扰<0.5%;幅度微扰<3%;基频标准差<3Hz;声门噪声<−10dB

表 7-3-33　电声门图测量结果

日期	基频/Hz	基频标准差/Hz	CQ接触率/%	接触率微扰/%	CI接触幂/%	接触幂微扰/%	声门关闭程度	声带振动规律性
6.22	350	2.10	57.12	0.46	−0.59	2.37	0	0

参考标准:接触率CQ:50%~70%;接触率微扰CQP<3%;基频标准差<2Hz

（3）共鸣功能评估

1）主观评估:主要对儿童的口腔共鸣功能和鼻腔共鸣功能进行听觉感知评估。让儿童用舒适的方式发/ɑ、i、u/三个音,通过听觉感知发现儿童可能存在后位聚焦的问题。让儿童在堵鼻和非堵鼻状态下发/ɑ/和/m/,发现堵鼻和非堵鼻状态下发/ɑ/音无明显差异,发/m/音有明显差异,说明儿童鼻腔共鸣功能正常。

2）客观测量:通过客观测量儿童发/i/时的共振峰来评估儿童的口腔聚焦(借助言语障碍测量仪进行(图7-3-22):发现儿童/i/的第二共振峰 F_2 低于同龄同性别正常儿童的参考范围(表7-3-34),提示该儿童存在后位聚焦的问题。

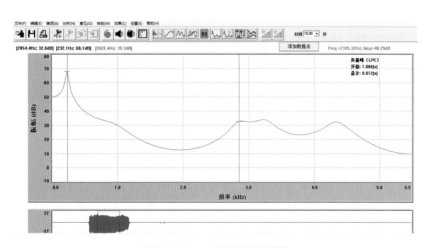

图 7-3-22　/i/的共振峰测量

表 7-3-34　/i/的 F_2 测量结果　　　　　　　　　　单位:Hz

日期	F_2	m−2σ	m−σ	m	m+σ	m+2σ	错误走向
6.22	2 854	2 951	3 214	3 477	3 740	4 003	后位聚焦

（4）构音语音能力评估:采用黄昭鸣-韩知娟"构音50词"汉语构音能力评估表对儿童的构音语音能力进行评估,发现儿童构音能力处于声母习得第四阶段,汉语构音清晰度为66.7%(表7-3-35),低于同龄健听儿童参考标准,未习得音的主要错误走向为歪曲,发音错误表现为固定状态,偶有波动性。其中,未习得韵母包括/an/、/ang/、/ing/、/uang/、/iao/,

其他均已习得。已习得声母音位包括/b/ √、/m/ √、/d/ √、/h/ √、/p/ √、/t/ √、/g/ √、/k/ √、/n/ √、/f/ √、/j/ √、/q/ √、/x/ √、/l/ √、/s/；未习得声母音位包括/z/ √、/r/ √、/c/ √、/zh/ √、/ch/ √、/sh/。声调均已习得。（详细内容见附录7-5）

表 7-3-35 汉语构音清晰度

类别	正确习得音位对数量	音位对总数	构音清晰度
汉语	24	36	66.7%
声母	16	23	69.6%
韵母	5	10	50%
声调	3	3	100%

（5）口部运动功能评估：对下颌、唇、舌等主要构音器官的口部运动功能进行评估，评估结果如下所示：

1）下颌在自然状态下，基本正常；模仿状态下，上下运动基本正常，向左、向右运动不稳定，转换运动不充分；言语状态下，基本正常。

2）唇在自然状态下，基本正常；模仿状态下，圆展交替运动和唇齿接触运动不充分、范围缩小，口角对称无偏移，上下唇接触力量基本正常；言语状态下，基本正常。

3）舌：自然状态下，基本正常；模仿状态下，舌尖无力，舌尖前伸、上下、左右运动稳定性欠佳，舌的交替运动不充分，舌两侧缘上抬、舌叶上抬不稳定；言语状态下，舌的精细分化较差。

2. 活动受限与参与局限 该儿童性格较为开朗，能够比较积极地与幼儿园小朋友和老师以及家人亲属进行沟通交流，但由于部分音位的发音不清对其与他人的言语交流有一定程度的影响，其性格也受到一定影响，不喜欢接触陌生人。

3. 环境因素 该儿童由于存在一定的交流问题很少接触陌生环境及陌生人，父母及其他家庭成员对其过分溺爱，导致其对陌生环境和陌生人有一定的抵触。

4. 个人因素 该儿童未满5岁，可暂不考虑个人因素。

5. 评估结果分析

（1）呼吸功能：该儿童呼吸方式正常，具备充足的呼吸支持能力，呼吸与发声协调，因此言语呼吸功能正常。

（2）发声功能：音调、响度、音质正常，嗓音功能正常，因此言语发声功能正常。

（3）共鸣功能：鼻腔共鸣功能无明显异常，但存在后位聚焦的问题。

（4）构音语音能力：处于声母习得第四阶段，构音清晰度低于同龄正常儿童，构音错误走向主要为歪曲。因此该儿童的言语障碍可诊断为歪曲型功能性构音障碍。后续康复治疗应对后位聚焦开展针对性训练，并围绕其未习得的音位开展构音训练。

（5）口部运动功能：构音器官形态无明显异常，但下颌、唇、舌运动的稳定性有待加强。

（三）治疗步骤

该儿童的言语康复治疗主要包括三个环节，即个别化康复、小组康复和家庭康复，三个环节相互配合、相互衔接。个别化康复主要对于儿童呼吸、发声、共鸣所存在的问题进行针对性矫治并进行未习得音位的音位诱导训练；小组康复主要进行与个别化康复相配套的声母音位习得训练；家庭康复则主要巩固强化个别化康复和小组康复内容并将训练内容迁移到日常生活中。

1. 个别化康复

（1）治疗目标

1）长期目标（8~12周）：①呼吸、发声、共鸣方面，后位聚焦现象得到完全改善，/i/的第二共振峰达到同龄正常儿童的参考值（即达到3 214Hz）；②构音方面：能正确诱导出未习得的/an/、/ang/、/ing/、/uang/、/iao/等韵母音位和/z/、/r/、/c/、/zh/、/ch/、/sh/等声母音位。

2）短期目标（1~2周）：①呼吸、发声、共鸣方面：后位聚焦现象有所减少，/i/的第二共振峰达到同龄同性别正常儿童的最小要求（即达到2 951Hz）。②构音方面：口部运动功能尤其是舌的运动功能得到一定改善，运动稳定性有所提高；正确诱导出韵母音位/iao/、/an/和声母音位/z/、/c/。

（2）治疗方案

1）呼吸、发声方面：儿童呼吸、发声功能未见明显异常，所以在治疗过程中应通过听觉感知来监控儿童的呼吸方式、呼吸支持能力和呼吸发声的协调性以及儿童的音调、响度和嗓音音质。若在治疗过程中发现可能存在问题，应再次进行功能评估并开展针对性训练。

2）共鸣方面：针对儿童所存在的后位聚焦问题，首先进行口腔放松训练的基础训练，主要包括颌部放松运动、唇部放松运动和舌部放松运动，使得下颌、唇、舌等主要共鸣器官得到放松。然后进行针对性训练，主要采用伸舌法和前位音法。伸舌法可逐渐让儿童从伸舌发音、回缩舌体发音过渡到正常的发前位音，并可与慢板节奏结合进行训练。前位音法则让儿童首先以耳语声发前位音/p/、/b/、/t/、/d/开头的词语，接着自然地发/p/、/b/、/t/、/d/和/m/、/s/开头的词语，最后自然地朗读含前位音的句子。

3）构音方面：主要开展未习得韵母音位和声母音位的音位诱导训练，同时结合口部运动治疗提高舌尖肌力及运动的稳定性，改善圆展唇交替运动及下颌左右运动的范围和协调性。主要以韵母音位/iao/的诱导和声母音位/z/、/c/的诱导为例来进行说明。

a. 韵母音位/iao/的诱导：首先进行舌尖前伸运动并且闭紧双唇模仿大笑来诱导发/i/；其次采用高位抵抗法等巩固下颌向下运动能力，诱导发/a/；然后借助拉大纽扣法等巩固圆唇运动，采用深压舌后部法等提高舌后缩能力，诱导发/o/；最后通过亲吻微笑来训练唇的圆展交替能力，借助下颌分级控制来提高下颌上下转换运动能力，并进行舌前伸后缩交替运动，诱导发/iao/。诱导发音时可结合重读治疗进行，如/i-I-i/、/i-I-I-i/、/i-AO-ao/、/i-AO-I-AO/。

b. 声母音位/z/、/c/的诱导：在口部运动方面，可使用推舌法、抵抗法等提高舌尖肌力，还可借助舌尖运动训练器进行舌前伸运动治疗帮助提高儿童的舌尖前伸能力。在音位诱导方面，首先通过观看发音教育视频引导儿童认识发音部位和发音方式；然后借助舌尖运动训练器或压舌板诱导患儿舌尖抵住下齿龈内侧，舌两侧上抬，使儿童掌握正确的发音部位并建立正确的构音运动；最后借助吹纸条、蜡烛等游戏，通过视觉提示和触觉感知帮助患儿习得/z/不送气塞擦音和/c/送气塞擦音的发音方式。

（3）治疗设备及辅具：构音障碍康复训练仪，舌尖运动训练器、压舌板、牙刷、纸条、蜡烛、蜂蜜或海苔等。

（4）治疗过程：整个治疗过程可持续8~12周，每周根据儿童能力情况和家庭情况来安排个别化康复训练次数，每次训练进行35~50min为宜。治疗主要以声母音位诱导训练为主线开展，同时结合减少后位聚焦训练和韵母诱导训练，下面仅以一次个别化康复训练过程

（声母/z/的音位诱导）为例进行详细讲解。

1）训练前测（3~5min）：利用构音障碍康复训练仪进行前测（图7-3-23），选择前测语料"/za/砸、/zi/籽、/zu/足"，通过复述的形式，让儿童每个音节说三次并录音，记录音位/z/发音的正确与否并计算正确率（见表7-3-35）。

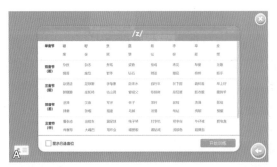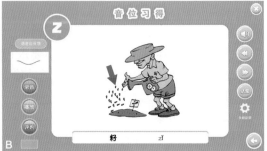

图7-3-23　个别化康复训练前测
A.语料；B.进行前测

2）减少后位聚焦训练（5~10min）：首先进行口腔放松训练即颌部放松运动（张开嘴，尽可能大幅度地做咀嚼运动）、唇部放松运动（闭上双唇，尽可能大幅度地做咀嚼运动）和舌部放松运动（闭上双唇，用舌尖"洗刷"牙齿外表面），使得下颌、唇、舌得到放松。然后进行伸舌发音训练，让儿童伸出舌头发元音/i/，若儿童不能自己完成，言语治疗师可用示指抵住患者的下颌，帮其微微张开嘴，伸出舌头。训练过程中注意要保持儿童的最佳音质。

3）口部运动治疗（5~10min）：首先借助压舌板使用推舌法来提高儿童的舌尖肌力，让儿童向外伸出舌尖，言语治疗师把压舌板放在舌尖上并用力把舌尖向里推，要求儿童用舌尖用力向外顶压舌板（图7-3-24）。然后言语治疗师用压舌板从舌中央向舌尖刷，促使儿童舌体前伸，然后借助舌尖运动训练器使舌体持续前伸，维持3s。

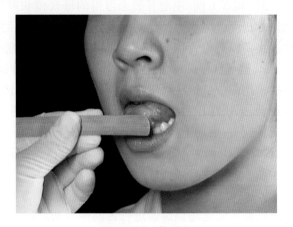

图7-3-24　推舌法

4）/z/的音位诱导（10~20min）：首先借助构音障碍康复训练仪中的发音教育视频（图7-3-25），帮助儿童通过视听通道来认识目标音位/z/发音部位和发音方式，引导儿童注意观察发z音时舌的运动、气流的变化等。要求儿童认识到发/z/音时，舌尖先抵住上齿背，舌两侧稍上抬，然后松开舌尖，形成一道窄缝，气流从舌尖和上齿背之间窄缝挤出，摩擦成声，气流较弱。其次使用牙刷刷舌尖刺激舌尖，并在儿童的上齿龈内侧涂抹蜂蜜，要求儿童舌尖前伸上抬舔上齿龈，并能维持3s以上，从而使得儿童找到正确的发音部位并建立正确的构音运动。最后通过将手或纸条放置在口部进行触觉、视觉感知来帮助儿童掌握目标音位/z/不送气塞擦音的发音方式。

5）训练后测（3~5min）：后测语料、方式和结果记录同前测相同（表7-3-36）。

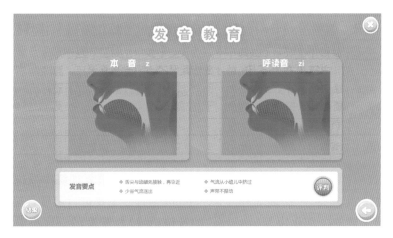

图 7-3-25 发音教育

表 7-3-36 个别化康复训练前后测结果

日期	阶段	音位	语料	音位习得情况					
				前测	错误走向	正确率	后测	错误走向	正确率
			砸	000	⊗		101	⊗	
7.3	四	/z/	籽	100	⊗	16.7%	110	⊗	55.6%
			足	000	⊗		001	⊗	

记录说明：每个词语测三次，正确记为1，错误记为0；错误走向——正确"√"；歪曲"⊗"；遗漏"⊖"；替代：实发音

2. 小组康复 本案例中，该儿童是通过智慧小组康复模式来进行与个别化康复相配套的声母音位习得和音位对比训练（具体内容参见第三章第一节"治疗形式）。

若言语治疗师不具备采用智慧小组康复模式进行训练的条件，可采用传统小组康复的形式，将障碍特点相近、能力相当的几名患者组成小组，由一名言语治疗师同时对这个小组进行康复。具体的训练目标与康复内容与智慧小组康复模式一致。

（1）治疗目标

1）长期目标（8~12周）：能正确习得/z/、/r/、/c/、/zh/、/ch/、/sh/等声母音位相关的单音节词、双音节词和三音节词，各声母音位的习得正确率均能达到66.7%以上。

2）短期目标（1~2周）：能正确习得与声母音位/z/、/c/相关的单音节词、双音节词和三音节词，习得正确率达到66.7%以上。

（2）治疗方案：主要进行未习得声母音位/z/、/r/、/c/、/zh/、/ch/、/sh/相关单音节词、双音节词和三音节词的习得训练。以/z/的音位习得训练为例进行说明。

1）首先进行/z/和核心韵母结合的慢板节奏Ⅱ训练，如"/a-A-a/-砸""/z-A-a/-砸"等，诱导发出砸/za/、籽/zi/、足/zu/等单音节词。

2）再按照难易程度结合慢板节奏Ⅱ依次进行/z/的单音节、双音节前、双音节后、三音节前、三音节后、三音节中的词语习得训练。在训练过程注意监控言语支持能力，即呼吸、发声等言语支持能力。

3）因该儿童的主要错误走向为歪曲，故可不进行音位对比训练。但若在治疗过程中儿童出现了音位混淆的现象，则需要对出现混淆的音位对进行音位对比训练。比如若/儿童将/z/发成了/c/，则首先针对/z/-/c/这一音位对进行听觉识别训练，确保儿童可以在听觉上将两个音位识别出来；再进行音位对比训练，使儿童能够在构音上将两者区分开。最后结合行板节奏 I 强化音位对的习得和对比，如/za-ZA-ZA-ZA/、/ca-CA-CA-CA/、/za-CA-ZA-CA/、/ca-ZA-CA-ZA/。

（3）治疗设备及辅具：构音障碍康复训练仪小组康复设备、言语障碍测量仪、言语重读干预仪等。

（4）治疗过程：整个治疗过程可持续 8~12 周，每周小组康复训练次数也是根据儿童能力情况和家庭情况来安排，一次训练进行 35~50min 为宜。主要进行声母音位的音位习得训练，下面将以与上述的个别化康复（声母/z/的音位诱导）相配套的一次小组康复训练过程（声母/z/的音位习得）为例进行详细介绍。

1）训练前测与训练内容分配（5~10min）

a. 音位习得能力前测：由中高级言语治疗师借助构音障碍康复训练仪小组康复设备的主控端来进行前测（图 7-3-26），选择前测语料"砸、籽、足、责、栽"，通过复述的形式，让儿童每个音节说三次并录音，记录音位/z/发音的正确与否和错误走向并计算正确率。

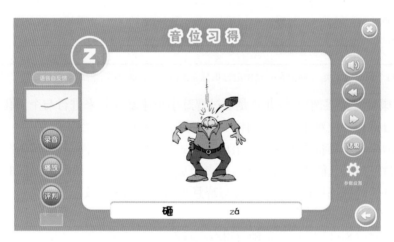

图 7-3-26　小组康复音位习得训练前测

b. 言语支持能力前测：采用言语障碍测量仪进行言语支持能力的前测，包括停顿起音、音节时长和音调变化的测量。停顿起音要求测量两次词语之间的停顿时间并进行比较（图 7-3-27）。音节时长要求测量并比较两次的发音时长（图 7-3-28）。音调变化则要求测量并比较两次发音的平均基频（图 7-3-29）。三种测量均是比较两次的测量结果是否有明显差异，差异明显是指两次测量的差异至少大于 10%，发现儿童三种测量均差异明显（表 7-3-37），说明其具备较好的言语支持能力，可不再进行针对性训练和后测。

c. 训练内容分配：根据前测结果和儿童的学习能力及其状态，选择训练语料"砸、籽、足、责、栽、枣、走、嘴"（图 7-3-30），并发送给小组终端。

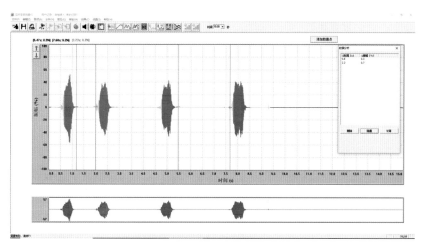

图 7-3-27　小组康复停顿起音训练前测

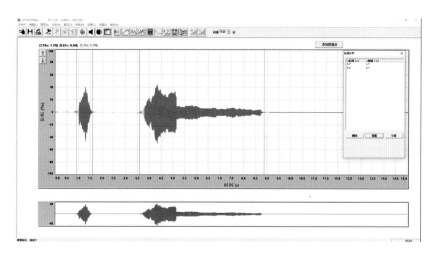

图 7-3-28　小组康复音节时长训练前测

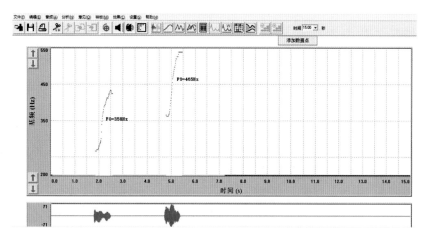

图 7-3-29　小组康复音调变化训练前测

表 7-3-37   小组康复言语支持训练前测结果

日期	发音状态	语料	前测		差异
	停顿起音（适中-缓慢）	砸	0.8s	2.2s	Y
7.4	音节时长（习惯-延长）	砸	0.7s	5.2s	Y
	音调变化（习惯-高/低）	砸	358Hz	465Hz	Y

记录说明：差异明显 Y，差异不明显 N

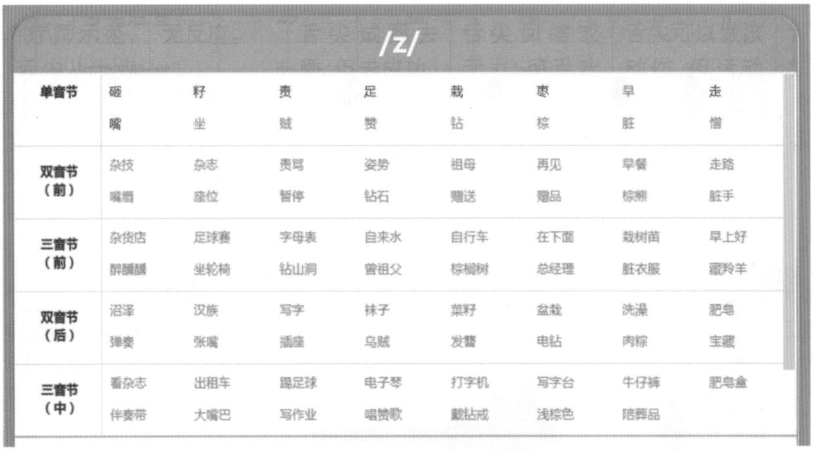

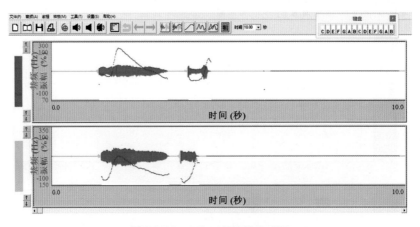

图 7-3-30   主控端分配训练内容

2）/z/的单音节习得训练（20~25min）：首先借助言语重读干预仪进行核心韵母/ɑ/、/i/、/u/的慢板节奏Ⅱ训练，可以利用言语重读干预仪由言语治疗师录制样板音频如"/z-A-ɑ/-砸"，再由儿童进行模仿匹配（图7-3-31）。当儿童能够较好地发出砸/zɑ/、籽/zi/、足/zu/后可借助构音障碍康复训练仪小组终端进行其他几个单音节词的习得训练（图7-3-32），在训练过程中可以将儿童的发音录制下来并播放给儿童听，利用听觉反馈来强化儿童/z/的单音节词习得。

图 7-3-31   z-A-ɑ-砸的模仿匹配

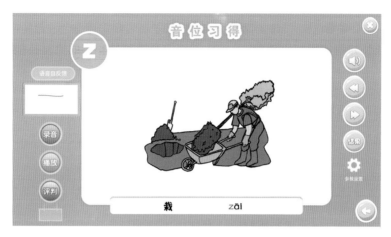

图 7-3-32　/z/的单音节词习得

3）训练后测（2~5min）：音位习得能力后测的语料、方式和结果记录与前测相同（表 7-3-38）。

表 7-3-38　小组康复音位习得的训练前后测记录

日期	阶段	音位	词语	音位习得情况					
				前测	错误走向	正确率	后测	错误走向	正确率
			砸	100	⊗		111	√	
			籽	111	√		111	√	
7.4	四	/z/	足	110	⊗	46.7%	111	√	93.3%
			责	000	⊗		101	⊗	
			栽	100	⊗		111	√	

记录说明：每个词语测三次，正确记为 1，错误记为 0；错误走向——正确"√"；歪曲"⊗"；遗漏"⊝"；替代：实发音

3. 家庭康复

（1）家庭康复内容

1）巩固和强化机构康复内容：在构音障碍康复训练仪小组康复设备中，言语治疗师根可根据儿童每次康复训练的完成情况选择对应的、合适的训练内容生成扫码作业并指导家长如何进行家庭康复。

若不具备上述设备，可由言语治疗师根据儿童的训练完成情况选择合适的训练内容和比较简单易操作的训练方法告知家长，并对家长进行指导，由家长按照言语治疗师要求开展家庭康复。

2）日常生活迁移：利用实际场景进行康复训练，可在实际生活场景中（如家里、超市、餐厅等）进行训练内容的迁移泛化，场景可以是实际发生的，也可以由家长刻意安排。比如设置在家里砸核桃吃的场景，强化儿童"砸/za/"的发音和理解。或利用家中现有或刻意添置的家居物品、生活用品等进行迁移训练。如添置紫色的家居物品，强化儿童"紫/zi/"的发音

和理解。

（2）家庭康复指导

1）指导家长如何使用扫码作业,并教导家长学会简单易操作的康复技能来巩固强化机构康复。

2）指导家长学习简单的共鸣放松训练口部器官放松操。

3）帮助家长学会观察并了解儿童的需求和功能。

4）从儿童最感兴趣的事物出发,鼓励其接受陌生环境及新朋友。

5）学习行为干预策略,不强迫儿童交流。

6）鼓励儿童在交流过程中使用语言,并在正确的时机纠正儿童的错误构音。

（四）康复疗效跟踪监控

1. 康复疗效跟踪　每次进行康复治疗时都应进行前后测以监控本次治疗的效果,表7-3-39显示的是该儿童进行/z/的构音训练时一周的康复疗效跟踪,可以发现儿童每次训练后测的正确率都高于前测,且随着训练次数增加正确率总体呈现上升态势,证明了康复治疗的即时有效性。

表7-3-39　一周康复疗效跟踪

日期	阶段	音位	声韵组合	音位习得情况					
				前测	错误走向	正确率	后测	错误走向	正确率
7.3	四	/z/	砸	000	⊗	16.7%	101	⊗	55.6%
			籽	100	⊗		110	⊗	
			足	000	⊗		001	⊗	
7.4	四	/z/	砸	100	⊗	46.7%	111	√	93.3%
			籽	111	√		111	√	
			足	110	⊗		111	√	
			责	000	⊗		101	⊗	
			栽	100	⊗		111	√	
7.5	四	/z/	姿势	100	⊗	50%	110	⊗	91.7%
			祖母	000	⊗		111	√	
			嘴唇	011	⊗		111	√	
			座位	111	√		111	√	
7.6	四	/z/	沼泽	000	⊗	33.3%	100	⊗	66.7%
			汉族	010	⊗		000	⊗	
			写字	111	√		111	√	
			菜籽	010	⊗		111	√	
			盆栽	010	⊗		111	√	

续表

日期	阶段	音位	声韵组合	音位习得情况					
				前测	错误走向	正确率	后测	错误走向	正确率
7.7			沼泽	100	⊗		111	√	
			汉族	010	⊗		111	√	
			袜子	110	⊗	40%	111	√	93.3%
			洗澡	110	⊗		111	√	
			宝藏	000	⊗		110	⊗	

2. 治疗效果评估　经过 8 周的康复治疗后再次对儿童的言语功能进行评估,从而对这段时间的康复效果加以评价。因康复治疗前的诊断评估结果显示该儿童存在后位聚焦问题且构音能力存在异常,故本次效果评估主要进行口腔共鸣功能评估和构音语音能力评估。

（1）口腔共鸣功能评估

1）听觉感知评估发现后位聚焦现象得到有效改善。

2）测量/i/的第二共振峰显示:/i/的 F_2 为 3 307Hz,达到同龄同性别正常儿童的参考值（表 7-3-40）。说明儿童的后位聚焦问题已得到解决。

表 7-3-40　治疗前后/i/的 F_2 测量结果　　　　单位:Hz

日期	F_2	m-2σ	m-σ	m	m+σ	m+2σ	错误走向
6.22	2 854	2 951	3 214	3 477	3 740	4 003	后位聚焦
8.28	3 307	2 951	3 214	3 477	3 740	4 003	无

（2）构音语音能力评估:评估结果显示（表 7-3-41）汉语构音清晰度为 75%,仍低于同龄健听儿童参考标准,但较康复治疗前的构音清晰度 66.7% 有较大的提高,同样声母、韵母的构音清晰度也得到较大的进步。由此可见该儿童的功能性构音障碍已经得到很大程度的改善。（详细内容见附录 7-6）

表 7-3-41　治疗前后构音语音能力评估结果比较

类别	治疗前			治疗后		
	正确习得对数	总对数	构音清晰度	正确习得对数	总对数	构音清晰度
汉语	24	36	66.7%	27	36	75%
声母	16	23	69.6%	18	23	78.3%
韵母	5	10	50%	6	10	60%
声调	3	3	100%	3	3	100%

同样经过这段时间的康复治疗,在言语治疗师和家长的共同努力下,儿童与陌生人交流的主动性和积极性在不断提高,不再对陌生环境和陌生人抱有较大的抵触情绪,从而使其生活质量得到了提高。

附录 7-1 功能性构音障碍案例 1——构音语音能力评估结果记录

构音语音能力评估记录表

记录说明:正确"√";歪曲"⊗";遗漏"─";替代:实发音

序号	词	目标音	序号	词	目标音	序号	词	目标音	序号	词	目标音
S1	桌 zhuō	Zh	12	鸡 jī	j √	25	菇 gū	g d	38	拔 bá	a √
S2	象 xiàng	iang	13	七 qī	q √	26	哭 kū	k t	39	鹅 é	e √
1	包 bāo	b √	14	吸 xī	x √	27	壳 ké	k t	40	一 yī	i √
2	抛 pāo	p √	15	猪 zhū	zh z	28	纸 zhǐ	zh z	41	家 jiā	ia √
3	猫 māo	m √	16	出 chū	ch c	29	室 shì	sh s	42	浇 jiāo	iao ia
4	飞 fēi	f b	17	书 shū	sh s	30	字 zì	z √	43	乌 wū	u √
5	刀 dāo	d √	18	肉 ròu	r ⊗	31	刺 cì	c √	44	雨 yǔ	ü √
6	套 tào	t √	19	紫 zǐ	z √	32	蓝 Lán	an √	45	椅 yǐ	i √
7	闹 nào	n √	20	粗 cū	c √	33	狼 láng	ang an	46	鼻 bí	i √
8	鹿 lù	l √	21	四 sì	s √	34	心 xīn	in √	47	蛙 wā	1 √
9	高 gāo	g d	22	杯 bēi	b √	35	星 xīng	ing in	48	娃 wá	√
10	铐 kào	k t	23	泡 pào	p √	36	船 chuán	uan √	49	瓦 wǎ	3 √
11	河 hé	h √	24	稻 dào	d √	37	床 chuáng	uang uan	50	袜 wà	4 √

音位习得能力评估分表 1

（阴影：正常儿童声母音位习得顺序）

声母	声母音位习得与否	错误走向	年龄/（岁:月）				
			2:7~2:12	3:1~3:6	3:7~3:12	4:1~5:12	6:1~6:6
b	√						
m	√						
d	√						
h	√						
p	√						
t	√						
g		d					
k		t					
n	√						
f		b					
j	√						
q	√						
x	√						
l	√						
z	√					延半年	
s	√						
r		⊗					
c	√						
zh		z					<90%
ch		c					
sh		s					

音位对比能力评估分表 2

记录说明:通过最小语音对的比较,给出对比结果。例如,语音对序号 1 中,/b/和/p/若同时正确,则记为 1 分,若有一个错误则记为 0 分。注意:符号"＊"代表常见问题。

一、声母音位对比(9 项)

C1. 送气塞音与不送气塞音(替代)(aspirating or not)

语音对序号	最小音位对比	卡片编号	目标音	实发音	对比结果	错误走向
1	送气	2	p	√	1	• 送气化:送气音替代不送气音
双唇音	不送气	1	b	√		
2	送气	6	t	√	1	• 替代送气＊:不送气音替代送气音
舌尖中音	不送气	24	d	√		
3	送气	26	k	t	0	
舌根音	不送气	25	g	d		

C2. 送气塞擦音与不送气塞擦音(替代)(aspirating or not)

语音对序号	最小音位对比	卡片编号	目标音	实发音	对比结果	错误走向
4	送气	13	q	√	1	• 送气化:送气音替代不送气音
舌面音	不送气	12	j	√		
5	送气	16	ch	c	0	• 替代送气＊:不送气音替代送气音
舌尖后音	不送气	15	zh	z		
6	送气	31	c	√	1	
舌尖前音	不送气	30	z	√		

C3. 塞音与擦音(替代)(stopping or not)

语音对序号	最小音位对比	卡片编号	目标音	实发音	对比结果	错误走向
7	塞音	27	k	t	0	• 塞音化＊:塞音替代擦音
舌根音	擦音	11	h	√		
8	塞音	22	b	√	0	• 替代塞音:擦音替代塞音
唇音	擦音	4	f	b		

C4. 塞擦音与擦音(替代)(affricate or not)

语音对序号	最小音位对比	卡片编号	目标音	实发音	对比结果	错误走向
9	塞擦音	12	j	√	1	• 塞擦音化:塞擦音替代擦音
舌面音	擦音	14	x	√		
10	塞擦音	15	zh	z	0	• 替代塞擦音:擦音替代塞擦音
舌尖后音	擦音	17	sh	s		
11	塞擦音	30	z	√	1	
舌尖前音	擦音	21	s	√		

C5. 塞音与鼻音（替代）（nasalization or not）

语音对序号	最小音位对比	卡片编号	目标音	实发音	对比结果	错误走向
12	塞音	1	b	√	1	• 鼻音化:鼻音替代塞音
双唇音	鼻音	3	m	√		
13	塞音	24	d	√	1	• 替代鼻音:塞音替代鼻音
舌尖中音	鼻音	7	n	√		

C6. 擦音与无擦音（遗漏）（/h/ deletion）

语音对序号	最小音位对比	卡片编号	目标音	实发音	对比结果	错误走向
14	擦音	11	h	√	1	• 声母/h/遗漏*
舌根音	无擦音	39	无擦音	√		

C7. 不同构音部位的送气塞音（替代）（fronting or backward）

语音对序号	最小音位对比	卡片编号	目标音	实发音	对比结果	错误走向
15	双唇音	23	p	√	1	• 前进化*:舌尖中音前进化,舌根音前进化
送气塞音	舌尖中音	6	t	√		
16	双唇音	23	p	√	0	• 退后化:舌尖中音退后化,双唇音退后化
送气塞音	舌根音	10	k	t		
17	舌尖中音	6	t	√	0	
送气塞音	舌根音	10	k	t		

C8. 不同构音部位的不送气塞音（替代）（fronting or backward）

语音对序号	最小音位对比	卡片编号	目标音	实发音	对比结果	错误走向
18	双唇音	1	b	√	1	• 前进化*:舌尖中音前进化,舌根音前进化
不送气塞音	舌尖中音	5	d	√		
19	双唇音	1	b	√	0	• 退后化:舌尖中音退后化,双唇音退后化
不送气塞音	舌根音	9	g	d		
20	舌尖中音	5	d	√	0	
不送气塞音	舌根音	9	g	d		

C9. 舌尖前音与舌尖后音（替代）（retroflex or not）

语音对序号	最小音位对比	卡片编号	目标音	实发音	对比结果	错误走向
21	舌尖后音	28	zh	z	0	• 卷舌化：舌尖后音替代舌尖前音
不送气塞擦音	舌尖前音	19	z	√		
22	舌尖后音	16	ch	c	0	• 替代卷舌*：舌尖前音替代舌尖后音
送气塞擦音	舌尖前音	20	c	√		
23	舌尖后音	29	sh	s	0	
擦音	舌尖前音	21	s	√		

二、韵母音位对比（6项）

V1. 前鼻韵母与后鼻韵母（替代）（fronting or backward）

语音对序号	最小音位对比	卡片编号	目标音	实发音	对比结果	错误走向
24	前鼻韵母	32	an	√	0	• 鼻韵母前进化*：后鼻韵母前进化
开口呼	后鼻韵母	33	ang	an		
25	前鼻韵母	34	in	√	0	• 鼻韵母退后化：前鼻韵母退后化
齐齿呼	后鼻韵母	35	ing	in		
26	前鼻韵母	36	uan	√	0	• 监控：**鼻流量**
合口呼	后鼻韵母	37	uang	uan		

V2. 鼻韵母与无鼻韵母（遗漏）（nasal deletion）

语音对序号	最小音位对比	卡片编号	目标音	实发音	对比结果	错误走向
27	前鼻韵母	34	in	√	1	• 鼻韵母遗漏*
齐齿呼	无鼻韵母	14	i	√		• 监控：**鼻流量**
28	后鼻韵母	35	ing	in	0	
齐齿呼	无鼻韵母	14	i	√		

V3. 三元音、双元音与单元音（遗漏）（vowel deletion）

语音对序号	最小音位对比	卡片编号	目标音	实发音	对比结果	错误走向
29	三元音	42	iɑo	iɑ	0	• 韵母遗漏*
双元音	双元音	41	iɑ	√		• 监控：F_1，F_2
30	双元音	41	iɑ	√	1	
单元音	单元音	12	i	√		

V4. 前元音与后元音（替代）（fronting or backward）

语音对序号	最小音位对比	卡片编号	目标音	实发音	对比结果	错误走向
31 高元音	前元音 后元音	40 43	i u	√ √	1	• 单元音前进化*： 后元音前进化 • 单元音退后化： 前元音退后化 • 监控：F_1，F_2

V5. 高元音与低元音（替代）（upward or downward）

语音对序号	最小音位对比	卡片编号	目标音	实发音	对比结果	错误走向
32 低元音	高元音 低元音	46 38	i ɑ	√ √	1	• 单元音升高化*： 低元音升高化 • 单元音下降化： 高元音下降化 • 监控：F_1，F_2

V6. 圆唇音与非圆唇音（替代）（retroflex or not）

语音对序号	最小音位对比	卡片编号	目标音	实发音	对比结果	错误走向
33 前高元音	圆唇音 非圆唇音	44 45	yu yi	√ √	1	• 圆唇化：圆唇音 替代非圆唇音 • 替代圆唇*：非圆 唇音替代圆唇音 • 监控：F_1，F_2

三、声调音位对比（3项）

T1. 一声与二声（替代）（the second tone or not）

语音对序号	最小音位对比	卡片编号	目标音	实发音	对比结果	错误走向
34 一、二声	一声 二声	47 48	1 2	√ √	1	• 二声化：二声替代一声 • 替代二声*：一声替代二声

T2. 一声与三声（替代）（the third tone or not）

语音对序号	最小音位对比	卡片编号	目标音	实发音	对比结果	错误走向
35 一、三声	一声 三声	47 49	1 3	√ √	1	• 三声化：三声替代一声 • 替代三声*：一声替代三声

T3. 一声与四声（替代）（the fourth tone or not）

语音对序号	最小音位对比	卡片编号	目标音	实发音	对比结果	错误走向
36 一、四声	一声 四声	47 50	1 4	√ √	1	• 四声化：四声替代一声 • 替代四声*：一声替代四声

音位对比能力评估分表 3

（阴影：正常儿童声母音位习得顺序）

音位对	最小音位对 习得与否	错误走向	年龄/（岁：月）				
			2:7～ 2:12	3:1～ 3:6	3:7～ 3:12	4:1～ 5:12	6:1～ 6:6
C6	擦音与无擦音	✓					
V4	前元音与后元音	✓					
V5	高元音与低元音	✓					
V6	圆唇音与非圆唇音	✓					
T1	一声与二声	✓					
T3	一声与四声	✓					
V3	三、双、单元音	替代					
C7	不同构音部位的送气塞音	替代					
C1	送气塞音与不送气塞音*	替代					
C3	塞音与擦音	替代					
C5	塞音与鼻音	✓					
C8	不同构音部位的不送气塞音	替代					
C2	送气塞擦音与不送气塞擦音*	不明					
V1	前鼻韵母与后鼻韵母*	替代					
V2	鼻韵母与无鼻韵母	✓					
C4	塞擦音与擦音*	不明					
T2	一声与三声	✓					
C9	舌尖前音与舌尖后音*	替代					

注意：
1. 阴影部分从 50% 的正常儿童能正确发出的最小音位对比开始，到 90% 的正常儿童能正确发出结束
2. "*"为核心音位对比

构音清晰度评估分表 4

声母音位对比			韵母音位对比			声调音位对比		
语音对序号	最小音位对比得分		语音对序号	最小音位对比得分		语音对序号	最小音位对比得分	
1	不送气塞音与送气塞音	2/(3 对)	10	前鼻韵母与后鼻韵母	0/(3 对)	16	一声与二声	1/(1 对)
2	送气塞擦音与不送气塞擦音	2/(3 对)	11	鼻韵母与无鼻韵母	1/(2 对)	17	一声与三声	1/(1 对)
3	塞音与擦音	0/(2 对)	12	三元音、双元音与单元音	1/(2 对)	18	一声与四声	1/(1 对)
4	塞擦音与擦音	2/(3 对)	13	前元音与后元音	1/(1 对)			
5	塞音与鼻音	2/(2 对)	14	高元音与低元音	1/(1 对)			
6	擦音与无擦音	1/(1 对)	15	圆唇音与非圆唇音	1/(1 对)			
7	不同构音部位的送气塞音	1/(3 对)						
8	不同构音部位的不送气塞音	1/(3 对)						
9	舌尖前音与舌尖后音	0/(3 对)						
合计		11/(23 对)	合计		5/(10 对)	合计		3/(3 对)
构音清晰度(%):19/(36 对)= 52.8(%)				相对年龄:小于 2 岁 7 个月				

附录 7-2　功能性构音障碍案例 1——治疗后构音语音能力评估结果记录

构音语音能力评估记录表

记录说明:正确"√";歪曲"⊗";遗漏"⊖";替代:实发音。

序号	词	目标音	序号	词	目标音	序号	词	目标音	序号	词	目标音
S1	桌	Zh	12	鸡	j	25	菇	g	38	拔	a
	zhūo			jī	√		gū	√		bá	√
S2	象	iang	13	七	q	26	哭	k	39	鹅	e
	xiàng			qī	√		kū	√		é	√
1	包	b	14	吸	x	27	壳	k	40	一	i
	bāo	√		xī	√		ké	√		yī	√
2	抛	p	15	猪	zh	28	纸	zh	41	家	ia
	pāo	√		zhū	z		zhǐ	z		jiā	√
3	猫	m	16	出	ch	29	室	sh	42	浇	iao
	māo	√		chū	c		shì	s		jiāo	√
4	飞	f	17	书	sh	30	字	z	43	乌	u
	fēi	√		shū	s		zì	√		wū	√
5	刀	d	18	肉	r	31	刺	c	44	雨	ü
	dāo	√		ròu	⊗		cì	√		yǔ	√
6	套	t	19	紫	z	32	蓝	an	45	椅	i
	tào	√		zǐ	√		Lán	√		yǐ	√
7	闹	n	20	粗	c	33	狼	ang	46	鼻	i
	nào	√		cū	√		láng	√		bí	√
8	鹿	l	21	四	s	34	心	in	47	蛙	1
	lù	√		sì	√		xīn	√		wā	√
9	高	g	22	杯	b	35	星	ing	48	娃	2
	gāo	√		bēi	√		xīng	√		wá	√
10	铐	k	23	泡	p	36	船	uan	49	瓦	3
	kào	√		pào	√		chuán	√		wǎ	√
11	河	h	24	稻	d	37	床	uang	50	袜	4
	hé	√		dào	√		chuáng	uan		wà	√

音位习得能力评估分表 1

（阴影:正常儿童声母音位习得顺序）

声母	声母音位习得与否	错误走向	年龄/（岁:月）				
			2:7~2:12	3:1~3:6	3:7~3:12	4:1~5:12	6:1~6:6
b	√						
m	√						
d	√						
h	√						
p	√						
t	√						
g	√						
k	√						
n	√						
f	√						
j	√						
q	√						
x	√						
l	√						
z	√					延半年	
s	√						
r	⊗						
c	√						
zh		z					<90%
ch		c					
sh		s					

音位对比能力评估分表2

记录说明:通过最小语音对的比较,给出对比结果。例如,语音对序号1中,/b/和/p/若同时正确,则记为1分,若有一个错误则记为0分。注意:符号"＊"代表常见问题。

一、声母音位对比(9项)

C1. 送气塞音与不送气塞音(替代)(aspirating or not)

语音对序号	最小音位对比	卡片编号	目标音	实发音	对比结果	错误走向
1	送气	2	p	√	1	• 送气化:送气音替代不送气音
双唇音	不送气	1	b	√		
2	送气	6	t	√	1	• 替代送气＊:不送气音替代送气音
舌尖中音	不送气	24	d	√		
3	送气	26	k	√	1	
舌根音	不送气	25	g	√		

C2. 送气塞擦音与不送气塞擦音(替代)(aspirating or not)

语音对序号	最小音位对比	卡片编号	目标音	实发音	对比结果	错误走向
4	送气	13	q	√	1	• 送气化:送气音替代不送气音
舌面音	不送气	12	j	√		
5	送气	16	ch	c	0	• 替代送气＊:不送气音替代送气音
舌尖后音	不送气	15	zh	z		
6	送气	31	c	√	1	
舌尖前音	不送气	30	z	√		

C3. 塞音与擦音(替代)(stopping or not)

语音对序号	最小音位对比	卡片编号	目标音	实发音	对比结果	错误走向
7	塞音	27	k	√	1	• 塞音化＊:塞音替代擦音
舌根音	擦音	11	h	√		
8	塞音	22	b	√	1	• 替代塞音:擦音替代塞音
唇音	擦音	4	f	√		

C4. 塞擦音与擦音(替代)(affricate or not)

语音对序号	最小音位对比	卡片编号	目标音	实发音	对比结果	错误走向
9	塞擦音	12	j	√	1	• 塞擦音化:塞擦音替代擦音
舌面音	擦音	14	x	√		
10	塞擦音	15	zh	z	0	• 替代塞擦音:擦音替代塞擦音
舌尖后音	擦音	17	sh	s		
11	塞擦音	30	z	√	1	
舌尖前音	擦音	21	s	√		

C5. 塞音与鼻音(替代)(nasalization or not)

语音对序号	最小音位对比	卡片编号	目标音	实发音	对比结果	错误走向
12	塞音	1	b	√	1	• 鼻音化:鼻音替代塞音
双唇音	鼻音	3	m	√		
13	塞音	24	d	√	1	• 替代鼻音:塞音替代鼻音
舌尖中音	鼻音	7	n	√		

C6. 擦音与无擦音(遗漏)(/h/ deletion)

语音对序号	最小音位对比	卡片编号	目标音	实发音	对比结果	错误走向
14	擦音	11	h	√	1	• 声母/h/遗漏*
舌根音	无擦音	39	无擦音	√		

C7. 不同构音部位的送气塞音(替代)(fronting or backward)

语音对序号	最小音位对比	卡片编号	目标音	实发音	对比结果	错误走向
15	双唇音	23	p	√	1	• 前进化*:舌尖中音前进化,舌根音前进化
送气塞音	舌尖中音	6	t	√		
16	双唇音	23	p	√	1	• 退后化:舌尖中音退后化,双唇音退后化
送气塞音	舌根音	10	k	√		
17	舌尖中音	6	t	√	1	
送气塞音	舌根音	10	k	√		

C8. 不同构音部位的不送气塞音(替代)(fronting or backward)

语音对序号	最小音位对比	卡片编号	目标音	实发音	对比结果	错误走向
18	双唇音	1	b	√	1	• 前进化*:舌尖中音前进化,舌根音前进化
不送气塞音	舌尖中音	5	d	√		
19	双唇音	1	b	√	1	• 退后化:舌尖中音退后化,双唇音退后化
不送气塞音	舌根音	9	g	√		
20	舌尖中音	5	d	√	1	
不送气塞音	舌根音	9	g	√		

C9. 舌尖前音与舌尖后音（替代）（retroflex or not）

语音对序号	最小音位对比	卡片编号	目标音	实发音	对比结果	错误走向
21	舌尖后音	28	zh	z	0	• 卷舌化:舌尖后音替代舌尖前音
不送气塞擦音	舌尖前音	19	z	√		• 替代卷舌*:舌尖前音替代舌尖后音
22	舌尖后音	16	ch	c	0	
送气塞擦音	舌尖前音	20	c	√		
23	舌尖后音	29	sh	s	0	
擦音	舌尖前音	21	s	√		

二、韵母音位对比（6项）

V1. 前鼻韵母与后鼻韵母（替代）（fronting or backward）

语音对序号	最小音位对比	卡片编号	目标音	实发音	对比结果	错误走向
24	前鼻韵母	32	an	√	1	• 鼻韵母前进化*:后鼻韵母前进化
开口呼	后鼻韵母	33	ang	√		
25	前鼻韵母	34	in	√	1	• 鼻韵母退后化:前鼻韵母退后化
齐齿呼	后鼻韵母	35	ing	√		
26	前鼻韵母	36	uan	√	0	• 监控:**鼻流量**
合口呼	后鼻韵母	37	uang	uan		

V2. 鼻韵母与无鼻韵母（遗漏）（nasal deletion）

语音对序号	最小音位对比	卡片编号	目标音	实发音	对比结果	错误走向
27	前鼻韵母	34	in	√	1	• 鼻韵母遗漏*
齐齿呼	无鼻韵母	14	i	√		• 监控:**鼻流量**
28	后鼻韵母	35	ing	√	1	
齐齿呼	无鼻韵母	14	i	√		

V3. 三元音、双元音与单元音（遗漏）（vowel deletion）

语音对序号	最小音位对比	卡片编号	目标音	实发音	对比结果	错误走向
29	三元音	42	iao	√	1	• 韵母遗漏*
双元音	双元音	41	ia	√		• 监控:F_1,F_2
30	双元音	41	ia	√	1	
单元音	单元音	12	i	√		

V4. 前元音与后元音（替代）（fronting or backward）

语音对序号	最小音位对比	卡片编号	目标音	实发音	对比结果	错误走向
31 高元音	前元音 后元音	40 43	i u	√ √	1	• 单元音前进化*：后元音前进化 • 单元音退后化：前元音退后化 • 监控：F_1，F_2

V5. 高元音与低元音（替代）（upward or downward）

语音对序号	最小音位对比	卡片编号	目标音	实发音	对比结果	错误走向
32 低元音	高元音 低元音	46 38	i ɑ	√ √	1	• 单元音升高化*：低元音升高化 • 单元音下降化：高元音下降化 • 监控：F_1，F_2

V6. 圆唇音与非圆唇音（替代）（retroflex or not）

语音对序号	最小音位对比	卡片编号	目标音	实发音	对比结果	错误走向
33 前高元音	圆唇音 非圆唇音	44 45	yu yi	√ √	1	• 圆唇化：圆唇音替代非圆唇音 • 替代圆唇*：非圆唇音替代圆唇音 • 监控：F_1，F_2

三、声调音位对比（3项）

T1. 一声与二声（替代）（the second tone or not）

语音对序号	最小音位对比	卡片编号	目标音	实发音	对比结果	错误走向
34 一、二声	一声 二声	47 48	1 2	√ √	1	• 二声化：二声替代一声 • 替代二声*：一声替代二声

T2. 一声与三声（替代）（the third tone or not）

语音对序号	最小音位对比	卡片编号	目标音	实发音	对比结果	错误走向
35 一、三声	一声 三声	47 49	1 3	√ √	1	• 三声化：三声替代一声 • 替代三声*：一声替代三声

T3. 一声与四声（替代）（the fourth tone or not）

语音对序号	最小音位对比	卡片编号	目标音	实发音	对比结果	错误走向
36 一、四声	一声 四声	47 50	1 4	√ √	1	• 四声化：四声替代一声 替代四声*：一声替代四声

音位对比能力评估分表3

（阴影:正常儿童声母音位习得顺序）

音位对	最小音位对 习得与否	错误走向	年龄/(岁:月)				
			2:7~ 2:12	3:1~ 3:6	3:7~ 3:12	4:1~ 5:12	6:1~ 6:6
C6	擦音与无擦音	✓					
V4	前元音与后元音	✓					
V5	高元音与低元音	✓					
V6	圆唇音与非圆唇音	✓					
T1	一声与二声	✓					
T3	一声与四声	✓					
V3	三、双、单元音	✓					
C7	不同构音部位的送气塞音	✓					
C1	送气塞音与不送气塞音*	✓					
C3	塞音与擦音	✓					
C5	塞音与鼻音	✓					
C8	不同构音部位的不送气塞音	✓					
C2	送气塞擦音与不送气塞擦音*	不明					
V1	前鼻韵母与后鼻韵母*	替代					
V2	鼻韵母与无鼻韵母	✓					
C4	塞擦音与擦音*	不明					
T2	一声与三声	✓					
C9	舌尖前音与舌尖后音*	替代					

注意:
1. 阴影部分从50%的正常儿童能正确发出的最小音位对比开始,到90%的正常儿童能正确发出结束。
2. "*"为核心音位对比。

构音清晰度评估分表 3

声母音位对比			韵母音位对比			声调音位对比		
语音对序号		最小音位对比得分	语音对序号		最小音位对比得分	语音对序号		最小音位对比得分
1	不送气塞音与送气塞音	3/(3 对)	10	前鼻韵母与后鼻韵母	2/(3 对)	16	一声与二声	1/(1 对)
2	送气塞擦音与不送气塞擦音	2/(3 对)	11	鼻韵母与无鼻韵母	2/(2 对)	17	一声与三声	1/(1 对)
3	塞音与擦音	2/(2 对)	12	三元音、双元音与单元音	2/(2 对)	18	一声与四声	1/(1 对)
4	塞擦音与擦音	2/(3 对)	13	前元音与后元音	1/(1 对)			
5	塞音与鼻音	2/(2 对)	14	高元音与低元音	1/(1 对)			
6	擦音与无擦音	1/(1 对)	15	圆唇音与非圆唇音	1/(1 对)			
7	不同构音部位的送气塞音	3/(3 对)						
8	不同构音部位的不送气塞音	3/(3 对)						
9	舌尖前音与舌尖后音	0/(3 对)						
合计		18/(23 对)	合计		9/(10 对)	合计		3/(3 对)
构音清晰度(%):30/(36 对)= 83.3(%)				相对年龄:5.1 岁				

附录 7-3　功能性构音障碍案例 2——构音语音能力评估结果记录

构音语音能力评估记录表

记录说明:正确"√";歪曲"⊗";遗漏"⊖";替代:实发音

序号	词	目标音	序号	词	目标音	序号	词	目标音	序号	词	目标音
S1	桌	Zh	12	鸡	j	25	菇	g	38	拔	a
	zhuō			jī	√		gū	√		bá	√
S2	象	iang	13	七	q	26	哭	k	39	鹅	e
	xiàng			qī	√		kū	g		é	√
1	包	b	14	吸	x	27	壳	k	40	一	i
	bāo	√		xī	√		ké	√		yī	√
2	抛	p	15	猪	zh	28	纸	zh	41	家	ia
	pāo	√		zhū	d		zhǐ	⊗		jiā	√
3	猫	m	16	出	ch	29	室	sh	42	浇	iao
	māo	√		chū	⊖		shì	⊖		jiāo	√
4	飞	f	17	书	sh	30	字	z	43	乌	u
	fēi	√		shū	⊖		zì	⊖		wū	√
5	刀	d	18	肉	r	31	刺	c	44	雨	ü
	dāo	√		ròu	⊖		cì	⊖		yǔ	√
6	套	t	19	紫	z	32	蓝	an	45	椅	i
	tào	√		zǐ	⊖		Lán	⊗		yǐ	√
7	闹	n	20	粗	c	33	狼	ang	46	鼻	i
	nào	√		cū	⊖		láng	ao		bí	√
8	鹿	l	21	四	s	34	心	in	47	蛙	1
	lù	√		sì	⊗		xīn	i		wā	√
9	高	g	22	杯	b	35	星	ing	48	娃	2
	gāo	√		bēi	√		xīng	i		wá	√
10	铐	k	23	泡	p	36	船	uan	49	瓦	3
	kào	√		pào	√		chuán	ua		wǎ	√
11	河	h	24	稻	d	37	床	uang	50	袜	4
	hé	√		dào	√		chuáng	uao		wà	√

音位习得能力评估分表 1

（阴影：正常儿童声母音位习得顺序）

声母	声母音位习得与否	错误走向	年龄/（岁:月）				
			2:7~2:12	3:1~3:6	3:7~3:12	4:1~5:12	6:1~6:6
b	√						
m	√						
d	√						
h	√						
p	√						
t	√						
g	√						
k	√						
n	√						
f	√						
j	√						
q	√						
x	√						
l		⊖					
z		⊖					
s		⊗					
r		⊖					
c		⊖					
zh		⊗				<90%	
ch		⊖					
sh		⊖					

音位对比能力评估分表 2

记录说明:通过最小语音对的比较,给出对比结果。例如,语音对序号 1 中,/b/和/p/若同时正确,则记为 1 分,若有一个错误则记为 0 分。注意:符号"＊"代表常见问题。

一、声母音位对比(9 项)

C1. 送气塞音与不送气塞音(替代)(aspirating or not)

语音对序号	最小音位对比	卡片编号	目标音	实发音	对比结果	错误走向
1	送气	2	p	√	1	• 送气化:送气音替代不送气音
双唇音	不送气	1	b	√		
2	送气	6	t	√	1	• 替代送气＊:不送气音替代送气音
舌尖中音	不送气	24	d	√		
3	送气	26	k	√	1	
舌根音	不送气	25	g	√		

C2. 送气塞擦音与不送气塞擦音(替代)(aspirating or not)

语音对序号	最小音位对比	卡片编号	目标音	实发音	对比结果	错误走向
4	送气	13	q	√	1	• 送气化:送气音替代不送气音
舌面音	不送气	12	j	√		
5	送气	16	ch	⊖	0	• 替代送气＊:不送气音替代送气音
舌尖后音	不送气	15	zh	d		
6	送气	31	c	⊖	0	
舌尖前音	不送气	30	z	j		

C3. 塞音与擦音(替代)(stopping or not)

语音对序号	最小音位对比	卡片编号	目标音	实发音	对比结果	错误走向
7	塞音	27	k	√	1	• 塞音化＊:塞音替代擦音
舌根音	擦音	11	h	√		
8	塞音	22	b	√	1	• 替代塞音:擦音替代塞音
唇音	擦音	4	f	√		

C4. 塞擦音与擦音(替代)(affricate or not)

语音对序号	最小音位对比	卡片编号	目标音	实发音	对比结果	错误走向
9	塞擦音	12	j	√	1	• 塞擦音化:塞擦音替代擦音
舌面音	擦音	14	x	√		
10	塞擦音	15	zh	d	0	• 替代塞擦音:擦音替代塞擦音
舌尖后音	擦音	17	sh	⊖		
11	塞擦音	30	z	⊖	0	
舌尖前音	擦音	21	s	⊗		

C5. 塞音与鼻音(替代)(nasalization or not)

语音对序号	最小音位对比	卡片编号	目标音	实发音	对比结果	错误走向
12	塞音	1	b	√	1	• 鼻音化:鼻音替代塞音
双唇音	鼻音	3	m	√		
13	塞音	24	d	√	1	• 替代鼻音:塞音替代鼻音
舌尖中音	鼻音	7	n	√		

C6. 擦音与无擦音(遗漏)(/h/ deletion)

语音对序号	最小音位对比	卡片编号	目标音	实发音	对比结果	错误走向
14	擦音	11	h	√	1	• 声母/h/遗漏*
舌根音	无擦音	39	无擦音	√		

C7. 不同构音部位的送气塞音(替代)(fronting or backward)

语音对序号	最小音位对比	卡片编号	目标音	实发音	对比结果	错误走向
15	双唇音	23	p	√	1	• 前进化*:舌尖中音前进化,舌根音前进化
送气塞音	舌尖中音	6	t	√		
16	双唇音	23	p	√	1	• 退后化:舌尖中音退后化,双唇音退后化
送气塞音	舌根音	10	k	√		
17	舌尖中音	6	t	√	1	
送气塞音	舌根音	10	k	√		

C8. 不同构音部位的不送气塞音(替代)(fronting or backward)

语音对序号	最小音位对比	卡片编号	目标音	实发音	对比结果	错误走向
18	双唇音	1	b	√	1	• 前进化*:舌尖中音前进化,舌根音前进化
不送气塞音	舌尖中音	5	d	√		
19	双唇音	1	b	√	1	• 退后化:舌尖中音退后化,双唇音退后化
不送气塞音	舌根音	9	g	√		
20	舌尖中音	5	d	√	1	
不送气塞音	舌根音	9	g	√		

C9. 舌尖前音与舌尖后音（替代）（retroflex or not）

语音对序号	最小音位对比	卡片编号	目标音	实发音	对比结果	错误走向
21	舌尖后音	28	zh	⊗	0	• 卷舌化:舌尖后音替代舌尖前音
不送气塞擦音	舌尖前音	19	z	⊖		
22	舌尖后音	16	ch	⊖	0	• 替代卷舌*:舌尖前音替代舌尖后音
送气塞擦音	舌尖前音	20	c	⊖		
23	舌尖后音	29	sh	⊖	0	
擦音	舌尖前音	21	s	⊗		

二、韵母音位对比(6项)

V1. 前鼻韵母与后鼻韵母（替代）（fronting or backward）

语音对序号	最小音位对比	卡片编号	目标音	实发音	对比结果	错误走向
24	前鼻韵母	32	an	⊖	0	• 鼻韵母前进化*:后鼻韵母前进化
开口呼	后鼻韵母	33	ang	ao		
25	前鼻韵母	34	in	i	0	• 鼻韵母退后化:前鼻韵母退后化
齐齿呼	后鼻韵母	35	ing	i		
26	前鼻韵母	36	uan	ua	0	• 监控:**鼻流量**
合口呼	后鼻韵母	37	uang	uao		

V2. 鼻韵母与无鼻韵母（遗漏）（nasal deletion）

语音对序号	最小音位对比	卡片编号	目标音	实发音	对比结果	错误走向
27	前鼻韵母	34	in	i	0	• 鼻韵母遗漏*
齐齿呼	无鼻韵母	14	i	√		• 监控:**鼻流量**
28	后鼻韵母	35	ing	i	0	
齐齿呼	无鼻韵母	14	i	√		

V3. 三元音、双元音与单元音（遗漏）（vowel deletion）

语音对序号	最小音位对比	卡片编号	目标音	实发音	对比结果	错误走向
29	三元音	42	iao	√	1	• 韵母遗漏*
双元音	双元音	41	ia	√		• 监控:F_1,F_2
30	双元音	41	ia	√	1	
单元音	单元音	12	i	√		

V4. 前元音与后元音（替代）（fronting or backward）

语音对序号	最小音位对比	卡片编号	目标音	实发音	对比结果	错误走向
31 高元音	前元音 后元音	40 43	i u	√ √	1	• 单元音前进化*： 后元音前进化 • 单元音退后化： 前元音退后化 • 监控：F_1，F_2

V5. 高元音与低元音（替代）（upward or downward）

语音对序号	最小音位对比	卡片编号	目标音	实发音	对比结果	错误走向
32 低元音	高元音 低元音	46 38	i α	√ √	1	• 单元音升高化*： 低元音升高化 • 单元音下降化： 高元音下降化 • 监控：F_1，F_2

V6. 圆唇音与非圆唇音（替代）（retroflex or not）

语音对序号	最小音位对比	卡片编号	目标音	实发音	对比结果	错误走向
33 前高元音	圆唇音 非圆唇音	44 45	yu yi	√ √	1	• 圆唇化：圆唇音 替代非圆唇音 • 替代圆唇*：非 圆唇音替代圆 唇音 • 监控：F_1，F_2

三、声调音位对比（3项）

T1. 一声与二声（替代）（the second tone or not）

语音对序号	最小音位对比	卡片编号	目标音	实发音	对比结果	错误走向
34 一、二声	一声 二声	47 48	1 2	√ √	1	• 二声化：二声替代一声 • 替代二声*：一声替代二声

T2. 一声与三声（替代）（the third tone or not）

语音对序号	最小音位对比	卡片编号	目标音	实发音	对比结果	错误走向
35 一、三声	一声 三声	47 49	1 3	√ √	1	• 三声化：三声替代一声 • 替代三声*：一声替代三声

T3. 一声与四声（替代）（the fourth tone or not）

语音对序号	最小音位对比	卡片编号	目标音	实发音	对比结果	错误走向
36 一、四声	一声 四声	47 50	1 4	√ √	1	• 四声化：四声替代一声 • 替代四声*：一声替代四声

音位对比能力评估分表 3
（阴影：正常儿童声母音位习得顺序）

音位对	最小音位对 习得与否	错误走向	年龄/（岁：月）				
			2：7~ 2：12	3：1~ 3：6	3：7~ 3：12	4：1~ 5：12	6：1~ 6：6
C6	擦音与无擦音	✓					
V4	前元音与后元音	✓					
V5	高元音与低元音	✓					
V6	圆唇音与非圆唇音	✓					
T1	一声与二声	✓					
T3	一声与四声	✓					
V3	三、双、单元音	✓					
C7	不同构音部位的送气塞音	✓					
C1	送气塞音与不送气塞音*	✓					
C3	塞音与擦音	✓					
C5	塞音与鼻音	✓					
C8	不同构音部位的不送气塞音	✓					
C2	送气塞擦音与不送气塞擦音*	不明					
V1	前鼻韵母与后鼻韵母*	不明					
V2	鼻韵母与无鼻韵母	鼻韵母遗漏					
C4	塞擦音与擦音*	不明					
T2	一声与三声	✓					
C9	舌尖前音与舌尖后音*	不明					

注意：
1. 阴影部分从 50% 的正常儿童能正确发出的最小音位对比开始，到 90% 的正常儿童能正确发出结束。
2. "*"为核心音位对比。

构音清晰度评估分表 4

声母音位对比		韵母音位对比		声调音位对比	
语音对序号	最小音位对比得分	语音对序号	最小音位对比得分	语音对序号	最小音位对比得分
1　不送气塞音与送气塞音	3/（3 对）	10　前鼻韵母与后鼻韵母	0/（3 对）	16　一声与二声	1/（1 对）
2　送气塞擦音与不送气塞擦音	1/（3 对）	11　鼻韵母与无鼻韵母	0/（2 对）	17　一声与三声	1/（1 对）
3　塞音与擦音	2/（2 对）	12　三元音、双元音与单元音	2/（2 对）	18　一声与四声	1/（1 对）
4　塞擦音与擦音	1/（3 对）	13　前元音与后元音	1/（1 对）		
5　塞音与鼻音	2/（2 对）	14　高元音与低元音	1/（1 对）		
6　擦音与无擦音	1/（1 对）	15　圆唇音与非圆唇音	1/（1 对）		
7　不同构音部位的送气塞音	3/（3 对）				
8　不同构音部位的不送气塞音	3/（3 对）				
9　舌尖前音与舌尖后音	0/（3 对）				
合计	16/（23 对）	合计	5/（10 对）	合计	3/（3 对）
构音清晰度（%）：24/（36 对）＝66.7（%）				相对年龄：3 岁	

附录 7-4　功能性构音障碍案例 2——治疗后构音语音能力评估结果记录

构音语音能力评估记录表

记录说明:正确"√";歪曲"⊗";遗漏"⊖";替代:实发音。

序号	词	目标音	序号	词	目标音	序号	词	目标音	序号	词	目标音
S1	桌	Zh	12	鸡	j	25	菇	g	38	拔	α
	zhuō			jī	√		gū	√		bá	√
S2	象	iang	13	七	q	26	哭	k	39	鹅	e
	xiàng			qī	√		kū	g		é	√
1	包	b	14	吸	x	27	壳	k	40	一	i
	bāo	√		xī	√		ké	√		yī	√
2	抛	p	15	猪	zh	28	纸	zh	41	家	ia
	pāo	√		zhū	d		zhǐ	√		jiā	√
3	猫	m	16	出	ch	29	室	sh	42	浇	iao
	māo	√		chū	√		shì	√		jiāo	√
4	飞	f	17	书	sh	30	字	z	43	乌	u
	fēi	√		shū	√		zì	⊖		wū	√
5	刀	d	18	肉	r	31	刺	c	44	雨	ü
	dāo	√		ròu	√		cì	⊖		yǔ	√
6	套	t	19	紫	z	32	蓝	an	45	椅	i
	tào	√		zǐ	⊖		Lán	√		yǐ	√
7	闹	n	20	粗	c	33	狼	ang	46	鼻	i
	nào	√		cū	⊖		láng	√		bí	√
8	鹿	l	21	四	s	34	心	in	47	蛙	1
	lù	√		sì	⊗		xīn	√		wā	√
9	高	g	22	杯	b	35	星	ing	48	娃	2
	gāo	√		bēi	√		xīng	√		wá	√
10	铐	k	23	泡	p	36	船	uan	49	瓦	3
	kào	√		pào	√		chuán	ua		wǎ	√
11	河	h	24	稻	d	37	床	uang	50	袜	4
	hé	√		dào	√		chuáng	uao		wà	√

音位习得能力评估分表 1

（阴影:正常儿童声母音位习得顺序）

声母	声母音位习得与否	错误走向	年龄/（岁:月）				
			2:7~2:12	3:1~3:6	3:7~3:12	4:1~5:12	6:1~6:6
b	√						
m	√						
d	√						
h	√						
p	√						
t	√						
g	√						
k	√						
n	√						
f	√						
j	√						
q	√						
x	√						
l	√						
z		⊖					
s		⊗					
r	√						
c		⊖					
zh	√						<90%
ch	√						
sh	√						

音位对比能力评估分表 2

记录说明:通过最小语音对的比较,给出对比结果。例如,语音对序号 1 中,/b/和/p/若同时正确,则记为 1 分,若有一个错误则记为 0 分。注意:符号"＊"代表常见问题。

一、声母音位对比(9 项)

C1. 送气塞音与不送气塞音(替代)(aspirating or not)

语音对序号	最小音位对比	卡片编号	目标音	实发音	对比结果	错误走向
1	送气	2	p	√	1	• 送气化:送气音替代不送气音
双唇音	不送气	1	b	√		
2	送气	6	t	√	1	• 替代送气＊:不送气音替代送气音
舌尖中音	不送气	24	d	√		
3	送气	26	k	√	1	
舌根音	不送气	25	g	√		

C2. 送气塞擦音与不送气塞擦音(替代)(aspirating or not)

语音对序号	最小音位对比	卡片编号	目标音	实发音	对比结果	错误走向
4	送气	13	q	√	1	• 送气化:送气音替代不送气音
舌面音	不送气	12	j	√		
5	送气	16	ch	√	1	• 替代送气＊:不送气音替代送气音
舌尖后音	不送气	15	zh	√		
6	送气	31	c	⊖	0	
舌尖前音	不送气	30	z	⊖		

C3. 塞音与擦音(替代)(stopping or not)

语音对序号	最小音位对比	卡片编号	目标音	实发音	对比结果	错误走向
7	塞音	27	k	√	1	• 塞音化＊:塞音替代擦音
舌根音	擦音	11	h	√		
8	塞音	22	b	√	1	• 替代塞音:擦音替代塞音
唇音	擦音	4	f	√		

C4. 塞擦音与擦音(替代)(affricate or not)

语音对序号	最小音位对比	卡片编号	目标音	实发音	对比结果	错误走向
9	塞擦音	12	j	√	1	• 塞擦音化:塞擦音替代擦音
舌面音	擦音	14	x	√		
10	塞擦音	15	zh	√	1	• 替代塞擦音:擦音替代塞擦音
舌尖后音	擦音	17	sh	√		
11	塞擦音	30	z	⊖	0	
舌尖前音	擦音	21	s	⊗		

C5. 塞音与鼻音（替代）（nasalization or not）

语音对序号	最小音位对比	卡片编号	目标音	实发音	对比结果	错误走向
12	塞音	1	b	√	1	• 鼻音化：鼻音替代塞音
双唇音	鼻音	3	m	√		• 替代鼻音：塞音替代鼻音
13	塞音	24	d	√	1	
舌尖中音	鼻音	7	n	√		

C6. 擦音与无擦音（遗漏）（/h/deletion）

语音对序号	最小音位对比	卡片编号	目标音	实发音	对比结果	错误走向
14	擦音	11	h	√	1	• 声母/h/遗漏*
舌根音	无擦音	39	无擦音	√		

C7. 不同构音部位的送气塞音（替代）（fronting or backward）

语音对序号	最小音位对比	卡片编号	目标音	实发音	对比结果	错误走向
15	双唇音	23	p	√	1	• 前进化*：舌尖中音前进化，舌根音前进化
送气塞音	舌尖中音	6	t	√		
16	双唇音	23	p	√	1	• 退后化：舌尖中音退后化，双唇音退后化
送气塞音	舌根音	10	k	√		
17	舌尖中音	6	t	√	1	
送气塞音	舌根音	10	k	√		

C8. 不同构音部位的不送气塞音（替代）（fronting or backward）

语音对序号	最小音位对比	卡片编号	目标音	实发音	对比结果	错误走向
18	双唇音	1	b	√	1	• 前进化*：舌尖中音前进化，舌根音前进化
不送气塞音	舌尖中音	5	d	√		
19	双唇音	1	b	√	1	• 退后化：舌尖中音退后化，双唇音退后化
不送气塞音	舌根音	9	g	√		
20	舌尖中音	5	d	√	1	
不送气塞音	舌根音	9	g	√		

C9. 舌尖前音与舌尖后音（替代）（retroflex or not）

语音对序号	最小音位对比	卡片编号	目标音	实发音	对比结果	错误走向
21	舌尖后音	28	zh	√	0	• 卷舌化:舌尖后音替代舌尖前音
不送气塞擦音	舌尖前音	19	z	⊖		• 替代卷舌*:舌尖前音替代舌尖后音
22	舌尖后音	16	ch	√	0	
送气塞擦音	舌尖前音	20	c	⊖		
23	舌尖后音	29	sh	√	0	
擦音	舌尖前音	21	s	⊗		

二、韵母音位对比(6项)

V1. 前鼻韵母与后鼻韵母（替代）（fronting or backward）

语音对序号	最小音位对比	卡片编号	目标音	实发音	对比结果	错误走向
24	前鼻韵母	32	an	√	1	• 鼻韵母前进化*:后鼻韵母前进化
开口呼	后鼻韵母	33	ang	√		• 鼻韵母退后化:前鼻韵母退后化
25	前鼻韵母	34	in	√	1	• 监控:鼻流量
齐齿呼	后鼻韵母	35	ing	√		
26	前鼻韵母	36	uan	ua	0	
合口呼	后鼻韵母	37	uang	uao		

V2. 鼻韵母与无鼻韵母（遗漏）（nasal deletion）

语音对序号	最小音位对比	卡片编号	目标音	实发音	对比结果	错误走向
27	前鼻韵母	34	in	√	1	• 鼻韵母遗漏*
齐齿呼	无鼻韵母	14	i	√		• 监控:鼻流量
28	后鼻韵母	35	ing	√	1	
齐齿呼	无鼻韵母	14	i	√		

V3. 三元音、双元音与单元音（遗漏）（vowel deletion）

语音对序号	最小音位对比	卡片编号	目标音	实发音	对比结果	错误走向
29	三元音	42	iao	√	1	• 韵母遗漏*
双元音	双元音	41	ia	√		• 监控:F_1,F_2
30	双元音	41	ia	√	1	
单元音	单元音	12	i	√		

V4. 前元音与后元音（替代）（fronting or backward）

语音对序号	最小音位对比	卡片编号	目标音	实发音	对比结果	错误走向
31 高元音	前元音 后元音	40 43	i u	√ √	1	• 单元音前进化*：后元音前进化 • 单元音退后化：前元音退后化 • 监控：F_1，F_2

V5. 高元音与低元音（替代）（upward or downward）

语音对序号	最小音位对比	卡片编号	目标音	实发音	对比结果	错误走向
32 低元音	高元音 低元音	46 38	i ɑ	√ √	1	• 单元音升高化*：低元音升高化 • 单元音下降化：高元音下降化 • 监控：F_1，F_2

V6. 圆唇音与非圆唇音（替代）（retroflex or not）

语音对序号	最小音位对比	卡片编号	目标音	实发音	对比结果	错误走向
33 前高元音	圆唇音 非圆唇音	44 45	yu yi	√ √	1	• 圆唇化：圆唇音替代非圆唇音 • 替代圆唇*：非圆唇音替代圆唇音 • 监控：F_1，F_2

三、声调音位对比（3 项）

T1. 一声与二声（替代）（the second tone or not）

语音对序号	最小音位对比	卡片编号	目标音	实发音	对比结果	错误走向
34 一、二声	一声 二声	47 48	1 2	√ √	1	• 二声化：二声替代一声 • 替代二声*：一声替代二声

T2. 一声与三声（替代）（the third tone or not）

语音对序号	最小音位对比	卡片编号	目标音	实发音	对比结果	错误走向
35 一、三声	一声 三声	47 49	1 3	√ √	1	• 三声化：三声替代一声 • 替代三声*：一声替代三声

T3. 一声与四声（替代）（the fourth tone or not）

语音对序号	最小音位对比	卡片编号	目标音	实发音	对比结果	错误走向
36 一、四声	一声 四声	47 50	1 4	√ √	1	• 四声化：四声替代一声 　替代四声*：一声替代四声

音位对比能力评估分表 3

（阴影：正常儿童声母音位习得顺序）

音位对	最小音位对习得与否	错误走向	年龄/（岁：月）				
			2:7~2:12	3:1~3:6	3:7~3:12	4:1~5:12	6:1~6:6
C6	擦音与无擦音	✓					
V4	前元音与后元音	✓					
V5	高元音与低元音	✓					
V6	圆唇音与非圆唇音	✓					
T1	一声与二声	✓					
T3	一声与四声	✓					
V3	三、双、单元音	✓					
C7	不同构音部位的送气塞音	✓					
C1	送气塞音与不送气塞音*	✓					
C3	塞音与擦音	✓					
C5	塞音与鼻音	✓					
C8	不同构音部位的不送气塞音	✓					
C2	送气塞擦音与不送气塞擦音*	不明					
V1	前鼻韵母与后鼻韵母*	不明					
V2	鼻韵母与无鼻韵母	✓					
C4	塞擦音与擦音*	不明					
T2	一声与三声	✓					
C9	舌尖前音与舌尖后音*	不明					

注意：
1. 阴影部分从 50% 的正常儿童正确发出的最小音位对比开始，到 90% 的正常儿童能正确发出结束。
2. "*" 为核心音位对比。

构音清晰度评估分表 4

声母音位对比			韵母音位对比			声调音位对比		
	语音对序号	最小音位对比得分		语音对序号	最小音位对比得分		语音对序号	最小音位对比得分
1	不送气塞音与送气塞音	3/（3 对）	10	前鼻韵母与后鼻韵母	2/（3 对）	16	一声与二声	1/（1 对）
2	送气塞擦音与不送气塞擦音	2/（3 对）	11	鼻韵母与无鼻韵母	2/（2 对）	17	一声与三声	1/（1 对）
3	塞音与擦音	2/（2 对）	12	三元音、双元音与单元音	2/（2 对）	18	一声与四声	1/（1 对）
4	塞擦音与擦音	2/（3 对）	13	前元音与后元音	1/（1 对）			
5	塞音与鼻音	2/（2 对）	14	高元音与低元音	1/（1 对）			
6	擦音与无擦音	1/（1 对）	15	圆唇音与非圆唇音	1/（1 对）			
7	不同构音部位的送气塞音	3/（3 对）						
8	不同构音部位的不送气塞音	3/（3 对）						
9	舌尖前音与舌尖后音	0/（3 对）						
合计		18/（23 对）	合计		9/（10 对）	合计		3/（3 对）
构音清晰度（%）：30/（36 对）= 66.7（%）					相对年龄：3 岁			

口部运动功能评估记录表

下颌运动功能		唇运动功能		舌运动功能			
项目	得分	项目	得分	项目	得分	项目	得分
自然状态	4/4	自然状态	4/4	自然状态	4/4	舌尖左右交替	3/4
咬肌肌力	4/4	流涎	4/4	舌肌力检查	4/4	舌尖前后交替	3/4
向下运动	4/4	唇面部肌群肌力	4/4	舌尖前伸	4/4	舌尖上下交替	3/4
向上运动	4/4	展唇运动	4/4	舌尖下舔颌	4/4	马蹄形上抬模式	3/4
向左运动	4/4	圆唇运动	4/4	舌尖上舔唇	4/4	舌两侧缘上抬模式	3/4
向右运动	4/4	唇闭合运动	4/4	舌尖上舔齿龈	4/4	舌前部上抬模式	3/4
前伸运动	4/4	圆展交替运动	4/4	舌尖左舔嘴角	4/4	舌后部上抬模式	3/4
上下连续运动	4/4	唇齿接触运动	4/4	舌尖右舔嘴角	4/4		
左右连续运动	4/4			舌尖上舔硬腭	4/4		
下颌总分	100%	唇总分	100%	舌总分		89.1%	
口部运动功能总分				96.4%			

注意:有五个不同等级(0、1、2、3、4)。

下颌口部运动功能评估分级标准

评估项目	指导语	0级(0分)	1级(1分)	2级(2分)	3级(3分)	4级(4分)
下颌在自然状态下的形状及位置	在自然放松状态下,静观1min。记录下颌的位置及运动。	全开位或上下牙紧密接触,不会动。	处于全开位或上下牙紧密接触,偶能瞬间向上或向下运动。	下颌处于半开位,但下颌在水平位上左右歪斜,或前突或后缩。	下颌处于水平正中,上下牙无接触,有楔形缝隙,但不能保持3s。	下颌处于姿势位,水平正中,上下牙无接触,有楔形缝隙,能保持3s。
咬肌肌力	治疗师示范,"咬紧牙关,让咬肌凸起来,坚持到我数3下。"	无反应。	有意识做,但无法做到,用眼睛、头或肩代替。	仅能咬住单侧,或咬时无力。	能紧紧咬住,但不能保持3s。	能紧紧咬住,并保持3s。
下颌向下运动	治疗师示范,"嘴巴尽可能张大,坚持到我数3下。"	无反应。	有意识做,但无法做到,用眼睛、头或肩代替	下颌不能完全打开,伴有左或右歪斜。	能充分打开下颌,但不能保持3s。	下颌轻松、充分打开,并能保持3s
下颌向上运动	治疗师示范,"闭紧下颌,坚持到我数3下。"	无反应。	有意识做,但无法做到,用眼睛、头或肩代替。	下颌不能完全闭合,有急动,或伴有左或右歪斜。	下颌能充分紧闭,但不能保持3s。	下颌轻松、充分紧闭,并能保持3s。
下颌向左运动	治疗师示范,"下颌向左运动,坚持到我数3下。"	无反应。	有意识做,但无法做到,用眼睛、头或肩代替。	下颌能向左侧运动,但运动幅度小或无力。	下颌能充分向左运动,但不能保持3s。	下颌轻松、充分向左运动,并能保持3s。
下颌向右运动	治疗师示范,"下颌向右运动,坚持到我数3下。"	无反应。	有意识做,但无法做到,用眼睛、头或肩代替。	下颌能向右侧运动,但运动幅度较小或无力。	下颌能充分向右运动,但不能保持3s。	下颌轻松、充分向右运动,并能保持3s
下颌前伸运动	治疗师示范,"下颌向前运动,坚持到我数3下。"	无反应。	有意识做,但无法做到,用眼睛、头或肩代替。	下颌能向前运动,但运动幅度小或无力。	下颌充分向前运动,但不能保持3s。	下颌轻松、充分向前运动,并能保持3s。
下颌上下连续运动	治疗师示范,"连续打开和闭合下颌,重复3次。"	无反应。	有意识做,但无法做到,用眼睛、头或肩代替。	只能做向上或向下运动,不能连续做3次。	能连续上下运动3次,但运动不充分,缺乏力度。	下颌轻松、充分连续打开闭合3次。
下颌左右连续运动	治疗师示范,"下颌连续向左向右运动,重复3次。"	无反应。	有意识做,但无法做到,用眼睛、头或肩代替。	只能连续向一侧运动;或不能连续做3次运动;或用唇运动代替。	能连续左右运动3次,但运动不充分,缺乏力度。	下颌轻松、充分连续左右运动3次。

唇口部运动功能评估分级标准

评估项目	指导语	0级(0分)	1级(1分)	2级(2分)	3级(3分)	4级(4分)
唇在自然状态时的形态结构及位置	在自然放松状态下，静观1min。	双唇严重不对称，位置几乎无变化。	上唇回缩或下唇回缩严重，上唇或下唇有抖动，但患者不知复位。	上唇或下唇有轻微抖动，但患者偶尔试图复位；或双唇不对称	上唇或下唇轻微回缩，或轻微不对称，不易观察。	唇自然地处于水平正中位，左右对称，微微闭合。
流涎		无法控制。	身体前倾或分散注意力时流涎，有控制意识，但不能。	嘴角流涎，略微能控制。	嘴角偶有潮湿、喝水或咀嚼时轻微流涎。	没有流涎
唇面部肌力	让我摸摸你的脸，你给我做个"鬼脸"，好吗？	拒绝做。	脸颊肌肉摸上去又紧又硬或长期保持笑的样子，做鬼脸时困难；或摸上去很松软，无弹性	脸颊肌肉较松软或较硬，做鬼脸时较容易。	脸颊肌肉摸上去有弹性，但上唇或下唇有轻微回缩。	脸颊摸上去有弹性，肌力正常。
展唇运动	跟我做笑的动作，把牙齿都露出来，坚持到我数3下。	无反应。	努力向外展但不能，用眼睛、头或肩代替或辅助。	双唇外展时需努力，嘴角不能上提；或外展幅度小，或外展时僵硬或无力。	双唇能咧开笑，但不能持续3s。	双唇轻松、充分地外展并上提，咧嘴笑，并保持3s。
圆唇运动	跟我做圆唇的动作，坚持到我数3下。	无反应。	努力圆唇却不能，用眼睛、头或肩代替或辅助。	双唇圆唇时需努力；圆唇幅度小；或圆唇时僵硬或无力。	双唇能充分紧紧地圆起来，但不能保持3s。	双唇轻松紧紧地圆起来，并保持3s。
唇闭合运动	用双唇把压舌板夹住，坚持到我数3下。	无反应。	能做闭唇动作，努力夹但夹不住压舌板，用牙齿咬。	双唇紧闭时需努力，能夹住1s就掉下来。	双唇紧紧夹住压舌板，不能保持3s。	双唇紧紧夹住压舌板，并保持3s。
圆展交替运动	跟我做笑的动作，再做圆唇动作，连续3次。	无反应。	努力做圆或展动作，但无法完成，用眼睛、头或肩代替或辅助。	只能做一项；双唇连续做圆展交替运动，但运动幅度小、速度慢或无力，或不能按顺序做3次。	双唇可以连续做圆展交替运动，但不能连续做3次。	双唇轻松、充分地做圆展交替运动，连续做3次。
唇齿接触运动	跟我做上齿接触下唇的动作，坚持到我数3下。	无反应。	努力做唇齿接触动作，但无法完成，用眼睛、下颌、头或肩代替。	上齿不能咬住下唇内侧，但能咬住下唇。	上齿可以接触下唇内侧，但不能保持3s。	上齿能轻松、自如地接触到下唇内侧，并保持3s。

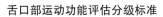

舌口部运动功能评估分级标准

评估项目	指导语	0级(0分)	1级(1分)	2级(2分)	3级(3分)	4级(4分)
舌的形状和位置	微张嘴,静观1min,张嘴困难,用压舌板辅助。	舌瘫软无力伸出口外或瘫软无力充满整个口腔;或舌体挛缩成球状后缩下陷到咽部。	舌体偏离明显,或舌一直在抖动,舌沿中线隆起,舌两侧松软。	舌伴有不随意运动或舌尖回缩,舌叶隆起,但舌中后部还未挛缩。	舌呈碗状,偶尔伴有不随意运动或微小的偏离。	舌能保持静止不动,呈碗状。
舌尖前伸	治疗师示范,"将舌尖前伸,坚持到我数3下。"	无反应。	舌尖努力伸,未成功,用唇、头、眼、下巴或肩膀运动来代替或辅助。	舌能独立伸出,但舌尖回缩,能将舌体变成束状,但看起来有点松软或呈球状。	舌尖能充分向前伸,但不能保持3s,出现轻微抖动或偏离。	舌尖能独立充分向前伸,并保持3s。
舌尖下舔下颌	治疗师示范,"舌尖向下舔下颌,坚持到我数3下。"	无反应。	舌尖试图伸出口外,但未成功,用头、眼、下巴或肩膀运动来代替。	舌体能向下舔到唇下缘,但舌尖回缩成W型,能将舌体变成束,但有点松软或呈球状。	舌尖和两侧能下舔到下颌中部,但不能保持3s,出现抖动或偏离。	舌尖和两侧能充分舔到下颌中部,并保持3s。
舌尖上舔上唇	治疗师示范,"舌尖向上舔上唇,坚持到我数3下。"	无反应。	舌尖试图伸出口外,但未成功,用头、眼、下巴或肩膀运动来代替。	舌体能向上舔到唇边缘,但舌尖回缩,能将舌体变成束状,但看起来有点松软或呈球状。	舌尖能充分向上舔到唇中部,呈尖状,但不能保持3s。	舌尖能独立充分向上舔到唇中部,呈尖状,并保持3s。
舌尖上舔齿龈	治疗师示范,"舌尖上舔齿龈,坚持到我数3下。"	无反应。	舌尖试图向上舔,但未成功,用头、眼、下巴或肩膀运动来代替。	用舌叶代替舌尖向上舔到齿龈,或舌尖卷在牙齿下,舌尖无力或抖动。	舌尖能轻松上舔齿龈,但不能保持3s。	舌尖能轻松上舔齿龈,并保持3s。
舌尖左舔嘴角	治疗师示范,"舌尖用力向左舔嘴角,并保持3s。"	无反应。	舌尖试图去舔,但未成功,用头、眼、下巴或肩膀运动来代替。	舌尖回缩或无力,用舌叶代替舌尖向左舔嘴角,能将舌体变成束状,有点抖动,松软。	舌尖能充分向左舔到嘴角,但不能保持3s。	舌尖能充分向左舔到左唇角,并保持3s。

续表

评估项目	指导语	0级(0分)	1级(1分)	2级(2分)	3级(3分)	4级(4分)
舌尖右舔嘴角	治疗师示范,"舌尖用力向右舔嘴角,并保持3s。"	无反应。	舌尖试图去舔,但未成功,用头、眼下巴或肩膀运动代替。	舌尖回缩或无力,用舌叶代替舌尖向右舔嘴角,能将舌体变成束状,有点抖动,松软。	舌尖能充分向右舔到唇角,但不能保持3s。	舌尖能充分向右舔到右唇角,保持3s。
舌尖上舔硬腭	治疗师示范,"舌尖从上齿龈正中位向后沿硬腭中线扫到软硬腭交界处。"	无反应。	舌尖试图去舔,但未成功,用头、眼、下巴或肩膀运动来代替。	舌尖回缩或无力,用舌叶代替舌尖去做,或舌尖从后向前做上述运动。	舌尖可以做该动作,但运动慢,力量稍差,有轻微抖动。	舌尖能轻松自如地从上齿龈扫到软硬腭交界处。
舌尖左右交替运动	治疗师示范,"舌尖左右交替运动,来回3次。"	无反应。	舌尖试图做,但根本不会做侧向运动,用头、眼、下巴或肩膀运动来代替。	舌尖回缩或无力,用舌叶代替舌尖做左右交替运动,运动不规则,无节律。	舌尖能完成这种交替模式,但不能持续3次,运动慢,力量稍差,有轻微抖动。	舌尖能轻松自如地左右交替运动3次。
舌尖前后交替运动	治疗师示范,"舌尖前后交替运动,来回3次。"	无反应。	舌太僵硬了,不能伸出口外,或舌瘫在口外不能将其缩进口内,或由头、肩膀代替其交替运动。	舌尖回缩或无力,用舌叶代替舌尖做交替运动,运动不规则,无节律。	舌尖能完成这种交替模式,但不能持续3次,运动慢,力量稍差,有轻微抖动。	舌尖能轻松自如地伸出口外又缩进口内,来回交替3次。
舌尖上下交替运动	治疗师示范,"舌尖上下交替运动,来回3次。"	无反应。	舌尖试图做,但根本不会做侧向运动,用头、眼、下巴或肩膀运动来代替。	舌尖回缩或无力,用舌叶代替舌尖做上下交替运动,运动不规则,无节律。	舌尖能完成这种交替模式,但不能持续3次,运动慢,力量稍差,有轻微抖动。	舌尖能轻松自如地舔到上下齿龈中位,并交替运动3次。
马蹄形上抬模式	治疗师示范,治疗师用压舌板沿中线刺激患者舌前1/3,观察患者的反应。	无反应。	舌有主动意识,舌瘫软,压下无反应。	舌尖与舌叶未分离,多次刺激后舌两侧缘上抬,仅舌尖上抬或仅舌两侧缘上抬,马蹄形模式未形成。	多次给予刺激才出现舌碗反射,马蹄形模式才形成。	只要给予刺激就立即出现舌碗反射,马蹄形模式形成。

续表

评估项目	指导语	0级(0分)	1级(1分)	2级(2分)	3级(3分)	4级(4分)
舌两侧缘上抬模式	治疗师示范，"嘴张开，舌两侧缘上抬，紧贴在上牙齿上。"	无反应。	舌努力做了，但舌两侧缘不能做到与上牙接触。	努力做了，但只能舌尖与上齿接触，两侧缘不能与上齿接触。或借助外力能短暂接触。	舌两侧缘可以与上齿接触，但保持时间短暂，只有1s。	嘴张开，舌两侧缘能轻松与上齿紧密接触，并保持3s。
舌前部上抬模式	治疗师示范，"舌前部向上抬起，与硬腭接触。"	无反应。	舌前部努力上抬，但不能，用头、眼、下巴或肩膀运动来代替。	舌前部不能完全自主上抬，必须借助外力辅助。	舌前部可以上抬，但持续时间只有1s。	舌后部轻松上抬，并能持续3s。
舌后部上抬模式	治疗师示范，"舌后部向上抬起，与软腭接触。"	无反应。	舌后部努力上抬，但不能，用头、眼、下巴或肩膀运动来代替。	舌后部不能完全自主上抬，必须借助外力辅助。	舌后部可以上抬，但持续时间只有1s。	舌后部轻松上抬，并能持续3s。
舌肌肌力检测	治疗师示范，"将舌尖伸出来，我用压舌板用力向里顶，你用力向外顶。"	拒绝做。	舌瘫软无力或挛缩，需要伸进口内进行检测，有意识做抵抗运动，但不能，用头、眼、下巴或肩膀运动来代替。	舌能伸出口外，舌尖与舌叶未分离，用舌叶向外顶压舌板，但肌力弱，很容易将舌顶进口内，持续时间短暂，不到1s。	舌能伸出口外，舌能努力向外用力抵抗，并能随着外力大小的变化而变化，但相持不到3s。	舌能根据外力随意调整肌力抵抗，相持时间保持3s。

附录 7-5　功能性构音障碍案例 3——构音语音能力评估结果记录

构音语音能力评估记录表

记录说明:正确"√";歪曲"⊗";遗漏"─";替代:实发音。

序号	词	目标音	序号	词	目标音	序号	词	目标音	序号	词	目标音
S1	桌	Zh	12	鸡	j	25	菇	g	38	拔	a
	zhuō			jī	√		gū	√		bá	√
S2	象	iang	13	七	q	26	哭	k	39	鹅	e
	xiàng			qī	√		kū	√		é	√
1	包	b	14	吸	x	27	壳	k	40	一	i
	bāo	√		xī	√		ké	√		yī	√
2	抛	p	15	猪	zh	28	纸	zh	41	家	ia
	pāo	√		zhū	z		zhǐ	⊗		jiā	√
3	猫	m	16	出	ch	29	室	sh	42	浇	iao
	māo	√		chū	t		shì	⊗		jiāo	⊗
4	飞	f	17	书	sh	30	字	z	43	乌	u
	fēi	√		shū	s		zì	⊗		wū	√
5	刀	d	18	肉	r	31	刺	c	44	雨	ü
	dāo	√		ròu	⊗		cì	⊗		yǔ	√
6	套	t	19	紫	z	32	蓝	an	45	椅	i
	tào	√		zǐ	⊗		Lán	ai		yǐ	√
7	闹	n	20	粗	c	33	狼	ang	46	鼻	i
	nào	√		cū	⊗		láng	ao		bí	√
8	鹿	l	21	四	s	34	心	in	47	蛙	1
	lù	√		sì	√		xīn	√		wā	√
9	高	g	22	杯	b	35	星	ing	48	娃	2
	gāo	√		bēi	√		xīng	in		wá	√
10	铐	k	23	泡	p	36	船	uan	49	瓦	3
	kào	√		pào	√		chuán	√		wǎ	√
11	河	h	24	稻	d	37	床	uang	50	袜	4
	hé	√		dào	√		chuáng	⊗		wà	√

音位习得能力评估分表 1

（阴影：正常儿童声母音位习得顺序）

声母	声母音位习得与否	错误走向	年龄/（岁：月）				
			2:7~2:12	3:1~3:6	3:7~3:12	4:1~5:12	6:1~6:6
b	√						
m	√						
d	√						
h	√						
p	√						
t	√						
g	√						
k	√						
n	√						
f	√						
j	√						
q	√						
x	√						
l	√						
z		⊗				延半年	
s	√						
r		⊗					
c		⊗					
zh		⊗					<90%
ch		t					
sh		s					

音位对比能力评估分表 2

记录说明:通过最小语音对的比较,给出对比结果。例如,语音对序号 1 中,/b/和/p/若同时正确,则记为 1 分,若有一个错误则记为 0 分。注意:符号"＊"代表常见问题。

一、声母音位对比(9 项)

C1. 送气塞音与不送气塞音(替代)(aspirating or not)

语音对序号	最小音位对比	卡片编号	目标音	实发音	对比结果	错误走向
1	送气	2	p	√	1	• 送气化:送气音替代不送气音
双唇音	不送气	1	b	√		
2	送气	6	t	√	1	• 替代送气＊:不送气音替代送气音
舌尖中音	不送气	24	d	√		
3	送气	26	k	√	1	
舌根音	不送气	25	g	√		

C2. 送气塞擦音与不送气塞擦音(替代)(aspirating or not)

语音对序号	最小音位对比	卡片编号	目标音	实发音	对比结果	错误走向
4	送气	13	q	√	1	• 送气化:送气音替代不送气音
舌面音	不送气	12	j	√		
5	送气	16	ch	t	0	• 替代送气＊:不送气音替代送气音
舌尖后音	不送气	15	zh	z		
6	送气	31	c	⊗	0	
舌尖前音	不送气	30	z	⊗		

C3. 塞音与擦音(替代)(stopping or not)

语音对序号	最小音位对比	卡片编号	目标音	实发音	对比结果	错误走向
7	塞音	27	k	√	1	• 塞音化＊:塞音替代擦音
舌根音	擦音	11	h	√		
8	塞音	22	b	√	1	• 替代塞音:擦音替代塞音
唇音	擦音	4	f	√		

C4. 塞擦音与擦音(替代)(affricate or not)

语音对序号	最小音位对比	卡片编号	目标音	实发音	对比结果	错误走向
9	塞擦音	12	j	√	1	• 塞擦音化:塞擦音替代擦音
舌面音	擦音	14	x	√		
10	塞擦音	15	zh	z	0	• 替代塞擦音:擦音替代塞擦音
舌尖后音	擦音	17	sh	s		
11	塞擦音	30	z	⊗	0	
舌尖前音	擦音	21	s	√		

C5. 塞音与鼻音（替代）(nasalization or not)

语音对序号	最小音位对比	卡片编号	目标音	实发音	对比结果	错误走向
12	塞音	1	b	√	1	• 鼻音化:鼻音替代塞音
双唇音	鼻音	3	m	√		• 替代鼻音:塞音替代鼻音
13	塞音	24	d	√	1	
舌尖中音	鼻音	7	n	√		

C6. 擦音与无擦音（遗漏）(/h/ deletion)

语音对序号	最小音位对比	卡片编号	目标音	实发音	对比结果	错误走向
14	擦音	11	h	√	1	• 声母/h/遗漏*
舌根音	无擦音	39	无擦音	√		

C7. 不同构音部位的送气塞音（替代）(fronting or backward)

语音对序号	最小音位对比	卡片编号	目标音	实发音	对比结果	错误走向
15	双唇音	23	p	√	1	• 前进化*:舌尖中音前进化,舌根音前进化
送气塞音	舌尖中音	6	t	√		
16	双唇音	23	p	√	1	• 退后化:舌尖中音退后化,双唇音退后化
送气塞音	舌根音	10	k	√		
17	舌尖中音	6	t	√	1	
送气塞音	舌根音	10	k	√		

C8. 不同构音部位的不送气塞音（替代）(fronting or backward)

语音对序号	最小音位对比	卡片编号	目标音	实发音	对比结果	错误走向
18	双唇音	1	b	√	1	• 前进化*:舌尖中音前进化,舌根音前进化
不送气塞音	舌尖中音	5	d	√		
19	双唇音	1	b	√	1	• 退后化:舌尖中音退后化,双唇音退后化
不送气塞音	舌根音	9	g	√		
20	舌尖中音	5	d	√	1	
不送气塞音	舌根音	9	g	√		

C9. 舌尖前音与舌尖后音(替代)(retroflex or not)

语音对序号	最小音位对比	卡片编号	目标音	实发音	对比结果	错误走向
21	舌尖后音	28	zh	⊗	0	• 卷舌化:舌尖后音替代舌尖前音
不送气塞擦音	舌尖前音	19	z	⊗		• 替代卷舌*:舌尖前音替代舌尖后音
22	舌尖后音	16	ch	t	0	
送气塞擦音	舌尖前音	20	c	⊗		
23	舌尖后音	29	sh	⊗	0	
擦音	舌尖前音	21	s	√		

二、韵母音位对比(6项)

V1. 前鼻韵母与后鼻韵母(替代)(fronting or backward)

语音对序号	最小音位对比	卡片编号	目标音	实发音	对比结果	错误走向
24	前鼻韵母	32	an	ai	0	• 鼻韵母前进化*:后鼻韵母前进化
开口呼	后鼻韵母	33	ang	ao		• 鼻韵母退后化:前鼻韵母退后化
25	前鼻韵母	34	in	√	0	• 监控:鼻流量
齐齿呼	后鼻韵母	35	ing	in		
26	前鼻韵母	36	uan	√	0	
合口呼	后鼻韵母	37	uang	⊗		

V2. 鼻韵母与无鼻韵母(遗漏)(nasal deletion)

语音对序号	最小音位对比	卡片编号	目标音	实发音	对比结果	错误走向
27	前鼻韵母	34	in	√	1	• 鼻韵母遗漏*
齐齿呼	无鼻韵母	14	i	√		• 监控:鼻流量
28	后鼻韵母	35	ing	in	0	
齐齿呼	无鼻韵母	14	i	√		

V3. 三元音、双元音与单元音(遗漏)(vowel deletion)

语音对序号	最小音位对比	卡片编号	目标音	实发音	对比结果	错误走向
29	三元音	42	iao	⊗	0	• 韵母遗漏*
双元音	双元音	41	ia	√		• 监控:F_1,F_2
30	双元音	41	ia	√	1	
单元音	单元音	12	i	√		

V4. 前元音与后元音（替代）（fronting or backward）

语音对序号	最小音位对比	卡片编号	目标音	实发音	对比结果	错误走向

31
高元音
	前元音
	后元音
		40
		43
			i
			u
				√
				√
					1	• 单元音前进化[*]：
						  后元音前进化
						• 单元音退后化：
						  前元音退后化
						• 监控：F_1，F_2

V5. 高元音与低元音（替代）（upward or downward）

语音对序号	最小音位对比	卡片编号	目标音	实发音	对比结果	错误走向

32
低元音
	高元音
	低元音
		46
		38
			i
			ɑ
				√
				√
					1	• 单元音升高化[*]：
						  低元音升高化
						• 单元音下降化：
						  高元音下降化
						• 监控：F_1，F_2

V6. 圆唇音与非圆唇音（替代）（retroflex or not）

语音对序号	最小音位对比	卡片编号	目标音	实发音	对比结果	错误走向

33
前高元音
	圆唇音非
	圆唇音
		44
		45
			yu
			yi
				√
				√
					1	• 圆唇化：圆唇音
						  替代非圆唇音
						• 替代圆唇[*]：非圆
						  唇音替代圆唇音
						• 监控：F_1，F_2

三、声调音位对比（3项）

T1. 一声与二声（替代）（the second tone or not）

语音对序号	最小音位对比	卡片编号	目标音	实发音	对比结果	错误走向
34 一、二声	一声 二声	47 48	1 2	√ √	1	• 二声化：二声替代一声 • 替代二声[*]：一声替代二声

T2. 一声与三声（替代）（the third tone or not）

语音对序号	最小音位对比	卡片编号	目标音	实发音	对比结果	错误走向
35 一、三声	一声 三声	47 49	1 3	√ √	1	• 三声化：三声替代一声 • 替代三声[*]：一声替代三声

T3. 一声与四声（替代）（the fourth tone or not）

语音对序号	最小音位对比	卡片编号	目标音	实发音	对比结果	错误走向
36 一、四声	一声 四声	47 50	1 4	√ √	1	• 四声化：四声替代一声 • 替代四声[*]：一声替代四声

音位对比能力评估分表 3
（阴影：正常儿童声母音位习得顺序）

音位对	最小音位对习得与否	错误走向	年龄/（岁:月）				
			2:7~2:12	3:1~3:6	3:7~3:12	4:1~5:12	6:1~6:6
C6	擦音与无擦音	✓					
V4	前元音与后元音	✓					
V5	高元音与低元音	✓					
V6	圆唇音与非圆唇音	✓					
T1	一声与二声	✓					
T3	一声与四声	✓					
V3	三、双、单元音	韵母遗漏					
C7	不同构音部位的送气塞音	✓					
C1	送气塞音与不送气塞音*	✓					
C3	塞音与擦音	✓					
C5	塞音与鼻音	✓					
C8	不同构音部位的不送气塞音	✓					
C2	送气塞擦音与不送气塞擦音*	不明					
V1	前鼻韵母与后鼻韵母*	不明					
V2	鼻韵母与无鼻韵母	后鼻韵母前进化					
C4	塞擦音与擦音*	塞擦音替代擦音					
T2	一声与三声	✓					
C9	舌尖前音与舌尖后音*	不明					

注意:
1. 阴影部分从 50% 的正常儿童能正确发出的最小音位对比开始，到 90% 的正常儿童能正确发出结束。
2. "*"为核心音位对比。

构音清晰度评估分表 4

声母音位对比			韵母音位对比			声调音位对比		
	语音对序号	最小音位对比得分		语音对序号	最小音位对比得分		语音对序号	最小音位对比得分
1	不送气塞音与送气塞音	3/（3 对）	10	前鼻韵母与后鼻韵母	0/（3 对）	16	一声与二声	1/（1 对）
2	送气塞擦音与不送气塞擦音	1/（3 对）	11	鼻韵母与无鼻韵母	1/（2 对）	17	一声与三声	1/（1 对）
3	塞音与擦音	2/（2 对）	12	三元音、双元音与单元音	1/（2 对）	18	一声与四声	1/（1 对）
4	塞擦音与擦音	1/（3 对）	13	前元音与后元音	1/（1 对）			
5	塞音与鼻音	2/（2 对）	14	高元音与低元音	1/（1 对）			
6	擦音与无擦音	1/（1 对）	15	圆唇音与非圆唇音	1/（1 对）			
7	不同构音部位的送气塞音	3/（3 对）						
8	不同构音部位的不送气塞音	3/（3 对）						
9	舌尖前音与舌尖后音	0/（3 对）						
合计		16/（23 对）	合计		5/（10 对）	合计		3/（3 对）
构音清晰度（%）:24/（36 对）= 66.7（%）				相对年龄:3 岁				

附录 7-6　功能性构音障碍案例 3——治疗后构音语音能力评估结果记录

构音语音能力评估记录表

记录说明：正确"√"；歪曲"⊗"；遗漏"—"；替代：实发音。

序号	词	目标音	序号	词	目标音	序号	词	目标音	序号	词	目标音
S1	桌	Zh	12	鸡	j	25	菇	g	38	拔	a
	zhūo			jī	√		gū	√		bá	√
S2	象	iang	13	七	q	26	哭	k	39	鹅	e
	xiàng			qī	√		kū	√		é	√
1	包	b	14	吸	x	27	壳	k	40	一	i
	bāo	√		xī	√		ké	√		yī	√
2	抛	p	15	猪	zh	28	纸	zh	41	家	ia
	pāo	√		zhū	⊗		zhǐ	⊗		jiā	√
3	猫	m	16	出	ch	29	室	sh	42	浇	iao
	māo	√		chū	t		shì	⊗		jiāo	√
4	飞	f	17	书	sh	30	字	z	43	乌	u
	fēi	√		shū	s		zì	√		wū	√
5	刀	d	18	肉	r	31	刺	c	44	雨	ü
	dāo	√		ròu	√		cì	√		yǔ	√
6	套	t	19	紫	z	32	蓝	an	45	椅	i
	tào	√		zǐ	√		Lán	ai		yǐ	√
7	闹	n	20	粗	c	33	狼	ang	46	鼻	i
	nào	√		cū	√		láng	ao		bí	√
8	鹿	l	21	四	s	34	心	in	47	蛙	1
	lù	√		sì	√		xīn	√		wā	√
9	高	g	22	杯	b	35	星	ing	48	娃	2
	gāo	√		bēi	√		xīng	in		wá	√
10	铐	k	23	泡	p	36	船	uan	49	瓦	3
	kào	√		pào	√		chuán	√		wǎ	√
11	河	h	24	稻	d	37	床	uang	50	袜	4
	hé	√		dào	√		chuáng	⊗		wà	√

音位习得能力评估分表 1

（阴影：正常儿童声母音位习得顺序——）

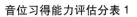

声母	声母音位习得与否	错误走向	年龄/（岁:月）				
			2:7~2:12	3:1~3:6	3:7~3:12	4:1~5:12	6:1~6:6
b	√						
m	√						
d	√						
h	√						
p	√						
t	√						
g	√						
k	√						
n	√						
f	√						
j	√						
q	√						
x	√						
l	√						
z	√						
s	√						
r	√						
c	√						
zh		⊗					
ch		t				<90%	
sh		s					

音位对比能力评估分表2

记录说明:通过最小语音对的比较,给出对比结果。例如,语音对序号1中,/b/和/p/若同时正确,则记为1分,若有一个错误则记为0分。注意:符号"＊"代表常见问题。

一、声母音位对比(9项)

C1. 送气塞音与不送气塞音(替代)(aspirating or not)

语音对序号	最小音位对比	卡片编号	目标音	实发音	对比结果	错误走向
1	送气	2	p	√	1	• 送气化:送气音替代不送气音
双唇音	不送气	1	b	√		
2	送气	6	t	√	1	• 替代送气＊:不送气音替代送气音
舌尖中音	不送气	24	d	√		
3	送气	26	k	√	1	
舌根音	不送气	25	g	√		

C2. 送气塞擦音与不送气塞擦音(替代)(aspirating or not)

语音对序号	最小音位对比	卡片编号	目标音	实发音	对比结果	错误走向
4	送气	13	q	√	1	• 送气化:送气音替代不送气音
舌面音	不送气	12	j	√		
5	送气	16	ch	t	0	• 替代送气＊:不送气音替代送气音
舌尖后音	不送气	15	zh	⊗		
6	送气	31	c	√	1	
舌尖前音	不送气	30	z	√		

C3. 塞音与擦音(替代)(stopping or not)

语音对序号	最小音位对比	卡片编号	目标音	实发音	对比结果	错误走向
7	塞音	27	k	√	1	• 塞音化＊:塞音替代擦音
舌根音	擦音	11	h	√		
8	塞音	22	b	√	1	• 替代塞音:擦音替代塞音
唇音	擦音	4	f	√		

C4. 塞擦音与擦音(替代)(affricate or not)

语音对序号	最小音位对比	卡片编号	目标音	实发音	对比结果	错误走向
9	塞擦音	12	j	√	1	• 塞擦音化:塞擦音替代擦音
舌面音	擦音	14	x	√		
10	塞擦音	15	zh	⊗	0	• 替代塞擦音:擦音替代塞擦音
舌尖后音	擦音	17	sh	s		
11	塞擦音	30	z	√	1	
舌尖前音	擦音	21	s	√		

C5. 塞音与鼻音（替代）（nasalization or not）

语音对序号	最小音位对比	卡片编号	目标音	实发音	对比结果	错误走向
12	塞音	1	b	√	1	• 鼻音化:鼻音替代塞音
双唇音	鼻音	3	m	√		• 替代鼻音:塞音替代鼻音
13	塞音	24	d	√	1	
舌尖中音	鼻音	7	n	√		

C6. 擦音与无擦音（遗漏）（/h/ deletion）

语音对序号	最小音位对比	卡片编号	目标音	实发音	对比结果	错误走向
14	擦音	11	h	√	1	• 声母/h/遗漏*
舌根音	无擦音	39	无擦音	√		

C7. 不同构音部位的送气塞音（替代）（fronting or backward）

语音对序号	最小音位对比	卡片编号	目标音	实发音	对比结果	错误走向
15	双唇音	23	p	√	1	• 前进化*:舌尖中音前进化,舌根音前进化
送气塞音	舌尖中音	6	t	√		
16	双唇音	23	p	√	1	• 退后化:舌尖中音退后化,双唇音退后化
送气塞音	舌根音	10	k	√		
17	舌尖中音	6	t	√	1	
送气塞音	舌根音	10	k	√		

C8. 不同构音部位的不送气塞音（替代）（fronting or backward）

语音对序号	最小音位对比	卡片编号	目标音	实发音	对比结果	错误走向
18	双唇音	1	b	√	1	• 前进化*:舌尖中音前进化,舌根音前进化
不送气塞音	舌尖中音	5	d	√		
19	双唇音	1	b	√	1	• 退后化:舌尖中音退后化,双唇音退后化
不送气塞音	舌根音	9	g	√		
20	舌尖中音	5	d	√	1	
不送气塞音	舌根音	9	g	√		

C9. 舌尖前音与舌尖后音(替代)(retroflex or not)

语音对序号	最小音位对比	卡片编号	目标音	实发音	对比结果	错误走向
21	舌尖后音	28	zh	⊗	0	• 卷舌化:舌尖后音替代舌尖前音
不送气塞擦音	舌尖前音	19	z	√		
22	舌尖后音	16	ch	t	0	• 替代卷舌*:舌尖前音替代舌尖后音
送气塞擦音	舌尖前音	20	c	√		
23	舌尖后音	29	sh	⊗	0	
擦音	舌尖前音	21	s	√		

二、韵母音位对比(6项)

V1. 前鼻韵母与后鼻韵母(替代)(fronting or backward)

语音对序号	最小音位对比	卡片编号	目标音	实发音	对比结果	错误走向
24	前鼻韵母	32	an	ai	0	• 鼻韵母前进化*:后鼻韵母前进化
开口呼	后鼻韵母	33	ang	ao		• 鼻韵母退后化:前鼻韵母退后化
25	前鼻韵母	34	in	√	0	• 监控:**鼻流量**
齐齿呼	后鼻韵母	35	ing	in		
26	前鼻韵母	36	uan	√	0	
合口呼	后鼻韵母	37	uang	⊗		

V2. 鼻韵母与无鼻韵母(遗漏)(nasal deletion)

语音对序号	最小音位对比	卡片编号	目标音	实发音	对比结果	错误走向
27	前鼻韵母	34	in	√	1	• 鼻韵母遗漏*
齐齿呼	无鼻韵母	14	i	√		• 监控:**鼻流量**
28	后鼻韵母	35	ing	in	0	
齐齿呼	无鼻韵母	14	i	√		

V3. 三元音、双元音与单元音(遗漏)(vowel deletion)

语音对序号	最小音位对比	卡片编号	目标音	实发音	对比结果	错误走向
29	三元音	42	iao	√	1	• 韵母遗漏*
双元音	双元音	41	ia	√		• 监控:F_1,F_2
30	双元音	41	ia	√	1	
单元音	单元音	12	i	√		

V4. 前元音与后元音（替代）（fronting or backward）

语音对序号	最小音位对比	卡片编号	目标音	实发音	对比结果	错误走向
31 高元音	前元音 后元音	40 43	i u	√ √	1	• 单元音前进化[*]： 　后元音前进化 • 单元音退后化： 　前元音退后化 • 监控：F_1,F_2

V5. 高元音与低元音（替代）（upward or downward）

语音对序号	最小音位对比	卡片编号	目标音	实发音	对比结果	错误走向
32 低元音	高元音 低元音	46 38	i ɑ	√ √	1	• 单元音升高化[*]： 　低元音升高化 • 单元音下降化： 　高元音下降化 • 监控：F_1,F_2

V6. 圆唇音与非圆唇音（替代）（retroflex or not）

语音对序号	最小音位对比	卡片编号	目标音	实发音	对比结果	错误走向
33 前高元音	圆唇音非 圆唇音	44 45	yu yi	√ √	1	• 圆唇化：圆唇音 　替代非圆唇音 • 替代圆唇[*]：非 　圆唇音替代圆 　唇音 • 监控：F_1,F_2

三、声调音位对比（3 项）

T1. 一声与二声（替代）（the second tone or not）

语音对序号	最小音位对比	卡片编号	目标音	实发音	对比结果	错误走向
34 一、二声	一声 二声	47 48	1 2	√ √	1	• 二声化：二声替代一声 • 替代二声[*]：一声替代二声

T2. 一声与三声（替代）（the third tone or not）

语音对序号	最小音位对比	卡片编号	目标音	实发音	对比结果	错误走向
35 一、三声	一声 三声	47 49	1 3	√ √	1	• 三声化：三声替代一声 • 替代三声[*]：一声替代三声

T3. 一声与四声（替代）（the fourth tone or not）

语音对序号	最小音位对比	卡片编号	目标音	实发音	对比结果	错误走向
36 一、四声	一声 四声	47 50	1 4	√ √	1	• 四声化：四声替代一声 • 替代四声[*]：一声替代四声

音位对比能力评估分表3

（阴影：正常儿童声母音位习得顺序）

音位对	最小音位对习得与否	错误走向	年龄/（岁：月）				
			2:7~2:12	3:1~3:6	3:7~3:12	4:1~5:12	6:1~6:6
C6	擦音与无擦音	✓					
V4	前元音与后元音	✓					
V5	高元音与低元音	✓					
V6	圆唇音与非圆唇音	✓					
T1	一声与二声	✓					
T3	一声与四声	✓					
V3	三、双、单元音	✓					
C7	不同构音部位的送气塞音	✓					
C1	送气塞音与不送气塞音*	✓					
C3	塞音与擦音	✓					
C5	塞音与鼻音	✓					
C8	不同构音部位的不送气塞音	✓					
C2	送气塞擦音与不送气塞擦音*	不明					
V1	前鼻韵母与后鼻韵母*	不明					
V2	鼻韵母与无鼻韵母	后鼻韵母前进化					
C4	塞擦音与擦音*	塞擦音替代擦音					
T2	一声与三声	✓					
C9	舌尖前音与舌尖后音*	不明					

注意：
1. 阴影部分从50%的正常儿童能正确发出的最小音位对比开始，到90%的正常儿童能正确发出结束。
2. "*"为核心音位对比。

构音清晰度评估分表 4

	声母音位对比			韵母音位对比			声调音位对比	
	语音对序号	最小音位对比得分		语音对序号	最小音位对比得分		语音对序号	最小音位对比得分
1	不送气塞音与送气塞音	3/（3 对）	10	前鼻韵母与后鼻韵母	0/（3 对）	16	一声与二声	1/（1 对）
2	送气塞擦音与不送气塞擦音	2/（3 对）	11	鼻韵母与无鼻韵母	1/（2 对）	17	一声与三声	1/（1 对）
3	塞音与擦音	2/（2 对）	12	三元音、双元音与单元音	2/（2 对）	18	一声与四声	1/（1 对）
4	塞擦音与擦音	2/（3 对）	13	前元音与后元音	1/（1 对）			
5	塞音与鼻音	2/（2 对）	14	高元音与低元音	1/（1 对）			
6	擦音与无擦音	1/（1 对）	15	圆唇音与非圆唇音	1/（1 对）			
7	不同构音部位的送气塞音	3/（3 对）						
8	不同构音部位的不送气塞音	3/（3 对）						
9	舌尖前音与舌尖后音	0/（3 对）						
合计		18/（23 对）	合计		6/（10 对）	合计		3/（3 对）
构音清晰度(%)：27/（36 对）= 75(%)					相对年龄：4 岁			

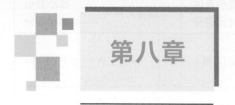

第八章

音韵障碍

一、定义

音韵障碍是一类较为常见的语音语言障碍,常见于语音语言发展期的儿童,由于生长发育限制,未能达到成人的成熟语音系统,出现有规律的简化或改变,这一过程称为音韵历程。正常儿童音韵历程发展大致遵循一种可被预期的速度及表现,如果儿童音韵历程出现偏差,并明确影响语音清晰度,称为音韵障碍。部分儿童可随着年龄增长而自行改善,而部分严重者在后期的学习和阅读理解也会受到显著影响。

（一）基本概念

1. 音韵学　音韵学(phonology)产生于西方语言学界,是针对人类声音模式的研究,研究某种语言产生的语音系统和语音的组合规律,关注各种语音现象之间的相互关系。其目的在于寻找某种语言(或两三种对比性语言)的语音系统内存在的组合关系和聚合关系,探讨不同的语音元素是如何被链接、组合起来而形成特定的语言,并且表达出特定的意义。在不同的语言系统(无论英语还是汉语)都有相应的音韵法则,哪些音素可以相互组合、哪些音素可以出现在何种位置、多少数量的辅音可以组合出现在单词的开头或结尾,这些规则就是音韵法则。在英语中,一些特定的音素只能出现在特定的位置,例如,/p/可以出现在单词的开头、中间和结尾;/ng/可以出现在单词的中间和结尾,但是不能出现在开头。而那些可以进行组合的音也是有规则的,比如,/t/和/r/可以组合成单词的开头 train、trouble,/h/和/y/可以组合成单词的开头 hygiene、hypotheses 等。而一些音是不可以组合的,例如/b/和/g/就不能组合。可以组合的 2 个辅音包括:/br-/、/tr-/、/th-/、/st-/;可以组合 3 个辅音的包括:/str-/、/-rst/、/-kst/。在汉语普通话,音节组合规则为 CV、CVV,除了辅音/ng/外,几乎所有辅音(声母)只能出现在音节的前面,不会出现在音节的中间或者结尾(/ng/可出现于结尾),这便是确定的位置和组合方式。

2. 音韵障碍　儿童逐渐获得成人语音形式的过程称为"音韵发展"(phological development),包括三个组成部分:语音在儿童头脑中储存的方式,儿童实际产生语音的方式,以及连接这两个过程的规则。这中间的任何阶段出现问题,都导致音韵障碍。

音韵障碍是儿童语音语言发展中比较常见的问题,是儿童在语音语言学习过程中尚未掌握正确的语音组合规则或者习得错误而表现出的言语障碍。音韵障碍不是单纯的构音行为或者构音动作错误造成的语音错误表现,而是儿童发音行为背后的规则错误对整个语音系统产生的影响,是缺乏对语音系统的基本认知,而不仅仅是发音的技巧,因此可以将音韵障碍理解为更复杂的言语障碍。一般而言,具有音韵障碍的患儿,语音清晰度较低。部分音韵障碍的儿童,还表现出拼读困难、对音节的切分和辨别障碍,可能伴随着其他领域的语言困难(例:词汇和语法),从而明显影响着学习和沟通。

3. 音韵历程　音韵历程(phonological progress)是指语言中的音节或者音素发生变化,这种改变通常以一种规则的方式呈现在一组音节或者相同构音位置的音上。"音韵历程"常常被用于描述儿童的语言系统发展中的现象,同时也用于描述音韵障碍的临床表现。Lowe认为"音韵历程"是"能够改变语音的种类、顺序并导致发音简化的系统性声音改变"。Grunwell对音韵历程的作用总结为:在对儿童语音进行评估中,音韵历程作为基本的描述方法,鉴别分析儿童的语音系统类型与成人的语音目标的差别。这种以分析建立正确的语音的组合规则为评估和治疗模式的"音韵历程"改变了过去以行为改变为主流的治疗方式,被广泛地运用到语音评估与治疗中。

4. 音韵知觉　音韵知觉(phonological awareness)是个体能够有意识地分析语音结构与组合的能力。儿童一般在 3~4 岁就可以意识到音节的构成单位,随年龄增长这种能力不断发展加强。例如,正常儿童听到/po po/(婆婆)这个词时,知道"婆"的开头辅音是/p/;当他们听到一个连续的句子时,能轻松分辨句子中的单字和词组;这就是音韵知觉。音韵知觉包括:对韵律的感知和识别;对音位的切分;对不同声音的协调;音节的识别;语音的切分和根据读音拼写的能力。

(二)音韵障碍与构音障碍的区别

音韵障碍与构音障碍,均多见于发育期的儿童,二者间既有关联又具有明显的差异,在某些区域,二者会彼此重叠交叉。

构音(articulation)主要是用于描述人们在发音时的物理运动、构音器官的位置移动和肌肉运动能力,是一种可以被看到、被听到的明确的发音行为。构音障碍是有偏差的错误的发音行为导致产生的不标准或者不清晰的语音。这样的不标准语音并不会影响到语音系统的对比性和可理解性。例如,侧化的/si/,虽然不是标准清晰的/si/,但是不会影响到听者对这个音节的理解。

音韵是一种内涵更广的抽象概念,是整个语音系统产生和组成的规则,包括单词的组成结构、规律、韵律等。音韵障碍是由于语音结构规则错误而导致的障碍,这种错误具有明显的规律性,甚至导致整个单词、语句意思的改变。

音韵障碍与构音障碍的区别在于,构音障碍是发音方法或行为错误导致的语音不清,而音韵障碍则是儿童发音行为背后的规则错误而影响到整个语音系统。可以简单地说,构音障碍只是语音错误的外层表现,是一种常见的发音障碍,而音韵障碍归属于语言障碍,是外层错误背后的原因。例如,擦音被塞音替代性错误,在构音障碍的患儿,只是尚未掌握部分擦音的发音方式,但是他们具备擦音的知识概念;而在音韵障碍的患儿,则是缺乏对擦音的基本认知,而不仅仅是发擦音的技巧。音韵障碍儿童的言语产生困难可能比声音的扭曲或替代等构音障碍儿童更加显著,音韵障碍通常倾向于认知-语言障碍,而不是构音行为或肌肉运动障碍,于特定的或错误的音位表达所导致的。

二、临床表现

(一)音韵历程的分类及意义

1. 省略历程的分类及表现　音韵历程主要分为音节结构历程(syllable structure process)、替代历程(substitution process)、同化历程(assimilation process)和其他历程(other process)。结构历程指音节结构的变化,在英语中主要包括非重读音节省略、首位的辅音省略、末位辅音省略、插入、辅音丛省略(cluster deletion)等,这样会造成音节数量的变化。基于本书的应用对象,本节主要以中文特征和音节结构进行讨论。

(1) 省略历程(deletion process):指一个音节中的辅音或者元音部分缺失,是以音节结构的简化为特征的音韵障碍。省略历程在学龄前期和学龄期儿童多见。从音韵规则的角度简单来说,普通话的音节结构除了部分元音可自成音节外(如啊/a/、安/an/、嗯/en/),多为辅音(声母)+元音(韵母)的结构(CV),辅音包括21个,普通话元音(韵母)结构复杂,包括韵头、韵腹和韵尾,可由不同元音或者元音加上辅音组合而成。比如元音/a/和/o/组成韵母/ao/,元音/i/和辅音/n/组合成/in/。

按照音节结构的不同,省略历程可分为:辅音省略、介音省略或复合元音简化(表 8-1-1)。

表 8-1-1　省略历程

历程	语音情境	说明
辅音省略	笑话/xiao hua/—要袜/yao ua/	音节结构中辅音部分缺失 CV—V
介音省略	跳/tiao/—套/tao/	音节结构中介音部分缺失 CVV—CV
复合元音简化	太阳/tai yang/—踏阳/ta yang/	复合元音—单元音

1) 辅音省略:指音节结构中辅音部分缺失,仅保留元音部分,由于汉语音节中没有 CVC 这样的多辅音结构,因此辅音省略一般都表现为音节开头的辅音缺失,音节模型 CV 变为 V。这种是临床最常见的音韵错误,严重影响语音的可理解度和清晰度。

根据辅音的构音特点,辅音省略还可按照构音方法(表 8-1-2)和构音位置分类(表 8-1-3)。表 8-1-2、表 8-1-3 列出了辅音省略的可能形式,需要注意的是,在分析辅音省略时,因为辅音按照构音方法和位置有多种分类,患者可能同时出现多个辅音省略,分析时需要注意分析的角度,抓住重点问题,捋清脉络,否则会胶着在各种省略定义中,罗列出多个省略概念,却没有重点,设计治疗方案时也就找不到准确的方向。

表 8-1-2　按照构音方法分类

历程	语音情境	说明
塞音省略	泡泡/pao pao/—奥奥/ao ao/	音节结构中前面的塞音省略 可能省略的塞音:/b p t dg k/
擦音省略	谢谢/xie xie/—夜夜/ye ye/	音节结构中前面的擦音省略 可能省略的擦音:/f h x s sh r/

续表

历程	语音情境	说明
塞擦音省略	再见/zai jian/—爱燕/ai yan/	音节结构中前面的塞擦音省略 可能省略的塞擦音:/j q z c zh ch/
送气音省略	气球/qi qiu/—易游/i iou/	音节结构中前面的送气音省略 可能省略的送气音:/p t k q c ch/
不送气音省略	公鸡/gong ji/—瓮衣/ong i/	音节结构中前面的不送气音省略 可能省略的不送气音:/b d g j z zh/
边音省略	啦啦/la la/—啊啊/a a/	音节结构中前面的边音省略 可能省略的边音:/l/
鼻音省略	奶牛/nai niu/—矮油/ai iu/	音节结构中前面的鼻音省略 可能省略的鼻音:/m n/

表 8-1-3　按照构音位置分类

历程	语音情境	说明
双唇音省略	婆婆/po po/—喔喔/o o/ 琵琶/pi pa/—益阿/i a/	音节结构中前面的双唇音省略 可能省略的双唇音:/b p m/
唇齿音省略	方法/fang fa/—昂啊/ang a/	音节结构中前面的唇齿音省略 可能省略的唇齿音:/f/
舌尖音省略	土豆/tu dou/—吾殴/u ou/	音节结构中前面的舌尖音省略 可能省略的舌尖音:/d t l z c s zh ch sh/
舌面音省略	秋千/qiu qian/—优烟/iu yan/	音节结构中前面的舌面音省略 可能省略的舌面音:/j q x/
舌根音省略	可靠/ke kao/—厄奥/e ao/	音节结构中前面的舌根音省略 可能省略的舌根音:/g k h/

2）元音省略:主要表现为复合元音的简化,临床上以/ao/、/ai/、/iu/多见(表 8-1-4)复合元音简化为单元音以及介音省略在正常的学龄前儿童中很常见,与发音器官结构无关,原因是发音时口型和舌位运动的错误,评估时需要注意区分。

表 8-1-4　元音省略表现

元音	语音情境	说明
ao	小宝/Xiao bao/—霞耙/xiaba/	复合韵母 ao 简化为 a
ai	太阳/tai yang/—踏阳/ta yang/	复合韵母 ai 简化为 a
iu	流/liu/—楼 /lou/	三合复韵母 iou 简化为二合复韵母 ou

3）介音省略:汉语音节的构成中,部分辅音与元音需要介音连接才能组合,或者通过介音来区别意义。比如舌面音/j/、/q/、/x/与元音/ao/组合,必须借助介音/i/才能组成音节/jiao/、/qiao/、/xiao/;而/z/、/c/、/s/、/zh/、/ch/、/sh/通过/u/与/an/组合出/zuan/、/cuan/、/suan/、/zhuan/、/chuan/、/shuan/,但如果介音省略,这些音节的变化会导致语意的改变。(表 8-1-5)

表 8-1-5　介音省略

介音	语音情境	说明
i	跳/tiao/—套/tao/ 掉/diao/—到/dao/	音节中介音/i/缺失
u	钻/zuan/—赞/zan/ 酸/suan/—三/san/	音节中介音/u/缺失

2. 替代历程的分类及表现　替代历程：包括方法替代和位置替代。方法替代指用某一种发音方法的辅音替代另一种发音方法的辅音。例如，用塞音代替擦音，用擦音代替塞擦音，鼻音代替塞音等（表 8-1-6）。位置替代指用舌部某一构音区域内的辅音代替另一区域内的辅音，例如，舌前音替代舌后音，舌面音替代舌前音等（表 8-1-7）。替代历程在儿童语音语言发育早期常见。

表 8-1-6　构音方法替代

历程	语音情境	说明
塞音替代	飞/fei/　—杯/bei/	用塞音替代擦音、塞擦音等
塞擦音替代	叔/shu/—猪/zhu/	用塞擦音替代擦音、塞音等
擦音替代	鸡/ji/—西/xi/	用擦音替代塞音、塞擦音等
送气音替代	肚/du/　—兔/tu/	用送气音替代不送气塞擦音和塞音
不送气音替代	兔/tu/—肚/du/	用不送气音替代擦音和送气音等
去鼻音	你/ni/—李/li/	用非鼻辅音替代鼻辅音
鼻音化	爸/ba/—骂/ma/	用鼻辅音替代压力性辅音
唇齿音替代	很/hen/—粉/fen/	用唇齿音替代擦音、塞音、塞擦音等

表 8-1-7　构音位置替代

历程	语音情境	说明
舌根音替代	冬/dong/—宫/gong/	常见用舌根音替代舌前位的辅音
舌尖音替代	课/ke/—特/te/	常见用舌尖音替代舌根音或舌面音
舌面音替代	挑/tiao/—悄/qiao/	常见用舌面音替代舌尖音
双唇音替代	飞/fei/—杯/bei/	常替代唇齿音或舌尖音、舌面音和舌根音
侧化、腭化	口水声、大舌头声	舌位过前，或者过高，气流从舌两侧流出

3. 同化历程　同化的概念来自于生物学，本意是把消化后的营养重新组合，形成有机物和贮存能量的过程。在音韵历程里，指在一定的语境里，某个音受邻近音的影响，变成相同的音。同化历程根据构音方法和位置分为唇音同化、齿槽音同化、鼻音同化等，根据构音位置分为前音同化和后音同化。例如，葡萄/pu tao/变成/pu pao/就是前音同化，/pu tao/变成/tu tao/就是后音同化。同化历程在儿童早期语音发展中常见。

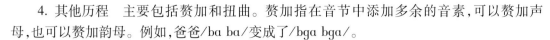

4. 其他历程 主要包括赘加和扭曲。赘加指在音节中添加多余的音素,可以赘加声母,也可以赘加韵母。例如,爸爸/ba ba/变成了/bga bga/。

（二）音韵知觉缺陷

音韵知觉是个体对于言语中的音节结构的感知。从婴幼儿期开始发展,从比较浅层的音韵知觉到深层次的音韵知觉是一个连续发展的过程:从儿童不能分辨不同声音的音韵差异;到儿童能够分辨出不同声音的音韵上的差异,并且能够发出部分有差异的声音;再到儿童能清楚分辨音韵差异,而且能准确地发出不同音韵特征的声音。儿童通过这样的持续学习与发展,才能形成成熟的音韵体系。部分音韵障碍的儿童,不仅仅具有多种音韵历程的表现,同时表现出更严重的音韵知觉缺陷。

1. 音韵知觉缺陷的表现

（1）识别困难

1）押韵的感知:押韵的敏感性是音韵知觉发展的早期能力。研究显示,2~3岁的儿童能观察并捕捉到"押韵"的声音,可以比较轻松地模仿或跟读押韵的诗歌,例如,有明显押韵的儿歌"小白兔,白又白,两只耳朵竖起来,爱吃萝卜爱吃菜,蹦蹦跳跳真可爱",每段后一个字的/ai/韵,儿童会很快捕捉,相对于其他没有押韵的儿歌,他们能更能快速掌握押韵的儿歌,这是儿童对押韵的感知。押韵识别困难的儿童,不能感知到其中的韵律,不能从两个以上不同的字或词中分辨出是否具有相同的韵律,例如,他们对于"泡泡"与"抱抱"这样的词组不能判断出的相同的韵母,也不能捕捉到上述儿歌中的押韵部分。

2）音节结构的感知:4岁左右的儿童,可以辨别音节的结构,区分声母和韵母,比如,知道"杯/bei/"可以分成/b/和/ei/,识别困难的儿童无法分辨音节结构,这对后期的拼读学习和阅读影响较大。

3）头韵的感知:头韵指两个或两个以上相邻近的词或者音节中,开头的辅音发音相同,形成韵律一致而且悦耳的读音。比如:英文中的"might and main",汉语中的"弟弟""乒乓"。3岁的儿童就能感知到头韵的存在,4岁以上的儿童能轻松分辨出来,但是有识别困难的儿童却无法区别。

4）音素的感知:包括音素的切割与组合。这是音韵发展中更高阶的认知能力,儿童在5~6岁以后才能将一个单词按照顺序拆分成音素,例如,对"跑(pao)",可以自然地拆分出/p/和/ao/,或者反之,孩子看到/p/和/ao/时,能轻松组合出/pao/。对音素感知困难的孩子,没法完成这样的拆分和组合。

（2）音节拼读困难:由于音位或音节结构的识别困难,尤其是学龄期,患儿不能有系统、规则地将元音和辅音组合拼读,部分患儿可拼读简单的 C+V,例如/ba ba/这样单韵母与声母组合,但是对稍微复杂的复合韵母组合 C+V+V,例如/piao/、/zhuan/等无法拼读,导致语文学习困难,阅读障碍。

2. 音韵知觉缺陷的影响 儿童的音韵知觉的问题归因于他们不具备掌握语音系统的能力,会出现以下表现:

（1）音韵知觉缺陷儿童相比同年龄正常儿童,言语产出水平低,并限制了他们音韵知觉的发展。

（2）音韵知觉缺陷并伴随着其他语言困难的孩子,要比单纯音韵障碍的儿童更难进行干预。

（3）音韵知觉缺陷会直接影响学龄期儿童的拼写能力,造成学习或阅读困难。

3. 音韵知觉的评估

（1）对押韵的感知：从两个以上不同的单词中分辨出是否具有相同的韵律。例如，判断出"怕怕"与"大大"中相同的韵母。

（2）音位的识别：是否能分辨出一个单词中开头或者结尾的音。例如，分辨出/p/在"胖"这个音节的开头、中间还是结尾。

（3）对音位的控制：是否能删减或者增加单词中的音位，变成另外一个音。例如，对/tian/（甜）这个字，去掉/t/，变成/yan/。

（4）音位的混合协调能力：是否能在较短的时间里把两个或多个不同的音组合成一个新的词。例如，把/qi/（其）和/an/（安）合并成/qian/（潜）。

（5）声音的切分能力：能否分辨出一个单词中的多个音位。例如，分辨出/pu tao/（葡萄）中有哪些音。

（三）超音段的影响

1. 声调异常　声调是儿童最先发展和习得的，牙牙学语期的儿童已经能控制声调，并通过声调表达情绪。在普通话里，声调具有区别语义的功能。部分患者可出现声门上下气压的不稳定、声带振动不协调、声调不稳、语调异常、硬起音等症状，导致音调过高或过低。

2. 节奏异常　音长过短，不能说长句，一字一顿，甚至电报式语音等。

3. 异常断句　因为呼吸与发音动作不协调、呼吸支持不足，加上对音节结构的感知识别困难，患者在阅读时可出现气短、吃力、异常或不自然的停顿、异常断句等现象。

（尹　恒）

第二节　评估流程与方法

音韵本身具有广阔的范畴和抽象特征，音韵障碍的表现复杂，评估的主要目的就是明确评估对象是否有音韵障碍的表现，确立治疗的必要性、制定治疗目标及方案。为了在较短的时间里尽可能进行全面的评估，治疗师通常需要遵循一定的流程，选择有针对性的评估工具，记录下被评估者的语音表现，获得可信的数据资料。

一、资料采集

1. 基本信息　收集评估对象的背景资料，包括既往史、家族史、文化背景和家庭状况等。例如，对于儿童患者，需要记录生长发育情况，并与同龄儿童对比，是否达标或是否有差异；家庭的整个语言环境，包括主要照顾者的文化程度、照顾方式、方言习惯等，这些都会对评估对象的语言语音发展和沟通能力产生影响。

2. 其他疾病信息　言语障碍与某些病因显著相关，例如与听力相关的器官结构及功能异常；与言语运动相关的器官结构及功能异常；以及与某种行为障碍的疾病相关，如多动症、自闭症等。在评估阶段，需要仔细询问家属，记录下被评估者的疾病，确定评估对象是否有存在或潜在的器官结构问题、感知和神经传导性问题。

3. 相关构音器官检查　目的是检查构音器官的结构和功能。包括对舌运动协调性、嘴唇形态和开闭运动、硬腭软腭形态、软腭上抬运动、扁桃体大小位置、牙列咬合等构音器官形态结构和功能的检查。

4. 听力检查　是否能清楚地听到语音信号是言语和音韵发展的关键。确定评估对象是否患有中耳炎、耳道闭锁、神经性或感音性耳聋等潜在的或确定的听力损失。检查项目包括纯音测听和声阻抗检测,对于幼儿则可选择电生理测听。

二、评估工具

评估工具是否规范、有针对性、普遍适用是决定评估是否有效的关键。因为音韵障碍反映整个音系的组织规则,所以评估工具需要包含该语言音系里可能的全部音节组合和韵律、节律等内容。

（一）评估工具选择标准

适宜的评估工具需具备以下特征

1. 实用性　适合评估对象,能提供治疗师所需的资料,所需要的配套测试辅具、购买成本和后期样本分析。

2. 科学性　以汉语普通话为例,评估工具应涵盖 21 个辅音、单元音和复合元音,按照音韵规则可能组合的全部音节。在组成上,评估工具应包括单字、词组和连续性语句,以便能在构音、语速、声调、重音等不同语音层面独立评估和分析音韵规则的发展状况。

3. 操作便捷　理想的评估工具需要覆盖语音的所有层面,单字、词组、短句、长句和连续性的自然对话,任何单一层面的工具都有局限性,但是从临床应用的可行性角度考虑,需要结合评估时间、患者的承受度和评估目的综合考虑。

4. 趣味性　评估对象多为儿童,需要考虑到儿童的年龄和性格特征,配备与测试材料相中的词对应的图片,增加趣味性,诱发出特定的单字和词组以及句子。

（二）常用的工具

1. 非标准化评估　可作为初筛的工具,时间控制在 5~10min 内的简短对话作为筛查。包括对话、简单的开放性谈话,目的是在自然对答语流中,收集评估对象的构音、语法、音调、节律等信息,可观察评估对象在单字、词组层面不易显露的问题,进一步确定其音韵发展。例如询问被评估儿童的名字、年龄、数数、家庭成员,讨论喜欢看的书或者喜欢的游戏。

可以询问的问题:

（1）你叫什么名字?

（2）你家住在哪里?

（3）家里有哪些人?

（4）每天谁送你上学?

（5）你最喜欢哪部动画片? 你最喜欢里面的谁?

2. 标准化评估工具　包含构音、音韵和语言表达不同的部分。国外有较多的标准化构音和音韵评估工具,例如丹佛构音测试表（DAST）、快速音韵测试（QSP）、最小音位对测试、Fluharty 学龄前言语语言筛查测验（第 2 版）（Fluharty,2001）、Speech-Ease 筛查（K-1）（Pigott et al,1985）等。目前国内没有统一的测试工具,可根据汉语普通话组合规则,适宜的评估工具应涵盖辅音、单元音和复合元音以及音调变化可能组合的全部音节。

（1）词汇组合：见表 8-2-1。

表 8-2-1　词汇组合

音素	词语		词语		词语		词语	
b	爸爸		鼻子		布鞋		菠萝	
p	爬楼梯		枇杷		葡萄		婆婆	
m	妈妈		蜜蜂		木头		蘑菇	
f	发夹		佛		斧头		飞机	
d	大象		弟弟		肚子		得到	
t	塔		踢球		兔子		特地	
n	拿		你好		努力		鸟	
l	喇叭		梨子		鹿		老虎	
g	嘎嘎		哥哥		鼓		高矮	
k	卡车		可乐		裤子		看电视	
h	哈密瓜		河马		蝴蝶		红色	
j	家庭		机器人		菊花		酒杯	
q	跷跷板		气球		去学校		墙壁	
x	虾子		西瓜		需要		谢谢	
z	杂技		子女		足球		责备	
c	擦手		刺猬		粗细		测试	
s	洒水		四个		塑料		色彩	
zh	炸鸡		蜘蛛		煮饭		折纸	
ch	叉子		吃蛋糕		厨房		车轮	
sh	鲨鱼		狮子		书包		舌头	
r	热		日历		乳牛		人	

（2）测试短句

爸爸宝宝跑步

头发飞飞，飞机飞飞

涛涛弟弟踢球

喜鹊飞到七彩桥

谢谢姐姐洗衣服

哥哥口渴，要喝可乐

狮子在睡觉，睡了 10h

刺猬做早操

蜘蛛织布

妈妈给奶奶买牛奶

小猫找朋友，一起吃馒头和面包

连续性语句:常用的方法包括就某一话题的交谈、利用图片或是玩具诱发对话回应、朗读或者跟读故事。

根据标准评估工具中单词部分的测试方法包括让评估对象独立朗读或者跟读为主,如果自然状态下的连续性语句,采用引导式对话获得。患者配合的情况下,治疗师同步辨听记录,若配合困难,可采用录音的方式,录下患者的声音,再根据录音转录判听记录。

需要注意,若治疗师第一次没听清楚或者不能确定患者的发音,可让患者重复一遍再次判断,但患者可能会更慎重地发音,所以后面一次的语音可能与前一次并不相同,可能变得清晰,也可能错误更明显,治疗师需要记录两次发音表现,这可提示构音模式的稳定性和可诱导性。

三、评估环境

适宜的评估环境是充分收集语音样本,保证有效评估的客观条件。

1. 安静独立的房间　远离病区或者其他相对热闹嘈杂的门诊,安静无噪声,房间面积 $10 \sim 15 cm^2$(图 8-2-1),若过于狭小、拥挤的房间则会使人产生压抑的感受。房间同时容纳治疗师、患者和家长也不显得拥挤或空旷,避免患者产生压抑或不适感。不利于评估工作。条件许可的情况下,可以进行录音,以便后期的分析。

2. 温馨亲切的室内环境　考虑到儿童的特性,房间墙面可用彩色并粘贴色彩明亮、内容欢快的卡通图片,营造出温馨、有亲和力的环境,可以减轻小年龄患儿的紧张恐惧感,增加吸引力,有利于轻松自然地进入评估阶段。

3. 安全的配置　室内需要固定装置一面镜子,方便患者通过镜子看清楚口形、舌位等,给患者一个直接的视觉反馈。不建议用移动的或手持式镜子。镜子高度以患者坐位姿势下能平视最佳。镜子最好固定于墙面,不要悬挂,边角必须经保护处理,以免划伤患者。治疗桌采用正方形或者长方形,注意桌面的转角一定要圆滑,不能是锐角,以免碰伤患儿。治疗桌高度一般在 60cm 左右,长、宽、高尺寸为 100cm×70cm×60cm,椅子高度为 35cm 左右,这样的高度可以让患儿的脚部踩地,保持比较舒适的坐位姿势。桌椅颜色鲜艳,材质安全,符合儿童家具的特性。

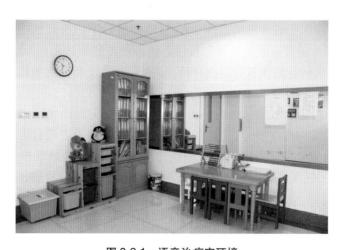

图 8-2-1　语音治疗室环境

四、评估分析

评估是治疗的基础,准确的评估有利于后期制定有针对性的治疗防范措施,保证治疗的效力。在完成了语音资料的收集后,治疗师需要整理和分析,根据分析结果制订治疗计划。包括观察构音清晰度,计算各音节的正确率计算测评音节的正确率、计算辅音正确率,计算元音正确率,作为患者治疗前的基础语音表现,以便与其治疗后的效果对比。

(一)构音清晰度的评估

是对评估对象的语音表现的总的评价。首先判断患者的语音是正确还是错误,再计算正确率,作为患者语音表现的前期基线。正确的部分用"√"标示,对错误的部分需要用相应的符号准确记录。例如,对于替代历程,需要采用国际音标(international phonetic alphabet,IPA)标注出患者实际发出的音素或者音节;对于省略历程,考虑到临床实用和效率,可用简便的标示方法,在省略的部位用"O"标注;赘加型需要标示出赘加的位置。

$$\frac{正确的测试音数}{测试音节总数}\times100$$

1. 辅音的评估　这一部分为评估患者辅音的正确率。由于普通话 21 个辅音可组合多个音节,因此需要对每个单字和词组层面进行评估,记录下正确和错误的数量,计算正确率。

2. 元音的评估　包括单元音和复合元音的正确率。注意每个元音可以组合的辅音不完全相同,如果年龄小的患儿无法完成全部音节测试,则需要尽可能完成评估工具里所有音节的。统计时需要对每一个元音分别进行计算。

3. 介音的评估　根据音韵组合规则,介音可与不同的辅音、元音组合,因此介音可受到不同辅音、元音的影响,对每一组合进行评估,找到规律,可以全面观察介音所受的影响来源,为确定治疗目标做好基础。参见表 8-1-4、表 8-1-5。

(二)音韵历程的分析

音韵历程主要分为结构历程和替代历程。结构历程是指音节的组合结构上是否完整、有无缺失、有无添加。治疗师在评估记录阶段应规范严谨地书写记录,在分析阶段轻松地进行总结分析。

1. 结构历程　临床比较常见的是辅音省略,需要统计不同历程的次数、频率,找出最主要的错误形式,可作为治疗方案的依据。具体音韵历程类型参见表 8-2-1。

2. 替代历程　从构音的位置和方法分析,分为位置替代和方法替代。具体分类请参见表 8-1-6、表 8-1-7。

3. 不同语境下的音韵组合　因为所有的言语都在一定的语境下产生,不同的语境,前后语词的变化,音节结构的差异,尤其是在连续性语句中,错误表现会更显著。音韵历程不是单一出现,部分评估对象会表现出多种错误历程,为了更全面地观察评估对象的音韵表现,除了单字、词组和标准测试短句,还应在连续性语句中评估、分析整体语音清晰度和错误形式。

(三)诱导性测试

可观察评估对象在未接受干预治疗下,自我纠正错误的能力。例如,通过示范的形式,让评估对象进行仿说。可诱导的分数越高,说明评估对象个体自行纠正错误的可能性更大,治疗效果越好。

从单纯的构音动作、单字、词组或短语水平,不同的诱导切入点,可提示治疗层次的选择方向,这对后期的治疗具有预测意义。

1. 音节诱导 以单音节作为诱导目标,可以评估对象对单音节能否在不进行干预的情况下自我调整。可进行音节诱导的目标是评估对象错误的或者未习得的音节,例如,对于尚未建立摩擦音概念的患儿,治疗师可以挑选/h/、/f/、/x/、/s/、/sh/中任意一个,做简单的示范或者讲述挑选的音节的特征,观察患儿是否能理解并随之作出反应。

示范:治疗师挑选/xi/做诱导试验。

(1) 治疗师面对评估对象。

(2) 明确告诉评估对象"请仔细看我的嘴巴和牙齿,仔细听它们会发出漏气的声音"。

(3) 缓慢清楚地说出/xi/,并适当拉长摩擦的气息声。

(4) 请评估对象跟着说。

(5) 根据评估对象的发出的声音,评估诱导的结果,并记录。

2. 连续性语句中诱导 不同的语音情境下,评估对象可能出现不一致的表现,通过不同发音语境中某个音的产生,找出最容易正确引出目标音的上下文语境,不仅可以检测错误语音的一致性,还能提示治疗切入点。例如,评估对象在说单字和词组评估时塞擦音/zh/、/z/、/c/、/ch/、/j/、/q/有省略情况,但是能发出/zha zha/这样的单韵母组合声音,治疗师需要分析,被评估者省略的现象通常出现在什么样的音韵组合上,并借用/zha zha/尝试诱导/zha zha -zhe/、/zha zha -zhai/、/zha zha -cha/等,观察在已经正确习得的音节环境里是否对错误音节有帮助。

(尹 恒)

第三节 治疗流程与技术

一、适应证

(一)音韵发展迟缓儿童

音韵发展迟缓儿童(children with phonological delay),这类儿童的音韵发展规律(音韵历程)类似于正常儿童,只是那些错误仿佛停止了一样,即使年龄增长,也不会自动修正。不过,重新启动这个发展历程通常并不困难。

(二)音韵障碍儿童

音韵障碍儿童对其母语音系缺乏音系规则的认识,经常存在多个语音错误,语音可懂度低下,其语音困难可能比构音障碍儿童更加严重。音韵障碍通常倾向于语言认知障碍而非构音或肌肉运动障碍,是特定的或错误的音位表达所导致的。至少对于一些儿童,音韵发展困难同时影响表达(语音障碍)和接收(音韵意识障碍)。音韵障碍儿童的音韵意识问题归因于他们不具备掌握语音系统的能力,此类儿童在感知音位时尤为困难,所以不能把音节分解为音位。学龄前语音障碍儿童的音韵意识薄弱,这与他们是否有语言障碍无明显关系,且这些儿童患阅读困难风险较高。

音韵障碍儿童根据其音韵错误的表现不同,又可大致分为以下三类。

1. 结构性障碍的儿童 主要包括音位的赘加和省略。

2. 替代性障碍的儿童　包括方法替代和位置替代。方法替代指用某一种发音方法的声母替代另一种发音方法的声母。例如,用塞音代替擦音,鼻音代替塞音等。位置替代指舌部某一构音区域内的声母代替另一区域内的声母,例如,舌前音替代舌后音等。

3. 音韵知觉缺陷儿童　音韵知觉指个体对音节结构的觉察技巧,能区分音节的声母和韵母,并且能辨认出这些声母和韵母是由不同的音位组成的。音韵知觉是一种元语言能力,它表示个体能将语言作为一种物件来思考。在这方面有缺陷的儿童,可能无法意识到音节是由声母和韵母乃至音位组成的。

二、治疗原则

音韵障碍反映患者整个语音的组合规则层面的错误,不完全等同于构音障碍,不是简单的发音行为动作的错误,映射了语音在个体头脑中储存的方式、个体实际产生语音的方式和连接这两个过程的规则。因此在治疗策略上,更重要的是学习规则的引导和梳理。

(一)确定治疗目标

目标音是每次治疗课程里的治疗单位或者治疗目标。简单地说,就是要教会孩子的具体的音节。在音韵治疗课里,不同阶段会有不同的目标音,无论患者是哪一种类型的错误,无论是采用何种策略,必须有一个明确的目标音。目标音的确定原则颇多,怎样挑选,挑选哪一个作为目标,见仁见智,可依次根据下述原则进行目标音的选择。

1. 选择最能改善患者沟通状况的音,即一旦纠正,孩子的言语沟通能得到很大改善的音。这些音通常出现在患者生活中最常用的音之中。

2. 在1的基础上,选择患者最容易习得、最容易激发的音。挑选患者最容易激发的音,能为他们建立起学习的信心和乐趣,为后续的学习开一个好头。容易激发是指当治疗师示范出一个声音或者讲解某一个辅音动作后,患者能很快模仿出来。通常这些音会已经出现在患者的无意识发音里。如果不清楚,也可以在大部分儿童应该早期习得的音中去寻找。

3. 患者最希望改善的音:可能是孩子的名字,或者他生活里最重要的人的称呼,比如:爸爸、婆婆。

4. 容易"教"的音。这些音的口型通常容易观察和模仿,听觉上容易分辨,方便患者学习和自我监控,例如前位的塞音和擦音/t／、/x／、/s／。但这一点应在前面三点的基础上考虑,而不应是治疗师首要考虑的因素。

(二)建立正确的音韵组合规则

建立正确的音韵组合规则,涉及患者的音韵感知能力,即对语言中音韵结构的觉察,或是对音韵规则的元认知。这需要在单个音位的基础上,进行音节的结构规则训练。

1. 音节结构规则　音节是听话时自然感到的最小的语音单位。确切地说,音节是音位组合构成的最小的语音结构单位。在汉语里,一个音节通常就是一个语素的语音形式,在文字上也通常对应一个汉字。一个音节可以由一个音位构成,也可以由两个或两个以上的音位构成。在一个音节内部,不同的元音音位可以直接组合在一起,构成复元音。不同的辅音音位也可以组合在一起,构成复辅音。现代汉语的各个方言都没有复辅音。

音节是音位组合而成的结构,每种语言的音节都有自己的结构特点。汉语普通话的音节结构如表 8-3-1(以"快"kuɑi 为例)。

表 8-3-1 汉语普通话的音节结构

声调			
声母	韵母		
	韵头(介音)	韵	
		韵腹	韵尾
k	u	ɑ	i

从表 8-3-1 可以看出,普通话的音节结构有如下特点:

(1) 一个音节最多可以用四个音位和一个调位来拼写。

(2) 只有韵腹、声调是必有成分,可以没有辅音声母,没有韵头和韵尾。

(3) 能在韵腹位置上出现的只有元音,能在声母位置上出现的只有辅音,且除 ng 外的所有辅音都能出现在声母位置。

(4) 韵腹是音节中的主要元音。能做韵头的只有高元音/i/、/u/、/ü/。能做韵尾的只有高元音/i/、/u/和鼻辅音/n/、/ng/。

2. 音节的切分与组合 对音节进行切分与组合,可按照上述的音节结构进行,让患者认识到音节的结构。

三、治疗流程和方法

患者无法准确发出目标语音常常是因为:①他们的语音系统中没有该特定的音位,并且难以诱发;②只能在特定语境中发出某些音位,无法自发独立地产出该音位;③无法听辨出最小对比(minimal pairs)中的目标音位;④可跟从指令发出特定音位,但不容易于音节或字中发出此音位。因此治疗的流程可以从听觉训练开始,然后进行发音行为的训练,以获得目标音,之后进行目标音的练习、扩展和类化,最后,如果有必要的话,还需要就患者的言语韵律进行练习。

(一)听觉训练

在音韵障碍临床上最广泛使用的听觉训练(perceptual training),又被称为听辨训练(ear training)或语音听辨训练(speech sound discrimination training),来自于传统以动作为基础的构音治疗,其通常包含判断语音信号的异同(例如/bɑ/和/pɑ/这两个语音是否相同)。语音听辨训练着重于外部语音听辨(即由治疗师发出特定语音,再由患者进行判断),最终的目的为增进患者判断自身语音表达正确与否的能力。听辨训练的方法如下:

1. 目标语音确认(identification) 请患者注意观察目标音听起来及看起来的特性,并尽可能帮助患者体会发出此语音时的口腔内部的动觉,将目标语音具象化,可能有助于患者的理解。例如,/f/是生气的猫叫声,/t/是时钟滴答声,/k/是喉咙的声音。建议以特征差异较大的语音辨识(如,/s/与/m/)开始,随着疗程进展,可慢慢减少目标音与其他同时呈现语音的特征差异(如/p/与/b/)。

2. 独立出目标音(isolation) 请患者在渐趋复杂的语境(字词-语句-语篇)中辨别目标音。

3. 听觉刺激(stimulation) 提供患者充分的机会听取单独及字词中出现的正确目标音。此活动可包括语音信号放大(limited amplification)以及发目标音时多样的声强及时长。

Hodson 与 Paden（1991）建议将此活动纳入循环治疗法（cycles approach to remediation）之中，并将此治疗活动命名为听觉轰炸（auditory bombardment）或增强听觉刺激（amplified auditory stimulation）。

4. 区辨目标音（discrimination）　请患者辨别治疗师在越来越复杂语境中发出的目标音是否为正确（单字、片语、句子）。在此活动中，患者比较治疗师发出的目标音与患者本身对此语音的认知是否相同，而治疗师常常会有意发出错误语音以让患者辨识并找出其中错误的成分。

而在听辨目标音的选择上，则主要为最小音位对比的辨别：利用最小音位对比，引导患者从听觉上认识原来的声音与新的声音之间的区别，可建立对新的声音辨识。在普通话中，这些音位对比特征包括发音部位、发音方法、送气特征、的对比。比如，对于送气音缺乏的患者，可以将相同位置的送气音与不送气音"期"和"机"说给患者听，帮助他们建立送气音的概念，并分辨两者在气流长度上的差异。最小音位对的听辨训练可以帮助患者认识到其替代与被替代音之间的差异，重组患者的音系系统。

（二）发音行为训练

1. 构音器官的协调性运动练习　音韵障碍的儿童也可能存在一定程度的构音器官运动上的不协调，针对这类患者，可以对他们进行构音器官的协调性运动练习，主要包括下颌、唇、舌的构音协调性运动，通过设计符合特定原则的词语，让患者反复练习，达到建立某种协调的构音运动的目的，如/a—i—a/的连续发音练习就是锻炼下颌的协调构音运动。在这方面，重读治疗是一种非常重要且有效的方法，构音重读治疗作为其中的一个分支，对构音运动治疗的意义尤为重大，它能极大地促进构音运动的灵活性和协调性。具体的操作方法可参考第六章。

2. 音位诱导练习　此阶段的目标为诱导患者发出目标音，并使之稳定至患者可自行发出目标音位的程度。

当患者对目标音位形成一定程度的感知后，需要让患者认识该音位的生理特征，即听到的这样一个声音，是构音器官怎样运动而产生的？它的发音部位在哪里？采用了什么样的发音方式？是否有大量的送气？让患者对目标音位有一个全方位的认识。在正常状态下，大部分的构音运动特别是舌的运动在口腔内部发生，声母的发音部位和发音方式难以简单地通过眼睛观察到，因此，治疗师需要采用一些视觉提示或触觉提示的方法来教导患者。例如，利用一些演示音位发音的构音器官运动动画，或用手等工具模拟舌的运动来向患者解释说明。也可通过压舌板、特制构音提示工具等触觉提示的方法，让患者明白目标音的发音部位和发音方式。音位诱导部分具体详见第三章第二节相应内容。

3. 音节组合练习

（1）声韵组合练习：在目标音位诱导出来后，就需要对其进行大量的练习，包括各种声韵组合的拼读练习，这也是患者重建其音系系统的一个重要阶段。音节组合练习部分具体详见第三章第二节中的音位习得部分。

（2）最小音位对比字训练：在患者基本掌握目标音后，可采用最小音位对比字法来进行目标音位的巩固及与其他音位的区别训练。最小音位对比字法采用只有一个音位不同的一对音节来进行区别训练，让患者能了解一个音节（字）中不同的音位代表不同的意义，让患者建立区辨语义所需的音位对比。根据区别音位的区别特征的差异，最小音位对比字法又包括最小区别特征对比和最大区别特征对比两类。最小区别特征对比指最小对比字组中的两个音位只有一个区别特征不同,如爸(bà)-骂(mà),只有发音方式不同。最大区别特征对比指最小对比字组中的两个音位所有的区别特征包括发音部位、发音方式、送气特征等都不同,如爸(bà)-它(tà),对比音位的发音部位、发音方式、送气特征均不同。最大区别特征对比可能帮助患者习得较多的音位区别特征对比,能更大幅度的改变其音系系统,特别适合那些有多重构音错误的患者。

(3)介音训练:有些患者在发含介音(韵头)的音节时,可能出现介音省略或扭曲的现象,对这些患者,可专门对其进行声介拼读的训练,也就是声母+复韵母(中响、后响)的声韵组合训练。例如:瓢(piáo)虫、照片(piàn),其中i为介音。

（三）扩展与泛化

一般来说,经过上述训练后,患者就可以掌握目标音位的发音,并可以准确地发出其单音节、双音节和三音节词语。但是,要让患者在生活中能够灵活运用该音位进行准确交流,还需要进行词组、句子的扩展训练以及不同语境下的泛化训练。

1. 词组练习　包含目标音位的各类词组练习。治疗师应根据患者的情况,选择其日常生活中出现频率较高的词组进行练习。

2. 句子练习　目标句可以含一个目标音位的多个音节,也可以含多个目标音位的多个音节。

3. 段落练习　让患者朗读含一个或多个目标音位的段落。

4. 不同语境下练习　创设不同的语境,让患者练习,从而最终泛化其发音技能。这可以通过家庭康复的方式,让家长配合进行。

（四）韵律控制训练

韵律属于超音段的范畴,主要包括速率、节奏、重音和语调等方面。音韵障碍的患者在其音位错误纠正后,可能还会存在这些方面的问题,需对其进行相应的训练。要注意的是,患者韵律的问题有时也反映其构音运动尚不协调,或者嗓音的控制尚不成熟,训练时需一并考虑。对于速率和节奏,可采用的训练方法有停顿换气法、节拍控制法等。对于重音和语调,由于汉语无固定重音,语调也与说话者想表达的意思密切相关,主要通过对语料的认知分析来进行。

1. 停顿换气法　该法可进行说话速率、节奏和停顿的控制训练,它也是呼吸支持训练法中的一种。要正确说话,必须有正确的停顿。说话一字一拍,或者读破词句的结构,都会影响别人对所要表达内容的理解。巧妙的停顿可以让思想的表达更加明晰,还有助于突出所要强调的部分。让患者掌握正确的停顿和换气方法,有助于他们言语技能的提高,也有助于听者的理解。停顿换气训练遵循由易到难的训练原则,训练先从按词语停顿换气做起,逐步提高到按句子成分停顿换气,再到按短文标点符号停顿换气。朗读文章时,标点符号(如句号、逗号等)不仅是逻辑语法的停顿,而且还是言语呼吸的控制停顿。停顿换气训练举例如下:

森林里有许多小动物,(p)天黑了,(p)他们都回家睡觉了,(p)可小猪还想出去玩。(p)小猪去找小兔,(p)他对小兔说:(p)"小兔,(p)我们出去玩吧!"(p)小兔说:(p)"天黑了,(p)我要睡觉了,(p)等天亮了再玩吧。"(p)小猪又去找小蝴蝶,(p)他对小蝴蝶说:(p)"小蝴蝶,(p)我们出去玩吧!"(p)小蝴蝶说:(p)"天黑了,(p)我要睡觉了,(p)等天亮了再玩吧。"(p)小猪想:(p)天黑了,(p)大家都睡觉了,(p)我也应该回家睡觉了。(p)第二天,(p)天一亮,(p)小猪就起来了,(p)他大声喊:(p)"小兔,(p)小蝴蝶,(p)天亮了,(p)我们一起出去玩吧!"（p）小兔,（p）小蝴蝶说:（p）"好!（p）我们一起出去玩吧!（p）"他们在森林里一起玩得真高兴。（p=停顿）

通过以上的朗读训练,患者可以体会如何毫不费劲地换气,使言语呼吸自然而轻松,所发出言语的韵律自然。

2. 节拍控制法 如果患者的言语速率、节奏控制较差,则可以采用节拍控制法来进行速率、节奏的训练。可利用节拍器播放节拍,让患者根据该节拍朗读或说一段话,如果没有节拍器,也可直接拍手等。训练的内容可从字数统一、对仗工整的古诗、儿歌等开始,逐渐过渡到一般的段落或日常谈话。节拍的提示也需在训练中逐渐去除,最后让患者能将这些节拍内化。

3. 重音和语调分析法 对于重音,可从古诗和儿歌开始进行训练,因其重音相对固定。对于不规则的段落和谈话,这可以通过重音和语调分析法,让患者逐渐掌握汉语的重音和语调规律,从而自然地说话。在训练时,治疗师可先指导患者标记出各个重音和语调,然后让其朗读,之后再去除这些标记朗读。

四、注意事项

在音韵障碍的治疗中,要注意以下事项:
1. 注意患者的文化背景差异,特别是方言的影响。
2. 注意建立患者的自我监控能力,让其能判断自己的语音是否正确。

（金　星）

第四节　音韵障碍的治疗

一、构音与音韵障碍的评估

（一）案例基本信息

患儿,亮亮,男孩,5 岁半,幼儿园大班。孩子在城市生活,主要照顾者为父母。

主诉:发音不清,除了家长,同学和老师都反映听不懂孩子说话。

（二）基本检查

1. 生长发育 生长发育正常,体重身高均达到同龄儿童标准

2. 构音器官检查 舌、嘴唇、牙列、硬腭、软腭等未见明显器质性异常。舌和嘴唇的运动协调,乳牙列期,咬合正常,软腭上抬正常。

3. 听力检查 正常,中耳功能正常。

（三）构音音韵评估

1. 辅音/b/ √、/p/ √、/m/ √、/d/ √、/t/ √、/n/ √、/l/ √、/g/ √、/k/ √、/j/ √、/q/ √、/z/ √、/c/ √、/z/ √、/h/ √、/ch/与元音组合音节在单字、词组和短句层面正确。

2./f/ √、/h/ √、/x/ √、/s/ √、/sh/ √、/r/与元音组合音节在单字、词组和短句层全部省略,只预留元音部分。

3. 具体表现见表 8-4-1。

表 8-4-1　患儿构音音韵评估具体表现

测试音	测试表现	音韵历程
花/hua/	哇/ua/	辅音省略
黄/huang/	黄/uang/	辅音省略
房/fang/	昂/ang/	辅音省略
饭/fan/	案/an/	辅音省略
汗/han/	暗/an/	辅音省略
西/xi/	衣/i/	辅音省略
谢/xie/	页/ie/	辅音省略
三/san/	安/an/	辅音省略
色/se/	饿/e/	辅音省略
书/shu/	乌/u/	辅音省略
人/ren/	嗯/en/	辅音省略
肉/rou/	怄/ou/	辅音省略

4. 在自由对话阶段,错误表现与字词测试时相同。

（四）诊断评估结果与分析

1. 从患儿的语音表现来看,显而易见是有错误的,而且错误类型呈现出明显的规律性（共性）

2. 塞音和塞擦音完全正确,在单字、词组和对话测试中均正确

3. 全部擦音省略,在单字、词组和短句测试中均省略

4. 根据儿童语音发展时序,摩擦音是在 4~4.5 岁左右习得,该患儿已经 5 岁半,应该掌握摩擦音的发音方法。

5. 再通过对答和对故事段落重复测试,发现患儿的整个语音目录里缺乏所有的摩擦音。

6. 治疗师鉴别患儿是不能熟练控制"摩擦音"的气流,还是完全没有"摩擦音"的概念知识,是否明白这种声音与其他声音的差别。

7. 经鉴别,患儿尚未发展出对摩擦音特质的辨别能力,这是音韵障碍。

8. 患儿的表现属于省略历程中的擦音省略。

9. 利用/xi/或者/f/做诱导性测试。

10. 治疗师用明确而夸张的口型与声音,示范出/xi/的口唇形态和音调特征,并利用触觉强调气流的感觉,然后示意患儿重复,观察是否能正确重复,是否有意识地模仿调整口型或者气流,若患儿能自我调整,可将这个音作为敏感音,设计治疗目标。如果患儿无法即刻调整,可以从摩擦音的特征入手,从口型加气流的声韵组合练习进行治疗。

11. 利用敏感音作为目标音,设计治疗方案。该患儿的音韵历程集中在擦音省略,较简单,可以采用垂直结构化训练策略,或者综合水平结构化训练策略,进入系统治疗。

二、多音节拼读困难儿童的治疗

（一）案例基本信息

患儿,豆豆,女孩,8 岁,小学二年级。

主诉:孩子说话较晚,2 岁叫妈妈,3 岁左右才能说词组和短语,发音不清,语速快,不爱说话,阅读困难,拼音学习困难,无法拼读,别人听不懂孩子说话。

（二）基本检查

1. 生长发育　生长发育正常，体重、身高均达到同龄儿童标准。

2. 构音器官检查　舌、嘴唇、牙列、硬腭、软腭等形态结构和运动正常。

3. 听力检查　正常，中耳功能正常。

（三）构音音韵评估及结果

1. 评估对象8岁，采用单字、词汇和短文朗读进行测试。

2. 塞音/d/替代。塞擦音/z/√、/zh/√、/c/√、/ch/√、/j/√、/q/，塞音/t/，擦音/f/，擦音/x/、/s/√、/sh/与单韵母组合时会被/d/替代，与复合韵母组合时表现为辅音省略。

3. 不能区分韵母/ai/和/ei/，鼻韵母/an/√、/ang/√、/eng/√、/ong/√、/ing/去鼻音化。

4. 不能完成复合韵母/ai/√、/ao/与介音/i/√、/u/组合/iao/√、/ian/√、/uan/√、/uang/的音节。

5. 可以进行辅音与单元音组合音节的切分及拼读，但是不能切分与复合韵母组合的多音素音节。

6. 不能识别句子里押韵的词汇，断句和音调正常。

7. 理解正常，能就治疗师提出的问题进行讨论，使用的词汇较简单。

8. 语音清晰度、辅音正确率、元音正确率均低于30%。

（四）评估分析

1. 从家长主诉看出患儿有早期的语音语言发育延迟的问题。

2. 患儿表现出多种错误历程，如辅音省略、辅音替代、扭曲，同时伴有音韵知觉障碍，拼写困难和阅读困难。辅音省略的规律表现在擦音上；替代历程表现在塞擦音和送气塞音；扭曲主要表现在有介音组合的多音素音节上。

3. 由于患儿具有复杂多种的音韵历程，导致语音产出低，给人不爱说话的印象，而且因为音韵知觉的问题，造成语文拼读能力低下，语音清晰度极低，并直接影响到学龄期的阅读和拼音学习。

4. 患儿需要立即接受治疗。

（五）治疗设计

治疗策略：患儿有多重的构音音韵障碍，治疗内容包括调整音韵知觉、建立正确的音韵规则和构音行为练习，三部分可交叉重叠，同时开展。主要内容包括：音韵辨别、音位对比、语音组合规则学习、构音练习。

1. 音韵辨别　包括音节辨听、对比和音素切分，目的是帮助患儿学习了解音节组合的基础结构，分辨不同音节的差异，明确这些差异所造成的整个说话意思的改变。

（1）制作有拼音和文字的卡片作为教学工具，示范不同音节拼写结构的差异。

用"笑"/xiao/和"要"/iao/，展示省略历程，帮助患儿直观地认识这两组音在拼写组成上是有差别的，而且减少了一个声母会变成不同意思的另外一个字，并且让患儿重复说出差别。

用"刀"/dao/和"涛"/tao/展示替代历程，帮助患儿理解这两组音在拼写组成上和意思上的差别，不同的声母代表了不同意思的另外一个字，并且让患儿重复说出差别。

（2）利用刚才的卡片示范不同音节的发音差异。帮助患儿从听觉上分别认识省略性错误与替代性错误。治疗师示范错误，让患儿找出相应的卡片。

（3）引导患儿自己写出更多的省略性错误音节和替代性错误音节。

（4）讲解示范不同位置和构音方法的差异，引导患儿进一步辨别构音性质的差别。

（5）辨别复合元音。示范/ai/、/ei/、/an/、/ang/、/eng/、/ong/、/ing/的口型和发音，从听觉、视觉上区分差异，找到差异点，并且逐一模仿。

（6）寻找韵律规则。挑选有确切韵律和押韵的诗歌，和患儿一起朗读，指导患儿观察到押韵点，并模仿重复这样的韵律模式。

例如用"一只小狗跑，尾巴摇啊摇，小猫见了笑，尾巴跟着摇"这样的儿歌，押韵在元音/ao/上，引导患儿找到每一句里押韵的位置，了解韵律的概念和规则。患儿识别后，再引导自行搜索更多的押韵/ao/的词组。

2. 最小音位对比　将构音位置和方法相同的 2 组音进行区别，区别读音、意思和拼写。引导患儿自己配对不同的最小音位对。

3. 音节切分练习

（1）把单字切分成辅音加元音的形式，例如，示范一个/pa/的声音，引导患儿将/pa/分成两个发音：/p/和/a/，再进一步示范/pao/，切分出/p/和/ao/，把/pang/且分出/p/和/ang/，由简单到复杂，以此扩充，帮助患儿掌握音节切分的正确方法，这可以为后面的音韵组合练习做好准备。

（2）把不同的复合元音切分开。示范/ai/、/ei/、/ian/、/iao/、/uang/、/uan/等，切分成相应的单元音。

4. 音韵组合练习　在前面音韵辨别、切分的基础上进行组合练习，教导患儿正确的组合规则与方法。注意协同发音的技巧，减少辅音元音转接时口型的变化，循序渐进，由简到难，循环练习。

（1）开口呼的口型与辅音组合，/t/连接/an/、/ai/、/ang/。

（2）齐齿呼的口型组合多音素音节，/x/连接/ie/，/x/+/iu/，/xian/等

（3）合口呼口型组合多音素音节，/q/连接/u/、/ua/、/uan/等。

5. 构音练习　构音练习部分可融入音韵组合练习中。

塞擦音的特征是摩擦和爆破的组合，患儿本身是用塞音/d/替代了塞擦音和塞音及擦音，所以，主要的问题在于缺少了气流摩擦的概念，可在治疗中强调"送气"的概念，利用听觉、触觉和视觉的引导提示，帮助患儿了解、模仿并学会塞擦音与元音的组合方法。依然遵循由简到难、单字—词组—短句—长句的方法。

6. 扩展和类化　扩展和类化是一个逐步熟悉稳定的过程，是在特定的环境下将学习行为扩展转化到更多的情境下，甚至并未训练过的情境中。这需要针对每一个患儿的问题设计不同的扩展类化方式。包括治疗室内的巩固类化和课后家庭巩固类化。可以设定不同的场景，进行角色扮演，在不同的场景下设置不同的语境，帮助患儿将学到的知识和技能在实际生活中进行应用，观察患儿学习的稳定性。

注意，类化并不是在语音治疗的后期才涉及，是语音治疗中重要环节，在前面的音韵组合练习和构音练习中，都可能出现。

（尹　恒）

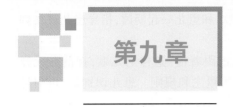

第九章

言语流畅性障碍

言语流畅(fluency)是指人们可以在一定速度下是连续地、流利地说话,不会出现明显的中断、重复、延长等异常现象。口吃(stuttering)是最常见的言语流畅性障碍,是指在人们在说话过程中,出现过多的、无法自控的语音重复、拖长和卡顿,并造成语句中断的现象,同时,这些不流畅还可能会伴随某些身体部位的紧张、多余的肢体动作,甚或造成患者回避与人交谈,这些伴随表现被称为口吃的第二行为。迅吃(cluttering)是另外一种言语流畅性障碍,表现为说话时有不适当的插入、停顿、重复或者语速不规则(忽快忽慢)而导致的语言清晰度和可理解度下降。

第一节 口 吃 概 述

口吃对患者生活的影响程度受各种因素影响,包括口吃的严重程度、患者对口吃的自我认知和评价、患者所处的语言及社会文化环境等。一个轻度的口吃患者,可能由于其所从事工作需要大量的语言沟通,会对生活和工作造成严重影响;而一个口吃比较明显的患者,也可能因为工作生活对语言沟通的需求较低,并不会对其造成显著的生活工作困难。但无论如何,口吃对人们生活质量的影响始终是存在的,因为口吃以言语障碍为主要表现,因此有必要在本书中展开讨论。

一、发病率与病因

1. 口吃的发病率 口吃的发病年龄平均为 30~36 个月,发生在 24~35(包括 35 个月)个月的占 60%,42 个月及以下占 85%,48 个月以下占 95%,口吃的发生有突发性和渐发性两种情况,一周内出现为突发性,多于一周出现则为渐发性。

根据不同的资料来源报道,国外学龄前儿童的发病率为 1.4% 到 5.7%;学龄期儿童至青少年中的发病率如下:6~10 岁为 0.33%~1.44%;11~20 岁为 0.47%~1.15%;整体人口约为 0.72%。学龄前期男生与女生的发病率比例约为 1.58∶1~2.1∶1,成年后男女比例约为 2.8∶1~7.5∶1。目前国内尚无准确数据报道。

2. 口吃的病因 口吃的病因是多方面的,包括某些遗传和神经生理因素,虽然本章没有涉及神经源性口吃,但实际上这样的病例并不少见。据推测,每一个口吃者都是由于个体自身独特的因素而导致口吃的。实际上关于口吃形成的理论有很多,概括如下:

(1) 遗传因素:研究已经发现了可能与口吃相关的基因突变,三种基因的突变(GNPT-AB、GNPTG 和 NAGPA)被发现会扰乱将酶引导到细胞溶酶体目标位置的生物信号,有近10%的家族口吃病例中存在此类基因突变。

(2) 神经生理因素:有研究发现部分口吃患者有脑结构的异常,包括颞平面右侧增大,脑回数量增加,脑回变异,白质异常和胼胝体的绝对面积较大。脑功能异常则包括:额叶的活动较强、颞叶活动异常减少、右脑的活动增加,以及小脑活动异常。

(3) 语言因素:在遇到低频及不熟悉的字、语法复杂的句式、较长的语句以及复杂的语音的时候,更易引发患者口吃。

此外,尽管不被认为是口吃的病因,但环境因素有可能会影响口吃的表现,这些因素包括家庭成员的态度和行为、生活节奏和方式、外来压力和内在的调控,以及个体本身的性格与气质等。如:家人对口吃患者的表现总是很焦虑,导致口吃患者越来越不敢进行交流。

综上所述,口吃是由多种因素联合作用所致,虽然遗传和神经生理学似乎与口吃的潜在原因有关,但环境因素、性情和对语言难度的要求可能会影响患者对自身口吃的反应,这也可以解释口吃为何会在某一个时刻出现,是因为全部的因素需同时出现才能引发口吃,包括脑神经处理功能异常,存在引发口吃的环境条件以及达到诱发口吃的阈值。

二、临床表现

所有人说话都不会是完全流畅的,重复单词和词组其实是很常见的事情。有时候我们会多次重复起始的单词或语音,例如一个拖长或重复的"er"或"um"比如:"um,um,um,can I have one of the cookies?"(嗯,嗯,嗯,我能吃一块饼干吗?),又比如我们有时会说:"嗯,呃,这个……",甚至有时我们会重复很多遍以至于忘了自己想说什么,但这并不意味着存在口吃,因为这种现象并不会长期存在或者持续发生,一般情况下,在正常人群中这种重复字词的发生率低于1%。只有在重复、中断、拉长等语言或非语言现象持续存在超过6~12个月,影响到患者的生活、学习、工作,或者几个月内无任何改善的情况下,才考虑做临床评估以确定患者是否存在口吃。口吃的临床表现可以分为言语特征以及非言语特征。

1. 言语特征

(1) 重复:词语重复:例如"我们,我们,我们一起去上学吧",字的重复:例如"这支笔给,给,给,给你",音素的重复:例如"w,w,w,(wei)为什么不拿走"。

(2) 拖长:难以接受的拉长声音,经常出现在字词或句的开始,例如"今——天下午开会"。

(3) 阻塞:字中不应出现的停顿或用力,例如"我 y(一),ao(奥)回家"。

(4) 插入:在句子当中插入和要说的话无关的声音,音节和字。例如"今天(额)下雨了"。

(5) 不合节奏的说话:因为不适当的重音、间断或加速而破坏语句的节律性,例如"今天天,气太,热"。

(6) 反复修正和改变,达到了不合理的程度:例如"我要,我不要吃那个",且此类现象的频率过高。

2. 非言语特征　患者在说话时出现发音器官的痉挛以及不适宜的动作,且较为明显。

发音器官的痉挛主要包括"眨眼,口部抽搐,下颌或舌的痉挛"等;有时患者会出现某些身体部分过于紧张,例如面部过于僵硬,握拳,用力等;或是患者在口吃时会添加一些小动作,比如点头,跺脚,不合时宜的手势过多等;还有部分患者由于因主观上想避免口吃而有意回避说话,减少口头输出。

3. 心理方面　口吃往往会引起焦虑、恐惧、情绪障碍等(附录9-2)。口吃患者无论在任何年龄组群,焦虑的程度都比较高,患上焦虑症的概率是没有口吃人士的 6~7 倍。口吃患者的焦虑主要在社交层面,这与口吃的严重程度有中度的正相关,甚至可能引致社交恐惧症。有61%口吃患者往往会受到取笑及欺负,总体来看人际关系敏感,压力及消极的情绪比较容易有情绪障碍,在同辈间较不受欢迎,社交地位较低,被同辈选为"领袖"的机会较低。

三、诊断

1. 医师或治疗师的感知判别　若由医师或治疗师主观判别患者是否存在口吃,则应当由具备经验、可以保证评估信度的治疗师来而判断。诊断主要依据口吃的症状特征以及临床表现,包括不同状态下的流畅程度来判断对象是否口吃。优点:临床效率高,富有经验的治疗师给出的判断结果一般都比较准确,可信度较好;存在的问题:对治疗师的经验要求较高,在某些情况下(比如临床常见的问题是时间不足),治疗师对口吃与正常不流畅的区分度不够好,此外,实际上对口吃严重程度的判定以及治疗师本身信度的判定都还没有明确的指标。

2. 患者的内在判别　主要通过问卷形式,根据患者问卷的结果来判别。内在定义强调患者的自我感知能力,也就是只有患者才清楚知道自己哪一刻有口吃,其他人往往不能客观地观察到患者有不自然的言语中断。优点:在患者自我感知较敏锐的情况下,有利于提高患者接受治疗的依从性。存在问题:单靠患者的感知并不可靠,而且不能描述口吃的实质性问题,此外,这种方法有时会与治疗师的临床判断不一致,可能会造成临床决断难以实施。

3. 诊断依据　主要依据口吃的临床症状给出诊断:口吃是在进行口头表达时出现音素、音节、单字、词语层面上无意识的重复、延长、暂停等特征现象,影响语言的流畅程度,这是口吃的核心特征(也称为言语特征);此外,这些不流畅还可能会伴随某些身体部位的紧张、多余的肢体动作,甚或造成患者回避与人交谈的现象,这些伴随现象被称为口吃的第二行为(也称为非言语特征)。

4. 口吃的鉴别诊断　口吃与其他类别不流畅的区分从以下几个方面体现。

(1) 开始时间:口吃发生时间多为学龄前开始;其他类别不流畅多发生在学龄后。

(2) 家族史:口吃案例多有口吃家族史;其他类别不流畅多无家族史。

(3) 训练效应:口吃经过多次重复练习不流畅会较快减少;其他类别不流畅改善较慢。

(4) 自发口语的流畅度:口吃患者在数数、背诵非常熟悉的诗句、阅读和唱歌时相当流畅;其他类别不流畅则很少改变。

(5) 压力情境的流畅度:口吃患者在压力情境说话时流畅性变差;其他类别不流畅在压力场景下流畅度的变化不如口吃患者显著。

总之,口吃的临床诊断应该包括综合判别,主观和客观的评价,结合患者的语言特征和非语言特征,来对患者是否存在口吃做出评判,如果条件具备,可以由不同的医师或者治疗师分别对患者做出评判,以提高口吃诊断的准确度和一致性,而如果可以确诊口吃存在,则应该进行进一步的评估以确定口吃的严重程度及对患者生活质量的影响。

第二节　口吃的评估

一、评估流程

口吃的评估流程包括:病史采集,评估患者的言语及语言能力(针对学龄前儿童),评估口吃频率及严重程度,评估口吃对患者生活质量的影响,以及给出合理建议,如图 9-2-1所示。

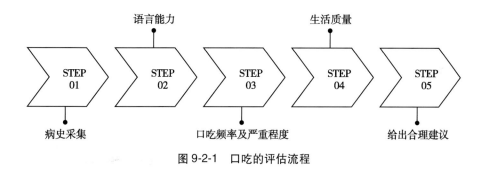

图 9-2-1　口吃的评估流程

二、评估内容与方法

1. 病史采集　病史的采集包括多个方面,获取的信息越多越详细固然很好,但是可能费时费力,比如孕产史和出生史等条目,未必需要全部都记录,但有些信息是不可或缺的。

口吃患者的病史信息采集至少应该包括以下几项:基本信息采集;个体发育史应包括运动及语言发展史;既往史,包括口吃发生和发展历程、就诊史及就诊疗效;家庭环境信息采集,包括家庭成员及关系、家族史及遗传史,以及家人对患者口吃的态度及应对方法等;其他环境信息采集,包括学校或单位及日常社交环境、朋辈/老师/领导/长者对患者口吃的态度及反应,以及有无诱发口吃的环境存在等。

2. 评估言语及语言能力　根据美国言语语言听力协会(American Speech-Language-Hearing Association,ASHA)的建议,应当对患者做全面的言语语言能力评估,包括患者的语音清晰度、语言理解能力、语言表达能力等多个方面的因素,因为口吃患者往往可能伴有语音和语言障碍,应当予以足够的重视(ASHA,2017)。

3. 评估口吃的频率和严重度　口吃的频率是指一段语言材料中,患者发生口吃的音节占该语料总字数的百分比(percentage of syllable stuttered,%SS),即评估的时候需计量患者在一段语料测试当中出现口吃的字数,用口吃字数除以测试材料的总字数,即可得出口吃出现的频率。需要注意的是在评估中选取语言样本是一件比较耗时的工作,因为语言样本需要有不同的环境,与不同人物的互动,以及完成不同任务时的语言样本,所以评估之前可以让家长录制一些视频,以方便观察在不同环境下的口吃情况。测试环境最好包括患者在不同情况下的表现,包含最流利、正常及最差的状态,才可以得出比较全面和准确的测量结果。

评估口吃的严重程度(severity rating)时多采用主观感受量表形式,可以由患者或者家属打分,作为口吃严重程度的参考。需要注意的是儿童常采用 10 分量表,成人多采用 9 分量

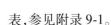

表,参见附录9-1。

4. 评估口吃对患者生活的影响 这部分一般采用患者自评,主要是评估患者如何评价自身状况,包括患者对口吃的态度和患者认为对日常生活的影响,以及患者对评估、治疗的期望。对于儿童,则主要用家长问卷的方式,内容同前。具体的问卷参见本章附录2。

5. 提供口吃方面的相关信息及给出合理的建议 医师或治疗师应当在评估结束之后出具评估报告,在评估报告后面附上与口吃相关的知识和信息,比如口吃的病因及发展历程,为患者及家属了解口吃的相关知识提供参考;此外,还可以给出一些有针对性的建议,包括家庭成员和相关人员对口吃患者的正确态度,以及一些常用治疗方法的简单介绍。重要的是专业人员要给予患者及家庭成员正确的信息,并帮助其树立信心,为后继治疗提供良好的基础。

第三节 口吃的治疗

一、治疗目标

口吃的治疗需要考虑多方面的因素,主要因素包括性别、年龄、持续时间、家族病史及是否伴有其他语言障碍。一般来讲,对于学龄前儿童,男性有家族口吃病史、首次出现口吃现象的年龄大约为3岁,以及曾出现或伴随其他语言问题,这些高危因素将使儿童面临更大的口吃风险。治疗目标重点是尽力消除或减少患者发生口吃的频率,同时与他人建立良好的沟通及促进患者面对口吃的积极态度。

二、治疗流程和方法

(一)治疗流程

见图9-3-1。

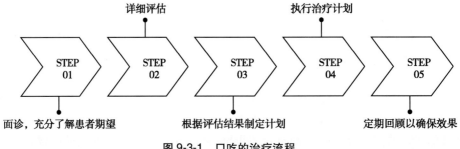

图9-3-1 口吃的治疗流程

(二)治疗方法

1. 学龄前儿童的治疗方法

(1)间接治疗法:间接治疗法指的是治疗师透过家长实施干预策略,主要由家长执行。口吃多发生于2~6岁,这是儿童语言能力迅速发展的时期,儿童会学习使用自己的声音和词语来控制他人的行为、表达自己的感情,以及使用语言完成社会交流,在这段时期内的口吃往往可以通过治疗师和家长的有效干预策略而得到改善。首先,家长应该了解有口吃现象的儿童更需要被理解，需要在他遇到困难时能够说出自己想说的话，因此家长可以从以下几个方面来帮助有口吃现象的儿童：用心倾听，给儿童足够的时间；多使用肢体语言；在一定范围内学会管理儿童的行为；及时给予必要的辅助，使儿童日常生活变得更加容易；避免在儿童出现口吃现象时表现出过多关注，包括所谓的"耐心提醒"，更不要批评、指责甚至呵斥，实际上这样的行为只会加重儿童的口吃。对于学龄前早期的儿童，如果家长能够保持正确的态度和采取合适的策略，间接疗法往往也能取得很好的效果。

（2）直接治疗法：直接治疗法包括正反馈疗法和音节定时说话法。

1）正反馈疗法：正反馈疗法实际上指的是 The Lidcombe Program，这是对口吃儿童的一种行为治疗。这个疗法的名字来自澳大利亚悉尼大学口吃研究中心，治疗是在治疗师的指导下，在孩子的日常生活中由父母或看护人主要执行。一项初步研究认为父母及时和恰当的反馈是对小于 5 岁口吃儿童的一种有效治疗方法，实验组的儿童在 12 个月的治疗期后，完成了口吃百分比（%SS）低于百分之一的分数。临床上总治疗时长约为 10.5h，疗程平均时间为 84.5 天，研究结果表明，该方法用于 5 岁以下口吃儿童的临床病例，且是一种成本较低的方法。

正反馈疗法主要由治疗师确定方案，家长在治疗师的定期辅导下执行干预，治疗的重点是家长对儿童口吃表现的准确判断和正确的回馈。首先，家长要对儿童的严重程度有准确的判断，可以通过治疗师和家长分别对儿童的某段叙述或对话进行评价，判断是否存在口吃及其程度，参与者可以各自写出结果并互相比较，家长的评价如果与治疗师不同，则需要按照治疗师的分数进行调整，多次练习后一般都可以达到较好的一致性。家长回馈分为几种：确认，如"这句话很流畅。"；称赞，如"很好，这段话你说得很流畅！"；要求自我评价，如"你觉得你说的这句流畅吗？"等。

正反馈疗法的疗程可分为两个阶段，第一阶段包含结构性对话和非结构性对话两个层次，干预目标是儿童达到没有口吃或很少出现口吃，此阶段一般用时 15h 并需要日常辅助训练；第二阶段是维持长时间没有口吃并逐渐减少就诊次数和家庭训练频率，此阶段需要维持大概 12 个月。

第一阶段：结构性对话（即指由易至难，富有层次的对话）持续 10～15min，每天 1 次或 2 次，要求在不同的活动或者语境中进行。在日常自然对话中，家长要学会对儿童说话的表现进行调节，尽可能让儿童的语言达到最佳流畅度。在此期间，家长要正确利用口头回馈的策略将儿童口吃的严重程度（SR）控制在 1～2 的范围内，在此阶段中应当见到儿童的语言流畅度有一定进步。

第二阶段：非结构化对话（普通日常对话），此阶段家长应继续使用正确的口头回馈策略在日常对话中进行练习。从第一阶段过渡到第二阶段进阶的标准是：儿童在治疗室中连续 3 周的口吃发生率低于 1%，就诊前一周的口吃严重程度评分为 1～2 方可进阶。第二阶段家长要系统性地减少口头反馈，并学会应对儿童口吃复发的可能表现。

2）音节定时说话法：音节定时说话法（The Westmead Program）是患者在治疗师的引导下，应用慢速的音节和平缓的语调练习说话以减少口吃的发生率，后期再逐渐过渡为正常语速和语调。Trajkovski 等（2011）的研究表明此方法可以有效治疗口吃，治疗组平均治疗前口吃率为 6.0%SS，12 个月后的第二阶段已下降到 0.2%SS，代表治疗组口吃的发生率平均减少 96%，临床效率较高、操作简单均是这种方法最大的优点，因此这种方法目前也被广泛运用。

音节定时说话法的具体执行策略分为三个阶段:第一阶段所需时间约为 3 个月,每周治疗一次(45min),儿童与家长一起进行音节定时说话法的训练。前期儿童可以从刚开始的跟读、背诵和图片描述,逐渐过渡至互相对话;后期需要注意引导儿童运用正常的语调以及语速,以达到日常生活应用水平;儿童在家中每天练习 4~6 次,每次 5~10min,然后慢慢过渡至日常说话。在遇到口吃情况时,也能熟练运用此项技巧,家长要及时对儿童给予正面回馈和鼓励。第二阶段持续时间约为 3 个月,每 2 周治疗一次(45min),主要目标为降低口吃严重程度,此阶段要求儿童连续两次在治疗室中发生口吃的百分比低于 1%,在家中常规练习时口吃的严重程度评分为 1~2,并能够持续 4 周左右。第三阶段所需时间大约为 1 年,该阶段应该将音节定时说话法淡出治疗室和家庭,使儿童说话变得更加自然,但治疗室外口吃严重程度评分依然能够维持小于 2,治疗中口吃发生的百分比低于 1% 并能够长期维持,达到临床治愈。

2. 学龄期儿童的治疗方法

(1) 心理支援:学龄期儿童的口吃治疗是相对复杂的,由于此时的儿童对于自己口吃开始有自我认知,对于治疗效果也会有自主要求,不仅如此,此年龄段的口吃儿童开始受到更多社会的影响,如同辈的嘲笑、欺凌,甚或出现社交焦虑、情绪障碍等现象,并可能由此产生一种或多种心理健康障碍,影响对口吃的治疗效果,所以,提供针对该群体较弱的心理承受能力及遭受负面欺凌时的心理支援,解决负面心理问题成为对该年龄段口吃儿童治疗的一个重要部分。

(2) 间接治疗:首先应该了解,对于学龄期的口吃儿童,提高他们/她们参与治疗的动机非常重要,我们需要通过各种手段来加强儿童参与治疗的动机。首先家长的参与是必不可少的,良好的亲子关系是治疗的重要基础。治疗师可以从以下几个方面着手:首先是建立治疗师与口吃儿童之间的良好关系,一个好的治疗师能及时调节与儿童之间的相互关系来提高儿童的依从性;其次是调整好口吃儿童与其家长的关系,实际上从目前的情况来看,这往往会是一个比较困难的问题,随着儿童年龄的增长,社会阅历的增多,对于自己口吃的看法以及应对措施与家长会出现明显的差别,这可能会导致亲子矛盾甚或冲突、争吵增多,口吃儿童的家庭当中,亲子关系往往并不乐观,因此应当建议家长保持足够的耐心,有意识增加倾听的时间,改善亲子沟通的方法等措施,使亲子关系变得和谐、亲密;第三是注意调整儿童与朋辈的关系,学龄期儿童会有更多的时间与朋辈进行交往,而不适当的朋辈关系会显著影响口吃儿童各方面的发展,此时需要家长以及治疗师帮助口吃儿童,妥善引导、维护及改善儿童与朋辈之间的良好关系。具体措施可以是建议家长有意识发展口吃儿童自身的优点,引导大家把注意力放在口吃儿童要表达的内容而不是流畅度上面,以及发展口吃儿童的才艺和兴趣爱好等,这些措施往往可以帮助口吃儿童树立自信心、提高自我认知,为进一步治疗提供良好的基础。

(3) 直接治疗

1) 正反馈疗法:正反馈疗法目前主要用于学龄前儿童,但由于学龄期儿童的心理特征需要更多的正面支持,所以近期这种方法也被很多学者应用至学龄期儿童,并且取得了很好的效果,具体操作方法及操作重点参加见"学龄前儿童的口吃治疗"一节。

2) 渐进疗法:渐进疗法,即在训练中逐渐增加句子的长度和复杂度(gradually increase length complex utterance,GILCU),这种方法操作比较简单,即治疗师在治疗过程当中,引导口吃儿童从较短且较容易的句子,逐渐过渡至较长和较复杂的句子,从简单的阅读到中等难度的描述,再到较为困难的谈话,这样的过程可以显著改善儿童口吃的发生频率和严重程度,并且可以维持良好效果。具体程序是每疗程约 10 次,每次约 45min,每周一次。

该疗法可以分为三个阶段:基础阶段、转化阶段以及维持阶段。基础阶段约有 56 个步骤,从一个字开始,循序渐进过渡到约 5min 的阅读、描述和谈话,在此阶段儿童每说出流畅的句子即可给予赞扬,若儿童出现口吃,则令其停住再说一次,以此类推。基础阶段的详细程序如下:第一步,流畅地说一个字;第二步,流畅地说两个字;第三至六步,流畅地说三到六个字;第七到十步,流畅地阅读一到四句话;第十一到十八步,流畅地阅读 30s~5min;第十九到第五十六步,儿童在描述较为复杂的情节以及对话当中能够流畅地表述。转化阶段主要是扩展语言环境,可以分为六个方面,第一是在不同环境下儿童仍然可以维持语言流畅,第二是逐渐增加对话人数,第三要求儿童在家庭环境的所有谈话都保持流畅,第四要求儿童在学校生活中不同的情景下能够流畅说话,第五要训练儿童在通电话过程中保持流利的讲话,第六是鼓励儿童在陌生的环境当中和陌生人进行长时间的交谈依然能够讲话流畅。最后一个是维持阶段,即治疗对象在各种不同环境和情景以及面对不同人,都能较为流畅地进行表达,从而达到临床治愈。

3)言语重组法:言语重组法的重点在于通过改变语音生成的各个要素来减少口吃,包括呼吸、发声、构音和组词造句,通过强化儿童对这些要素的认知,逐渐塑造儿童自我可控的语音和言语。其中重点是给儿童详细讲解发出不同声音的过程,让他们明白自己可以控制发音的所有步骤,并且可以在表达不流畅时,及时根据自己的认知来调整发音和说话的方式,从而控制或减少口吃的次数。具体程序为:第一步,详细讲解发音的步骤;第二步,尝试让儿童分别控制不同部位,如声带振动、舌尖翘起、下颌打开来改变各种发音,第三步,在较为简单的语言环境下进行练习,如阅读简单的绘本;第四步,教导儿童在不同环境和情境下使用该策略,即儿童在日常生活中一旦发生口吃,就会及时用言语重组的方法来调整发音和说话方式,从而改善口吃。

3. 青少年(12 岁以上)以及成人口吃的治疗方法

(1)间接治疗:青少年及成人对口吃的自我认知已经较为成熟,对于自己存在口吃障碍会有更加强烈的意识,所以由口吃导致的心理与社交问题远大于口吃本身对他们的影响,比如他们可能由于有口吃而不敢与别人说话,与人交往时由于自卑而目光躲闪,甚至在交谈中出现沉默等一系列问题。这些问题可能会影响到治疗的成效或患者接受治疗的依从性,对于此类患者我们需要运用"认知行为疗法"(cognitive behavioral therapy,CBT),CBT 特别适用于那些不愿意学习和运用口吃自我控制的技巧、对口吃康复的态度较悲观、有明显社交焦虑的患者。CBT 主要分为四阶段,治疗师可以根据患者的个人特质和实际情况适当调整:①脱敏,包括引导和支持患者循序渐进地进入令其恐惧/焦虑的环境,鼓励他/她在越来越困难和恐惧的情况下练习流畅说话技巧,挑战曾经受过的威胁经历(例如:曾经某种情况下被别人取笑,现在要主动参与其中)。这个阶段要特别注意评估和对比患者预期和现实结果的差异,并及时分析,找出相应策略并指导患者。②行为实验,让患者尝试在令其感到焦虑或恐惧的状态下故意表现出口吃,对比预期和实际结果,然后再重新作预测,这样可以调整患者的心态,形成"其实情况并没有我预计的那么糟糕"的正面认知。③认知重建,重点在于引导患者挑战自己的消极信念和悲观判断,提供正面的证据支持并削减消极的想法,让患者了解到不需要执着于自己不能改变的结果,请患者评估自己无益的思想和信念,思考负面结果的实际成本或严重性,从而自发的转为正向改变。④注意力训练,辅导患者练习把注意力放到其他地方,专注于另一个认知目标,或使用简单的冥想呼吸练习等。合理运用这些方法,对于减少患者的消极思维往往会收到良好效果。

（2）直接治疗

1）延长法:延长法指的是 Camperdown Program,是由澳大利亚国家声学实验室的研究者研发的一套针对 12 岁以上的青少年和成人口吃的治疗方案(Brian et al,2003)。延长法包含多重结构化的治疗方法和具体的治疗目标,其主要的特点有两个方面,一是语速调整,从慢语速开始逐渐加快,可以由每分钟 40 个字过渡到每分钟 70 个字,再到每分钟 100 个字直至正常语速;第二个方面是调整说话模式,掌握从单个发声变成连续的发声、首音轻发,以及柔和发声等技巧。运用该方法的基础是患者需要学习掌握评价自身口吃严重程度和说话自然度的方法。延长法平均所需时间约为 20h,具体分为四个阶段:第一阶段为教学阶段,患者需要学习 9 分的口吃严重度评分表(见附录 9-1)以及 9 分的说话自然度评分表(naturalness scale,NAT,见附录 9-3),并通过观看及模仿示范录像来练习延长法的说话方式。治疗时要求患者使用延长法的说话模式与治疗师谈话约 20min,保证其口吃严重程度评分小于 1。第二阶段为临床无口吃阶段,此阶段要求患者继续练习自我评价口吃严重程度和自然度,能够做到在课堂练习时使用自然且流利的说话方式,在保持口吃严重程度为 1~2 和自然度为 3 的谈话质量下,能够与治疗师完成一节训练的交谈。第三阶段为解决疑难或特殊问题,并对之前所做练习进行类化的阶段,即患者可以有效地把掌握的流畅说话技巧类化到日常对话当中,对于出现的特殊问题进行分析,找出原因后订立相关的策略,并追踪该策略是否有效。在此阶段,患者在治疗室的口吃严重度应继续维持在 1~2,而自然度此时应当小于 3,在治疗室外的随意三个不同情境下进行录音,患者能够控制口吃严重程度为 1~2,自然度也小于 3。第四阶段为维持阶段,患者完全学会应对生活常见情境而不出现明显口吃,能够掌握口吃自我管理技巧,最后达到口吃严重度和说话自然度都维持在一个日常社交可接受的区域内,实现临床治愈。

2）音节定时说话法:音节定时说话法也叫节拍法,这是诱导流畅语句的最强方法,其基本原理是该方法可以有效促进与流畅度有关脑部区域信息处理的正常化(Stager et al,2003)。节拍法操作较为简单,但也存在一些问题,如患者可能会说话较慢,打拍子说话显得不自然,并可能会残留一些隐性口吃(非专业人士不易察觉,但患者口吃仍然存在)。但是,与欧美语系不同,中文的每个音节都是一个字,所以这种方法对讲中文的患者比较适用,而且听起来语句更加自然。治疗方法相对简单,只需准备一个节拍器,引导患者按节拍说话,此时患者往往可以流畅说话而不会口吃,此时语速可以由每分钟 60 字逐渐增加到 90 字,进而增加到每分钟 120~180 字(正常语速,存在个体、文化和习惯差异),语料方面可以先由较简单的阅读开始,逐渐过渡至描述图片或情境,然后转至问答,最后到互相对话,上述各种语料都分可以为不同的难度,比如阅读分为词、句、段、篇;描述分为一句话描述、一段话描述;问答分为简单问答(闭合性问题)和复杂问答(开放性问题);对话分为家人间的对话、友人之间的对话,直到与上司或老师之间的对话。下一阶段可以把上述内容置于不同情景下练习,直至所有情境下患者都能保持口吃严重度小于 2,最后则是长时间的维持,甚或在遇到紧急问题或是口吃突然出现的时候也可以从容应对,实现临床治愈。

三、注意事项

口吃治疗最常见的情况是病情反复,无论是学龄前儿童、学龄期儿童还是青少年或成人,口吃都会有反复发作的可能性,治疗师在对待患者口吃病情反复时需要有一定的技巧和策略。

1. 关注患者情绪调控　在口吃反复时,很多患者以及患者亲属往往会出现较大的情绪波动。对于学龄前儿童,家长焦虑的程度往往高于儿童,家长的焦虑情绪会被儿童感知进而更加影响口吃恢复,对于这种情况,治疗师可以给家长提前说明口吃反复是常见情况,随着治疗的推进,口吃反复会逐渐减少,加强认知和预期调整可以预防家长出现明显焦虑,对于学龄前儿童口吃反复,治疗师可以要求父母可以当作什么事情都没有发生过一样,日常练习和课堂练习继续进行,一般不会引起儿童注意。对于学龄期儿童,反复口吃可能会导致患儿出现焦虑情绪,此时可以建议家长采取引导儿童转移注意力的方法,比如引导儿童多关注自己的优点,往往就能收到良好效果。

2. 分析口吃反复的原因,适当去除不良压力　治疗师首先可以帮助患者分析这段时间的生活学习工作有无特别变化,如儿童放假或者开学,成人工作压力突然增加,家庭关系出现问题等压力因素。有些压力因素可以去除,比如通过休假等方式降低工作压力,有些压力不能去除,如儿童开学是无法避免的。对于不能去除的压力,需要治疗师或者家人更多的支持和引导,以促进患者尽快适应,需要指出的是在口吃病情反复的时候,依然需要坚持治疗和日常练习,不能轻易中断治疗。

还有一些口吃病情反复不能发现特殊诱因,此时需要治疗师根据患者的实际情况做出临床决断,必要时需要调整策略,为患者重新制订适合其特点的计划,在执行新计划的时候,患者说话流畅度有可能稍有退步,但是治疗师和患者都应该保持良好的心态,因为这是保证良好疗效的重要因素。

第四节　口吃治疗案例

一、学龄前儿童的口吃治疗

(一)基本信息

吕××,男,5岁2个月,以出现口吃2年余为主诉就诊于××医院。出生史:足月顺产,出生时医院未发现明显异常。发展史:3个月抬头,13个月独走,始语出现在24个月,较同龄人晚,家庭主要语言为汉语。

查体:构音器官未见明显器质性异常。脑部影响检查结果显示正常。家属述患儿3岁左右开始口吃并有反复,近6个月症状开始加重,并伴有眨眼、点头、握拳、颈部紧张等非语言症状。该儿童3岁半时进入普通幼儿园,与其他儿童及老师交往时常因说话不流畅被其他儿童嘲笑,导致该儿童不愿主动和其他小朋友交流。其祖父有口吃史,至今偶尔还会有口吃现象,平日与该儿童一起生活。

(二)病例分析与评估结果

病史及背景资料分析:吕××,男孩,2岁开始讲话,提示语言发展较为迟缓。口吃起始时间是3岁左右并且多次反复,有持续加重现象,存在家族病史,而且因口吃在学校会受到朋辈嘲笑,已影响该儿童的生活和学习。

语言能力及语音清晰度评估结果:应用诊断性语言理解与表达能力测试工具(diagnostic

receptive and expressive assessment of mandarin，DREAM），测试结果：整体语言能力得分为 88 分，提示该儿童的整体语言能力较一般儿童稍弱（边缘水平）；语音清晰度符合儿童语音发展进程，现说话已完全清晰。

流畅度评估：评估采集语料环境包括儿童与父母家中游戏、与朋辈室外游戏、学校与教师交流，以及评估室与治疗师交流；评估语料包括儿童的不同状态，即最流利状态、普通状态以及最差状态，结果如下：

1. 流畅度种类

（1）言语方面：有音节、词语的重复，以拖长为主。

（2）非言语方面：观察到患儿有眨眼、点头、握拳、颈部过度紧张的现象。

2. 口吃严重度测评　收集语料总音节数为 800 个音节，口吃的音节个数为 176 个，口吃音节的百分比约为 22%，综合判断口吃严重程度（SR）为 5 级。

3. 口吃对日常生活的影响评估　根据儿童自述以及家长反馈结果显示，目前口吃对该儿童家庭生活以及家庭成员的交流影响较小，但是对他和朋辈的交往以及学校生活产生了较大的影响，综合考虑口吃对其日常生活的影响为中度。

4. 临床决策　由于患儿为 5 岁男孩，病程超过 2 年，存在家族病史，存在多种口吃高危因素，自发恢复的可能性较小；评估结果显示口吃的严重程度达到中度，且对日常生活造成中度的负面影响，综合来看，该病例存在口吃的多种高危因素，应该及时进行干预。

（三）治疗目标和策略

1. 长期目标　维持长时间的流畅说话状态，达到临床治愈。

2. 短期目标　3 个月内，在家庭和学校环境中的口吃严重度降低到 2 级以下。

3. 治疗策略　采用正反馈疗法为主。

（四）治疗步骤

第一阶段　转化阶段（家长培训为主）。

具体步骤：

1. 治疗师向家长讲解什么是口吃严重程度，什么是正确反馈。

2. 治疗师与儿童进行第一阶段的训练，重点是让家长学习和模仿。

3. 结构化对话训练举例　所用玩具为一个模型农场。儿童说："农场里有小马"，治疗师给予示范回馈："是啊，这句话真顺利"；儿童说："农-农-农场里有小羊"，治疗师示范回馈："这句有口吃了，请再说一遍吧"；家长了解基本操作之后，治疗师邀请家长与儿童做游戏并对儿童的口吃做适当回馈，治疗师根据家长的表现指出何处有待改善，此为一个循环，重复练习该循环直至家长与治疗师期许的回馈一致。在课堂与儿童互动的过程中，家长需要留意并判断儿童口吃的发生与严重程度，在训练结束后与治疗师给出的判断对比，若有不同，治疗师应教导家长如何改进。

4. 治疗时间和频率　治疗师应根据每个儿童及其家庭的具体情况适当安排训练，第一阶段一般为 2~3 次，每次 45min 左右，此阶段在 2 周内完成。

5. 家庭训练　要求家长每天录制家庭训练的视频，并对儿童的口吃严重程度打分。治疗师随机抽查视频，判断家长的打分是否准确并指导家长改善训练技能。

第二阶段　结构化治疗阶段。

具体步骤：

1. 结构性对话训练　主要由治疗师在诊室完成。口吃的结构化治疗可以分为许多个层面,包括单字水平→双字水平→短语水平→短句水平→长句水平(阅读水平,描述水平,自主表达水平)。治疗师根据儿童能力选择合适的切入层面(在该层面上儿童口吃的严重程度小于2),稳定之后逐渐提高治疗层级,重点是要始终维持儿童在该层面的口吃严重程度小于2;治疗师在与儿童进行结构性对话时要注意类化至不同的情境。

2. 进阶标准 在不同情境的结构化对话中,始终维持口吃的严重程度小于2。

3. 治疗时间和频率 每次治疗45min,每周1~2次,可根据儿童的进度调整直至达到进阶标准,此阶段大约需要12~14次治疗,需时大约6~10周。

4. 家庭训练 要求家长每天完成对口吃儿童的家庭训练2次,每次10~15min。此阶段家长能够感觉到儿童口吃有明显好转。

第三阶段 进阶治疗(非结构化转换阶段)。

具体步骤:

1. 非结构性对话练习 第三阶段的重点是与儿童进行非结构性对话,治疗师和家长坚持给予儿童恰当的回馈,并慢慢从结构化对话过渡至非结构化的自然对话,进而将非结构化的自然对话类化到多个情境,尤其与日常生活紧密相关的活动当中。

2. 进阶标准 儿童在治疗时连续3周发生口吃的百分比低于1%,家庭训练中每天的口吃严重度都小于2。

3. 治疗时间及频率 每次治疗45min,每周大约需要3~4次,治疗师和家长应根据儿童情况进行适当调整,直至达到进阶标准。

4. 家庭训练 家长有意识将将非结构对话练习过渡至日常生活中,在日常对话中进行训练,并监控儿童口吃的严重程度,保持评分小于2。

第四阶段 维持阶段。

在儿童口吃严重度能够持续小于2的前提下进入维持阶段,治疗师和家长系统性的减少口头回馈,逐渐减少定期的治疗次数,从1周1次到2周1次,维持4周(2次),再减为4周1次,维持8周(2次),最后8周1次作为结束,4个月后复查,如口吃病情无反复,可认为达到临床治愈。

二、学龄期儿童的口吃治疗

(一)基本信息

张××,男,12岁,以说话出现口吃半年并逐渐加重为主诉就诊于××医院。出生史:足月顺产,出生时医院未发现明显异常。发展史:3个月抬头,13个月独走,始语出现在13个月,家庭主要语言为汉语。

查体:构音器官未见明显器质性异常。脑部MRI检查结果显示正常。家属述4岁左右开始口吃,没有进行过治疗,1年后口吃有好转。半年前口吃症状有开始出现,最近2个月有逐渐加重的趋势,遂就医。父母工作比较忙,平常与儿童互动不多。该儿童成绩较好,父母对其要求较为严格,近期中考压力较大。与其他朋辈及老师进行言语交流时,常因说话不流畅而自觉有很大压力,日常生活及学校活动并未受太大影响,但自己倾向于用简单语言表达。本人认为因口吃来看医生很丢脸,配合治疗动机较弱。家长反映其家人并无口吃史。

(二)病例分析与评估结果

病史及背景资料分析:张××,男孩,13个月出现首个词,语言发展正常。口吃起始时间是4岁,1年后自愈。此次就诊症状相对以前较重,至今持续加重有6个月,因临近中考,压力比较大,且父母对其要求又高,故儿童子午感受压力较大。综合来看,该病例由口吃引发的负面情绪较为明显。

言语及语言能力评估结果:语言能力正常,言语清晰度正常。

流畅度的评估:评估采集语料环境包括与父母在家中谈话、与朋辈聊天、在学校与教师交流,以及在评估室与医生交流。此语料中包括最流利的、正常的以及最差状态下的情况,结果如下:

1. 流畅度的种类

(1) 言语方面:以音节、词语的重复为主。

(2) 非言语方面表现不明显。

2. 语料　总音节数为 1 356 字,口吃的字数为 108 个,口吃音节的百分比约为 8%。综合判断其严重程度(SR)为 3 级。

3. 口吃对日常生活的影响评估　根据儿童自述以及家长反馈结果显示,口吃对家庭生活以及家庭成员的交流影响较小,但对朋辈交往及在学校与老师交流产生了较大的影响,故综合考虑其对日常生活的影响为轻中度。

4. 临床决策　由于儿童现在口吃已持续半年,且有逐渐加重的趋势,口吃的百分比为 8%,严重程度为 3,有口吃史并持续 1 年,现在处于较大压力之下,对日常生活造成轻中度的负面影响。综合上述因素,建议尽快开始干预。

(三) 治疗目标和策略

1. 长期目标　维持长时间的流畅说话状态,达到临床治愈。

2. 短期目标　3 个月内,口吃严重程度降低到 1 或以下。

3. 治疗策略　采用渐进法为主。

(四) 治疗步骤

第一阶段　构建治疗动机。

具体步骤

1. 治疗师与儿童讨论与家长及朋辈的关系　治疗师与儿童讨论在家庭中的感受。因患儿的家长对其要求比较严格,但平常与儿童互动却较少,对其存在心理压力的情况并不了解,因此治疗师建议家长平时增加倾听的时间,提高沟通效率,改善亲子关系;对于学习成绩,建议家长不予过高要求;建议家长每天抽出 1h 来陪伴儿童看书或者讨论问题,了解他在家庭之外遇到的事情及其思想状态。治疗师与儿童讨论与朋辈的关系时可以注意了解他在学校生活中是否遇到困难,以及老师和家长是否能够提供帮助以促进其朋辈关系的发展,具体效果如何等。

2. 治疗师与儿童建立信任,促使儿童主动配合治疗　因为学龄期儿童常常对口吃治疗存在抗拒心理,不愿配合治疗,治疗师应从儿童的角度去了解原因,帮助儿童解决问题,切不可强迫,否则很难取得良好效果。可以让儿童参与到小组训练当中,让其观察其他儿童的治疗环节,消除疑虑和抗拒心理,让他意识到治疗师可以帮助他们解决困难,从而信任和配合治疗师。

3. 治疗时间和频率　应根据每个儿童及其家庭的具体情况适当安排训练,第一阶段一般为 1~2 次,每次 45min 左右,此阶段在 2 周内完成。

4. 家庭训练　请家长配合儿童找出自身的 5 个优点,并将它们写在纸上,下次课程带来,和治疗师一起讨论怎样才能更好发挥自身优势,目的是促进亲子关系,也可加强儿童和治疗师的相互信任。

第二阶段 家长培训。

具体步骤

1. 治疗师向家长讲解什么是口吃严重程度,什么是正确反馈。

2. 家长在家具体应该做什么 在了解儿童的情绪和需求后,家长也必须参与到治疗中来。针对张××的家长有以下建议:①降低速度:有时家长会用"慢点""不要紧张""放松"来提醒儿童,但这并不是一个好办法,因为这类语言会让儿童自身觉得自己不够好而产生更多的压力感,实际上任何提醒都不如家长自己降低说话的速度,孩子自然会跟随。②用心倾听:引导家长学会注意倾听,同时注意改正不够耐心或经常插话的习惯,使家长更好地与儿童交流。③学会提问题:提问题是生活中很正常的一部分,但不要一个接一个地问孩子,家长提出一个问题后,保持一定时间的等待(比如5~10s),对儿童的帮助反而会更大。④按顺序说话及耐心聆听:在所有家庭成员参与聊天时,要学会轮流说话和倾听,不打断别人讲话,家长会发现儿童说话会更容易。⑤建立自信:用具体的描述性语言,对孩子的正向行为表示赞许,这可以帮助儿童建立自信。比如,家长应该用"我觉得你的思维方式很好""你很乐于助人"这样的具体描述,而不是"太棒了"这样单调和没有实际内容的"赞许",侧重点可以是与说话能力无关的优点,比如运动技能、组织能力、独立能力等,因为孩子往往知道自己的语言能力存在问题,虚假的"赞许"也许会适得其反。⑥正向管教儿童:有些家长可能因为孩子存在口吃,内心会有歉疚感,有时就会过多地放任儿童的不适当行为,这是不正确的,应该保持和平常一样的标准来管教儿童。

3. 进阶标准 家长能保证陪伴时间并正确运用以上策略。

4. 时间及频率 治疗师可以在一次训练(45min)之内完成上述培训,家庭训练1周。

5. 家庭训练 每天家庭练习2次,每次10~15min,要求家长至少用到两种以上的建议,并做好记录。

第三阶段 基础阶段。

具体步骤

1. 按步骤流畅说话 基础阶段约有五十六个步骤,从一个字到约5min的阅读,过渡到描述和谈话。在此阶段儿童每说出流畅的句子,治疗师即可给予赞扬,每遇到口吃,则令其停住再说一次。其中第一步:流畅地说一个字。第二步:流畅地说两个字。第三至六步:流畅地说三到六个字。第七到十步:流畅地阅读一到四句话。第十一到十八步:流畅地阅读30s~5min。第十九到第五十六步:描述以及对话当中能够流畅的表述。可选择儿童所在层次(即口吃严重程度为1或以下),然后按照步骤逐渐提升难度。

2. 进阶标准 儿童描述以及对话当中能够流畅的表述(即口吃严重程度为1或以下)。

3. 时间及频率 每次训练45min,此阶段一般进行6~8次训练,可根据儿童的进度调整(直至达到进阶标准)。

4. 家庭训练 最近一次治疗中所在的层次练习,每天2次,每次至少15min。

第四阶段 转化阶段。

具体步骤

1. 转化至各种不同的情境 转化阶段有六个步骤:第一,要在不同环境下;第二,人数要慢慢增加;第三,家庭当中适应不同情景;第四,要在学校生活中适应不同的情景;第五,要在通电话过程中保持流利的讲话;第六,就是在陌生的环境当中与陌生人进行长时间的交谈依然讲话流畅。

2. 进阶标准　儿童在以上环境下均能够流畅地表述（即口吃严重程度为 1 或以下）。

3. 时间及频率　每次训练 45min，一般持续 3~4 次训练，可根据儿童的进度调整（直至达到进阶标准）。

4. 家庭训练　最近一次治疗中所在的层次练习，要求儿童在日常生活中不同的场合中运用技巧。

第五阶段　维持阶段。

维持阶段即在不同环境和情景，以及面对不同人的时候儿童都能较为流畅地表达自己，在日常生活中不同的场合中都能运用，每一次表达的机会都是练习，直到临床治愈。

三、青少年及成人的口吃治疗

（一）基本信息

朱××，男，16 岁，以出现口吃 11 年余为主诉就诊于××医院。出生史：足月顺产，出生时无明显异常。发展史：4 月个抬头，24 个月独走，始语出现在 36 个月。家庭主要语言为汉语。

查体：构音器官未见明显器质性异常，脑部 MRI 检查结果显示正常。自述 5 岁左右开始口吃，后一直反反复复，没有进行过治疗，最近两年口吃有逐渐加重的趋势，家中有一姐姐。父母工作比较忙，无暇顾及患者的口吃情况，直到患者因口吃较为严重，明显影响到学习和社交而被学校要求才来就医。患者本人平时不开口说话，以肢体语言为主，性格孤僻，目光闪躲，少与人接触，不愿意主动配合治疗。家长反映其父母双方的家人并无口吃史。

（二）病例分析与评估结果

1. 病史及背景资料分析　朱××36 个月出现首个词，提示语言能力落后。口吃起始时间是 5 岁并且多次反复，没有进行过治疗，近两年有逐渐加重的趋势，且对生活、学习有很大影响，造成患者性格孤僻，目光闪躲，少与人接触，还被学校劝退，平时基本没有朋友这些均表明该病例口吃较为严重，且带来诸多不良影响。

2. 综合能力评估结果　应用韦氏成人智力测验（Wechsler adult intelligence scale），测试结果提示语言理解低于平常，但语音清晰度属于正常。

3. 流畅度的评估　采集的语料包括患者与父母在家中谈话、在评估室与医生和治疗师的交流。包括最流利的、正常的以及最差状态下的情况，结果如下：

（1）流畅度的种类

1）言语方面：多为音节，词语的重复，以阻塞为主。

2）非言语方面：多为眨眼，下颌和舌的痉挛，点头等。

（2）语料：总音节数为 820 字，口吃的字数为 593 个，口吃音节的百分比约为 72%。综合判断其严重程度（SR）为 8 级。

4. 对日常生活的影响评估　对朋辈交往及在学校与老师交流产生了很大的影响，故综合考虑其对日常生活的影响为重度。

5. 临床决策　由于患者口吃百分比为 72%，严重程度为 8，因其从儿时就开始口吃史并持续多年，处于较大压力之下，应该即刻开始干预。

（三）治疗目标和策略

1. 长期目标　口吃严重程度降低到 4 或以下，并长时间维持。

2. 短期目标　3个月内口吃严重程度降低到4或以下。

3. 治疗策略　以音节定时说话法为主。

（四）治疗步骤

第一阶段　构建治疗动机。

具体步骤：

1. 治疗师与患者建立互信关系　因为患者认为自己的口吃永远也好不了，不愿配合治疗，治疗师需设法帮助患者树立正面的态度，构建治疗动机。治疗师可应将过去的成功案例（有视频资料最好）展示给患者，用自身专业的知识和经验，帮助患者建立信心，指出他只要其认真配合即可，治疗师可以帮助他解决困难，同时也可以帮助患者找出自己的优点，进一步增强信心，正视自己的问题，去除附加动作，教导其坐姿端正，抬头挺胸，训练患者减少目光闪躲，即使出现明显口吃时也要尽量看着治疗师的眼睛。

2. 进阶标准　患者能直视自己的问题，不逃避，配合开展治疗。

3. 时间及频率　每次45min，1~3次。

4. 家庭练习　找出自身5个优点并写在纸上，下次带来。

第二阶段　基础阶段。

具体步骤：

1. 模仿流畅说话　准备节拍器，因患者程度较为严重，平均4字当中就有3字口吃，速率调整至慢速（大概每分钟70字左右），患者练习流畅后慢慢过渡至每分钟100字。先令其模仿两字词，待口吃严重程度达到1或以下即可进阶模仿三字词，逐渐进阶模仿四字词，直至六字以上句子。

2. 进阶标准　患者可以保持坐姿端正，目光无闪躲，在节拍器每分钟100次的速率下，可以跟读六字以上的句子且口吃严重程度保持在1或以下。

3. 时间及频率　每节训练45min，此阶段持续约3~4节。治疗师可根据患者的具体进度调整，直至达到进阶标准。

4. 家庭训练　每次15~20min，每天两次。

第三阶段　阅读。

具体步骤：

1. 流畅阅读　准备节拍器以及一些简单的阅读材料（例如逐渐增长的句子），在节拍器每分钟100次的速率下，从两个字开始阅读，到三个字、短句、长句、段落。

2. 进阶标准　患者坐姿端正，目光无闪躲，在节拍器每分钟100次的速率下可以阅读段落且口吃严重程度保持在4或以下。

3. 时间及频率　每节45min，约3~4节，治疗师可根据患者的具体进度调整，直至达到进阶标准。

4. 家庭训练　每次20min，每天两次。

第四阶段　结构性对话。

具体步骤：

1. 结构性对话（慢速）　准备节拍器和一些情景话题图片，要求患者可在节拍器每分钟100次的速率下回答简单问题（闭合性问题，如你叫什么名字等）

2. 进阶标准　坐姿端正，目光无闪躲，在节拍器每分钟100次的速率下，可以阅读段落且口吃严重程度保持4或以下。

3. 时间及频率　每节 45min,约 2 节,治疗师可根据患者的具体进度调整,直至达到进阶标准。

4. 家庭训练　每次 20min,每天两次。

第五阶段　结构性对话(正常语速)。

具体步骤:

1. 结构性对话　准备节拍器和一些情景话题图片,要求患者可在节拍器每分钟 120 次的速率下回答较复杂的问题(可在闭合性问题后加入开放性问题,如:"你觉得这样好吗?",患者回答后治疗师可以追问:"为什么?"等)

2. 进阶标准　患者坐姿端正,目光无闪躲,在节拍器每分钟 100 次的速率下,可以回答开放性问题且口吃严重程度保持在 4 或以下。

3. 时间及频率　每节 45min,约 2 节,治疗师可根据患者的具体进度调整,直至达到进阶标准。

4. 家庭训练　每次 20min,每天两次。

第六阶段　非结构简单对话。

具体步骤:

1. 非结构简单对话　准备节拍器和一些简单日常话题(如:"吃了什么饭?""今天怎样过来的?""你平常都是怎么锻炼身体的?""你准备下课了去做什么?"等),要求患者可在节拍器每分钟 100 次的速率下进行对话。

2. 进阶标准　在节拍器每分钟 120 次的速率下,患者可以自然对话且口吃严重程度保持在 4 或以下。

3. 时间及频率　每节 45min,约 3 节,治疗师可根据患者的具体进度调整,直至达到进阶标准。

4. 家庭训练　每次 20min,每天两次。

第七阶段　自然对话(简单场景)。

具体步骤:

1. 自然对话　自然状态下进行对话,要求患者可在节拍器每分钟 120 次的速率下流畅对话。

2. 进阶标准　在节拍器每分钟 120 次的速率下,患者可以自然对话且口吃严重程度保持在 4 或以下。

3. 时间及频率　每节 45min,约 3 节,治疗师可根据患者的具体进度调整,直至达到进阶标准。

4. 家庭练习　每次 20min,每天两次。

第八阶段　自然对话(复杂环境)。

具体步骤:

1. 不同环境下自然对话　在不同环境下,交谈人数要慢慢增加,患者应当适应不同的情景,在通电话过程中也能保持流利的讲话,在陌生的环境当中与陌生人进行长时间的交谈,口吃严重程度依然控制在 4 或以下。

2. 进阶标准　在节拍器每分钟 120 次的速率下,患者可以自然对话,且口吃严重程度保持在 4 或以下。

3. 时间及频率　每节 45min,约 3 节,治疗师可根据患者的具体进度调整,直至达到进阶标准。

4. 家庭训练　不同环境、情景和电话中患者都可以自然对话。

第九阶段　维持阶段。

患者在自然对话中，口吃严重程度控制在 4 或以下，慢慢减少节拍器的使用，直至不使用。

需要注意的是，对于青少年及成人的严重口吃，要达到完全消除口吃的难度相当大，治疗的关键是帮助患者树立正面的态度和足够的信心，有效地控制口吃发生频率和降低口吃严重程度，恢复和维持患者良好的社交能力和环境，改善其生活质量，也可以认为是临床治愈。

第五节　迅吃的治疗

一、迅吃概述

迅吃是言语流畅性障碍的一种，听者却会觉得说话人的语速极快或者很不流畅。美国言语语言听力协会（American Speech-Language-Hearing Association，ASHA）描述的迅吃患者说话特征包括：快速或不规则的语速，不流畅的情况比平常人多，发音清晰度下降，语言组织混乱，过多的感叹词及多余的修正造成说话的连贯及衔接度差，能与口吃同时出现，患者通常不能察觉自己的问题。

迅吃和口吃一样，至今发病原因未明，有研究认为迅吃是遗传基因异常所导致（Freund，1952；Weiss，1964；Arnold，1960），亦有研究的证据显示迅吃患者比口吃患者的脑电图有更多异常形态，从而推论迅吃患者有神经电生理功能异常（Ward，2006）。迅吃的潜在神经学基础包括前扣带皮层和辅助运动区的失调（Alm，2011）。

尽管迅吃和口吃可能会同时发生，但这两者之间还是有一些重要的区别（Scaler & Scott，2010）。口吃的患者更有可能自我意识到他们的不正常和交流，他们可能会表现出更多的身体紧张等非言语特征，以及对交流的消极反应。

迅吃的患者可能会出现更多的错误，这些错误会导致语音清晰度降低。迅吃与口吃的鉴别诊断在于，与口吃患者相比，迅吃患者的语言行为主要为：①快速或不规则的语速；②不流畅的种类多为更正、插语、短句重复；③迅吃患者主观上没有感觉到自己说话费力；④很少伴有非语言特征。

对迅吃的评估应该是全面的言语语言评估，包括言语、语言、行为和认知多个方面。因为迅吃和口吃一样，个体差异和自身表现的变化都很大，因此对言语能力的评估要收集患者在多情境的语言样本，包括患者录音、诵读文章、对话交谈和叙述情节。相较于对话，部分迅吃者独白和诵读文章时的语速可能会较慢，由于放慢说话速度是治疗迅吃的方法之一，因此能够放慢说话速度可作为预后良好的指标之一。语言样本分析应该包括正常的顺畅和似口吃的顺畅。口吃和迅吃可能在同一患者身上同时存在，但其中之一可能比较严重，例如等到患者的口吃表现在治疗中逐渐减少，迅吃现象才会被发现。计算多余音节的比率可作为迅吃治疗进步的指标，例如某个患者会说："那你看，天天天空天空是蓝色的。"，这里有 13 音节，而患者真正要说的是："天空是蓝色的。"只有 6 个音节，因此多余音节的比率是 7/13＝53.85%，具体操作可以由一位对患者熟悉者评定可以听清楚的音节除以全部音节，计算百分比即可。

对迅吃患者还应该包括其整体语言能力,Culata 与 Wiig(2002)建议评估迅吃者的语义、语法/语型和语用之间的关系,以及表达与接受性语言之间的相关性,因为施测时需计时,在有时间压力下迅吃者的分会较低。评估语用行为可以将对话录影,评估患者在轮流、提供完整讯息和修正对话等情形出现的概率。

由于迅吃患者可能同时伴有口吃、听觉处理障碍、注意缺陷与过动、读写障碍、社会适应困难和学习障碍等。因此进评估与诊断时最好和听力学家、心理学家、言语语言病理医师和教师组成专业团队一起评估(Daly,1986;Preus,1981;Ward,2006)。因迅吃患者的表达性沟通往往很差,可能无法对一件事或一个活动阐明自己的看法,只能注意到一页之中的个别的字或标点符号。如果要他们说出来,比如一段文章的内容用一句话说完,迅吃患者可能表现为开始时说话的词句强度很强,有很多重音,但结尾时却像似喃喃自语。Daly 和 Burnet(1999)制订了一个 36 题的迅吃核检表(附录9-4),结果评判为得分 35~55 分是迅吃-口吃,55 分以上是迅吃,而 Ward(2006)则根据多位学者的研究结果发展出八个维度的检查表,比36 题的迅吃检查更详细。

二、迅吃的治疗方法

迅吃背后的理论是说话者说话的速度太快,以至于他们的系统无法处理。那么帮助调节说话速度的技巧,例如增加停顿,对于患者往往是有帮助的。事实上,增加停顿可能会帮助那些迅吃的人提高言语的可理解性(Scaler,Scott & Ward,2013)。有一些关于使用口吃修改策略来帮助患者治疗迅吃(Ward,2006)。这类策略包括故意用一个较快的说话速度,应用暂停或运用增加重音,加入丰沛的情感来变换语调等技巧来使话语更易理解。

Ward(2006)认为迅吃是多维度的言语和语言障碍,他整合多为学者的临床治疗方法,提出融合取向的介入模式,包括以下环节:

1. 协助患者发现迅吃(identification of cluttering) 首先治疗师要注意为什么患者会寻求专业人士的帮助。迅吃患者不同于口吃者,迅吃儿童通常是学校师和家长发现他的语言问题,而一些成人则是因为社交受阻而接受治疗。有许多迅吃者会坚持认为是听者的问题,这种情况对于治疗师会是一大挑战。治疗师应该有同理心,对患者表示理解,但同时要用非常自信而清楚的方式,让患者了解他/她有言语流畅问题,但不是口吃,而是大家不熟悉的迅吃。治疗师可以向患者或其父母说明迅吃的主要症状,说明迅吃虽然目前原因未明,但仍然可以治疗。治疗师可以请患者或其父母填写检查表以确认患者的具体问题。对于完全能觉察到自己问题的患者,治疗师也要需要采取措施,建立患者对治疗师的评估、诊断和治疗的信心。

2. 促进患者的自身监控和自我觉察(monitoring and self-awareness) 如果患者能够认识到自身存在迅吃之后,为患者做语料录音,要他找出自己的语言行为中有哪些合乎检查表上的描述。有些患者的觉察能力高,可以指出自己的部分迅吃行为,对于此类患者,可以尝试自我治疗,具体内容包括:增加患者对迅吃的教育及提高迅吃行为认知的准确度;提高患者对自己说话速度的认知和降低速度的能力;模仿治疗师的速度或利用仪器示范速度;语言行为录像回馈,等等。而对于觉察能力较低的患者,则需要进行循序渐进的干预,具体的治疗步骤可以分为四个方面:

(1)增加患者对迅吃的知识和觉察。

1)介绍迅吃核检表上的表现,让患者了解自己的问题和迅吃情况。

2)让患者分析自己迅吃的言语行为。

3）协助患者回顾自己的话语。

（2）增加患者对自己语速的觉知，训练降低语速的能力。

（3）增进患者的语言技巧

1）教导患者写作故事，或将自己的想法分类，或编排语言顺序，可以把主要内容写在卡片上，然后看着卡片大声叙述。

2）让患者参与剧本和表演，学会跟随台词脚本或与人对话。

3）教导患者学习使用有不同从句的复合句，提高描述的技巧。

（4）增进流畅性：使用延时听觉反馈法（delayed auditory feedback，DAF），使患者放慢说话速度以增加流畅性，目前有软件式的语音讯息延迟装置，由耳机将患者的语音讯息降速后传送到耳朵，这可以促使患者的语速放慢，减少不流畅的发生概率。

第六节　总　结

言语流畅性障碍是临床比较常见的言语障碍之一，对患者身心健康的负面影响不容小视，但目前言语流畅性障碍的发病机制仍然未能明确，临床评估和干预方法也有不同的策略。本章介绍了临床常见言语流畅性障碍的类型和概念，各类言语流畅性障碍的临床表现，以及诊断和鉴别诊断的方法；着重介绍了言语流畅性障碍的评估方法和干预措施，给出了针对不同年龄和类型的案例解析和评估干预策略，最后介绍迅吃这一特殊类型的言语流畅性障碍。通过对以上内容的阐述，作者期望能够给言语语言病理学相关的专业人士，特别是治疗师的临床决断提供参考，以更加有效的对言语流畅性障碍的病案进行干预。

附录 9-1　口吃严重度评分表

评分	成人	儿童
1	没有口吃	没有口吃
2	别人不会注意或发现	别人不会注意或发现
3	偶然口吃	偶然口吃
4	比较明显的口吃	比较明显的口吃
5	明显的口吃，但并不影响表达能力或别人对说话内容的理解	明显的口吃，但并不影响表达能力或别人对说话内容的理解
6	明显的口吃，对表达能力或别人对说话内容的理解有轻微影响	明显的口吃，对表达能力或别人对说话内容的理解有轻微影响
7	明显的口吃，对表达能力有影响，但别人仍能患者理解说话的内容	明显的口吃，对表达能力有影响，但别人仍能患者理解说话的内容
8	严重口吃，别人在理解说话的内容时有困难	严重口吃，别人在理解说话的内容时有困难
9	别人不能理解说话的内容	别人不能理解说话的内容
10		每个字也有口吃的情况

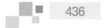

附录9-2　儿童及成人沟通焦虑量表

儿童沟通焦虑量表

1. 我讲话讲得不好。

2. 对我来说在教室上课时间回答老师问题是容易的事。

3. 当我在说话时有些话会卡在我的嘴巴里,说不出来。

4. 其他人会担心我说话的方式。

5. 比起大多数的小朋友,要在教室中上台报告,对我来说比较困难。

6. 同学认为我说话很无聊。

7. 我喜欢我说话的方式。

8. 我的父母喜欢我说话的方式。

9. 我觉得与大部分的人说话是容易的事。

10. 大部分时间我说话说得很好。

11. 对我来说,和别人说话是一件困难的事。

12. 我不会担心我说话的方式。

13. 我觉得说话是困难的。

14. 我想说的话很容易就说出来。

15. 我和陌生人说话是一件困难的事。

16. 有些同学取笑我说话的方式

17. 说话对我来说很容易。

18. 告诉别人我的名字是一件困难的事。

19. 我很难说出某些话,例如:恐龙。

20. 和大部分的人说话,我可以说得很好。

21. 有时候我说话会有困难

22. 我喜欢说话。

23. 我说话说得不好。

24. 我害怕当我说话时没有办法把话说出来。

25. 我不担心打电话,因为我可以说得很好。

26. 其他人好像不喜欢我说话的方式。

27. 我让其他人代替我说话。

28. 在教室中自己大声念课文,我觉得是件容易的事

说明:伍瑞瑜和杨淑兰(2007)参考钟思嘉、龙长风(1984)所编制的"修订情境-特质焦虑量表"、郑翠娟(1993)所编制的"儿童焦虑量表",以及陈静芳(20001)所编制的"英语焦虑量表"制成"儿童沟通焦虑量表",采用李克特二点量表的形式作答。每题有两个选项,由学生依据自己平常说话的经验与感受进行勾选,正向题有十七题,给分依序是1分代表"不是"、2分代表"是",反向题有十一题,则依序是1分代表"是"、2分代表"不是"。得分越高,表示答题者的沟通焦虑越高;得分越低,表示答题者的沟通焦虑越低。28分为无焦虑,29~38分为轻度焦虑,39~48分为中度焦虑,49分及以上为重度焦虑。

成人沟通焦虑量表

1. 当快轮到我说话时,我的呼吸会变得急促。

2. 当我在别人面前大声朗读文章时,我会紧张到手心冒汗。

3. 当我加入别人的谈话时,我会心跳加速。

4. 当我和别人说话时,我的脸部肌肉是紧绷的。

5. 当我在陌生人面前说话时,我会一直眨眼睛。

6. 当我上台演讲时,我会紧张得全身发抖。

7. 当我向柜台人员询问信息时,我会感到紧张。

8. 当我和权威人士说话时(例如:上司、老师等),我会感到脸部肌肉僵硬。

9. 当我在团体中发表意见时,我有害怕的感觉。

10. 当我参加联谊活动时,我觉得轻松自在。

11. 当我必须和陌生人说话时,我会感到焦虑。

12. 进行口头报告比写书面报告给我的压力更大。

13. 当在会议中发表意见时,我会感到焦虑。

14. 我喜欢和朋友讨论有趣的话题。

15. 因为害怕说话,即便有不同意见时,我也不会说话。

16. 我尽量不在公众场合说话。

17. 当在面试时,我觉得轻松自在。

18. 我尽量不参与别人的讨论。

19. 我尽量不参加需要发表意见的聚会。

20. 我很喜欢跟朋友聊天。

21. 我尽量不开口问路。

22. 我不会选择从事需要常常和人沟通的工作。

23. 当我做自我介绍时,我感觉很放松。

说明:成人沟通焦虑量表由杨淑兰和庄淳妻参考国外有关融合焦虑和口吃者的内隐行为特质编制而成,全量表经过因素分析分为两个方面,一为生理心理,二为逃避行为。在生理心理部分包括七题生理层面和九题心理层面,总共十六题,在逃避行为方面有七题,总量表共有二十三题。正向题有十八题,给分依序是 0 分代表"不会"、1 分代表"偶尔"、2 分代表"经常"、3 分代表"总是"。反向题有五题,则依序是 3 分代表"不会"、2 分代表"偶尔"、1 分代表"经常"和 0 分代表"总是"。得分越高表示答题者的沟通焦虑越高,得分越低表示答题者的沟通焦虑越低。0 分代表无焦虑,1~23 分为轻度焦虑,24~46 分为中度焦虑,47 分及以上为重度焦虑。

附录9-3 说话自然度评分表

1	2	3	4	5	6	7	8	9
自然			比较不自然				非常不自然	
正常速度			较慢的说话速度				非常慢的说话速度	
正常语调			使用不太自然的语调				平淡的语调	
没有使用技巧			说话技巧仍能被聆听者发现		明显地使用技巧		能完全掩饰技巧	

附录9-4　迅吃检核表

患者姓名：　　□言语治疗师　　　□教师　　　□家长

填写者：　　（签名）　　填写日期：　年　月　日

请根据每一题的描述来判断患者的情况，并在代表适当数字的方格里打"√"。

项目	描述	1 没有出现	2 有时出现	3 总是如此	备注
说话速度和说话不流畅	说话过快				
	快速说话像是突然蹦出来				
	说话节奏不自然（说话忽快忽慢，跟其他儿童不一样）				
	不适当的停顿（说话断断续续）				
	不适当的呼吸方式（没有换气的说话或在不是句子结构或语气结束的地方换气）				
	音素重复（例如：bbb 本子）				
	部分词重复（例如：本本子）				
	整个词重复（例如：本子本子）				
	词组重复（例如：有本子有本子）				
发音	呢喃/音量小听不清楚				
	过度语音共构（例如：Hello Kitty 说成 Hello Kikky 或"麦当劳"说成"赖郎劳"）				
	声母漏读（例如："脆"说"味"）				
	删除弱音节（例如："麦当劳"说"麦劳"）				
	话越说越快，听不清楚				
	前后音节的声母调换（"音节"说"今爷"）				
	预期的语音共构错误（"故事"说"故故"）				
	发音错误（"姑姑"说"嘟嘟"）				
	说话缺乏张力（语音模糊，听不出说什么）				
语言、语言流畅度	把字搞混（用字或词错误）				
	句子没说完				
	修正句子/词组（例如：我们他们去上课）				
	寻词困难（想说"时钟"说不出来，想很久）				
	代名词使用错误（例如：你、我、他错用）				

续表

项目	描述	1 没有出现	2 有时出现	3 总是如此	备注
语言、语言流畅度	不会使用精确的词(例如:使用"东西"代替物品正确名称、使用"用"或"弄"代替"折"或"装"等精确的动词)				
	插入声音或字(例如:额、嗯、然后等)				
	句法错误(例如"警察抓小偷"说成"警察小偷抓")				
	言语空洞/行为混乱(说话没有重点/东西常弄得很乱)				
	词和词组重复和修正(我今天今天我…)				
	语意困难(例如:"杂志"理解成"纸")				
	高度理解困难(听不懂故事或复杂的句子)				
	不关心或没察觉自己的语言或言语有错误				
书写	字写得很丑				
	写字错误和说话错误一样,包括漏字、字对调、字排列不整齐				
	不小心易写错字(错字多)				
思路不清,没有组织	说故事时,无法将故事里的重要事件按顺序说清楚(说故事时,说的是不重要的细节)				
	说话重点拿捏不恰当或说不到重点				
	说话没有主题/天马行空式的说话				
	未觉察自己说话流畅/言语/语言错误或问题				
注意力	注意力短暂				
	易分心				
	健忘				
其他非口语特性	粗大和精细动作控制差(图画不好或字写不好,动作很笨拙、不协调)				
其他					

总分:　　　　评语:

说明:结果评判为得分 35~55 分是迅吃-口吃,55 分以上是迅吃。

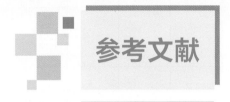

参考文献

1. 黄昭鸣,朱群怡,卢红云. 言语治疗学. 上海:华东师范大学出版社,2017.

2. 万勤. 言语科学基础. 上海:华东师范大学出版社,2016.

3. 李胜利. 语言治疗学. 2版. 北京:人民卫生出版社,2013.

4. 黄昭鸣,杜晓新,万萍,等. 国人儿童口腔轮替运动速率参考标准的制订. 听力学及言语疾病杂志,2005(06):16-19.

5. 万萍. 言语治疗学. 2版. 北京:人民卫生出版社,2018.

6. Duffy JR. Motor Speech Disorders:Substrates,Differential Diagnosis,and Management. New York:Mosby,2012.

7. Freed DB. Motor Speech Disorders:Diagnosis & Treatment. 2nd ed. New York:Cengage Learning,2011.

8. 朱榆红. 神经病学双语教材. 北京:军事医学科学出版社,2011.

9. 李胜利. 语言治疗学. 北京:人民卫生出版社,2008.

10. 李胜利. 言语治疗学. 2版. 北京:华夏出版社,2014.

11. Peña-Brooks A,Hegde MN. Assessment and Treatment of Ariticulation and Phonogical Disorders in Children. Austin:PRO-ED,Inc.,2000:379-455.

12. Chapman KL. Phonologic Processes in Children with Cleft Palate. Cleft Palate-Crainofical Journal,1993,30(1):64-71.

13. Anderson SR. Phonology in Twentieth Century. Chicago:University of Chicago Press,1985:65-79,93-114.

14. Ann WK. Developmental aspects:language,cognition,and phonology//:Ann WK. Cleft palate and craniofacial anomalies:The effects on speech and resonance. San Diego:Singular,2001:129-144.

15. Cassell MD,Elkadi H. Anatomy and physiology of the palate and velopharyngeal structures//Shprintzen RJ,Bardach ED. Cleft palate speech management:a multidisciplinary approach. St. Louis:Mosby,1995:45-62.

16. Chapman KL. Phonological processes in children with cleft palate. Cleft Palate Craniofac J,1993,30(2):64-72.

17. Edward DM. Speech system // Edward DM. Pathology of the speech disorders:A system approach to organic speech disorders. 2nd ed. Springfield,Illinois:Charles C Thomas Publisher,1989:3-53.

18. Kushner G. Therapy Techniques for Cleft Palate Speech & Related Disorders. San Diego:Singular,2001:36-42,69-92.

19. Losee JE,Kischner RE. Comprehensive Cleft Care. Philadelphia:The McGraw-Hill Companies,Inc.,2009:607-617.

20. McWilliams BJ,Morris HL,Shelton RL. Articulation,phonology,and intelligibility// McWilliams BJ,Morris HL,Shelton RL. Cleft palate speech. 2nd ed. Philadelphia,Toronto:BC Decker,1990:269-305.

21. Moller KT. Dental-occlusal and other oral conditions and speech// Bernthal JE, Bankson NW. Child phonology：characteristics, assessment, and intervention with special populations. New York：Thieme, 1994：3-28.

22. Paul WJ, Ann KW. Facial and oral anomalies：effects on speech and resonance // Ann WK. Cleft palate and craniofacial anomalies：The effects on speech and resonance. San Diego：Singular, 2001：177-197.

23. Falzone P. The clinician's Guide to treating cleft palate speech. Philadelphia：Mosby, 2006：21-22, 125-150.

24. Schuster M, Maier A, Haderlein T, et al. Evaluation of speech intelligibility for children with cleft lip and palate by means of automatic speech recognition. Int J Pediatr Otorhinolaryngol, 2006, 70(10)：1741-1747.

25. Shprintzen RJ. The use of information obtained from speech and instrumental evaluations in treatment planning for velopharyngeal insufficiency// Shprintzen RJ, Bardach J. Cleft palate speech management：a multidisciplinary approach. St. Louis, Missouri：Mosby, 1995：257-276.

26. Anderson NB. Human Communication Disorder(seventh edition). Boston：Pearson Education, 2006：151-180.

27. Teichgraeber J, Bowman J, Goepfert H. New test series for the functional evaluation of oral cavity cancer. Head & Neck, 1985, 8(1)：9-20.

28. Jackson MS, Wrench AA, Soutar DS, et al. Carcinoma of the tongue：the speech therapist's perspective. Br J Oral Maxillofac Surg, 1999, 37(3)：200-204.

29. Kummer AW, Strife JL, Grau WH, et al. The effects of Le Fort I osteotomy with maxillary movement on articulation, resonance, and velopharyngeal function. Cleft Palate J, 1989, 26(3)：193-199.

30. 吴启诚. 语言样本分析——威斯康辛州指导手册. 台北：心理卫生出版社, 2003.

31. 林焘, 王理嘉. 语音学教程. 北京：北京大学出版社, 1992：1-207.

32. 锜宝香. 儿童语言障碍理论、评量与教学. 台北：心理卫生出版社, 2006：4-17, 67-86.

33. 石冰, 郑谦. 唇腭裂综合治疗学. 北京：人民卫生出版社, 2011：499-569.

34. 石冰, 尹恒. 语音评估在腭裂外科治疗中的应用. 口腔颌面外科杂志, 2014, 24(1)：1-3.

35. 桃乐丝·多芬堤. 教宝宝说话的10堂课. 台北：新手父母出版股份有限公司, 2008：63-90, 137-151.

36. 谭霞灵, 张致祥, 梁卫兰. 汉语沟通发展量表使用手册. 北京：北京大学医学出版社, 2008：76-83, 109-131.

37. 吴宗济, 林茂灿. 实验语音学概要. 北京：高等教育出版社, 1989：112-152.

38. 周同春. 汉语语音学. 2版. 北京：北京师范大学出版社, 2003：4-237.

39. 曾进兴. 语言病理学基础(第三卷). 台北：心理卫生出版社, 1999：16-41, 123-145.

40. 李杨, 尹恒. 腭裂语音评估与治疗. 北京：人民军医出版社, 2015.

41. 赵忠德, 马秋武. 西方音系学理论与流派. 北京：商务印书馆, 2011.

42. 冉启斌. 汉语语音新探. 北京：中国社会科学出版社, 2012：80-110.

43. 童宝娟. 构音及音韵障碍导论：儿童语音障碍. 台北：华腾文化, 2014.

44. 王卓. 浅谈语言学习与认知水平的关系. 科技信息, 2009(31)：154.

45. 徐平, 张旭东. 论语言的认知. 西南农业大学学报, 2004, 2(2)：95-97.

46. 尹恒, 马利. 主观判听在腭咽闭合功能诊断应用价值的初步研究. 华西口腔医学杂志, 2012, 30(2)：113-116.

47. 周巧娟, 尹恒. 儿童功能性构音障碍的初步分析. 华西口腔医学杂志, 2008, 26(4)：391-395.

48. 张志愿. 口腔颌面外科学. 7版. 北京：人民卫生出版社, 2012.

49. 王茂斌. 康复医学. 北京：人民卫生出版社, 2009.

50. 欧阳来祥. 头颈部肿瘤语言和吞咽复健手册. 台北：华腾文化, 2014.

51. 于浩杰. 舌癌患者修复重建术后语音和吞咽功能的影响因素分析. 呼和浩特：内蒙古医科大学, 2015.

52. 翁雁秋, 孙坚. 舌癌患者语音研究进展. 国外医学：口腔医学分册, 2003, 30(4)：321-323.

53. 李宁毅. 腭裂语音治疗学. 北京：人民卫生出版社, 2009.

54. 胡炜, 周彦恒, 傅民魁, 等. 骨性Ⅲ类错𬌗畸形对语音功能的影响. 现代口腔医学杂志, 1998, 32(6)：344-366.

55. 许腾,施星辉,万林忠,等. 骨性Ⅲ类错𬌗畸形患者正颌手术前后语音的声学研究. 口腔医学,2015,35(7):560-564.

56. Bezemer M,Bouwen J,Winkelman C. Achtergronden en ontwikkeling van stottertherapie:logopedische therapie of vrije markt? Logopedie,2008,12:380-386.

57. Blood GW,Boyle MP,Blood IM,et al. Bullying in children who stutter:Speech-language pathologists' perceptions and intervention strategies. Journal of Fluency Disorders,2010,35:92-109.

58. Blumgart E,Tran Y,Craig A. Social anxiety disorder in adults who stutter. Depression and Anxiety,2010,27:687-692.

59. Faber E,Custers J,Van Ederen C,et al. Landelijke Eerstelijns Samenwerkings Afspraak Aspecifieke lage rugpijn. Huisarts Wet,2008,51(9):5-9.

60. Iverach L,Rapee RM. Social anxiety disorder and stuttering:Current status and future directions. J Fluency Disord,2014,40:69-82.

61. Kingston M,Huber A,Onslow M,et al. Predicting treatment time with the Lidcombe Program:replication and meta-analysis. Int J Lang Commun Disord,2003,38(2):165-177.

62. Koedoot C,Bouwmans C,Franken M,et al. Quality of life in adults who stutter. Journal of Communication Disorders,2011,44:429-443.

63. Langevin M. The Peer Attitudes Toward Children who Stutter scale:Reliability,known groups validity,and negativity of elementary school-age children's attitudes. Journal of Fluency Disorders,2009,34:72-86.

64. Manning W. Clinical Decision Making in Fluency Disorders. 3rd ed. Clifton Park,NY:Thompson-Delmar/Cengage Learning,2010.

65. Millard SK,Nicholas A,Cook FM. Is Parent-Child Interaction Therapy Effective in Reducing Stuttering? Journal of Speech,Language,and Hearing Research,2008,51:636-650.

66. Tran Y,Blumgart E,Craig A. Subjective distress associated with chronic stuttering. Journal of Fluency Disorders,2011,36:17-26.

67. Yaruss JS,Coleman C,Hammer D. Treating Preschool Children Who Stutter:Description and Preliminary Evaluation of a Family-Focused Treatment Approach. Lang Speech Hear Serv Sch,2006,37(2):118-136.